노화 치료의 시대

노화 치료의 시대

DNA부터 뇌까지
최신 트렌드로 보는 12가지 건강수명 전략

이영진 지음

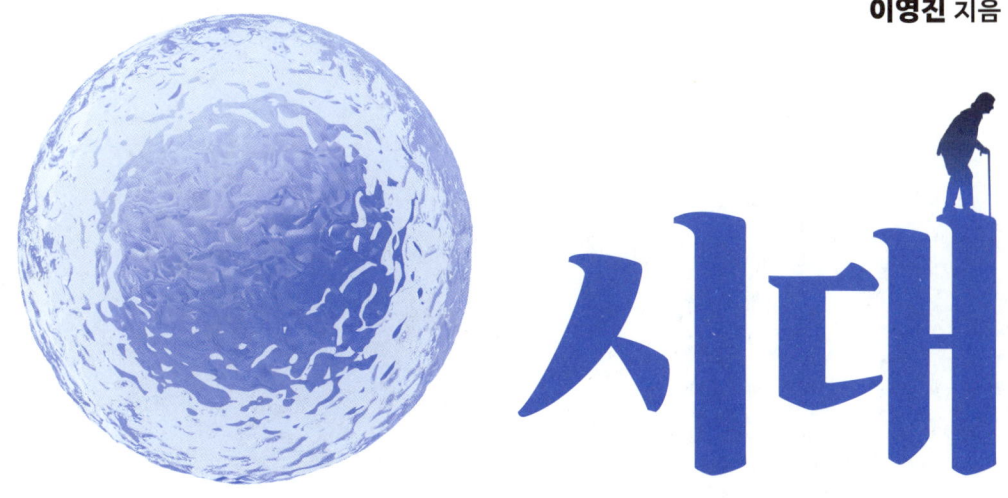

아침사과

서문
이제는 '질병 치료'를 넘어 '노화 치료'

고혈압과 당뇨를 치료하는 목적은 누구나 잘 알고 있습니다. 혈관과 신경, 심장, 뇌, 신장, 눈 등 주요 장기를 더는 망가지지 않도록 보호해서 심장병, 뇌졸중, 신장병, 신경 손상, 망막 손상 같은 다양한 합병증을 예방하는 데 있습니다. 그래야 건강한 삶을 더 오래 유지할 수 있기 때문입니다. 그런데 이렇게 적극적으로 치료를 시작하는 시기는 고혈압 또는 당뇨로 진단을 받은 후부터입니다. 둘 다 어느 날 갑자기 출현하는 병이 아니므로, 수년에서 수십 년간 서서히 세포 수준의 이상이 생기고 점차 쌓이다가 한계에 이르러서야 치료할 질병을 앓고 있다는 진단을 받습니다.

만일, 세포 수준의 이상이 생기는 시기부터 치료해서 고혈압이나 당뇨 자체가 생기지 않도록 한다면, '건강한 삶을 오랫동안 유지'하는 고혈압과 당뇨의 치료 목적보다 훨씬 더 높은 수준으로 건강 수명이 확장될 수 있습니다.

암 치료도 마찬가지입니다. 조기 진단을 할 수 있는 고형 암의 크기는 최고 해상도의 MRI로 검사한다고 해도 3mm 이상은 되어야 치료가 필요한 질병으로 진단을 받습니다. 하지만 3mm가 되기 전인 1~3년간은 이미 암세포들이 종양을 만들었고, 그 이전 수년에서 수십 년간은 세포 수준의 이상이 축적되었으므로, 병이 든 상태입니다. 확실하게 확인되는 큰 고장만을 수리해야 할 질병으로 간주하는 것이 현대 의학적 치료이며, 그렇게 해야만 하는 합당한 근거도 충분히 있습니다. 그러나 세포 수준의 이상이 생기는 그 전 수십 년 동안부터, 그러다가 잔고장이 나는 수년 전부터 세포 치료라는 수단으로 그 병에 개입한다면 어떨까요? 암이 생기지 않는 것은 물론이고 다른 세포 기능까지도 건강해져서 건강 수명이 더욱 늘어납니다.

현재, 우리의 수명과 건강 수명을 줄이는 암, 뇌·심혈관계 질환, 대사 질환, 퇴행성 신경·근골격계 질환 대부분은 현대 의학적 진단과 치료 지침이 확립되기 훨씬 전부터 세포 수준에서 질병이 시작됩니다. 그리고 최근 20여 년간의 집중적 연구 성과에 힘입어, 몇 가지로 집약되는 특징으로 정의할 만큼 그 실체를 알게 되었습니다. 그것은 DNA 손상의 축적과 유전체 불안정성, 텔로미어 단축, 후성 유전적 변화, 노쇠 세포의 축적, 단백질 항상성 상실과 자가 포식 능력 저하, 영양 감지 기능 이상, 마이토콘드리아 기능 장애, 면역 노쇠와 줄기세포 소진, 세포 간 신호 전달 변화 그리고 장내 미생물 불균형입니다. 이 11가지 세포 수준에서의 이상은 마치 고혈압이 심혈관계 질환의 위험 요인이듯, 노화 관련 질환 대부분의 위험 요인이라고 할 수 있는 질병 상태이며 노화의 특징입니다.

여러분, 비만을 질병으로 간주하지 않았던 시절을 기억하십니까?

당시 비만은 그저 생활 습관의 결과이며 그 해결은 개인의 선택으로 여겼습니다. 하지만 비만이 당뇨병, 고혈압, 심혈관계 질환과 밀접한 관계가 있다는 사실이 밝혀지면서 의학적 관리가 필요하다는 사실이 보고된 것은 1970년대부터이며, 질병으로 보고 치료 지침까지 발표된 때는 1990년대 후반입니다. 그리고 불과 10~15년 전부터, 비만이 당뇨, 고혈압, 고지혈증, 심근경색, 뇌졸중, 지방간, 호르몬 불균형, 퇴행성 관절염, 수면 무호흡증 등 심각한 건강 문제를 초래하는, 치료해야 할 질병으로 정의되면서 비만 치료제를 포함한 다양한 치료 방법이 개발되었습니다. 그 때문에 오늘날 어디를 가든 비만 클리닉을 쉽게 찾을 수 있습니다.

이제 우리는 노화에 관해 다음과 같은 질문을 던질 때입니다.

노화는 단순히 나이가 들어가는 자연스러운 과정일까요?

아니면 예방과 치료가 가능한 질병일까요?

최근 과학과 의학의 발전은 노화를 질병으로 간주해야 한다는 강력한 근거를 제시하고 있습니다. 노화는 단순히 시간이 지나면서 생겨나는 현상이 아닙니다. 바로 다음과 같은 생물학적 질병 과정을 통해 나타납니다.

- DNA 손상의 축적과 유전체 불안정성
- 텔로미어 단축
- 후성 유전적 변화
- 노쇠 세포의 축적
- 단백질 항상성 상실
- 자가 포식 능력 저하
- 영양 감지 기능 이상
- 마이토콘드리아 기능 장애
- 면역 노쇠와 줄기세포 소진
- 세포 간 신호 전달 변화
- 장내 미생물 불균형

이러한 과정을 제어하거나 되돌릴 수 있다면, 우리는 단순히 수명을 늘리는 개념 이상으로 우리의 삶을 바꿀 수 있습니다. 건강한 삶의 질을 유지하고, 노화나 노화 관련 질환의 발생을 늦추거나 예방할 수 있습니다.

놀라운 점은 이것이 더 이상 공상 과학 소설 속 이야기가 아니라는 것입니다. 특정 약물과 치료법이 이미 동물 실험에서 노화의 속도를 늦추었으며, 심지어 노화로 생긴 손상을 되돌리는 데 성공한 사례들이 속속 보고되고 있습니다. 인간을 대상으로 한 초기 임상 시험에서도 유의미한 결과가 나오고 있습니다. 앞으로 저는 노화 치료를 제공하는 전문 클리닉이 등장할 날도 머지않았다고 믿습니다. 우리는 노화 클리닉에서 개인의 유전자, 생리적 상태, 생활 습관에 맞춘 맞춤형 노화 치료를 받을 수 있을 것입니다. 이는 단순히 외모를 젊게 유지하기 위함이 아닙니다. 심장병, 당뇨병, 치매와 같은 노화 관련 질병을 예방하고 건강하게 오래 사는 삶을 위함입니다.

노화를 질병으로 바라보는 이 혁신적 접근은 단지 생물학적인 이해를 전환하는 데만 있지 않습니다. 이는 우리가 나이 들어가는 방식을 근본적으로 바꾸고, 개인의 건강과 사회적 부담을 동시에 개선하는 엄청난 가능성을 우리 앞에 열어 줍니다.

이제 여러분은 어떤 선택을 하시겠습니까?

나이가 들어가는 것을 단순히 받아들이시겠습니까?

아니면 더 건강하고 활기찬 삶을 위해 노화를 적극적으로 치료해야 한다고 보십니까?

노화라는 질병에 맞서는 우리의 도전은 단순히 개인의 삶을 연장하는 것을 넘어, 우리의 사회와 미래를 위한 투자입니다. 이제는 노화를 자연스럽게 받아들일 때가 아니라, 적극적으로 맞설 때입니다.

2025년 9월, 이영진

차례

서문: 이제는 '질병 치료'를 넘어 '노화 치료' · v

1장 ◦ 노화는 치료할 필요가 있는 질병과 같은 것

노화 치료는 건강 수명을 늘려 줄 혁신적 의료 패러다임 · 3
노화 치료를 위한 12가지 대주제 · 5

2장 ◦ DNA 손상 예방과 복구 능력의 활성

매일 10만 번의 DNA 손상이 일어나는 우리 세포 · 21
DNA 손상 복구 시스템의 문제 · 26
DNA 손상으로 초래되는 유전체의 불안정과 후성 유전학적 변화 · 29
DNA 손상 축적은 노쇠 세포가 생기는 주요 원인 · 31
DNA 손상 최소화 또는 복구가 잘되게 하면 노화가 느려지고 질병도 개선할 수 있다 · 34
DNA 손상과 복구 능력의 진단법 · 34
DNA 손상 예방 또는 복구를 활성화하는 생활 습관들 · 38
DNA 손상 예방 또는 복구를 활성화하는 영양소, 음식, 약초들 · 39
DNA 손상 방지 및 복구 활성화 알약들 · 40
주요 약초와 약들의 권장량, 복용법, 부작용 및 주의 사항 · 42
최근 연구 과제들의 동향과 전망 · 43

3장 · 세포 분열 횟수를 결정하는 텔로미어 유지와 연장법

텔로미어 & 텔로머라아제란 무엇인가? · 49
텔로미어 길이 단축이 없더라도 손상에 민감한 텔로미어 · 56
젊음과 노화의 열쇠, 텔로머라아제 · 58
텔로미어 길이 및 텔로머라아제 활성 진단법 · 65
텔로미어 길이 유지와 연장 효과가 있는 생활 습관 · 68
텔로미어 길이 보호, 유지 효과가 증명된 음식, 식이법 · 71
텔로미어 길이 연장, 텔로머라아제 활성 효과가 증명된 약초 · 73
텔로미어 길이 유지, 연장 효과가 있는 천연물과 알약들 · 75
주요 약초, 알약들의 권장량, 복용법, 부작용 및 주의 사항 · 77
최근 연구 과제들의 동향과 전망 · 81

4장 · 노화를 전파하는 노쇠 세포, 좀비 세포의 제거

노쇠 세포(Senescent cell)란 무엇인가? · 87
노화를 전염시키는 좀비 세포(SASP)의 특성, 중요성 · 93
노쇠 세포가 생기는 원인들 · 95
노쇠 세포를 제거하면 노화가 느려지고 질병도 좋아진다 · 97
노쇠 세포의 진단법 · 104
노쇠 세포 제거 효과가 있는 생활 습관들 · 108
노쇠 세포 예방 또는 제거 효과가 증명된 음식, 영양소 · 112
노쇠 세포 예방 및 제거 효과가 보고된 약초 · 115
노쇠 세포에 작용하는 노화 치료제들 · 118
주요 약초, 알약들의 권장량, 복용법, 부작용 및 주의 사항 · 133
최근 연구 과제들의 동향과 전망 · 136

5장 · 노폐물을 재활용 처리하는 자가 포식 강화

자가 포식이란 무엇인가? · 141
수명이 다한 단백질과 고장 난 단백질을 처리하지 못하면 큰 문제 · 142
재활용 공장인 자가 포식 장치 종류들 · 148
자가 포식 능력이 약해지는 원인들 · 152

노화 가속과 질병 발생의 원인, 자가 포식 장애 • 153
자가 포식을 증강하면 노화가 느려지고 질병도 좋아진다 • 159
자가 포식 문제의 진단법 • 161
자가 포식 증강 효과가 있는 생활 습관들 • 165
자가 포식을 활성화하는 음식과 약초들 • 174
소식과 유사 효과가 있는 자가 포식 증강 알약들 • 178
주요 약초, 알약들의 권장량, 복용법, 부작용 및 주의 사항 • 195
최근 연구 과제들의 동향과 전망 • 202

6장 ◦ 후성 유전적 변화 조절로 세포 나이 되돌리기

후성 유전적 변화(Epigenetic change)란 무엇인가? • 207
우리 몸에서 일어나는 후성 유전적 변화 4가지 • 209
부모에게 물려받은 DNA와 후성 유전적 변화 중 어느 것이 더 중요한가? • 219
해로운 결과를 초래하는 후성 유전적 원인들 • 223
후성 유전적 변화로 노화와 암, 질병이 생기는 이유 • 224
후성 유전적 시계를 돌려 항노화, 암을 치료하는 약물: Epi-Drug • 226
젊음을 되찾을 가능성에 접근한 후성 유전적 세포 재프로그래밍 • 229
후성 유전적 변화의 진단법 • 234
이로운 후성 유전적 변화를 만드는 생활 습관, 음식, 약초들 • 238
후성 유전적 변화를 조절하는 항노화 알약들 • 241
주요 약초, 알약들의 권장량, 복용법, 부작용 및 주의 사항 • 252
최근 연구 과제들의 동향과 전망 • 258

7장 ◦ 마이토콘드리아 활성

생로병사를 같이하는 세포와 마이토콘드리아의 위대한 공생 • 263
마이토콘드리아의 생김새와 기능들 • 269
마이토콘드리아의 5가지 생존 시스템:
항산화, 시르투인, 미토파지, 분열과 융합, 이동, 증식 • 272
마이토콘드리아 기능 장애 시 노화와 질병이 생기는 이유 • 275
마이토콘드리아 기능 장애의 주요 원인들 • 278
마이토콘드리아 기능 장애의 진단법 • 279

마이토콘드리아 활성 비약물 요법 2가지: 열량 제한과 운동 • 281
마이토콘드리아 활성 약초들 • 282
마이토콘드리아 활성 알약들 • 283
마이토콘드리아를 이식하는 항노화 및 질병 치료 • 287
주요 약초, 알약들의 권장량, 복용법, 부작용 및 주의 사항 • 289
최근 연구 과제들의 동향과 전망 • 293

8장 ○ 나이가 들면 급격히 감소하는 NAD+의 보충

NAD+란? 400개 이상의 반응에 필요한 조효소 • 297
나이 들면 급격히 감소하는 NAD+ • 299
NAD+ 부족이 초래하는 노쇠 세포 축적과 질병들 • 301
NAD+ 이상의 진단법 • 303
줄어든 NAD+를 보충하는 방법 • 304
NAD+보충과 세놀리틱을 병합하는 노화 치료법 • 309
암세포의 NAD+ 사용을 차단하는 항암 치료법 • 309
주요 NAD+ 보충제의 권장량, 복용법, 부작용 및 주의 사항 • 311
최근 연구 과제들의 동향과 전망 • 312

9장 ○ 줄기세포 고갈의 해결

줄기세포 3총사: 배아 줄기세포, 유도 만능 줄기세포, 성체 줄기세포 • 317
피부 줄기세포의 노화 메커니즘과 노화 치료 • 321
온몸에 영향을 주는 장 줄기세포의 노화 메커니즘과 노화 치료 • 326
뇌신경 줄기세포의 노화 메커니즘과 노화 치료 • 330
후각, 청각 신경 줄기세포의 노화 메커니즘과 노화 치료 • 333
근육 줄기세포의 노화 메커니즘과 노화 치료 • 335
힘줄, 인대 줄기세포의 노화 메커니즘과 노화 치료 • 340
간 줄기세포의 노화 메커니즘과 노화 치료 • 342
조혈모 줄기세포의 노화 메커니즘과 노화 치료 • 343
모든 성체 줄기세포 노화에 적용되는 공통된 2가지 노화 치료법 • 345
배아 줄기세포 치료법과 치료제 • 346
유도 만능 줄기세포 치료법과 치료제 • 348

지방 성체 줄기세포 치료법과 치료제 • 351
골수 및 제대혈 줄기세포 치료법 • 361
줄기세포 정맥 주사, 국소 주사로 노쇠, 노화 치료 • 362
최근 연구 과제들의 동향과 전망 • 369

10장 · 면역 노쇠의 개선

면역 노쇠란 무엇인가? • 373
면역 노쇠를 유발하는 다양한 메카니즘들 • 379
면역 노쇠와 밀접한 질환들 • 381
면역 기능, 면역 노쇠의 진단법 • 384
100세 이상 노인 면역 체계의 특별한 특징 • 388
면역 노쇠 개선에 기반한 암 면역 치료의 발전 • 389
면역 노쇠를 개선하는 생활 습관, 음식, 영양소 • 395
면역 노쇠, 면역 조절 개선 효과가 증명된 약초 • 399
면역 노쇠 개선 효과가 있는 알약들, 건강 보조제 • 401
주요 약초, 알약들의 권장량, 복용법, 부작용 및 주의 사항 • 404
해결 과제와 전망 • 408

11장 · 세포 간 통신 신호 교란의 복구

세포 간 통신이란 무엇인가? • 411
노화를 전파하는 혈액 속 인자들과 항노화 인자들 • 413
노쇠 세포의 원거리 통신 수단, 엑소좀 • 420
노화를 치료하는 놀라운 엑소좀 • 422
세포질 연결 다리(Cytoplasmic Bridge) • 428
세포 간 연결 통신로, 세포외기질 • 431
조직을 뻣뻣하게 만드는 세포외기질의 노화 • 435
세포외기질 안의 통신 교란으로 생기는 질병 • 438
세포외기질 조절을 통한 노화 및 질병 개선 천연물, 알약 • 439
세포 간 신호 교란을 교정하는 주요 천연물 권장량, 복용법 • 446
해결 과제와 전망 • 452

12장 · 장내 미생물 불균형 교정

서로 영향을 주며 함께 진화한 인간과 장 미생물 • 457
장내 미생물이 우리 몸에서 하는 일 • 461
장내 미생물 불균형(Dysbiosis), 노화와 질병의 원인 • 477
장내 미생물 불균형(Dysbiosis)의 진단법 • 479
일반 노인, 장수 노인, 쇠약한 노인의 장내 미생물 차이 • 484
노화 치료 알약들이 장내 미생물 불균형도 개선하는가? • 490
장내 미생물 불균형 개선은 항노화 치료인가? • 493
프로바이오틱스, 프리바이오틱스, 신바이오틱스, 폴리페놀, 포스트바이오틱스 • 494
장 미생물 이식(대변 미생물 이식)과 노화 치료 • 498
새롭게 주목받는 먹는 생균 치료제 • 500
장내 미생물 불균형을 개선하는 식이요법과 운동 • 506
주요 알약들의 권장량, 복용법, 부작용 및 주의 사항 • 507
해결 과제와 전망 • 514

13장 · 컨트롤 타워, 뇌의 긍정적 가소성 확장

건강하게 오래 살아야 할 나만의 이유가 있는가? • 519
뇌 가소성이란 무엇인가? • 520
노화로 나타난 신경 가소성의 변화 • 525
긍정적 뇌 가소성 확장 효과가 증명된 방법들 • 526
삶의 목표가 뇌 가소성 확장을 만드는 가장 강력한 자극 • 529

맺음말 • 533
주요 참고 문헌 • 535

1장

노화는 치료할 필요가 있는 질병과 같은 것

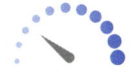

노화 치료는 건강 수명을 늘려 줄 혁신적 의료 패러다임

세계보건기구(WHO)는 2022년부터 시행된 국제 질병 분류 11차 개정판(ICD-11)에서 노화와 관련된 상태를 '내재적 능력의 노화 관련 쇠퇴ageing-associated decline in intrinsic capacity'로 정의합니다. 또한 노화로 생기는 기능 저하를 중요한 건강 문제로 인식하고 있습니다. 노화를 질병으로 진단하면 적용 대상 선정 등에서 부적절하게 쓰일 우려가 있어, 아직은 노화를 질병으로 분류하지는 않습니다. 그러나 노화로 생기는 기능 저하를 중요한 건강 문제로 인식하고는 있습니다.

여전히, 많은 사람이 노화는 자연스러운 생물학적 과정으로 생각합니다. 노화는 유전, 환경, 생활 습관 등 다양한 요소의 영향을 받으며, 특정한 노화 기전을 조절할 수 있다고 해도 완전히 막을 수는 없습니다. 오히려 예상치 못한 부작용이 발생하기도 합니다. 또한, 항노화 치료가 효과적으로 개발되더라도, 비용이 많이 든다면 의료 불평등을 초래할 가능성이 큽니다. 일반적으로 아직도 노화를 자연스러운 과정으로 받아들이지만, 최근 생명과학과 의학은 노화를 질병처럼 치료하고 관리할 수 있다는 새로운 관점을 제안하고 있습니다. 그렇다면 그 이유는 무엇일까요?

첫째, 노화는 현재 우리가 치료 대상으로 삼는 수많은 질병을 일으키는 또 다른 병적 과정이라는 증거가 계속 쌓여 가고 있습니다. 노화는 단순한 '시간의 흐름'으로 생기는 자연적인 현상이 아닙니다. DNA 손상의 축적, 손상된 세포의 재활용 처리 능력 장애, 염증 증가, 세포 간의 통신 신호 장애와 같은 또 다른 병적 과정이 축적되면서 우리가 알고 있는 각종 질병이 발생합니다. 실제로 노화는 암, 심혈관계 질환, 신경 퇴행성 질환(알츠하이머병, 파킨슨병)과 밀접한 관련이 있습니다.

둘째, 수많은 세포나 동물 실험에서 이러한 새로운 병적 과정을 유도하면 노화가 빨라지고 수명이 짧아진다는 사실이 입증되었습니다. 반대로, 이러한 병적 과정을 조절해 주면 노화가 둔화하고 수명이 길어진다는 사실도 계속 확인되고 있습니다.

셋째, 아직은 초기 단계지만 임상 연구에서도 치료적 개입을 통해서 노화의 특징들을 조절하면, 질병의 발생을 늦추거나 노쇠한 신체 기능이 개선되었습니다. 현재까지의 과학적 증거만으로 노화 치료가 '수명 연장'을 가능하게 할지는 확신할 수 없지만, 건강한 기간을 늘려 활동적이고 행복한 삶을 오래 유지하게 하여 삶의 질을 높이는 혁신적 의료 패러다임이라는 사실은 분명해 보입니다.

1900년대 초반, 전 세계 인간의 평균 수명은 30~40세 정도였으며, 지금으로부터 100여 년 전만 해도 불과 50세 정도였습니다. 이 정도의 평균 수명에서는 노쇠 세포의 축적을 걱정할 필요가 없었습니다. 그러나 현재는 전 세계 평균 수명은 72세 정도이고 선진국은 80세가 넘습니다.

텔로미어의 길이가 짧아지거나 DNA 손상이 생기면, 암세포가 생기는 것을 막기 위해 성장을 멈추고 스스로 노쇠 세포로 변하도록 한 생존 진화의 선택이 미처 적응하지 못할 정도로 빠르게 수명이 길어졌지요. 따라서 노화는 앞으로 몇십 년간 점점 더 주요한 사회 문제로서 전 세계의 관심을 끌 수밖에 없습니다.

그렇다면, 우리는 어떻게 해야 할까요? 우리의 평균 수명은 100여 년 만에 2배로 늘어났습니다. 이러한 변화는 생활 환경의 개선과 보건 정책 및 의학 기술의 발전 덕분입니다. 그러니 생활 습관을 더 개선하고, 생활 환경(기후, 식량) 및 노화 예방 정책을 확대하고 현재 보고된 방법들을 실천하는 일이 매우 중요합니다. 또한, 노화의 생물학적 본질을 규명하기 위한 노화 분야에 더 많은 연구비를 쓸 수 있도록 하는 정책적 지원도 필요합니다. 임상에 적용할 수 있는 건강한 노화를 촉진하기 위한 치료법들이 나오도록 하는 것이 노쇠 세포를 개선할 수 있는 최선의 방법이기 때문입니다.

노화 치료를 위한 12가지 대주제

의학과 과학은 이제 노화가 DNA 손상의 축적과 복구 기능 감소, 텔로미어 단축, 노쇠 세포의 확장, 재활용 처리 시스템의 장애, 세포 간 소통의 문제와 같은 구체적이고 치료할 수 있는 생물학적 과정으로 이루어져 있음을 밝혀냈습니다. 지난 10년간 노화 관련 연구 논문 발표는 수십만 편이 넘으며, 특히 2020년부터는 매년 더욱 놀라운 속도로 늘어나고 있습니다. 이는 피할 수 없는 생리적 현상으로 여긴 여러 노화 현상을 치료적 개입을 통해 지연·중단 또는 역전시킬 가능성에 관한 긍정적인 연구 결과들이 나와 주고 있기 때문입니다.

우선 이번 장에서는 최근 10여 년간 규명된 노화의 특징을 몇 가지 큰 줄기로 재구성하여 독자들께서 전체적으로 노화를 통찰하는 데 도움을 드리고자 합니다. 본질적인 노화 현상의 큰 줄기 각각은 서로 별개의 독립적인 현상이 아니며, 서로 영향을 줍니다. 이 중 한 가지가 나빠지면 다른 것도 같이 나빠지지만, 어느 한 가지 노화 현상을 좋아지게 하면 다른 현상들도 같이 좋아집니다.

예를 하나 들어 보겠습니다. 'DNA 손상의 축적과 손상 복구 기능의 감소'라는 한 가지 현상이 나빠지면, 다른 노화 현상인 '텔로미어 단축'도 가속됩니다. 반대로, '텔로미어 단축'을 최소화하는 치료법을 쓰면, 'DNA 손상의 축적과 손상 복구 기능의 감소'가 개선됩니다. 그런데도 임의로 노화의 세부 현상들을 분류하는 이유는 노화를 전체적으로 이해하는 데 그 분류 작업이 필수이기 때문입니다. 또한, 노화 과정을 탐구하고 새로운 노화 치료법을 개발하기 위한 이상적인 접근법이기도 합니다.

이제부터, 현대 과학이 밝혀낸 노화의 본질에 관한 여러 줄기를 한 가지씩 간략하게 말씀드리겠습니다.

손상된 DNA의 축적과 유전체의 불안정

우리 몸의 세포에서는 1개당 매일 10만 회 이상의 DNA 손상이 발생합니다. 그러나 손상된 DNA를 그대로 두면 안 되므로 20대까지는 99.9%를 복구합니다. 하지만 중년이 되면 복구 능력이 5분의 1로, 노년에는 10분의 1로 줄어듭니다. 그 결과로 손상에서 복구되지 못한 DNA가 점차 늘어나며 손상된 DNA를 그대로 두면 암세포가 됩니다.

암세포가 되는 것을 막기위해서 우리 몸은 생존 메커니즘을 작동해 손상된 DNA가 축적된 세포는 성장을 멈추어 노쇠 세포로 변하게 합니다. 다시 말해, 노화는 노쇠 세포가 쌓이게 된 결과지만, 노화는 손상된 DNA가 암세포로 되지 않도록 선택한 생존 방어 기전의 결과이기도 합니다. 이때, DNA의 손상을 최대한 막으면서 복구 시스템이 잘 가동되도록 하면 노화 속도가 느려지고 관련 질병도 좋아지게 할 수 있다는 것이 현대 노화 생물학의 최근 관점입니다.

텔로미어의 단축과 손상

인간뿐만 아니라 보호해야 할 DNA를 가진 모든 다세포 생물은 텔로미어를 갖고 있습니다. 줄기세포나 생식 세포를 제외하면, 우리 몸의 장기를 이루는 체세포들은 계속 짧아집니다. 그리고 노년이 되어 한계에 이르면 세포가 더는 분열하지 않고 성장을 멈추어 노쇠 세포로 변합니다.

나이가 들어 점점 짧아진다는 문제도 있지만, 텔로미어는 손상에 취약합니다. 특히 40대부터 손상이 시작되어 정도가 심해지면 길이가 짧아지지 않았는데도 세포가 성장을 멈추어 일찍 노쇠 세포가 됩니다.

그렇다면 텔로미어를 길게 또는 손상이 덜 되게 유지하면 더 오래 건강하게 살 수 있을까요?

이 질문은 많은 과학자가 현재도 연구하고 있는 중요한 문제입니다. 텔로미어의 보호와 길이 유지는 건강한 삶을 일구는 중요한 요인이며, 실제로 노화 과정에 긍정적인 영향을 미칠 수 있다는 연구 결과들이 계속 보고되고 있습니다. 그리고 짧아진 텔로미어를 복구하는 효소가 텔로머라아제입니다.

텔로머라아제가 활성화하면 텔로미어 손실을 늦출 수 있습니다. 이는 세포 노화를 방지하고, 인간의 노화 속도를 늦출 가능성을 열어 줍니다. 그리고 텔로머라아제를 조절하는 기술은 인간의 수명을 연장할 수 있다는 가능성을 우리에게 보여 줍니다. 젊음의 유지와 장수는 더 이상 공상 과학 소설 속 이야기가 아닐지도 모릅니다.

텔로미어의 보호와 길이 유지는 장수뿐 아니라 노화와 관련된 질병인 알츠하이머병이나 심혈관계 질환을 예방하는 데도 도움이 될 수 있습니다.

노쇠 세포와 좀비 세포의 축적

DNA 손상을 막고 텔로미어 관리를 잘하면, 노쇠 세포 축적이 줄어들 가능성이 크지만, 완전히 막을 수는 없습니다. 더구나 노쇠 세포는 주변 세포까지 노쇠 상태로 만드는 특성이 있습니다. 실제로 2021년에 발표된 한 연구에서 노쇠 세포가 자신의 분비물질로 주변 조직을 손상시키는 '도미노 효과'가 확인되었으며, 이 때문에 노쇠 세포는 좀비 세포Zombie Cell라는 별명으로 불리게 되었습니다.

우리가 눈치채지 못하고 있는 지금 내 몸속에서는 만성 염증을 퍼뜨리는 좀비 세포들이 노화를 전염시키고, 노화를 가속화시키고 있습니다. 이런 이유로 염증성 노화inflammaging란 전문 용어도 생겼습니다.

노쇠 세포가 노화 가속과 질병 발생의 중요한 원인이라는 증거들이 계속 보고되고 있으며, 노쇠 세포를 없애면, 노화 지표가 개선되고 원래 앓고 있던 질병 상태도 좋아질 가능성이 큽니다. 그리고 노쇠 세포를 제거하는 약물이나 천연물을 세놀리틱이라고 합니다. 관련 연구의 엄청난 발전 속도 덕분에 세놀리틱은 임상에서 가장 먼저 노화 치료제로 처방할 수 있으리라고 예상되는 강력한 후보입니다.

세포 내 노폐물을 재활용하는 자가 포식 능력 감소

자가 포식autophagy은 그리스어로 '스스로auto'와 '먹다phagy'를 결합한 말입니다.

자가 포식은 생명체가 출현한 초기 단계부터 인간에 이르기까지 존재해 온 진화적으로 보존된 생존 기전입니다. 이는 세포가 스트레스 상황에서 살아남기 위해 자신의 구성 요소를 재활용하는 방식으로 진화했기 때문입니다.

포유류, 특히 인간 세포에서 자가 포식은 에너지 부족, 산화 스트레스, 감염 등 다양한 스트레스 상황에서 활성화됩니다. 세포는 생존을 위해 끊임없이 환경 변화에 적응해야 하는데, 자가 포식은 이러한 적응 과정을 돕는 핵심 역할을 합니다. 연구에 따르면, 자가 포식은 세포가 손상된 단백질이나 세포 소기관을 제거함으로써 세포의 생존력을 높이고, 스트레스에 적응하도록 도와줍니다.

자가 포식이 정상적으로 작동하면 세포 내 손상된 단백질들은 제거되며, 재활용으로 새것을 만들어서 건강한 세포 기능을 유지할 수 있습니다. 반대로 자가 포식이 줄어들면, 노화가 빨라지고 암, 신경 퇴행성 질환, 심혈관계 질환 등의 발생 위험이 늘어납니다. 그리고 자가 포식 기능에 문제가 생기면 텔로미어 길이 단축과 상관없이 세포가 빠르게 노쇠 세포로 변합니다. 특히 문제가 생긴 마이토콘드리아를 자가 포식으로 빠르게 처리해 주지 못하면, 노쇠 세포가 늘어납니다.

동물 실험에서 밝혀진 사실에 따르면, 자가 포식 기능을 망가뜨리면 열량 제한처럼 강력한 항노화 효과가 입증된 치료를 해도 수명이 늘어나지 않습니다. 자가 포식 능력이 강해지면, 각 장기 기능이 향상된다는 임상 연구 결과도 있습니다.

포유류에서 가장 확실한 건강 수명 연장 효과가 있다고 인정받는 소식과 함께, 비슷한 효과를 발휘하는 알약들의 주 작용 기전도 자가 포식 강화 작용입니다. 이 약들은 노쇠 세포 제거제와 함께 가장 먼저 임상에 적용될 후보입니다.

후성 유전적 유전자 활성 변화

후성 유전적 변화란 부모로부터 물려받은 유전자 자체는 변하지 않았지만, 살면서 그 활성이 강해지거나 약해지는 변화가 생겼음을 의미합니다. 영어인 epigenetics의 그리스어 어원은 Epi는 '위에' 또는 '겹친'이라는 의미이고 Genetics는 '유전자' 또는 '유전과 관련된'이라는 뜻입니다.

즉, Epigenetics란 '유전자 자체는 그대로 있으면서, 그 위에 겹치는 또 다른 무엇(분자)'을 의미합니다. 마치 유전자 위에 추가된 장식품 같은 무엇이 유전자의 기능을 조절하는 상태이며, 장식품이 어떤 모양으로 겹쳤느냐에 따라 유전자의 원래 기능이 더 강해지거나 약해진다는 것이지요.

장수 유전자에 다른 분자가 붙으면 장수 유전자가 억제되어 노화가 빨라집니다. 반면, 염증을 막는 물질을 만드는 유전자에 다른 분자가 붙으면 만성 염증이 생기고, 암 억제 유전자가 억제되면 암이 발병합니다. 이런 변화는 정도 차이만 있을 뿐이지 누구에게나 있습니다.

이렇게 나쁜 결과를 끌어내는 후성 유전적 변화를 잘 조절해서 흔적을 없애거나 조절하면 노화를 늦추고 노화 관련 질환도 개선할 수 있다는 사실이 임상적으로도 계속 확인되고 있습니다. 심지어는 후성 유전학적 변화를 조절하여 변화를 되돌리거나 새롭게 재설정하는 '후성 유전적 세포 재프로그래밍'으로 노화 속도를 늦추거나 되돌리고 질병을 치료할 수도 있다는 보고들도 나오고 있습니다.

마이토콘드리아 기능 장애

우리 몸 안에는 인간의 세포가 아닌 세균 2 종류가 공생하며 같이 살아가고 있습니다. 둘 다 우리의 건강을 지키는 데 없어서는 안 될 중요한 기능을 하며, 또 둘 다 이 책에서 다루고 있는 노화 치료의 12가지 대주제에 포함되는 세균들입니다. 하나는 여러분이 잘 아는 장내 세균들이고, 또 다른 하나가 원핵 세포 생물의 일종인 알파프로테오 박테리아에서 기원한 마이토콘드리아입니다. 장내 세균들은 여러 다양한 종류의 세균들이 집합체를 이루어 대부분 장 속에 모여 살아가지만, 마이토콘드리아는 적혈구를 제외한 우리 몸의 모든 세포 안에서 우리 세포와 공생하며 살아갑니다. 지구상 식물의 90% 이상도 곰팡이 균류와 공생하므로, 우리가 이런 세균들과 함께 살고 있는 것은 하나도 이상하지 않습니다.

우리 세포와 마이토콘드리아 간의 이러한 공생 관계는 단순한 공생 관계가 아닙니다. 죽어도 같이 죽고, 살아도 같이 사는 위대한 공생 관계입니다. 이런 긴밀한 공생 관계를 이해해야만 마이토콘드리아를 중심으로 한 노화 치료법의 방향을 올바로 잡을 수가 있습니다. 세포가 건강하면 마이토콘드리아도 건강합니다. 하지만 세포가 병들고 노쇠해지면 마이토콘드리아도 병들고 노쇠해져서 서로의 질병과 노화가 가속됩니다.

마이토콘드리아의 기능 이상은 세포 노화senescence를 촉진하는 주요 요인입니다. 마이토콘드리아에 이상이 생기면, 세포 내 에너지 대사, 산화 스트레스 조절, 신호 전달에 영향을 미쳐 세포가 노화되고 노화 관련 질환을 유발할 수 있습니다.

나이 들면 급격히 감소하는 NAD+

NAD+는 체내에서 만들어지고 작용하는 조효소이며, 전자를 받아들이고 전달하는 일을 합니다. 우리 몸의 거의 모든 대사 과정에는 에너지가 있어야 하는데, 그래야만 단계마다 무언가 새로운 것이 만들어지면서 다음 단계 반응으로 진행이 됩니다. 이 에너지는 이동하는 전자에서 생긴 에너지를 사용합니다. 인간의 일상에 없어서는 안 되는 전기 에너지도 이동하는 전자에서 생깁니다. 지구상에 존재하는 전자가 가진 에너지의 기원은 태양 에너지입니다. 태양 에너지를 품은 전자를 이동시키려면 운반체가 있어야 하는데, 가장 대표적인 운반체가 바로 NAD+입니다. 항상 전자를 받아들여서 운반할 준비를 하고 있는 NAD+는 세포 내에서 무려 약 400~500개 이상의 생화학 반응에 필요한 물질입니다. 수많은 화학 반응의 반응물 또는 생성물로 작용하는 물과 거의 모든 세포 기능에서 필수적으로 작용하는 ATP를 제외하면, 아마도 NAD+가 그 다음으로 많은 반응에 관여한다고 볼 수 있습니다.

그런데 NAD+는 나이가 들면서 정말 뚜렷하게 줄어듭니다. 혈액 속 세포에서도 줄고, 피부, 뇌, 심장, 간 등 모든 장기의 세포에서 줄어듭니다. 벌레, 초파리, 쥐, 인간 모두에서 공통적인 현상이며, 이는 종을 초월하여 보존된 노화의 특징으로 보입니다. NAD+를 처음 발견한 시기는 무려 100년도 넘은 1906년입니다. 발견된 이후 100여

년 동안 주목을 받지 못하던 NAD+는, 2,000년 초반 이후에 장수 유전자인 시르투인의 작용에 필수 물질이라는 것이 밝혀지며 주목을 받게 되었습니다.

노화와 NAD+ 결핍 또한 매우 밀접한 관련이 있습니다. 노화 세포에서는 NAD+를 재활용하는 효소 활성이 줄어들어 당연히 NAD+도 줄어듭니다. 수치가 줄어든 상태인데도, 소모는 더 늘어납니다. 왜냐하면 노화가 될수록 세포는 손상된 DNA를 복구해야 할 일이 더 많아질 뿐 아니라 이 과정에서도 NAD+가 필요하기 때문입니다.

줄기세포의 고갈

누구나 나이가 들면, 몸이 예전 같지 않다고 말합니다. 물론 저도 그렇습니다. "이제는 확실히 기능이 떨어진 것 같아!" 혹은 "재생 능력이 젊었을 때와는 다른 걸 느껴"라고 말합니다. 우리 몸 세포는 전체적으로 보면, 1분마다 수억 개의 세포가 죽고, 동일한 수의 새로운 세포가 생성되며, 이런 과정 중에 생기는 노쇠 세포는 암세포로 변하지 않게 하기 위한 세포의 희생적인 자기방어 메커니즘입니다만 신규 세포로 교체가 안 되어서 쌓여만 가면 노화가 빨라집니다. 그런데 그 중심에는 줄기세포의 고갈이 있습니다.

새로운 세포로 교체도 되지 않고, 재생 능력이 줄어든 상황이야말로 노화의 가장 큰 특징이며, 이것은 재생과 복구를 담당하는 줄기세포의 수와 기능이 감소했기 때문입니다. 만일 여러분이 나이가 드는데도, 기능 감소를 별로 느끼지 않는다면, 그것은 남아 있는 성체 줄기세포의 노화가 덜 되었기 때문입니다.

다른 세포들의 노화 과정처럼 성체 줄기세포도 시간이 지남에 따라 손상이 축적되어서 숫자와 기능이 줄어듭니다. 실제로 고령이 되면 숫자가 조직에 따라 크게 줄어듭니다. 예를 들어 70세 이상에서는 피부와 간 성체 줄기세포가 약 50% 이하로 줄어들고, 신경 성체 줄기세포는 30% 이하로 남는 경우가 일반적입니다. 초기에는 활발하게 작동하던 성체 줄기세포도 나이가 들면서 약해지고, 마치 배터리가 방전되듯 점점 힘을 잃어 갑니다. 이는 우리가 노화하고, 다양한 질병에 취약해지는 주요 원인이며, 이것을 '줄기세포 소진에 따른 노화'라고 부릅니다.

면역 노쇠

장년기 이후 몸이 아픈 원인 중에서 수명을 줄이는 가장 중요한 원인은 감염병입니다. 실제로 감염병으로 사망하는 사람의 90% 이상은 60세 이상의 노인입니다. 더 정확히 말하면, 60세 이후 노년 중에서도 면역 기능에 노화가 온 사람들입니다. 면역 노쇠란 면역 체계가 나이를 먹으면서 점점 약해지고, 비정상적으로 변해 가는 과정을 말합니다.

면역 노쇠는 단순히 나이와 함께 자연스럽게 찾아오는 과정이 아닙니다. 우리가 매일 겪는 작은 손상들이 쌓인 결과입니다. 면역 노쇠가 진행되면 백신의 효과가 줄어들고, 일반적 감염조차 치명적 질환으로 이어질 수 있습니다. 코로나 바이러스 팬데믹 당시 고령층의 높은 사망률이 이를 보여 주는 대표적 사례입니다. 또 노화된 면역 세포는 암 줄기세포를 효과적으로 제거하지 못하므로 암 발생 위험도 높아집니다.

면역 노쇠가 오면, 강하고 빠르게 반응해야 하는 능력이 줄어들어 감염병에 잘 걸리게 되고, 과도하게 늘어난 면역 반응을 적절히 제압하여 조절하는 능력도 줄어들어 자가 면역 질환에도 잘 걸리게 됩니다.

면역 노쇠는 단지 면역 기능 감소에서 그치는 것이 아니라는 점이 중요합니다. 면역 노쇠는 마이토콘드리아 기능 장애, 활성 산소 증가, 포도당 대사의 이상 같은 대사 이상을 동반합니다. 노화된 면역 세포는 기본 영양소 대사(포도당, 지질, 아미노산) 기능도 줄어들게 하며 염증을 유발하여 면역 노화를 가속합니다. 또 면역 세포 외의 다른 세포들의 노화도 가속합니다. 예를 들어, 노화되어 과민해진 면역 세포는 성체 줄기세포를 고갈시킵니다. 또 면역 노쇠와 염증 노화는 심혈관계 질환, 신경 퇴행성 질환, 자가 면역 질환, 대사 질환, 암 등 노화 관련 질환의 높은 이환율 및 사망률과 강력한 연관이 있습니다.

세포 간 통신의 교란

인간은 다세포 생물입니다. 따라서 세포들은 단순히 각자 일만을 하는 것이 아니라, 지속적 대화를 통해 협력해야 합니다. 이 대화가 바로 세포 간 통신이며, 조직과 장기의 기능을 조율하는 필수적 메커니즘입니다. 그런데 이 중요한 시스템이 나이가 들수록 변형되어, 노화가 가속되고 많은 만성 질환으로 이어집니다. 염증성 노화도 세포 간 통신이 조절되지 않을 때 나타나는 대표적 현상입니다. 실제로 세포 간 통신의 교란은 노화를 정의하는 아주 중요한 특징입니다.

세포 간 통신은 신경, 면역, 호르몬, 혈류, 대사 시스템을 조정하여 몸의 항상성을 유지합니다. 하지만 이 통신이 깨지면 어떻게 될까요? 면역 반응이 과도해지거나, 대사가 제대로 이루어지지 않으며, 이는 비만, 당뇨, 심혈관계 질환과 같은 질병으로 이어질 수 있습니다.

줄기세포 편에서 언급한 바와 같이, 우리는 나이가 들어도 각 장기 속에 성체 줄기세포가 있어서, 활동할 필요가 생기면 새로운 세포를 공급합니다. 이렇게 평상시에는 잠자고 있던 줄기세포가 다시 활동을 하도록 하는 것도 세포 간 통신의 역할입니다. 세포 간 통신은 우리의 몸을 하나의 팀으로 연결하는 '네트워크' 역할을 합니다. 지구상의 모든 생태계도, 인간의 삶도 모두 네트워크가 건강해야 망가지지 않습니다. 우리 몸속 세포끼리의 네트워크도 원활히 작동할 때만 우리는 건강을 유지할 수 있습니다.

늙은 쥐의 혈청을 젊은 쥐에게 수혈하면 며칠 내에 젊은 쥐가 노화되는 놀라운 변화가 나타납니다. 2023년 연구에 따르면 수혈 후 젊은 쥐의 신경계 염증 지표자가 급격히 늘어나고 신경 네트워크 형성이 줄어드는 것으로 확인되었습니다. 반대로, 2014년 연구에서는 늙은 쥐의 혈액을 희석했을 때 근육 재생과 간 조직 복구가 활성화되는 등 회춘 효과가 나타났습니다. 이것은 혈액 속에 노화를 촉진하는 물질이 순환하고 있음을 강력히 시사합니다. 젊고 건강할수록 혈액 속에 항노화 인자가 많고, 노화가 진행될수록 노화 촉진 인자가 많습니다. 이 두 요인 간 균형이 깨져서 노화 촉진 인자들이 만드는 통신 신호가 우세해지면, 주변 세포에 노화 신호를 전달해서 노화를 전파하므로 노화가 가속됩니다.

세포 간 통신이 노화된 세포에서 발생하는 유해 신호의 전달에 중요한 역할을 한다는 증거가 최근 점차 늘어나고 있습니다. 그리고 이러한 영향이 단순히 국소 조직 수준에서만 나타나는 것이 아니라, 노화를 몸 전체로 확산시킵니다. 이런 증거들이 계속 쌓여 감에 따라서 이제 세포 간 통신의 교란은 노화 과정의 특징적 요소로 널리 인식되고 있습니다.

장내 미생물 불균형

모든 지구 생명체의 무게 중 가장 많은 부분을 차지하는 것이 미생물들이며 이들은 자기들끼리 유전 정보를 공유하면서 환경에 대응하고 현재까지도 인류와 공생하고 있습니다. 우리 몸안에서 가장 많은 수로 존재하는 것도 미생물이며 특히 장 속에는 많게는 100조 개가 넘는 2,000종 이상의 미생물들이 인간과 공존하며 살아가고 있습니다.

최근 200여 년간 지구 생태계는 정말 많이 망가졌습니다. 인간의 이기적이고 무분별한 행동으로 수십억 년 동안 다양한 생명체가 살아갈 수 있도록 진화해 온 지구는 급속도로 환경이 변질되고 생태계가 파괴되어 가고 있습니다. 만일 지구상 미생물의 균형까지 깨진다면 동식물이 살아가기 힘든 재앙이 올 수 있습니다.

장내 미생물의 입장에서 보면, 최근 100년간은 가공식품, 항생제 사용 증가 등 현대의 식생활 변화로 안정과 균형에 급격한 변화가 오고 있습니다. 장내 미생물의 건강한 다양성에 타격을 주는 잘못된 생활 습관, 항생제 남용으로 몸속 미생물의 균형마저 깨진다면 노화가 빨리 오고 병들게 되어 점차 나빠져 가는 지구 환경에서 더욱 살아가기 힘들게 될 것입니다. 우리는 항상 내 몸속에서 우리와 같이 진화하며 살아가는 장내 미생물을 잊으면 안 됩니다.

장내 미생물 불균형에서 가장 중요한 것은 장내 미생물 다양성이 줄어드는 것입니다. 장 세균 종류가 줄어들었다는 것은, 마치 지구 환경이 바뀌면서 일부 생명체가 멸종되는 것과 같은 현상입니다. 임상 연구에서 확인된, 수십 가지 질병과 건강 문제에 관한 장내 미생물 불균형 개선 효과는 정말 놀랍습니다. 최근에는 장내 미생물 불균형이 노화 관련 만성 질환과 밀접한 연관이 있다는 점이 점점 더 많은 연구에서 입증되고 있습니다. 이것은 장내 미생물군이 노화 과정의 주요 조절자로 작용함을 의미합니다. 장수 노인은 70세에서 90세의 일반 노인들과는 달리, 유익한 균들이 증가하면서 더욱 건강해진 장내 미생물 생태계를 유지하고 있음을 알 수 있습니다. 노쇠한 노인의 장내 미생물 변화가 장수 노인과는 확실하게 다르다는 것은 장내 미생물 조절을 통해서 노쇠 예방과 치료를 할 수 있다는 사실을 의미합니다.

장내 미생물과는 상관없이, 단지 장 세포들만 노화되어도 점막은 손상되고 장 점막 주변은 염증성 환경으로 바뀌게 됩니다. 염증성 환경에 노출된 장내 미생물들은 당연히 다양성이 줄어 장내 미생물 불균형이 생기게 되며, 이것은 다시 노화된 장 세포들의 노화를 더욱 가속합니다.

최종적으로 '노화와 장내 미생물의 악순환'이 반복되어 전신의 노화와 질환으로 발전하게 됩니다. 최근 연구 결과들도 건강한 장내 미생물 생태계를 복원하는 것이 건강 수명과 장수에 도움이 될 수 있음을 시사합니다.

자극이 있어야 빛나는 뇌, 뇌의 긍정적 가소성 확장

아마도 이 책의 모든 독자분에게는 한 가지 공통점이 있으실 것입니다. 그것은 '나이가 들어도 건강한 삶'을 살기를 원하는 희망입니다. 지금보다도 더 세상이 살아가기가 힘들어진다고 해도, 몸만 아프지 않다면 아직은 살 만한 세상 같습니다. 그래서 오랫동안 아프지 않고 건강하게 살기 위해 새로운 장수법을 실천하기도 하겠지만, 더 중요한 것은 '내가 건강하게 오래 살아야 하는 이유'입니다. 노화에 관해 새로운 것들을 공부하고 배운 것들을 새롭게 실천해야 할 근원적 이유는 바로 '삶의 목표'이며, 삶의 목표를 만들어 주는 곳이 바로 뇌입니다.

목표가 있는 뇌는 신경 세포와 신경 세포 간의 연결이 끊임없이 재조직되는데, 이런 뇌의 특성을 뇌 가소성이라고 합니다. 목표가 있는 뇌는 시간이 지나고 아무리 나이가 들어도 노화되지 않으며 오히려 더 강인하고 안정적으로 긍정적 뇌 가소성을 유지하면서, 역경을 이겨 내며 컨트롤 타워 임무를 수행하게 됩니다.

본 책의 주제인 노화 면에서도 '뇌 가소성 유지하기'는 노화를 늦추는 핵심 요소입니다. 우리 몸의 장기 중에서 뇌는 너무나 고마운 장기입니다. 나이가 들어서 뇌신경 세포 숫자가 줄어도 가소성이라는 특별한 특성 때문에 신경 연결망은 젊었을 때보다도 더 풍부하게 늘릴 수 있는 장기입니다. 최근 연구에 따르면 신경 세포 자체의 손실보다는 시냅스 연결 감소가 뇌 기능을 떨어뜨리는 중요한 노화 현상으로 밝혀지고 있습니다. 가소성은 신경계의 독특한 특징으로, 자극에 따라 연결을 변화시키는 능력을 죽을 때까지 유지하지만, 노화와 함께 뇌는 변화하거나 새로운 환경에 물리적·기능적으로 적응하는 능력이 점진적으로 줄어듭니다.

뇌는 자극을 먹고 성장하는 장기입니다. 뇌를 좋게 변화시키는 자극은 시각, 청각, 체감각 신경 경로를 따라 뇌로 들어오며 뇌는 이것을 처리하며 죽을 때까지 변화하는 힘을 가지고 있습니다. 그리고 이런 능력은 모든 사람이 평등하게 가진 능력이므로, '내가 건강한 뇌를 갖고 사느냐 아니냐'를 결정하는 것은 학벌이나 경제력 같은 조건이 아니라, '내가 나만의 목표를 가지고 사느냐'에 달려 있습니다.

이상이 최근 10여 년간 집중적으로 규명된 노화의 특징에 제 임상 경험을 합하여 다시 구성한 12가지 대주제들입니다. 이 12가지 대주제에 포함이 되지 않은 2가지 주제가 있습니다. 첫째는 단백질 항상성의 손실이며, 둘째는 영양소 감시 네트워크의 노화입니다.

첫째, 단백질 항상성 손실이란?

단백질 항상성이라는 것은 세포 안의 단백질이 올바르게 합성되고, 접히고, 분해되는 균형을 유지하는 것을 말합니다 그런데, 노화가 진행되면 단백질이 제대로 접히지 않거나 손상된 단백질이 축적되며, 이는 세포 기능을 저하시키고 알츠하이머병, 파킨슨병 같은 노화 관련 질환을 유발하는 중요한 원인이 됩니다. 이 내용은 누락된 것이 아니라 이 책의 5장에서 다루었습니다.

둘째, 영양소 감시 네트워크의 노화란?
세포가 3대 영양소인 탄수화물, 단백질, 지방 등의 영양 상태를 지속적으로 감지하여, 영양소 상태에 따라서 대사를 조절하는 시스템이 우리 몸의 영양소 감지 시스템입니다. 그러나 노화가 진행되면 주요 영양소 감지 경로가 제대로 작동되지 않습니다. 그 결과로 지나치게 활성화되면 세포 노화가 가속되고, 너무 감소하면 에너지 대사 효율이 떨어지고 세포 수명도 단축됩니다. 이 부분도 누락된 것이 아니라 5장을 비롯한 여러 장에서 자세히 설명드릴 겁니다.

이제부터 12가지 노화의 대주제들을 하나씩 살펴보기로 하겠습니다. 전문적 용어들은 가능한 한 쉽게 풀어서 썼지만, 어렵게 느껴지시는 분들이 있으리라 봅니다.
이런 분들을 위해서, 건강 강좌 및 약초 강좌 유튜브 채널인 '닥터심마니 TV'에 본 책과 같은 내용을 좀 더 쉽고 간결하게 영상으로 제작하여 올리고 있으니 참고해주십시오.

2장
DNA 손상 예방과 복구 능력의 활성

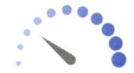

매일 10만 번의 DNA 손상이 일어나는 우리 세포

인체 DNA는 약 30억 개의 염기쌍으로 되어 있습니다. 그런데 이 30억 개의 DNA 중에서, 단백질을 만들 레시피를 품고 있는 DNA 부분은 20,000~25,000개로 전체 DNA 중 1~2% 정도인데요, 이걸 코딩 DNA라고 부릅니다. 다른 말로 유전자라고 하지요.

DNA 중 나머지 98~99%를 차지하는 DNA는 단백질을 만드는 정보를 담고 있지 않으므로 비코딩 DNA라고 합니다. 비코딩 DNA는 단백질을 직접적으로 만들지는 않지만, 유전자 활동을 촉진 또는 억제하는 조절 작용을 하거나 세포 내 다양한 생리적 과정에 관여합니다. DNA 끝을 보호하는 텔로미어도 비코딩 DNA입니다. 이 모든 DNA 구성 요소들은 끊임없는 생명 유지 활동을 수행하는 과정 중에 필연적으로 손상을 겪게 됩니다.

이 순간에도 우리 몸에서는 세포 1개당 매일 약 10만 번의 DNA 손상이 일어납니다. 몸 전체로 따지면 조 단위의 손상이 매일 발생하고 있는 셈입니다. 이 숫자는 상상도 하지 못할 만큼 많지만, 다행히도 우리 몸에는 이를 고치고 복구하는 정교한 메커니즘이 존재합니다.

사실, 끊임없는 DNA의 손상과 복구는 자연스러운 생명 활동의 일부입니다. DNA는 생명 유지에 필요한 끊임없는 단백질들을 만들어 내야 하며, 이 과정은 완벽하게 100%의 정밀한 작업이 아니므로 오류와 손상이 생기는 것은 당연합니다. 또 자외선, 환경 오염 물질 같은 외부 요인으로도 DNA 손상이 빈번히 일어납니다.

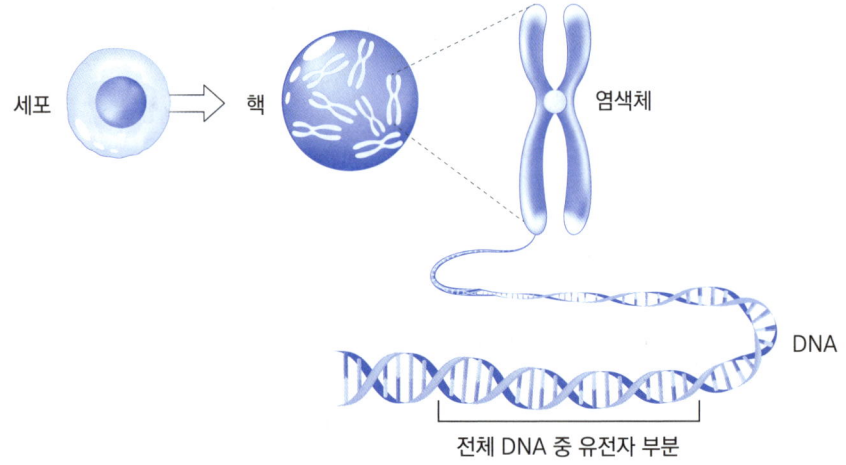

그림 1. 세포핵 속의 염색체 안에 응축된 전체 DNA 중 1~2%가 유전자

DNA 손상의 종류

그리고 DNA 손상에는 여러 종류가 있습니다. 잘 아시는 것처럼 DNA는 2개의 긴 선이 이중 가닥으로 얽혀 있는 모양입니다. 이 이중 가닥 2개가 전부 끊어지는 손상을 이중 가닥 절단이라고 하며, 복구가 어려운 손상입니다.

이중 가닥 중에서 한 가닥에서만 절단이 일어나는 손상은 단일 가닥 절단이라고 하며, 비교적 복구가 잘됩니다. 두 가닥이 서로 비정상적으로 얽혀서 비정상적으로 연결되는 손상을 교차 결합 손상이라고 합니다. DNA 가닥이 얽혀 버리면 세포 분열이 제대로 이루어지지 않거나 세포가 사멸하게 될 수 있습니다. 마지막으로 DNA를 구성하는 염기들이 화학적으로 변형되는 손상을 염기 손상이라고 합니다. 예를 들면, 활성 산소로 산화 스트레스를 받으면 한 개의 정상적 염기 구조에 화학적 변형이 일어납니다. 대부분의 염기 손상은 세포의 DNA 복구 메커니즘을 통해 효과적으로 복구됩니다. 그러나 복구가 제대로 이루어지지 않는다면, 돌연변이나 암 발병으로 이어질 수 있습니다.

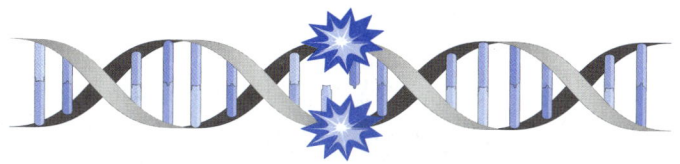

그림 2. 매일 세포 1개당 DNA 손상이 10만 회 발생

핵 DNA와 마이토콘드리아 DNA 손상

우리 세포에는 두 가지 주요 DNA가 있습니다. 그중 하나가 세포의 핵 속에 들어 있는 핵 DNA이며, 유전 정보를 저장하고 세포 기능을 조절하는 일을 하며, 다양한 복구 메커니즘이 활성화되어 있습니다. 위에서 말씀드린 부분은 핵 DNA 손상에 관한 설명입니다. 그런데 세포 속 소기관인 마이토콘드리아에도 별도의 DNA가 있으며 이것을 마이토콘드리아 DNA라고 합니다. 자세한 것은 7장에서 말씀드리겠지만, 마이토콘드리아 DNA는 손상도 더 잘되는 데다가, 복구 능력도 더 안 좋습니다. 그 이유는 세 가지입니다.

첫째, 마이토콘드리아는 산소를 이용하여 에너지를 만드는 공장이므로, 이 과정에서 활성 산소가 다량 생성되는 환경에 노출될 수밖에 없습니다. 당연히 손상이 더 많이 자주 일어납니다.

둘째, 마이토콘드리아 DNA에는 핵 DNA가 가지고 있는 보호 구조인 히스톤이라고 하는 단백질이 없습니다. 히스톤은 핵 DNA를 단단히 감싸 보호하는 단백질로, 마치 책을 철제 서가에 안전하게 보관하는 듯한 역할을 합니다. 이는 DNA가 외부 충격에 손상되지 않도록 돕는 중요한 구조물입니다.

셋째, 핵 DNA와 달리 마이토콘드리아 DNA는 다양한 복구 메커니즘이 부족하므로 DNA 돌연변이가 잘 생깁니다. 이는 노화, 신경 퇴행성 질환, 각종 대사 질환의 주요 원인이 됩니다.

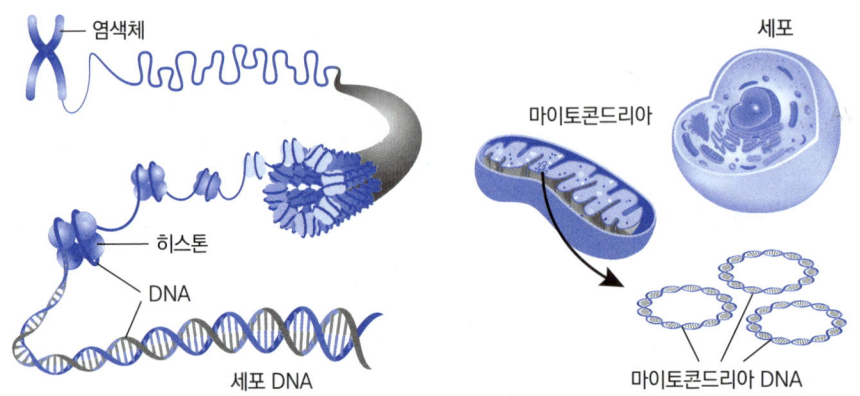

그림 3. DNA 이중 가닥을 감싸서 보호하는 이중 나선형의 핵 DNA와 히스톤 단백질의 모양 반면에 히스톤 단백질이 없는 원형의 마이토콘드리아 DNA

DNA 손상의 원인들

DNA 손상은 내부적 요인과 외부적 요인으로 발생합니다.

내부 요인

• **활성 산소** 세포 안의 소기관인 마이토콘드리아에서 에너지를 생산할 때 끊임없이 생성되는 활성 산소가 주요 손상 원인입니다. 이 활성 산소는 먼저 마이토콘드리아 DNA에 손상을 주며, 손상된 마이토콘드리아는 자신이 품고 있던 활성 산소를 밖으로 방출하므로 세포핵 DNA도 훼손합니다. 또 DNA 염기의 일부가 물과 반응하는 화학적 변화로 손상되어 염기 구조가 바뀌기도 합니다. 마치 종이가 물에 젖어 글씨가 희미해지는 것과 비슷한 이치입니다. 세포가 성장하려면 분열 과정에서 DNA가 복제되는데, 이 과정에서도 항상 실수가 발생합니다. 예를 들어서 마치 단추를 잘못 끼운 것처럼 복제가 일어나면 DNA가 손상됩니다.

외부 요인

• **자외선 및 방사선** 둘 다 DNA 가닥의 돌연변이나 치명적인 이중 가닥 절단 손상을 일으킵니다. 태양의 자외선은 DNA의 구조를 직접적으로 변형시켜 피부암과 같은 문제를 일으킵니다. 임상 연구에 따르면, 단기 노출에서는 복구가 가능하지만 장기 노출은 세포 사멸 및 돌연변이를 만듭니다.

자외선에 피부가 노출되었을 때 손상의 정도는 노출 시간에 따라 늘어납니다. 예를 들어 1시간 동안 강한 자외선에 노출되면 DNA의 염기들이 비정상적으로 달라붙어 엉키게 됩니다. 2시간이 되면 엉킨 구조들이 배로 늘어납니다. 따라서 장시간 야외 활동을 할 때는 반드시 자외선 A와 B (UVA, UVB) 둘 다 차단에 신경을 써야 합니다. 매우 중요하니 절대로 잊지 마시기를 바랍니다.

방사선은 마치 고속도로에서 자동차를 충돌시키는 것처럼 DNA 가닥에 타격을 가해서 가닥을 끊어 버립니다. 이를 복구하기는 매우 어렵고 암 발생 위험도 큽니다. 임상 연구에 따르면 한 번의 흉부 엑스레이 촬영은 세포당 약 12개의 DNA 단일 가닥 손상을 일으킵니다. CT 촬영을 할 때에는 방사선 노출이 훨씬 많으므로 세포 1개당 수천 개의 DNA 단일 가닥 손상을 유발하며, 혈액 속 세포에는 이중 가닥 손상도 발생합니다. CT 촬영 시에 조영제를 사용하면 DNA 손상이 증폭되며, 촬영 전에 비타민 C 같은 항산화제를 복용하면 DNA 손상이 의미 있게 줄어듭니다. 최근에는 저용량 CT 검사법이 도입되어 DNA 손상을 많이 줄이고 있습니다.

전자기파, 예를 들어 휴대전화 사용에 따른 DNA 손상을 연구하는 분야에도 사람들의 관심이 늘어나고 있습니다. 일반적 휴대전화 사용 수준에서는 명확한 DNA 손상 증거가 부족합니다. 하지만 핸드폰을 머리 옆에 두고 틀어 놓은 채로 잔다면, 전자기파가 가까운 거리에서 장시간 노출되어 DNA에 산화적 손상을 증가시킬 가능성이 있습니다. 일부 연구에서는 이러한 노출이 세포 스트레스를 유발하고 DNA 손상 가능성을 높일 수 있음을 시사합니다. 고도에서 일하는 비행기 승무원과 같은 직업적 노출 환경에서 자연 방사선량 증가에 따른 DNA 손상도 관찰되었습니다.

• **가공식품 성분, 쓰레기 연소 연기, 산업 공정 과정 연기 그리고 항암제의 알킬화 성분** 이들은 모두 DNA 염기를 훼손해서 돌연변이를 일으킵니다. 식품에서 발견되는 구체적인 알킬화제 성분으로는 소시지, 햄, 베이컨에 포함된 나이트로사민, 고온에서 조리된 음식에서 생성되는 헤테로사이클릭아민 그리고 곡물과 견과류의 곰팡이로 생성되는 아플라톡신이 있습니다. 다양한 암 치료로 사용하는 일부 항암제도 암세포의 DNA 손상을 일으켜서 암을 치료하는데요, 정상 세포에도 손상을 주어서 부작용이 생기는 것입니다.

• **자동차 배기 가스, 담배 연기, 연료, 석탄, 산업 염료, 잔류 농약 및 일상적인 고온 조리 과정에서 생성되는 아로마틱 성분들** 이 성분들도 일상에서 흔히 노출되는 DNA 손상 성분이며 DNA 돌연변이를 일으킵니다. 담배 연기는 7천 개 이상의 화학 물질을 포함하고 있으며, 그중 적어도 70개는 발암 물질로 알려져 있습니다. 이러한 독성 물질은 직접적으로 DNA를 공격하여 돌연변이를 유발합니다. 대규모 임상 연구에 따르면, 흡연자의 혈액 표본에서 DNA 염기에 손상을 초래하는 벤조피렌 축적이 확인되었으며 10년 이상 흡연한 그룹은 비흡연자보다 DNA 손상 지표가 50% 이상 높았습니다.

• **미세 먼지** 도심에서 흔히 접하는 미세 먼지와 기타 대기 오염 물질도 DNA 손상의 주요 원인입니다. 특히, 미세 먼지는 세포 깊숙이 침투할 수 있는 매우 작은 크기의 입자로 그 크기가 머리카락 두께의 약 30분의 1에 불과합니다. 실제로 미세 먼지 노출이 높은 지역에 사는 성인 2,000명을 검사해 보니 산화된 DNA 염기 수치가 평균적으로 35%나 높았습니다.

• **알코올 섭취** 알코올 섭취도 DNA 손상에 큰 영향을 미칩니다. 알코올이 체내에서 대사되는 과정에서 생성되는 아세트알데하이드는 DNA에 독성을 가지며, 이는 복구되지 않은 돌연변이를 유발할 수 있습니다. 음주량이 많은 사람들의 구강 상피 세포를 분석한 결과, 산화된 DNA 염기의 수치가 비음주자보다 60% 증가한 것으로 나타났습니다. 음주량이 많은 사람은 식도암, 구강암 발생 위험이 2배 이상 높다는 점도 DNA 손상과 관련이 있습니다.

• **바이러스 감염** 바이러스 감염도 DNA 손상에 중요한 역할을 합니다. 예를 들어, 인유두종 바이러스는 세포 내로 침입해 DNA를 직접 변형시키고, 복구 과정을 방해하여 돌연변이를 유발합니다. 인유두종 바이러스 양성인 여성의 자궁 경부 세포에서 DNA 손상 마커인 이중 가닥 파손의 수치가 음성인 여성보다 평균 70% 더 높았습니다. 따라서 자궁 경부암의 발생 위험이 많이 늘어납니다. 다른 바이러스인 간염 바이러스 B와 C 역시 간세포 내에서 DNA 손상을 촉진하며, 간암 위험을 각각 5배와 7배로 높이는 것으로 보고되었습니다.

• **식품 보존제 및 식품 첨가물** 일상생활에서 사용하는 다양한 제품들도 DNA 손상과 점점 더 연관되고 있습니다. 예를 들어, 화장품, 의약품, 식품 및 음료 가공에 사용되는 부틸파라벤과 비스페놀은 정자 세포의 DNA 손상과 연관되어 있습니다. 식품 보존제(벤조산나트륨, 벤조산칼륨, 소브산칼륨) 및 식품 첨가물(구연산, 인산, 브릴리언트 블루, 선셋 옐로)도 모두 DNA 손상을 일으키는 것으로 알려져 있습니다. 우리 DNA의 안전을 지키려면, 정말 피해야 할 것이 너무 많습니다!

DNA 손상 복구 시스템의 문제

우리 세포에는 모두 손상을 복구하는 능력이 있습니다. 피부 상처가 아물어 가는 과정은 눈에 보이는 복구 과정이지만, 눈에 안 보이는 작은 분자 단위에서도 항상 복구 시스템이 건강하게 작동됩니다.

인간 세포에서 하루 약 10만 회의 DNA 손상이 발생한다고 가정할 때 복구되지 못하는 비율은 연구에 따라 약 0.01%에서 0.1% 수준으로 추정되며, 하루 10~100건의 손상이 복구되지 못하고 남아서 계속 축적됩니다. 하지만 이는 하루 동안 발생한 DNA 손상 중 99.9% 이상이 세포의 DNA 복구 메커니즘 덕분에 성공적으로 수리된다는 것을 의미합니다. 건강한 성인의 혈액을 뽑아서 방사선에 노출시키면 90% 이상의 손상이 6시간 이내에 복구됩니다.

DNA 손상 반응 시스템과 복구 과정

2015년 노벨 화학상은 DNA 복구 메커니즘을 규명한 공로로 폴 모드리치Paul Modrich, 토마스 린달Tomas Lindahl, 아지즈 산카르Aziz Sancar에게 수여되었습니다. 이제 매일 일어나는 손상을 끊임없이 복구하는 놀라운 능력을 살펴보겠습니다. 특수 단백질이 가장 먼저 손상된 부위를 찾아내서 손상의 정도를 복구 장치에 알리면, 복구가 시작됩니다. 이런 전체 과정을 DNA 손상 반응 시스템DNA Damage Response, DDR이라고 하며, 대부분의 DNA 손상을 효과적으로 제거하고 수리합니다.

이 복구 장치들의 한 부분이라도 고장이 나면, 질병이나 암 발생을 피할 수 없게 됩니다. 예를 들어, 동물에게서 복구 시스템 중의 한 가지만 제거했는데도 DNA 복구 능력이 70% 감소했으며, 암 발생률이 90% 증가했습니다. 또 복구 장치는 정상으로 작동하지만, DNA 손상이 너무 많아도 복구 효율이 줄어듭니다. 이처럼 복구 효율이 줄어드는 원인에는 어떤 것이 있는지 한 번 알아보겠습니다.

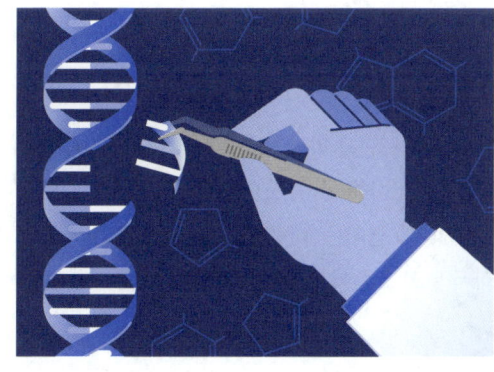

그림 4. 세포가 가지고 있는 DNA 손상 반응 시스템(DNA Damage Response, DDR)

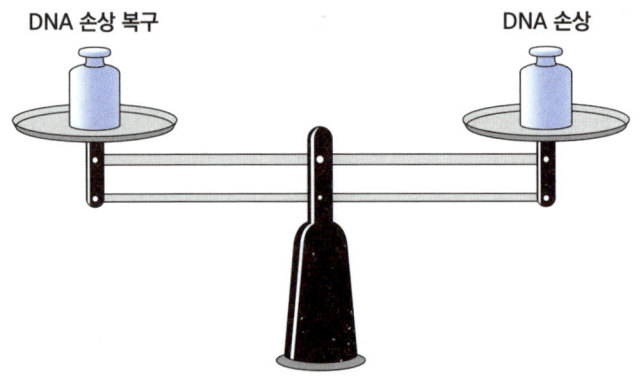

그림 5. DNA 손상 그리고 손상 복구 시스템의 균형에 따라 건강과 노화, 질병 발생이 결정된다.

DNA 손상 복구 능력이 약해지는 원인들

• **나이** DNA 복구 시스템은 시간이 지날수록 마모될 수 있습니다. 마치 오래된 기계가 더 자주 고장이 나듯, 우리의 복구 시스템 장치도 나이가 들수록 효율이 떨어집니다. 젊고 건강한 성인의 DNA 손상 복구 시스템은 매우 효율적으로 작동하며, 약 99.9% 이상의 손상을 복구한다고 알려져 있습니다. 하지만 나이가 들수록 복구 효율은 점차 줄어들며, 복구되지 못한 손상의 수가 늘어납니다. 복구 실패율을 나이에 따라 추정하면 다음과 같습니다.

- 젊은 성인(20대) 약 0.01% 복구 실패
  (하루 세포당 약 100,000번당 10회의 손상이 복구 실패)
- 중년(40~50대) 약 0.05% 복구 실패
  (하루 세포당 약 100,000번당 50회의 손상이 복구 실패)
- 노년(60~70대) 약 0.1~0.5% 복구 실패
  (하루 세포당 약 100,000번당 100회에서 500회의 손상이 복구 실패)

실제로 20세에서 30세의 젊은 그룹과 65세에서 80세 노인의 피부 세포에서 끊어진 DNA 손상 부위를 자른 뒤 새로운 DNA로 교체하는 복구 능력을 조사해 보니, 노인에서 평균 40% 정도나 줄어들었습니다. 나이가 들면 치유하는 능력이 엄청나게 줄어든다는 게 실감 나지요? 그래서 나이가 들수록 운동 한 가지를 하더라도 늘 무리하지 말고 조심해서 손상되지 않도록 해야 합니다. 그래야만 건강을 유지하면서 오래 살 수 있습니다.

- **유전적 결함** 유전적으로 DNA 복구 효소나 유전자에 결함이 있으면 당연히 복구 능력이 감소하여 암 발생 위험이 늘어납니다. 예를 들어 DNA 복구에 관여하는 특정 유전자인 BRCA1/2라는 유전자에 돌연변이가 생기면 유방암과 난소암 발생 위험이 많이 늘어납니다. 현대 의학에서는 이러한 유전자 돌연변이가 있는 환자를 위해 표적 치료제가 개발되어 사용되고 있습니다.

- **환경적 요인** DNA 손상의 외적 요인에서 말씀드렸던 흡연, 과음, 과도한 자외선 노출, 대기 오염, 미세 먼지, 가공식품 등은 손상의 복구 효율을 떨어뜨립니다. 예를 들어, 흡연자는 비흡연자보다 DNA 복구 효율이 30% 낮습니다.

- **세포 상태** 분열 속도가 빠른 세포는 복구 메커니즘에 과부하가 와서 복구 실패율이 높아질 가능성이 있습니다. 반면, 분열 빈도가 낮은 세포는 복구에 더 많은 시간을 투자할 수 있어 효율이 더 높을 수 있습니다. 예를 들어, 뇌세포와 같은 신경 세포는 분열 빈도가 낮아 상대적으로 DNA 복구 효율이 높다고 알려져 있습니다.

DNA 손상으로 초래되는 유전체의 불안정과 후성 유전학적 변화

이제부터는 손상된 DNA가 복구되지 못할 때 어떤 일이 벌어지는지를 이야기해 보려고 합니다. 이 순간에도 내 몸의 세포 안에서 일어나고 있는 DNA 손상 중에서, 특히 노화의 주요 원인 중의 하나로 꼽히는 '유전체의 불안정'과 '후성 유전학적 변화'라는 두 가지 중요한 키워드를 중심으로 살펴보겠습니다.

DNA 손상의 결과는 유전체의 불안정

30억 개의 DNA 중에서, 단백질을 만들 레시피를 품고 있는 DNA 부분은 20,000~25,000개인데 이것을 특별히 유전자라고 부릅니다. 그런데 30억 개의 DNA에 복구되지 못한 손상이 계속되면 그 안에 담겨 있던 유전자가 손상되는 것은 당연한 결과이며, 이것을 유전체 불안정이라고 합니다.

유전체 불안정은 마치 건물의 기둥이 약해지는 상황과 같습니다. 처음에는 건물

전체에 여기저기 손상이 생기다가 시간이 지나서 기둥에도 손상이 생기면 불안정한 구조로 붕괴할 위험이 커지는 것과 같은 이치입니다. 이러한 불안정이 심해지면 암, 신경 퇴행성 질환 등 다양한 문제가 발생할 수 있습니다.

유방암 환자 500명을 대상으로 한 종양 조직 검사에서 유전체 불안정성이 높게 나온 환자들은 같은 유방암인데도 그렇지 않은 환자보다 암 진행 속도가 평균 35% 빠르고, 치료 반응률은 20%나 낮았습니다.

유전자의 활성이 달라지는 후성 유전학적 변화

후성 유전학적 변화는 DNA 속의 유전자 배열이 변하지는 않았지만, 특정 유전자의 활성도가 달라지는 것을 말합니다. 예를 들어 단백질을 만드는 레시피 정보는 그대로 있지만, 이 중 특정 부분만 더 활용되거나 덜 활용되면 정상 단백질을 만들지 못합니다. 요리할 때 같은 레시피를 쓰더라도, 특정 부분은 사용하지 않고 생략하거나 다른 특정 부분을 강조하여 사용하면 전혀 다른 요리가 되는 것과 같은 이치입니다.

이런 변화는 DNA 손상과 관련이 있습니다. 예를 들어 손상된 DNA를 복구하는 과정 중에 본 모습과는 다른 화학적 변형이 일어나면(대표적 변형이 메틸화, 아세틸화 등), 주변 유전자의 활동을 억제하거나 지나치게 활성화합니다.

특정 유전자가 지나치게 활성화되거나 비활성화되면 세포 기능에 장애를 초래할 수 있습니다. 만일 항염 작용을 하는 유전자는 그대로 있는데도 활성이 억제되면, 몸은 염증을 조절하지 못해 심혈관계 질환이나 당뇨병과 같은 질환에 더 취약해질 수 있습니다. 그리고 암이나 심혈관계 질환 등과 같은 만성 질환을 일으킬 수 있습니다. 후성 유전학적 변화는 주요 노화 현상이므로, 따로 다른 장에서 자세히 설명해 드리겠습니다.

DNA 손상 축적은 노쇠 세포가 생기는 주요 원인

지금까지 설명해 드린 내용을 한 줄로 요약하면 'DNA 손상이 축적되면 세포는 이를 복구하려고 노력하고, 복구 과정 중에서 불완전하게 복구된 DNA가 쌓이면 암이나 질병 발생 위험이 증가한다'입니다. 그런데 우리 세포는 손상된 DNA가 쌓여서 암세포가 생겨나지 않도록 하는 비장의 생존 방어 메커니즘을 작동시킵니다. 그것은 바로, DNA 손상이 축적된 세포 성장을 멈추고 정지 상태로 모습을 바꾸는 것입니다. 암세포로 바뀌기보다는 차라리 성장을 멈추고 정지하되 죽지는 않은 상태가 되기를 선택한 것입니다.

이렇게 변한 세포가 바로 '노쇠 세포'이며, 노쇠 세포가 점점 늘어나는 것이 노화의 중요한 핵심 현상입니다. 만일 이런 생존 메커니즘이 없었다면, DNA가 손상된 세포는 암세포로 변하고 몸 전체로 퍼져서 모든 사람은 전부 암으로 사망했을 겁니다. 생존하기 위한 세포의 처절한 노력이 너무 놀랍게 느껴집니다.

지금까지 노화란 그저 나이가 들면 누구나 겪는 어쩔 수 없는 과정이라고 생각했습니다. 하지만 노화는 손상된 DNA가 암세포로 변하는 것을 막기 위해 선택한 생존 방어 기전의 결과이므로, DNA의 손상을 최대한 막으면서 복구 시스템이 잘 가동되도록 하면 최소한 노화 속도는 아주 느리게 할 수 있다는 것이 현대 노화 생물학의 최근 관점입니다. 그런데 이렇게 생겨난 노쇠 세포를 그대로 두면 암세포로는 변하지 않지만, 노화가 가속되고 여러 질환이 생기는 원인이 됩니다. 따라서 노쇠 세포를 제거하는 것은 머지않은 미래에 새로운 노화 치료법이 될 것입니다. 이 내용은 4장에서 따로 다루기로 하겠습니다.

DNA가 손상된 세포가 노쇠 세포나 사멸 세포로 변하는 과정

매일 10만 번의 손상이 생기는 세포핵 속의 DNA에서 단일 가닥 또는 이중 가닥 부위가 끊어지면 손상을 복구하려고 작동되는 장치가 DNA 손상 반응 시스템인데, 이미 설명해 드린 바 있습니다. 이 복구 시스템이 가동되면, DNA를 복구하는 쪽으로 가동되기도 하지만 복구하기가 힘들면 세포 성장을 정지시켜 노쇠 세포로 변하도록 하며, 또 너무 심하게 DNA가 파괴된 경우는 스스로 사멸되는 길로 작동되기도 합니다. 사멸된 세포는 죽지는 않은 노쇠 세포와는 달리 죽은 세포이므로 5장에서 설명해 드릴 '자가 포식' 작용으로 재활용이 됩니다. 그리고 이 모든 것이 우리가 갖고 있는 세포의 생존 메커니즘입니다.

이제부터는 손상된 세포가 노쇠 세포로 변하는 놀라운 과정을 조금 구체적으로 말씀드리겠습니다. 노쇠 세포로 변하는 목적은 암세포가 되지 않게 하는 것이므로, 우선 암 억제 단백질이 잠에서 깨어나도록 해야 합니다. 이 단백질이 유명한 암 억제 단백질인 p53이며, '유전자의 수호자'라는 별명도 있습니다.

실제로 암을 억제하는 단백질인 p53이 필요할 때 활성화가 안 되는 것은 다양한 암의 특징입니다. 잠에서 깨어난 P53은 숫자가 점점 많아지면, 망가진 DNA가 위치한 핵 안으로 들어가서 다음 세 가지 활동 중 하나를 택하게 됩니다.

첫 번째 선택은 P21이라는 다른 단백질을 이용하여 세포를 잠시 멈추게 합니다. 잠시만 멈춘 세포는 아직은 노쇠 세포가 아닙니다. 잠시 멈추는 동안은 DNA 복구에 필요한 시간을 얻게 되며, 손상된 DNA가 자손 세포에 전달되는 것도 방지할 수 있습니다. 이렇게 세포 주기가 조절되는 것을 규명한 공로로 2001년 노벨생리의학상이 수여되었습니다.

두 번째 선택은 복구 작업에 과부하가 올 정도로 지속적 DNA 손상이 있는 경우입니다. 이럴 때는 세포를 잠시만 정지시키는 게 아니라 완전히 성장을 멈추도록 선택합니다. 이때가 바로 노쇠 세포가 생길 때입니다. 이 부분은 아직 노벨상 수상자가 없지만, 강력한 노벨상 후보입니다.

세 번째 선택은 심각한 DNA 손상이나 돌이킬 수 없는 유전자 이상이 발생하면, p53은 세포가 아예 사멸되도록 하여 돌연변이가 퍼지는 일을 사전에 차단해 버립니다. 암세포가 되느니 차라리 죽는 길을 택하는 것입니다. 유전자의 안정을 확보하기 위해 작동되는 세포 사멸사 메커니즘을 규명한 연구는 2002년 노벨생리의학상을 받

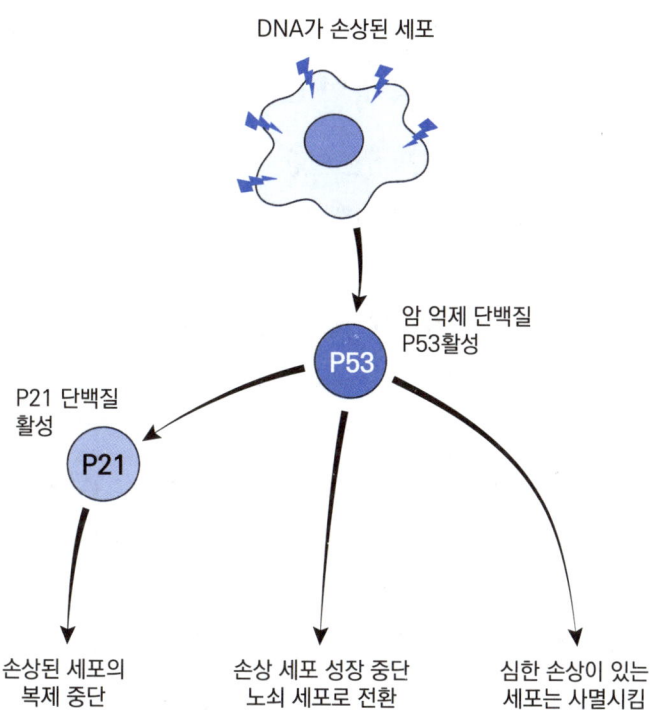

그림 6. DNA가 손상된 세포가 암세포로 변하지 않게 하는 암 억제 단백질 P53이 활성화되면 ❶세포 성장을 일시 정지시키거나, ❷노쇠 세포, ❸사멸 세포가 되도록 하는 3가지 과정 중의 한 가지 경로가 진행된다.

았습니다. 이렇게 사멸된 세포는 5장에서 설명해 드릴 자가 포식 시스템으로 재활용됩니다. 암 억제 단백질인 p53 외에도, 손상된 세포가 분열하지 못하도록 막아서 손상된 DNA가 복제되지 않도록 하는 P21이라는 단백질도 암세포가 생기지 않게 하는 과정에 참여합니다.

DNA 손상 최소화 또는 복구가 잘되게 하면 노화가 느려지고 질병도 개선할 수 있다

DNA 손상을 최소화하는 대표적 방법은 열량 제한 식이, 건강한 식단, 자외선 차단, 규칙적인 운동, 항산화제 복용입니다. 실제 이러한 예방법을 인체에 적용한 임상 연구 결과를 요약하면, DNA 손상이 평균 20~30%나 줄어들었습니다. 이렇게 DNA 손상이 꾸준히 줄어들면, 노화 속도가 늦어지는 결과로 이어질 가능성이 큽니다.

더 적극적인 방법은 나이가 들수록 효율이 떨어지는 복구 시스템을 강화하는 것입니다. 규칙적으로 운동한 사람들에게서는 DNA 복구 효소가 30%나 활성화되고, 식물의 폴리페놀을 꾸준히 섭취하면 DNA 손상 복구 속도가 18% 정도 향상되었습니다. 나이가 듦에 따라 NAD+(우리 몸에서 400개 이상의 대사에 관여하는 핵심 효소) 수치는 감소하는데, 이를 보충한 쥐의 경우 DNA 복구 효소가 활성화되어 방사선으로 생긴 DNA 손상이 40% 감소했으며, 실제 쥐들의 평균 수명은 약 20%가 늘어났습니다. 임상 연구에서도 DNA 복구 효소를 직접 활성화하는 특정 촉진제를 노인 150명에게 투여 후 복구 효율이 평균 30~40% 향상되었습니다.

최근 임상 연구에서는 새로운 DNA 손상 복구 촉진제 투여가 DNA 손상률을 25% 줄이고, 세포 재생 속도를 15% 늘린 결과도 발표되었습니다. 또한, 항산화제와 줄기세포 치료 병행이 DNA 복구 효율을 40% 높인 사례도 보고되었습니다. 여러 연구에서, 특히 만성 질환 및 노화 관련 질환에서 긍정적 치료 효과를 보여 주었습니다.

최근에는 유전자 교정 기술, 줄기세포 치료, DNA 손상 복구 촉진 약물, 세포 간의 신호 전달 조절로 DNA 손상 복구 효율을 높이기 위한 엑소좀 기반 치료 등이 활발하게 연구 중입니다.

DNA 손상과 복구 능력의 진단법

우선 우리 세포에서 매일 일어나는 DNA 손상 진단법부터 알아보겠습니다.

DNA 손상 진단법들

코멧 분석(Comet Assay)

- **검사 샘플** 혈액, 조직 샘플
- **검사 원리** 검사 샘플에 전기적 힘을 가하면 DNA가 이동합니다. 이 이동 과정에서 손상된 DNA는 분리되어 '꼬리 모양'으로 나타나는데, 이 모양이 혜성 comet을 닮았다고 해서 이런 이름이 붙었습니다.
- **장점** 상대적으로 간단하며 저비용이고, DNA 단일 가닥 절단 및 이중 가닥 절단 검출이 모두 가능합니다.
- **단점** 숙련된 실험자가 필요하고 데이터 분석이 주관적일 수 있습니다.

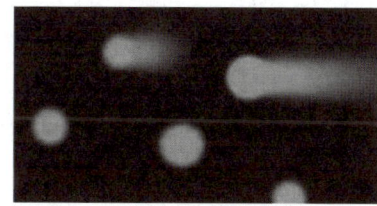

그림 7. 전기적 힘을 가하여 움직이게 하는 과정에서 둥근 부분은 손상이 없는 DNA이고, 혜성 같은 꼬리가 있는 것이 손상된 DNA

- **검사 시간 및 비용** 약 3시간에서 4시간이 소요되고 평균 10만 원 이상입니다.
- **임상 적용 사례** 환경 요인으로 생기는 DNA 손상을 평가하는 데 유용하며, 혈액 검사법이라서 간단하므로 임상에서 적용이 쉽습니다. 진단법으로 소개된 지 아주 오래되었으며 저도 20여 년 전에 많이 사용했던 진단법입니다. 예를 들어 흡연자와 비흡연자를 대상으로 혜성 시험을 해 보면, 흡연자는 DNA 손상 지수가 비흡연자보다 약 2배 높게 나타납니다.

염색체 이상 분석(Chromosomal Aberration Assay)

- **검사 샘플** 혈액, 골수 샘플
- **검사 원리** 검사 샘플에 염색체의 이상을 유발하는 방사선 또는 화학 물질(벤젠, 포름알데하이드와 같은 유기 화합물, 특정 항암제인 알킬화제와 같은 화학 물질)을 첨가하면 세포 DNA에 구조적 변형이 일어나며, 그 정도를 측정하는 것입니다.
- **장점** 염색체 수준에서 손상 평가가 가능하며, 방사선 치료 평가에 유용합니다. 또 약물을 비롯하여 각종 물질의 유전 독성 검사에도 사용됩니다.

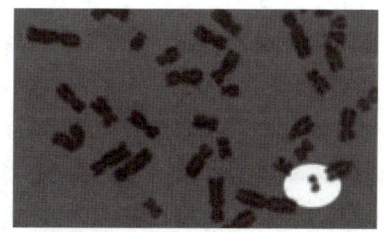

그림 8. 흰 원 안의 염색체가 손상되어서 조각이 난 상태가 보인다.

- **단점** 시간과 비용이 많이 소요됩니다.
- **검사 시간 및 비용** 약 1주에서 2주가 걸리며 비용도 50만 원 이상입니다.

손상된 DNA 염기 분석(8-OHdG 분석: 8-Hydroxy~2'-deoxyguanosine Analysis)

- **검사 샘플** 소변, 혈액, 구강 상피 세포 등 조직 샘플
- **검사 원리** 산화에 따른 스트레스를 받아서 생기는 DNA 염기 변형을 검사합니다. ELISA(효소 면역 측정법)를 사용하는데요, 이것은 혈액이나 소변에 들어 있는 손상된 DNA의 염기를 효소와 결합해 그 양을 측정하는 검사입니다.
- **장점** 소변으로도 검사할 수 있습니다. 또 간편한 키트가 많이 개발되어 있습니다.
- **단점** 검사의 정확도가 샘플 보관 및 처리에 따라 달라질 수 있습니다.
- **검사 시간 및 비용** 약 하루에서 이틀이 걸리고 비용은 평균 5~10만 원입니다.
- **임상 적용 사례** 만성 질환 환자 100명과 건강한 대조군을 비교한 결과 환자 그룹에서 변형된 DNA 염기 수치가 약 1.5배 높았다면, 활성 산소에 따른 산화 스트레스가 만성 질환의 DNA 손상에 중요한 역할을 한다는 점을 뒷받침합니다.

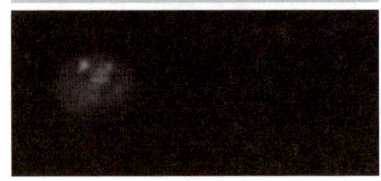

그림 9. 간편한 검사 키트를 이용하며, 둥근 세포 안에 DNA 염기가 변형된 작은 점들이 보인다.

염색체 절편 또는 소핵 생성 분석(Micronucleus Assay)

- **검사 샘플** 혈액, 구강 상피 세포 샘플
- **검사 원리** DNA 손상 또는 복구에 실패하면, 세포 분열 중에 염색체 조각이 분리되지 않고 남아서 세포질 안에 작은 핵이 형성되는데, 이것을 측정합니다. 이 과정은 현미경을 사용하여 세포 내 작은 핵의 수를 직접 세거나, 특정 염료를 사용하여 손상된 DNA를 더 쉽게 식별하는 방식으로 이루어집니다. 또 약물이나 특정 물질이 DNA나 염색체에 손상을 주는 독성을 평가하기 위해 사용합니다.

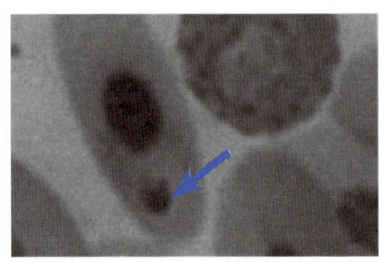

그림 10. 세포 안에 염색체 손상으로 생긴 작은 핵이 보인다.

- **장점** 간단하고 신속하며, 다양한 세포 샘플에 적용할 수 있습니다.
- **단점** 세포 분열이 활발한 조직에만 적합합니다.
- **검사 시간 및 비용** 약 하루에서 2일이 걸리고, 비용은 10만 원 이상입니다.

- **임상 적용 사례**   구강암 환자와 건강한 대조군 80명을 대상으로 한 연구에서, 구강암 환자 그룹에서 미세 핵 빈도가 약 2.3배 높게 나타났습니다. 이는 암 발생 초기의 DNA 손상을 진단하는 방법으로 유용하다는 점을 시사합니다.

DNA 복구 능력 진단법들

앞서 말씀드린 손상 진단법 외에도 DNA 복구 능력 진단법이 있습니다. 손상된 DNA를 찾는 방법보다 더 복잡하고 비용이 많이 들기에 현재는 주로 실험실에서 활용되고 있으며 일부에서만 임상에 적용하고 있습니다.

알칼리성 DNA 복구 시험(Alkaline DNA Repair Assay)

- **검사 샘플**   혈액, 조직 샘플
- **검사 원리**   세포 내에서 손상된 DNA를 복구하는 과정에서 단일 가닥 절단이 얼마나 잘 복구되는지를 평가합니다. 실험적으로 세포를 알칼리 조건에 노출해서 손상을 만든 후에, 복구 과정을 시간별로 측정합니다.
- **장점**   복구 속도를 실시간으로 측정할 수 있습니다.
- **단점**   실험 과정이 복잡하고 숙련도가 필요하며, 정밀한 분석 장비가 필요합니다.
- **검사 시간 및 비용**   많은 시간이 소요되고 비용도 많이 듭니다.
- **임상 적용 사례**   유방암 환자와 건강한 대조군의 복구 능력을 비교해서 복구되는 속도를 비교해 보면 유방암 환자에서 30% 정도 낮게 나옵니다.

DNA 절편 삽입 시험(Exogenous DNA Insertion Assay)

- **검사 샘플**   혈액 또는 조직 샘플
- **검사 원리**   손상된 DNA 조각에 표식을 하여 외부에서 세포 내에 삽입되었을 때, 세포가 이를 얼마나 잘 복구하는지를 평가합니다. 삽입된 DNA의 복구 여부를 형광이나 방사성 동위 원소로 분석합니다.
- **장점**   특정 복구 경로에 관한 다양한 유형의 DNA 복구 메커니즘 평가가 가능합니다.
- **단점**   삽입할 외부 DNA 조각 준비 과정이 복잡하고 비용이 많이 듭니다.
- **검사 시간 및 비용**   10일 이상 걸리고, 비용이 많이 듭니다.
- **동물 연구**   쥐 모델에서 방사선으로 DNA 손상을 만든 후 해당 손상을 복구하는 능력을 이 시

험으로 측정한 결과, 나이가 많은 쥐에게서는 복구 효율이 40% 줄어든 반면, NAD+ 보충제 투여 후에는 25% 향상된 결과를 보였습니다. NAD+에 관해서는 따로 8장에서 자세히 설명해 드리겠습니다.

단백질-DNA 상호 작용 분석(Protein-DNA Interaction Assay)
- **검사 샘플**　조직 샘플, 세포 배양 샘플
- **검사 원리**　DNA 복구에 관여하는 특정 단백질이 손상 부위에 얼마나 효과적으로 결합하는지를 측정합니다.
- **장점**　복구 단백질의 정확한 역할을 평가할 수 있습니다.
- **단점**　특정 단백질에 의존적이며, 고가의 장비가 필요합니다.
- **검사 시간 및 비용**　약 1일 소요되며 비용은 약 30만 원 이상입니다.
- **임상 적용 사례**　난소암 환자의 세포를 이용한 연구에서, 복구 단백질의 결합 효율이 낮은 환자는 항암제 저항성이 더 높은 것으로 나타났습니다. 이 방법은 항암제 치료 계획을 세우는 데 유용할 수 있습니다.

DNA 손상 예방 또는 복구를 활성화하는 생활 습관들

세포 DNA 전체를 분석할 수 있는 기술을 통해 우리는 복구하지 못한 DNA 손상은 돌연변이로 이어지며, 평생 살아가는 동안 일 년에 세포당 10~50여 개의 돌연변이를 축적하며 살아간다는 사실을 알게 되었습니다. 물론 햇빛에 노출되는 피부, 흡연에 노출되는 폐는 돌연변이 축적이 더욱 많이 됩니다. 그런데 DNA 손상과 그에 따른 돌연변이의 축적은 노화 요인 중 치료가 매우 힘들며, 임상 적용도 아직 초기 단계입니다. 그래도 우선 DNA 복구 능력을 개선하고 강화하는 것이 우리가 해야 할 일입니다.

39쪽의 표에 소개한 활동은 일상생활에서 할 수 있는 실천 중 임상 연구로 DNA 손상 예방 효과가 증명된 방법들입니다. 실제, 이런 생활 습관을 꾸준히 지키는 사람은 그러지 않은 사람보다 DNA 염기 손상이 평균 20~30% 정도 줄었습니다.

자외선 차단	UVB 차단 지수인 SPF 50 이상, UVA 보호 지수 ++++ 선크림 사용
중금속, 살충제 노출 줄이기	유기농 식품 선택, 공기 정화
식생활 개선	가공식품 줄이기, 건강한 오메가3 지방산 및 신선한 녹색 채소 섭취
운동	과도하지 않은 유산소 및 저항 운동은 DNA 복구 관련 효소 활성
금연 및 음주 제한	담배의 발암 물질과 알코올 대사 과정에서의 독성 물질 회피
수면	충분한 수면은 손상된 DNA 복구 속도를 높입니다.

DNA 손상 예방 또는 복구를 활성화하는 영양소, 음식, 약초들

각종 비타민, 미네랄, 영양소, 식물성 화합물, 차나 주스 등의 DNA 손상 감소 및 복구 증가 효과에 관한 134편의 논문을 최초로 분석한 논문에 따르면, 134편의 논문 중 65%에서 의미 있는 효과가 나타난다는 결론을 내렸습니다. 이는 효과가 없다고 보고한 논문의 2배에 해당합니다. 따라서, 특정 미량 영양소 및 비타민, 식물성 화합물 등을 보충하면 DNA 손상을 줄이고 세포 건강을 증진하는 데 도움을 줄 가능성이 더 크다고 봐야 합니다. 인체를 대상으로 투여되고 연구된 영양소, 비타민, 음식이나 차 종류들은 다음과 같습니다.

영양소		음식

- 항산화 비타민(비타민 A, C, E)
- 비타민 B12
- 종합 비타민
- 베타카로틴
- 엽산
- 알파 리포산
	- 글루타티온
	- N-아세틸 시스테인
	- 미네랄(아연, 셀레니움)
	- 식물성 화합물
	  (리코펜, 루테인, 커큐민,
	  아이소플라본, 프로 안토시아니딘)
		- 커피
		- 녹차
		- 베리 주스
		- 토마토 주스
		- 키위

대조군 임상 연구에서 DNA 손상 감소가 입증된 권장할 만한 몇 안 되는 차 중의 하나가 녹차입니다. 제2형 당뇨병 환자 43명에게 3달 동안 녹차 2잔을 마시게 한 그룹, 물만 마시게 한 그룹으로 나누어서 혈액을 검사하였습니다. 그 결과 녹차를 마신 그룹에서는 혈액 속 림프구 세포의 DNA 손상이 의미 있게 15%까지 줄어들었습니다. 또 DNA 복구 효소가 50%까지도 증가했습니다. 세포가 스트레스를 받을 때 스트레스 지수를 낮추고 손상된 분자를 분해하며, 세포가 더 큰 피해를 보지 않도록 돕는 단백질들은 약 40%나 늘어났습니다. 또 다른 대조군 임상 연구에서는 녹차 한 잔(200cc)만 마신 경우에도 1시간에서 2시간 이내에 혈액 속 림프구 DNA 손상이 30%나 줄어들었습니다. 하루 2잔씩 일주일을 마시게 한 경우에는 DNA 복구 효소가 의미 있게 늘어났습니다. 흡연자를 대상으로 한 또 다른 연구에서도 녹차를 마신 흡연자에게서는 소변에서 손상된 DNA가 의미 있게 줄어들었습니다. 녹차는 DNA 손상 예방 및 감소 효과만 있는 것이 아닙니다. 임상 연구로 입증된 다양한 효과가 10가지도 넘습니다. 이제 앞으로는 자주 드셔야 할 차 중에 녹차는 꼭 포함하셨으면 합니다.

녹차 외에 DNA 손상을 억제하고, 복구를 간접적으로 활성화하는 약초차는 히비스커스차, 로즈힙차, 레몬밤차, 루이보스차, 생강차, 병풀차, 에키네시아차 등입니다.

DNA 손상 방지 및 복구 활성화 알약들
DNA 손상 복구 효소 파프(PARP) 활성제: NAD+

손상된 DNA를 복구하는 효소 중 가장 중요한 효소가 파프[PARP: Poly-ADP-ribose polymerase]입니다. 파프는 DNA 가닥이 끊어진 곳이 어디인지를 찾아낸 후에 결합하여, 일단 절단 부위가 이어지도록 땜질하는 역할을 합니다. 땜질할 때는 혼자서 못하고 도와주는 지원병이 있어야 하는데, 그것이 바로 NAD+라는 물질입니다. NAD+는 나이가 들수록 빠른 속도로 줄어드는 물질이고 노화에 아주 중요한 역할을 하므로 따로 8장에서 자세히 다루겠지만, 우선 간단히만 설명해 드리겠습니다.

NAD+는 우리 몸의 세포에서 만들어지며, 특히 마이토콘드리아에서 NAD+의 대부분이 만들어집니다. 그리고 우리 몸에서 일어나는 무려 400가지 이상의 생화학 반응에 관여하는 필수 분자이므로, 부족해지면 수백 가지 이상의 생명 활동에 문제가 생기게 됩니다. 정말 대단한 물질이지요? NAD+가 관여하는 수백 가지 대사 반응 중의 하나가 끊어진 DNA를 복구하는 수리공인 파프(PARP)라는 효소의 지원병 역할입니다.

자, 이제 끊어진 DNA 가닥 부위를 수리공인 파프(PARP)와 지원병인 NAD+가 일단 이어지도록 땜질했습니다. 그리고 이제부터는 복구 작업을 완성하기 위한 다양한 기술을 가진 지원병 단백질들을 불러서 복구 작업을 마무리합니다. 끊어진 DNA 가닥이 제대로 이어지면, 이제 그곳에 붙어 있던 수리공인 파프(PARP)도 떨어져 나와서 제자리로 가게 됩니다. 실제 파프(PARP) 활성화 유전자를 삽입한 생쥐 모델에서는 복구 효율이 50% 늘어나고, 평균 수명이 25%나 연장되는 것이 확인되었습니다.

NAD+ 보충제가 DNA 손상 복구에 미치는 긍정적 효과는 동물 연구에서는 확인되었습니다. 24개월 된 노령 쥐에게 NAD+ 전구체(예: NMN)를 6개월간 투여 후 DNA 복구 효소 활성도가 40% 증가했고, 평균 수명이 30% 연장되었습니다. 초기 임상 연구에서도 안전성 및 효과가 확인되었지만, 아직 초기 단계라서 좀 더 많은 연구가 필요합니다. 하지만 DNA 돌연변이와 암 발생 위험의 감소, 세포 노화의 지연, 퇴행성 질환(예: 알츠하이머병, 파킨슨병)의 개선 가능성은 아주 큽니다.

DNA 손상 복구 효소 파프(PARP) 억제제

정상 세포에서는 손상된 DNA를 복구하려면, 수리공인 파프(PARP)를 활성화하는 NAD+같은 성분을 먹어야 합니다. 그러나 암세포라면 그 반대입니다. 암세포의 생존 기술 중의 하나는 뛰어난 DNA 손상 복구 능력입니다. 항암제 투여로 DNA가 망가진 암세포는, 수리공인 파프(PARP)의 활성이 아주 높아져 있으므로 바로 손상을 복구하는 능력이 있습니다. 이때, 암세포의 과활성화된 수리공인 파프(PARP)를 억제하는 성분을 투여하면 암 치료제가 됩니다. 대표적 억제제가 올라파립Olaparib, 니라파립Niraparib, 루카파립Rucaparib이며 이미 여러 암에서 승인되어 사용 중인 암 치료제입니다.

기타 간접적인 DNA 복구 촉진 작용이 있는 건강 보조제들

이 외에도 기타 간접적으로 DNA 복구 및 촉진 작용을 하는 건강 보조제에는 레스베라트롤, 쿼세틴, 피세틴, 커큐민, 코엔자임 큐텐 등이 있습니다. 그리고 이것들은 소수 임상에서 DNA 손상 복구를 간접적으로 지원하는 효과가 보고되었습니다. 그런데 이들 모두 또 다른 중요한 항노화 작용이 있으므로 각각 다른 장에서 자세히 설명해 드리겠습니다.

주요 약초와 약들의
권장량, 복용법, 부작용 및 주의 사항

DNA 손상 복구를 촉진하고 지원해 주는 약초와 약들을 알려 드릴 겁니다. 권장량과 복용법, 부작용과 주의 사항도 상세히 알려 드릴 테니 꼼꼼히 살펴보셨으면 합니다.

약용 목적의 녹차

• **복용량과 복용법** 녹차 나무의 어린잎은 해충과 환경 스트레스로부터 자신을 보호하기 위해 많은 활성 화합물을 생산합니다. 그런데 차로 드시는 것이 아니고 약용 목적으로 제대로 약효를 보려면, 녹차 드실 때처럼 뜨거운 물에 잎을 넣고 우리는 게 아니라, 물 500ml에 2~4g을 넣고 10~15분간 끓인 후 드셔야 합니다. 특히 카테킨과 폴리페놀 성분은 열에 더 잘 녹기 때문에 끓는 물에서 10분간 우리면, 일반적인 우림보다 농도가 더 진해집니다. 떫은맛이 나더라도 이 방법으로 드실수록 약효가 강합니다. 만일 장기간 복용하기에는 비용이 부담된다면, 값이 훨씬 싼 성장한 건조 잎으로 하셔도 좋습니다.

• **부작용과 주의점** 카페인 관련 증상인 불면, 신경과민, 심장 박동 수 증가 시에는 2~3일 중단 후 다시 소량으로 시작합니다. 과량이나 공복에는 속쓰림, 설사를 경험할 수 있으며 이때도 2~3일 중단 후 다시 소량으로 시작합니다. 알레르기 증상이 나타나면 즉시 중단, 심하면 병원에 방문합니다. 드물지만 간 기능 장애 보고가 있으므로, 간 질환이 있다면 복용 중 간 기능을 점검합니다. 지나치게 많은 양을 장기간 복용하면, 칼슘 흡수를 억제할 수 있습니다. 항응고제, 항혈소판제, 또는 심혈관 관련 약물 복용 시는 대사에 영향을 줄 수 있으므로 주치의와 상의합니다.

NAD+ 보충제 *자세한 복용법은 8장에서 자세히 설명해 드릴 예정입니다.

NAD+는 DNA 손상 수리공인 파프(PARP) 활성에 필수적인 보조 성분입니다. 세포 안에 NAD+ 수치가 낮아지면 파프 효소가 제대로 작동하지 못하므로, NAD+ 보충은 파프(PARP) 활성화를 직간접적으로 지원합니다. 대표적 보충제는 다음 2가지가 있습니다.

- 니코틴아마이드 리보사이드(NR): 하루 250~300mg
- 니코틴아마이드 모노 뉴클레오타이드(NMN): 하루 250~500mg

DNA 손상을 복구하는 최근 치료법들의 긍정적 결과 보고는 대부분이 동물 실험 결과이며, 이 중 일부가 초기 임상 시험 단계입니다. 따라서 현재로서는 DNA 손상을 최소화하는 생활 습관을 지키면서, 손상 복구 활성화 효과가 임상 연구로 확인된 몇 가지 화합물이나 천연물을 활용하는 것이 좋습니다.

최근 연구 과제들의 동향과 전망

매일 끊임없이 손상되는 우리의 DNA를 복구하는 과정은 노화와 밀접하게 연관되어 있습니다. 최근 연구들은 DNA 복구 능력이 노화에 중요한 역할을 한다는 것을 보여주고 있습니다. 하지만 아직 임상 연구가 초기 단계입니다.

DNA의 돌연변이를 교정하는 효소를 투여하거나, 손상된 DNA 복구를 촉진하는 각종 단백질의 조절과 활성화 연구, 손상된 DNA 조각의 유전체를 안정화하려는 연구, 손상된 DNA의 특정 염기만을 교정하는 연구, 손상된 DNA를 복구할 수 있는 건강한 줄기세포를 주입하는 연구, DNA 손상 복구를 촉진하거나 세포 생존율을 높이는 약물 개발, DNA 방어 능력을 강화하는 유전자 치료, 세포 간 신호 전달을 조절해 DNA 손상 복구에 이바지하는 엑소좀 기반 치료법, DNA 복구 유전자의 발현을 강화하는 기술, DNA 손상과 복구에 관여하는 단백질 발굴 연구들이 진행 중입니다.

손상된 DNA를 제대로 복구하지 못하면 세포가 변이를 일으키고, 이는 암으로 발전할 가능성을 높입니다. 실제로도 DNA 손상은 암의 주요 원인 중 하나입니다. 따라서 최근 연구들은 노화나 장수 분야보다는 암 치료 관련 연구가 훨씬 많습니다. DNA 손상 복구를 표적으로 하는 치료법이 암 치료의 새로운 패러다임이 될 수 있기 때문입니다.

암세포의 DNA 복구를 돕는 효소를 억제하는 약물과 표준 항암 요법의 병행 요법에 관한 임상 연구는 이미 긍정적 성과를 내고 있습니다. 이어서 암세포의 DNA 복구를 억제하는 다양한 약물 개발 연구도 한참 진행 중입니다. 또 특정 DNA 손상을 정밀하게 편집하는 크리스퍼 유전자 교정 기술 중 일부는 FDA의 승인도 받았으며, 암과 같은 난치성 질환 치료에서 새로운 희망이 되고 있습니다.

DNA 손상 복구를 조절하는 데 중요한 역할을 하는 작은 RNA 분자인 micro RNA에 기반한 치료도 연구 중입니다. 예를 들어, 특정 micro RNA는 손상된 세포 내에서 복구 단백질의 생성을 늘리거나, 복구 과정을 억제하여 암세포를 사멸시키는 역할을 하는 가능성을 보여 주고 있습니다. 이처럼 DNA 손상 복구 기술은 앞으로도 발전 가능성이 무궁무진합니다. 해결 과제는 세 가지입니다.

첫째, DNA 복구를 과도하게 자극하면 오히려 암 위험이 증가할 수 있습니다. 따라서 손상된 DNA 복구 기능을 활성화하되, 부작용은 없는 적절한 손상 복구 수준 설정에 관한 과제가 있습니다.

둘째, DNA 복구 치료는 현재 치료비가 비싸 일반 대중이 접근하기 어렵습니다. 이를 해결하기 위해 공공 보건 정책과 제약 산업의 협력이 중요합니다.

셋째, DNA 복구 기술이 악용될 가능성이 있으므로, 기술의 목적과 한계를 명확히 정의하는 윤리적 논의가 필요합니다.

또한, 머지않아 현재 활용할 수 있는 DNA 손상 복구 물질과 함께 다른 최신 노화 치료 기법인 텔로미어 연장, 노쇠 세포 제거 약물 등을 병행하는 치료가 임상에 적용될 가능성이 있습니다. 또 가까운 미래에는 DNA 손상 복구 기술을 이용한 치료가 개인의 유전자에 맞춘 맞춤형 치료로 발전할 가능성이 큽니다. 이는 노화 치료뿐 아니라, 질병 예방에도 큰 변화를 불러올 것입니다.

3장

세포 분열 횟수를 결정하는 텔로미어 유지와 연장법

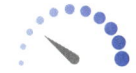

텔로미어 & 텔로머라아제란 무엇인가?

텔로미어의 역할과 중요성

텔로미어가 노화에 중요한 역할을 한다는 사실을 처음 밝힌 연구는 2009년 노벨생리의학상을 수상한 엘리자베스 블랙번Elizabeth Blackburn, 캐럴 그라이더Carol Greider, 잭 조스택Jack Szostak의 연구였습니다. 이들은 텔로미어가 세포의 수명과 노화에 결정적 역할을 한다는 사실을 발견했고, 특히 텔로머라아제라는 효소가 텔로미어를 보호하고 유지하는 데 중요한 역할을 한다는 사실 또한 밝혔습니다. 이 연구는 노화와 질병, 건강을 보는 새로운 시각을 열어 주었습니다.

자, 이제 텔로미어가 무엇인지부터 알아볼까요? 텔로미어는 그리스어로 끝을 뜻하는 텔로(telos)와 부위를 뜻하는 메로스(meros)가 합쳐진 합성어입니다. 우리의 염색체 끝에 자리한 작은 DNA 조각으로 염색체를 보호하는 역할을 합니다. 인간뿐만 아니라 보호해야 할 DNA를 가진 모든 다세포 생물들도 텔로미어를 갖고 있습니다. 염색체에는 우리 몸의 모든 정보를 담고 있는 유전자들이 모여 있으며, 인간의 염색체는 약 30억 개의 염기쌍으로 구성되어 있고, 약 20,000~25,000개의 유전자를 포함하고 있습니다. 이 유전자들을 보호하는 것이 바로 텔로미어입니다.

그럼, 텔로미어가 어떤 구조를 가졌는지부터 알아보겠습니다.

첫째, 염색체의 양쪽 끝을 보호하는 역할을 하는, 텔로미어는 6글자로 된 핵산 서열인 TTAGGG 1세트가 수백 회에서 2,000회 정도가 반복된 구조입니다. 유전 정보를 담고 있지는 않지만, 핵산 서열이 반복된 이 구조물은 끝이 풀리지 않도록 루프를 만들어서 마치 캡 같은 구조를 형성하여 염색체의 안정성을 유지하는 데 매우 중요한 역할을 합니다. 그래서 흔히들, 텔로미어를 신발 끈 끝에 붙어 있는 플라스틱 캡에 비유합니다. 이 캡이 신발 끈의 끝이 풀리지 않도록 잡아 주는 것처럼, 텔로미어는 우리의 유전 정보가 손상되지 않도록 지켜 주는 보호막입니다.

둘째, 텔로미어는 자체적으로 자신을 보호해 주는 셸터린shelterin 복합체라고 불리는 단백질로 덮여 있습니다. 이 단백질은 텔로미어의 구조를 다시 더 안정되게 해 줍니다. 그런데 텔로미어가 너무 짧아지면 텔로미어 덮개 단백질이 제대로 붙어 있지 못합니다. 그 결과, 세포에서는 이 부분을 손상된 DNA 끝으로 인식하게 됩니다.

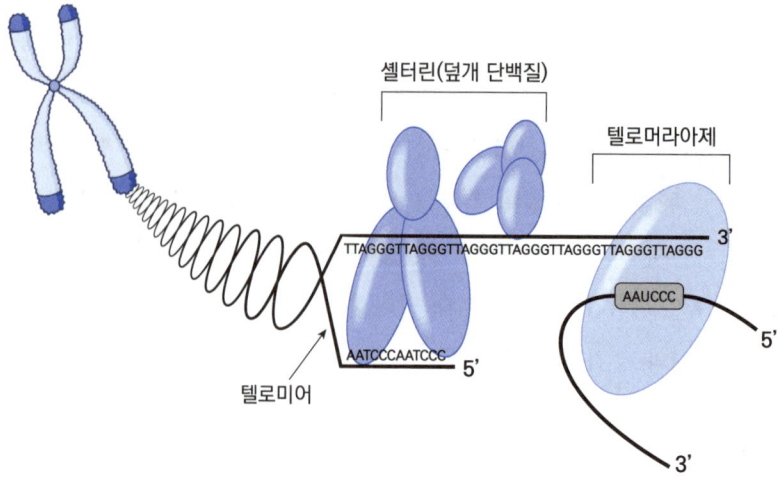

그림 1. 텔로미어의 구조. 염색체 끝에 있는 캡 구조이며, DNA 염기 중에서 TTAGGG 세트가 반복된 구조이다. 셸터린이라는 덮개 단백질은 텔로미어 구조를 안정화한다. 텔로미어의 끝이 짧아지면, 텔로머라아제가 붙어서 짧아진 것을 다시 원상 복구한다.

그런데 텔로미어는 세포가 분열할 때마다 조금씩 짧아집니다. 인체 혈액 세포에서 측정한 한 연구에 따르면, 1번 분열할 때마다 TTAGGG 세트는 약 16세트 정도씩(염기 수로는 100여 개의 소실) 없어집니다. 이것은 세포가 DNA를 복제할 때마다 매번 약간의 텔로미어가 소모되기 때문입니다. 이 과정이 반복되면서 텔로미어는 점차 짧아지고, 결국 텔로미어가 너무 짧아져서 캡 구조가 무너지면, 더 이상 DNA 보호 역할을 할 수 없게 됩니다. 그러면 세포는 이것을 알아차리고 세포에게 활동을 중단하라는 신호를 보냅니다. 왜냐하면, 텔로미어가 너무 짧

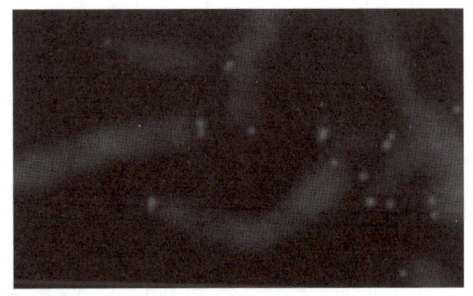

그림 2. 실제 인체 염색체와 텔로미어 사진. 밝게 보이는 부분이 텔로미어이다.

아졌는데도 계속 DNA 복제가 일어나면, 염색체 끝이 손상되어 유전자 정보가 불안정해지고, 이 때문에 돌연변이가 발생할 수 있으며 암과 같은 심각한 질환의 원인이 될 수 있기 때문입니다. 더 이상 분열을 하지 않는 세포가 암세포로 변하는 상황은 막았지만, 해당 세포는 성장을 멈추고 사멸되어 죽게 되며, 이 자리는 새로운 세포로 교체됩니다.

실제 우리 몸에서 하루에 사멸되는 세포의 숫자는 100억 개도 넘습니다. 사멸하지 않고 살아남은 세포는, 죽지만 않았을 뿐이지 세포 기능은 하지 못하는 상태로 되는데, 이런 세포를 노쇠 세포라고 합니다. 죽지는 않고 노화된 노쇠 세포가 점점 쌓여 가면 여러 만성 질환에 걸릴 위험도 높아집니다. 때로는, 아주 짧아진 텔로미어 상태를 DNA 조각이 끊어진 것으로 판단하여 복구를 계속 시도하다가 잘못 수선이 되어 암세포로 변하기도 합니다. 어쨌든 텔로미어는 마치 세포의 수명을 재는 타이머와도 같습니다.

그러면 텔로미어를 길게 유지한다면 우리가 더 오래 건강하게 살 수 있을까요?

이 질문은 많은 과학자가 현재도 연구하고 있는 중요한 문제이며, 현재까지의 연구 결과를 보면, 텔로미어를 보호하고 길게 유지하는 것은 건강한 삶을 유지하는 요인입니다. 실제로 노화 과정에 긍정적 영향을 미칠 수 있다는 연구 결과들이 계속 보고되고 있습니다.

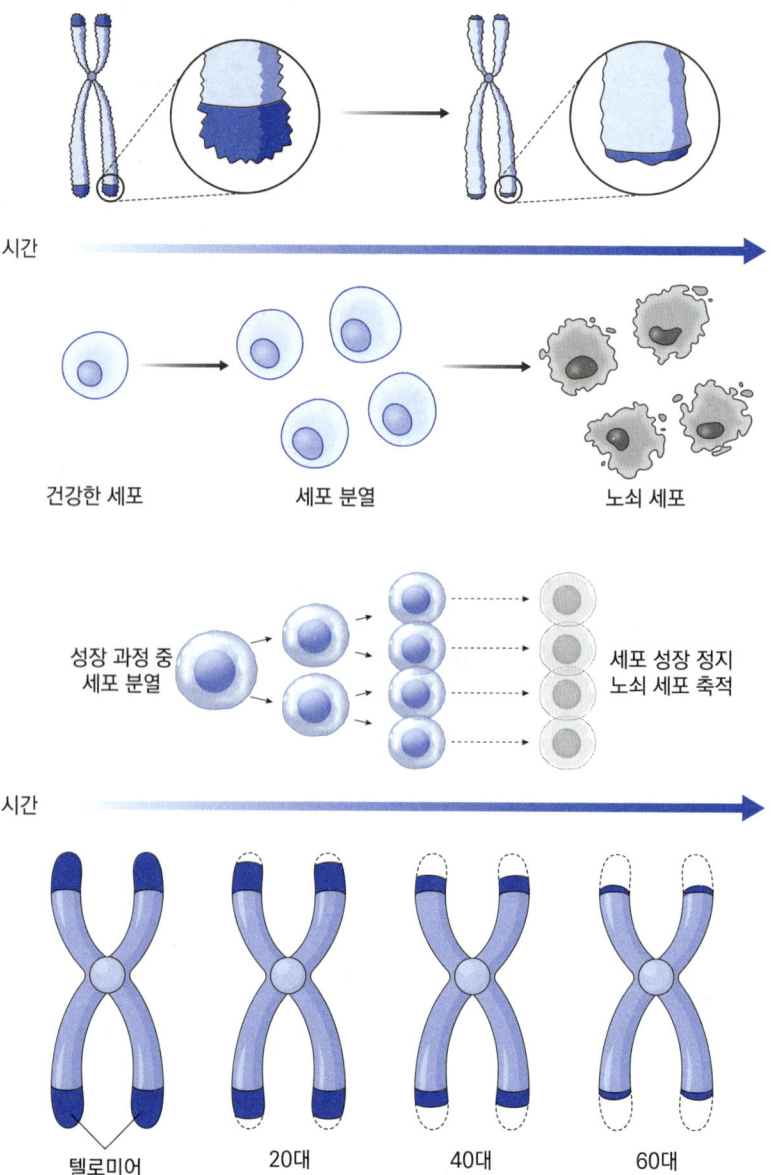

그림 3. 세포 분열이 반복될 때마다 점차 짧아지는 텔로미어 길이, 노쇠 세포의 축적, 40대부터 텔로미어를 관리하면 짧아지는 속도를 느리게 할 수 있다.

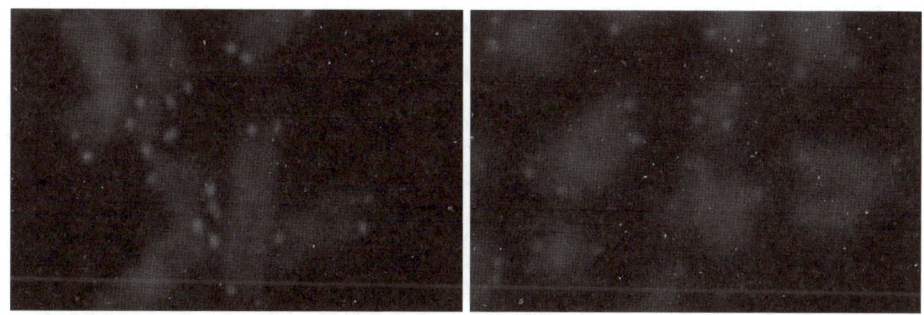

그림 4. 정상 텔로미어 길이(왼쪽), 짧아진 텔로미어 길이(오른쪽)

예를 들어, 최근 연구에 따르면 운동이 텔로미어의 길이를 평균적으로 10% 더 유지하게 한다는 결과가 있습니다. 또한, 특정 음식, 약초, 건강 보조제 그리고 일부 전문 의약품이 텔로미어를 보호하거나 연장하는 데 도움을 줄 수 있다는 연구들도 발표되고 있습니다.

텔로미어 길이에 영향을 주는 요인들

텔로미어 길이에 영향을 주는 요인들에는 유전 요인, 나이, 환경(공해), 생활 습관(흡연, 과다한 음주, 고지방 및 고탄수화물 식사, 운동), 스트레스가 있습니다.

36,230명을 대상으로 한 36편의 연구 결과를 요약하면, 나이가 듦에 따라 텔로미어 길이가 줄어듭니다. 텔로미어는 태어날 때 가장 길고, 출생 후 첫 몇 년 동안에는 세포 분열이 빠르게 일어나면서 성장하므로 전 생애 동안 텔로미어 길이 감소 속도가 가장 빠릅니다. 이후 청소년기의 성장기 동안에도 세포의 활발한 분열로 텔로미어 길이가 빠르게 줄어듭니다. 성인이 되면 텔로미어 길이 감소 속도가 느려지며, 이 시기 동안에는 스트레스, 생활 습관, 염증 등의 요인이 텔로미어 길이 감소에 큰 영향을 미칩니다. 60대 이상의 노년기에는 텔로미어가 이미 상당히 짧아져 있으며, 그 속도는 다시 빨라지거나 느려지기도 합니다.

생활 습관과 관련된 2024년까지의 연구 결과를 요약하면, 흡연은 유해 물질로 생기는 산화 스트레스 증가로 텔로미어의 길이를 줄입니다. 지속적 과음 또한 염증 반응을 촉진하고 산화 스트레스를 유발하여 텔로미어 길이를 줄일 수 있습니다. 운동 부족은 텔로미어 단축과 관련이 있으며, 만성 스트레스는 스트레스 호르몬인 코르티솔 수치를 높여 텔로미어 단축을 빠르게 할 수 있습니다. 항산화제 영양소가 부족한 식단이나 고지방, 고당분 식이는 텔로미어 단축과 연관이 있으며, 비만은 만성 염증을 유발하고 산화 스트레스를 늘려 텔로미어 단축에 영향을 줍니다. 만성적 수면 부족은 세포 복구 과정을 방해하여 텔로미어 길이를 감소시킬 수 있습니다.

텔로미어가 짧아지면 생길 수 있는 질병

텔로미어 길이가 짧아지면, 여러 질환에 걸릴 위험성이 커질 수 있으며, 반대로 질환이 생기면 텔로미어 길이가 짧아지는 요인이 되기도 합니다. 6만여 명의 덴마크인을 대상으로 한 연구에 따르면, 텔로미어 길이가 가장 긴 사람들은 가장 짧은 사람들보다 사망 위험이 40% 정도 낮았습니다. 여러 연구에서 스트레스 관련 정신 질환(우울증, 불안 등), 파킨슨병, 제2형 당뇨병, 다발성 경화증, HIV 감염 환자들은 건강한 대조군보다 텔로미어 길이가 더 짧습니다. 또 텔로미어 길이가 짧아지면 심혈관계 질환 위험도 커집니다.

이렇게 텔로미어 길이와 질병 발생 간에 밀접한 관련이 생기는 기전은 염증성 물질을 방출하는 노쇠 세포의 증가로 산화 스트레스 및 만성 염증 증가, 마이토콘드리아 기능 장애, DNA 손상이 늘어나기 때문입니다.

다음 질환들은 텔로미어의 단축과 관련한 대표적 질환이며, 텔로미어 길이 보존을 통한 치료법들이 연구되고 있는 만성 질환들입니다.

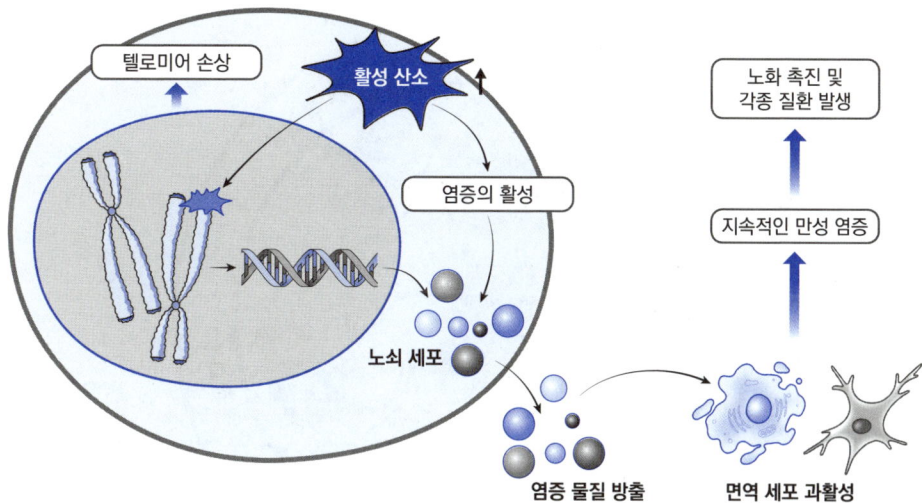

그림 5. 텔로미어가 짧아지는 것이 한계에 이르면, 세포 주기를 억제하는 단백질이 늘어나면서 세포 증식이 중단된다. 노쇠 세포가 늘어나고, 염증성 물질을 방출하여 산화 스트레스 및 만성 염증 증가, 마이토콘드리아 기능 장애, DNA 손상이 지속되면서 노화가 가속되어 여러 질환에 걸린다.

- **제2형 당뇨병** 텔로미어가 짧아지면서 췌장 β 세포 복제 능력이 감소하여 인슐린 분비 장애가 생깁니다.
- **신경 퇴행성 질환(알츠하이머병과 파킨슨병)** 텔로미어 단축으로 생긴 산화에 따른 스트레스 증가로 신경 세포에 비정상 단백질이 축적됩니다. 텔로미어가 짧아질수록 신경 세포 재생 능력이 줄어듭니다.
- **동맥 경화증** 텔로미어가 짧은 백혈구와 혈관 내피 세포의 손상이 커집니다.
- **심부전 및 허혈성 혈관 질환** 심근 세포 내 텔로미어 단축이 세포 사멸과 심부전 진행에 영향을 미칩니다. 심근경색 후 생존율 감소 및 심장 기능 손상과 연관되어 있습니다.
- **비알코올성 지방간 질환** 텔로미어 단축으로 간세포 재생 능력과 대사 기능이 저하되어 간 섬유화 및 간암으로 진행될 위험이 증가합니다.
- **암** 텔로미어 길이와 암의 연관성은 다른 질병보다 더 복잡합니다. 텔로미어가 아주 짧아지면 염색체 끝이 보호되지 않아 DNA 손상과 불안정으로서 암 발생 위험이 커질 수 있습니다. 예를 들어, 방광암 및 위암에서는 정상 조직보다 텔로미어가 짧습니다. 반대로 긴 텔로미어는 세포 분열의 기회를 늘려 돌연변이 축적 가능성을 높이기 때문에 암 발생 위험이 커질 수 있으며, 흑색종, 연조직 육종, 폐암과 관련이 있습니다.

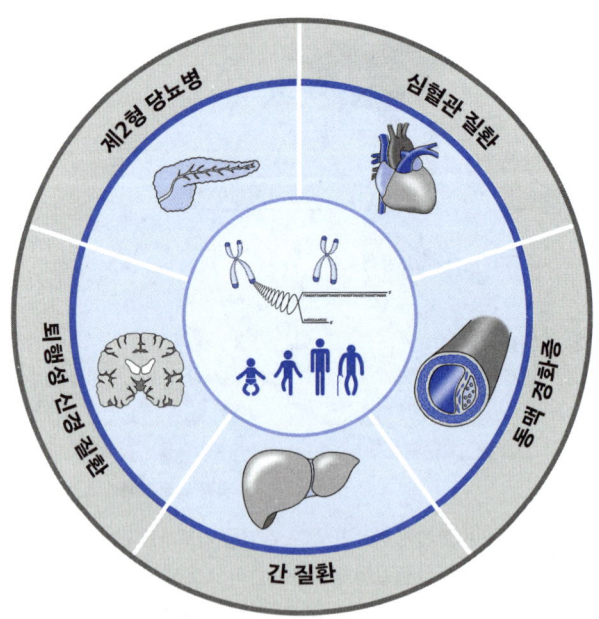

그림 6. 텔로미어 길이 단축과 관련된 대표적인 질병들

텔로미어 길이 단축이 없더라도 손상에 민감한 텔로미어

텔로미어가 손상에 민감한 이유

텔로미어는 단축도 문제이지만, 길이에 상관없이 손상도 문제가 됩니다. 특히 텔로미어는 다른 DNA 부분보다 손상에 민감합니다. 왜 그럴까요?

첫째, 구조적 특수성입니다. 텔로미어는 단순한 DNA 서열의 반복으로 이루어져 있습니다(TTAGGG 반복). 이러한 단순한 구조는 외부 자극에 취약하며, 복구 메커니즘이 한정적입니다.

둘째, 복구하기 힘듭니다. 세포는 일반적 DNA 손상을 복구하는 데 익숙하지만, 텔로미어의 손상은 인식과 복구가 제한적입니다. 이로인해 작은 손상도 쉽게 축적되며, 손상이 오래 지속됩니다.

셋째, 활성 산소의 집중 표적입니다. 텔로미어가 위치한 염색체 끝은 산화 스트레스에 특히 취약하며, 활성 산소는 텔로미어 손상의 아주 중요한 원인으로 작용합니다.

텔로미어를 손상시키는 원인들

텔로미어 손상에는 다양한 요인이 작용합니다. 여기에는 외부 요인과 내부 요인이 포함됩니다.

• **외부 요인** 환경적 스트레스인 대기 오염, 자외선 노출, 화학 물질은 텔로미어 손상을 가속합니다. 생활 습관 중에서는 흡연, 과도한 음주, 잘못된 식습관이 산화 스트레스를 증가시켜 텔로미어에 손상을 유발합니다.

• **내부 요인** 산화 스트레스와 염증은 텔로미어 손상의 아주 중요한 원인으로 알려져 있습니다.

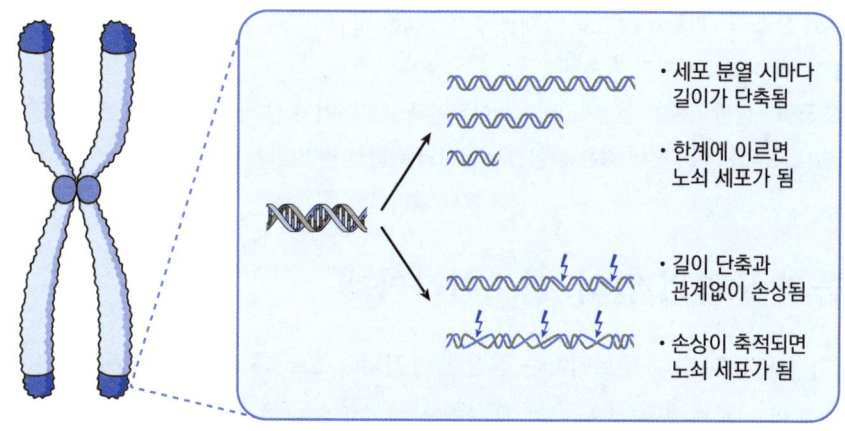

그림 7. 텔로미어는 세포 분열 시 길이 단축도 문제지만, 손상도 문제다.

텔로미어 길이가 짧아지는 것보다 손상이 더 문제인 조직

텔로미어의 문제는 단순히 짧아지는 것과 손상되는 것으로 나뉩니다. 이 둘은 근본적으로 유사하지만, 차이점도 있습니다.

- **유사점** 한계에 이를 정도로 길이가 짧아진 텔로미어와 마찬가지로, 길이가 짧아지지 않았는데도 손상이 축적된 텔로미어는 세포가 더 이상 분열하지 못하도록 하는 노쇠 세포 Senescence cell 를 만듭니다. 또, 텔로미어 손상은 유전자 불안정을 초래하여 암 발생 확률을 높입니다.
- **차이점** 텔로미어의 단축 문제는 시간이 지남에 따라 세포 분열로 점진적으로 발생하며, 특정 한계점에 도달해야 문제가 발생합니다. 하지만 손상은 급성으로 발생할 수 있으며, 텔로미어 길이와 관계없이 세포 기능에 즉각적 영향을 미칠 수 있습니다.

특히 텔로미어 손상에 민감한 조직은 다음과 같습니다.

- **조혈계 조직** 혈액을 만드는 조혈모세포는 빠른 속도로 분열해야 하므로 텔로미어 손상에 민감합니다. 이 때문에 빈혈, 면역력 저하 등이 발생할 수 있습니다.
- **신경 조직** 신경 세포는 손상 복구 능력이 제한적이라 텔로미어 손상은 뇌 기능 저하와 관련이 있습니다. 그 탓에 치매와 같은 신경 퇴행성 질환의 위험을 높입니다.
- **피부와 장 조직** 피부와 장 조직은 재생 주기가 짧습니다. 따라서 텔로미어 손상이 누적되면, 조직 재생이 저하되고 노화가 가속됩니다.
- **심장 조직** 심장 세포는 분열이 매우 제한적이라 텔로미어 손상이 심장 기능에 큰 영향을 미칠 수 있습니다. 이는 심부전과 같은 심혈관계 질환의 위험을 높입니다.

젊음과 노화의 열쇠, 텔로머라아제

세포가 분열할 때마다 텔로미어는 점점 짧아집니다. 그러다 보면, 세포는 분열을 멈추고, 세포의 기능도 멈추어 노쇠한 상태로 살아가게 됩니다. 우리 몸 대부분의 장기에 있는 세포가 바로 이런 과정으로 나이가 들면서 노쇠 세포가 되는 것입니다. 그러나 생식 세포는 다릅니다. 예를 들어 정자를 만드는 세포는 나이가 들어도 노쇠하지 않고 계속 분열하면서 정자를 만들어 냅니다. 이런 일이 어떻게 하면 가능할까요? 바로 여기서 텔로머라아제 telomerase 라는 놀라운 효소가 등장합니다.

1971년, 러시아 과학자인 알렉세이 올로브니코프 Alexey Olovnikov 는 염색체 끝에 있는 유전체 DNA의 일부인 텔로미어가 DNA 복제 과정에서 매번 손실된다는 이론을 제안하면서, 생식 세포와 종양 세포에서 텔로미어가 보존되는 이유가 일반 체세포에는 존재하지 않는 특수한 DNA 합성 효소 때문이라고 예측했습니다. 이 이론은 러시아어로 작성된 논문이라는 제약으로 서방 과학자들에게 주목받지 못했지만, 이후 실험적으로 모두 확인되었습니다. 그리고 그 합성 효소는 바로 텔로머라아제telomerase로 밝혀졌습니다.

텔로머라아제는 효소입니다. 이 효소는 짧아진 텔로미어를 다시 연장합니다. 여기서 텔로머라아제가 어떻게 작용하는지 간단히 설명해 드리겠습니다. 텔로머라아제는 자체적으로 새로운 DNA를 찍듯이 만들 수 있는 도구인 RNA 주형(템플릿)을 가지고 있습니다. 일반적으로는 DNA에서 RNA를 만들지만, 텔로머라아제는 RNA를 이용하여 DNA를 만드는 효소라서 전문 용어로 이를 역전사 효소Reverse Transcriptase라고 합니다. RNA를 주형으로 해서 DNA를 합성할 수 있는 이 도구를 이용하여 텔로

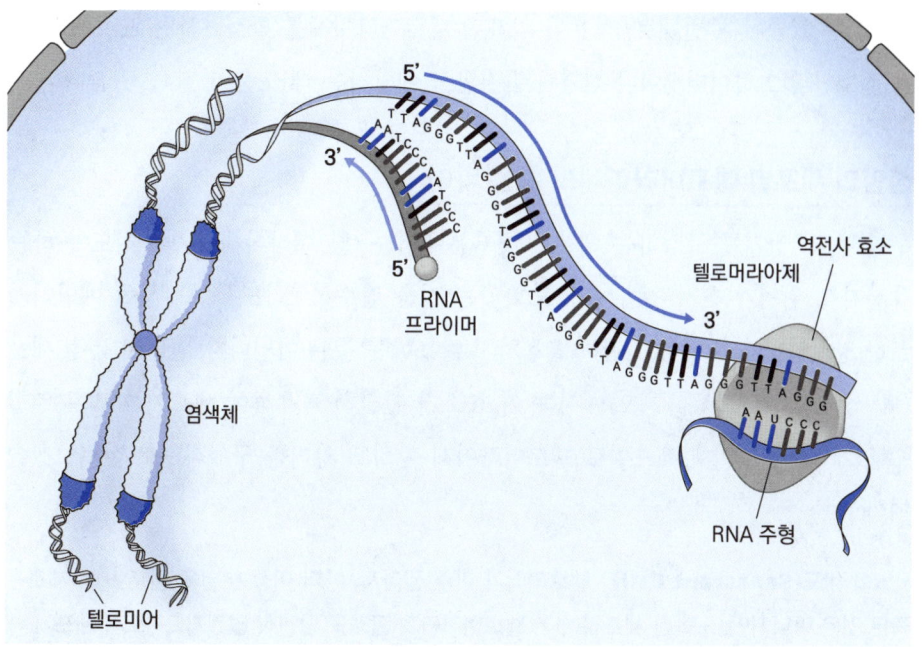

그림 8. 짧아진 텔로미어를 복구하는 텔로머라아제

머라아제는 짧아진 텔로미어를 복구하며, 텔로미어가 복구되면 세포는 다시 건강하게 분열할 수 있는 상태로 돌아갑니다. 마치 끝이 닳아 버린 신발 끈을 완벽하게 복구해 주는 도구와도 같습니다.

그렇다면 왜 텔로머라아제가 중요할까요? 이 효소의 작용이 우리 건강과 생명에 어떤 의미를 가질까요?

첫 번째, 텔로머라아제는 젊음과 장수의 열쇠가 됩니다. 텔로머라아제가 활성화되면 텔로미어 손실을 늦출 수 있습니다. 이는 세포 노화를 방지하고, 인간의 노화 속도를 늦출 가능성을 열어 줍니다. 다시 말해, 텔로머라아제를 조절하는 기술은 인간의 수명을 연장할 가능성을 가집니다. 젊음을 유지하며 장수하는 것은 더 이상 공상 과학 소설 속 이야기가 아닐지도 모릅니다.

두 번째, 질병 치료의 열쇠도 됩니다. 예를 들면, 암세포 대부분은 텔로머라아제를 비정상적으로 활성화하여 무한정 분열합니다. 이 과정을 억제하면 표적 암 치료법이 될 수 있습니다. 반대로, 작용이 약해진 텔로머라아제를 활성화하면, 노화로 생기는 질병인 알츠하이머병이나 심혈관계 질환을 예방하는 데 도움이 될 수 있습니다.

성인의 세포별 텔로머라아제의 활성 차이

우리 몸 각 장기를 구성하는 체세포 대부분에서는 텔로머라아제가 활동하도록 하는 유전자 스위치가 꺼져 있습니다. 노화되는 것을 감수하고라도, 암 발생을 예방하기 위한 장치입니다. 그렇다고 전혀 활동하지 않는다는 것은 아닙니다. 반면에 특정 세포(예: 성체 줄기세포, 생식 세포)에서는 이 효소가 활발히 작용하여 세포가 계속 분열할 수 있게 합니다. 이제 세포별로 텔로머라아제 활성도 차이를 구체적으로 살펴보겠습니다.

• **노쇠 세포(Senescent Cell)** 텔로미어가 아주 짧아져서, 더 이상 분열을 멈춘 노쇠 세포는 죽은 것은 아니지만, 노화된 세포입니다. 텔로머라아제 활성도 당연히 없겠지요? 노쇠 세포가 계속 축적되는 것은 노화와 질병의 중요한 요인입니다. 다시 젊게 만들 가능성이 없는 세포이므로, 제거해야겠지요? 이것은 다른 장에서 따로 자세히 다룰 겁니다.

- **생식 세포(정자, 난자)** 정자와 난자를 만드는 생식 세포들은 유전적 안정성을 유지해야 하고, 지속해서 생식 기능을 해야 하므로, 텔로머라아제 활성이 높습니다.

- **체세포(생식 세포를 제외한 세포)** 성인들의 몸속 장기 세포들은 대개 일정 횟수만큼 분열하고 나면, 분열을 멈추고 노화합니다. 따라서 텔로머라아제 활성도는 없거나 매우 낮습니다. 그러나 각 장기는 성인이 되어서도 줄기세포를 가지고 있으며 이것을 성체 줄기세포라고 합니다. 참고로 수정란의 발생 초기에 각 장기 세포로 발전하기 전의 줄기세포는 배아 줄기세포라고 합니다. 성체 줄기세포는 이미 각 장기 조직을 구성하는 세포이지만, 해당 장기가 손상되었을 때는 조직을 재생시키는 능력을 갖춘 세포입니다. 언제든 조직을 재생시키려면 세포 분열을 멈추면 안 되므로 중간 정도로 텔로머라아제 활성을 유지하고 있습니다. 성인의 피부, 지방, 골수, 신경 조직, 간, 장, 췌담, 근육의 각 세포 중에는 성체 줄기세포도 포함되어 있습니다.

지금부터는 여러 종류의 체세포별로 텔로머라아제 활성의 차이를 말씀드리겠습니다.

- **성인 골수의 조혈모세포** 골수 세포 중에서, 성인의 조혈모세포에서는 낮은 수준이지만, 텔로머라아제 활성을 유지하고 있습니다. 텔로머라아제의 존재는 줄기세포의 자기 재생 능력과 관련이 있습니다. 골수 내 조혈모세포의 약 70%가 검출할 수 있는 텔로머라아제 활성을 보입니다. 치료적 목적으로 인터류킨-3 같은 성장 인자를 이용해 이 활성을 높이기도 합니다.

- **성인 골수의 중간엽 줄기세포** 성인 골수의 중간엽 줄기세포는 텔로머라아제 활성이 매우 낮습니다. 하지만 특정 조건에서는 활성이 높아지기도 합니다.

- **지방 세포** 분화가 끝난 성인의 지방 세포의 텔로머라아제 활성은 매우 낮거나 거의 없는 수준입니다. 하지만 성인 지방 조직의 줄기세포는 낮은 수준의 텔로머라아제 활성을 가지고 있으며, 조직 재생 및 재생 의학에서 중요한 역할을 하는 세포입니다.

- **면역 세포** 대표적 면역 세포인 NK 세포, T 세포, B 세포는 평상시에는 텔로머라아제 활성이 낮지만, 면역 반응 활동을 해야만 하는 필요성이 생기면, 상향 조절되어 활성이 높아집니다. 면역 활동을 해야만 할 때도 면역 세포의 텔로머라아제 활성이 높아지지 않는다면, 면역 기능이 떨어지겠지요? 따라서 면역 세포의 텔로머라아제 활성을 강화해 주면, 면역 체계가 약한 사람의 면역 기능이 좋아질 수 있습니다.

- **점막 상피 세포** 호흡기, 위장관, 비뇨 생식기 표면을 덮고 있는 세포가 점막 상피 세포입니다.

인체의 몸속에 있는 것 같지만, 실제로는 외부 환경에 계속 노출된 세포라서 손상이 잘되는 세포입니다. 그리고 새로운 상피 세포로 계속 교체되어야 하므로 텔로머라아제 활성이 있습니다. 특히 점막 조직 내의 상피 줄기세포는 텔로머라아제 활성을 유지하면서, 복구 및 재생이 필요한 경우에는 상향 조절되어 활성이 높아집니다.

• **섬유아세포** 콜라겐과 같은 세포외기질 성분을 생성하는 결합 조직 세포이며 상처 치유와 조직 복구에 중요한 역할을 합니다. 평상시에는 텔로머라아제 활성이 매우 낮으므로, 나이가 들면 텔로미어가 짧아져서 피부의 탄력이 줄고 주름이 생기며, 힘줄이나 인대가 노화됩니다. 하지만 상처가 생기거나 자극을 받으면, 텔로머라아제를 상향 조절하여 활성화된 섬유아세포가 되어 새로운 세포를 생성하게 됩니다. 각종 피부 미용 시술들도 이런 원리로 항노화 효과가 나타나는 것입니다.

• **모발 세포** 모낭에 있는 모발 세포는 모발 성장과 재생을 담당합니다. 성숙한 모발 세포는 텔로머라아제 활동이 거의 없거나 전혀 없지만, 모낭 줄기세포는 텔로머라아제 활동을 유지하여 모낭을 주기적으로 재생시킵니다. 따라서 모낭 줄기세포에서 텔로머라아제 활동이 줄어들면 모발 숱이 줄고 손실되겠지요? 이런 때 모낭 줄기세포에서 텔로머라아제 활동을 강화하면 탈모를 치료할 수 있는 잠재력이 있습니다.

• **뇌신경 세포** 성숙한 신경 세포의 텔로머라아제 활동은 매우 낮거나 무시할 수 있을 정도이지만, 특정 뇌 영역(예: 해마 및 뇌실 하 영역)의 신경 전구 세포 및 신경 줄기세포는 새로운 세포의 생성을 위해서 텔로머라아제 활동을 하고 있습니다.

• **근육 세포** 성숙한 골격근 세포는 텔로머라아제 활동이 거의 없습니다. 하지만 근육 조직 내의 위성 세포(근육 줄기세포)는 텔로머라아제 활동을 유지하며, 필요할 때는 근육 재생 능력을 발휘합니다. 만일 나이가 들면서 위성 세포의 텔로머라아제 활동이 줄어들면 근육 재생 능력이 감소합니다. 따라서 근육 감소증(나이 관련 근육 손실)이 생기거나 근육이 다치면, 원래 상태로 회복하기가 어렵습니다.

• **연골 세포** 이미 분화가 끝난 성인의 연골 세포는 텔로머라아제 활성이 거의 없어서, 재생 능력이 없으므로 퇴행성 골관절염과 같은 질환에 취약합니다. 하지만 연골 내의 전구 세포는 낮지만, 텔로머라아제 활성이 있으므로, 제한적이지만 재생 및 복구 능력을 갖추고 있습니다. 따라서 연골 전구 세포의 텔로머라아제 활동을 강화하는 것은 연골 복구 및 재생 방법이 될 수 있습니다.

• **혈관 내피 세포** 혈관의 내부 표면을 덮고 있는 세포입니다. 해당 세포는 새로운 혈관을 만들고 혈관을 복구할 일이 잦습니다. 그런 이유로 낮지만, 어느 정도는 텔로머라아제 활성을 보입니다.

상처 부위가 빠르게 나으려면, 새로운 혈관이 만들어져야 하며, 저산소 상태에 대한 반응으로 텔로머라아제 활성은 상향 조절되어 혈관 증식이 촉진됩니다. 만일 내피 세포에서 텔로머라아제 활성이 감소하면 혈관 노화, 혈관 생성 장애 및 심혈관계 질환 발생 위험이 커집니다. 심근경색증이나 협심증의 경우, 내피 세포의 텔로머라아제 활성을 높여 주는 치료법이 될 수 있습니다.

- **간세포** 간세포는 수많은 대사, 해독 및 각종 물질의 합성 임무를 수행해야 하므로, 주로 간 전구 세포에서 텔로머라아제 활성을 어느 정도 유지하고 있습니다. 간세포 중, 성숙한 간세포는 텔로머라아제 활성이 매우 낮지만, 어느 정도는 활성을 유지하므로 작은 간 손상이 생겼을 때 간을 재생하는 능력을 갖추고 있습니다. 광범위한 간 손상이나 간 질환이 생기면, 간세포 중 간 전구 세포가 간 재생을 수행하기 위해서 텔로머라아제 활성을 상향 조절합니다. 만일 성숙한 간세포나 간 전구 세포의 텔로머라아제 활성이 낮아지면, 간경화나 만성 간염과 같은 만성 간 질환이 생길 수 있습니다.

- **심근 세포** 심근 세포는 심장을 수축하는 일을 하는 세포이므로, 심장 기능을 유지하는 데 필수적입니다. 성숙한 심근 세포는 텔로머라아제 활성이 거의 없거나 매우 낮지만, 소수의 심장 전구 세포는 심장 근육의 재생 및 복구 역할을 할 때 낮은 수준의 텔로머라아제 활동을 보일 수 있습니다.

- **신장 세포** 신장 세포, 특히 신세관에 있는 신장 세포는 혈액을 거르고 체액과 전해질 균형을 유지하는 일을 지속해서 수행해야 하므로 낮지만, 어느 정도는 텔로머라아제 활성을 유지하고 있습니다. 따라서 이 세포가 손상되면 재생을 위해 다시 증식하는 능력을 갖추고 있습니다. 신장 내의 특수한 신장 전구 세포는 독소, 허혈 또는 질병으로 생기는 심한 신장 손상 후 재생을 촉진하기 위해 더 높은 텔로머라아제 활성을 가질 수도 있습니다.

그렇다면 성체 줄기세포에 남아 있는 텔로머라아제 활성을 실제로 어떻게 활용하는지 알아보겠습니다.

성체 줄기세포에 남아 있는 텔로머라아제 활성의 활용

세포의 수명 연장 및 노화 방지

성체 줄기세포는 일반 체세포와는 달리 텔로머라아제 활성을 어느 정도는 유지하고 있습니다. 배아 줄기세포처럼 높은 수준은 아니지만, 중간 정도의 텔로머라아제 활성을 유지하고 있습니다. 이는 세포의 분열 능력을 연장하여 조직 재생과 복구 기능을 지속할 수 있도록 하는 중요한 요소입니다. 만약 성체 줄기세포의 텔로머라아제 활성을 조절하여 세포 노화를 늦출 수 있다면, 조직 퇴행과 노화 관련 질환(예: 골다공증, 퇴행성 관절염, 신경 퇴행 질환)의 진행을 늦출 수 있습니다.

재생 의학에서의 활용

성체 줄기세포 기반의 치료법(예: 자가 줄기세포 치료, 배양된 줄기세포 이식)에서 텔로머라아제 활성은 중요한 요소입니다. 텔로머라아제 활성을 인위적으로 조절하면 줄기세포의 증식과 생존율을 증가시켜, 치료 효과를 극대화할 수 있습니다. 예를 들어, 줄기세포를 이용한 심근 재생 시, 텔로머라아제 활성이 유지되면 세포 생존율이 높아지고 효과적인 조직 복원이 가능해질 수 있습니다. 파킨슨병이나 알츠하이머병 같은 신경 퇴행 질환에서 텔로머라아제 활성 증진을 통해 신경 세포 재생을 촉진할 가능성이 있습니다. 골수 및 연골의 줄기세포에서 텔로머라아제 활성을 높이면 뼈와 연골 조직 재생이 촉진될 수 있습니다.

면역 체계 개선 및 염증 억제

텔로머라아제 활성은 면역 세포에서도 중요한 역할을 합니다. 특히 T 세포에서 텔로머라아제 활성이 유지되면 면역력이 향상되며, 만성 염증 및 면역 노화를 늦출 수 있습니다. 이는 감염 저항력을 높이고, 자가 면역 질환(예: 류머티즘성 관절염, 루푸스)의 진행을 조절하는 데 도움을 줄 수 있습니다.

텔로머라아제 활성 조절을 통한 임상적 응용 가능성

앞서 언급했듯이, 텔로머라아제 활성을 노화 및 질병 치료에 직접 활용하는 방법에는 몇 가지 접근법이 있습니다.

- **유전자 치료** 텔로머라아제 활성 유전자를 조작하여 줄기세포의 수명을 연장하는 방식으로, 동물 실험에서는 유전자 발현 증가가 신경 퇴행성 질환 및 근육 퇴행을 개선하는 결과를 보였습니다. 그러나 암 발생 위험이 증가할 가능성이 있어, 안전한 조절 기전이 필요합니다.

- **화학적 또는 자연적 텔로머라아제 활성 조절제 적용** 황기에서 추출한 사이클로아스트라제놀 같은 천연 추출물 또는 특정 약물이 텔로머라아제 활성을 증가시키는 것으로 보고되었습니다. 인체 적용 연구에서 면역 세포의 텔로미어 길이를 증가시키고 노화 지표를 개선하는 효과가 있었습니다. 이 부분은 뒤에서 다시 설명해 드리겠습니다.

• **줄기세포 배양 및 강화 기술** 줄기세포 배양 과정에서 텔로머라아제 활성을 최적화하여 임상적으로 적용하면, 더 효과적인 재생 치료를 기대할 수 있으며 관련 연구가 진행 중입니다.

아직 임상 적용 시에는 고려해야 할 한계점이 있습니다. 텔로머라아제는 세포 수명을 연장하지만, 통제되지 않는다면, 암세포의 불멸성을 촉진할 수도 있습니다. 따라서 임상적 적용 시, 암 발생 가능성을 최소화하는 안전한 조절 기전이 필요합니다. 그러나 아직 장기적 효과 검증이 부족합니다. 현재까지 텔로머라아제 활성 조절 치료는 주로 실험실 연구 및 동물 실험 단계에 있으며, 장기적인 인체 적용 연구가 부족합니다. 또한, 텔로머라아제 활성의 임상적 효과는 개인의 유전적 요인, 질병 상태, 생활 방식에 따라 다를 수 있으므로 개인 맞춤형 접근법이 필요합니다.

성체 줄기세포에서 유지되는 텔로머라아제 활성은 세포의 수명 연장, 조직 재생 촉진, 면역 기능 강화 등의 긍정적 효과를 가질 수 있습니다. 이를 활용한 재생 의학 및 노화 방지 치료법은 발전 가능성이 크지만, 암 발생 위험과 장기적 안전성 검토가 필수적입니다. 앞으로 보다 정밀한 조절 기전과 임상 연구가 진행된다면, 텔로머라아제 기반 치료가 노화 및 만성 질환 치료에 실질적으로 활용될 가능성이 큽니다.

텔로미어 길이 및 텔로머라아제 활성 진단법

혈액에서 백혈구의 DNA를 이용하여 텔로미어의 길이를 측정해 보면, 신생아에게서는 TTAGGG 세트가 약 1,700여 개(염기로는 약 10,000개), 30대가 되면 TTAGGG 세트는 1,250여 개(염기로는 약 7,500개), 70대가 되면 800개 이하(염기로는 5,000개 이하)로 줄어듭니다. 이렇게 각 개인의 텔로미어 길이를 측정하는 것은 현재에도 그리 어려운 일이 아닙니다.

텔로미어의 길이 자체가 수명을 결정짓는 유일한 요인은 아닙니다. 길이 자체 말고도, 길이가 짧아지는 속도도 중요합니다. 따라서 다음과 같은 텔로미어 길이 검사를 임상에 적용할 때는, 일정 기간 반복적으로 측정해 가면서 길이와 함께, 길이가 짧아지는 속도도 같이 평가해야 합니다. 그럼, 이러한 검사에는 어떤 것이 있는지 하나 하나 알아보겠습니다.

텔로미어 길이 측정: 정량적 중합 효소 연쇄 반응 분석(qPCR)

상대적으로 저렴하고 간단한 절차로 임상에서 가장 많이 사용되는 방법입니다. 특히 코로나 바이러스 검사에서도 널리 사용된 방법입니다. 효율성과 정확성 덕분에 진단 분야에서 매우 중요한 기술로 자리 잡고 있습니다.

- **검사 샘플** 혈액 3cc를 채혈하여, 백혈구 DNA를 검사
- **검사 원리** DNA 중 텔로미어 부분을 증폭하여 같은 나이대 사람들의 평균 텔로미어 길이와 비교하는 방식으로 검사를 한 사람의 텔로미어 길이가 평균보다 짧거나 긴지를 간접적으로 평가하게 됩니다.
- **장점** 상대적으로 저렴한 비용과 간단한 절차, 짧은 시간에 많은 샘플을 검사할 수 있습니다.
- **단점** 단점은 텔로미어 길이를 정확히 절댓값으로 측정하지 못하고, 샘플에 들어 있는 DNA의 질에 민감하여 오차 가능성이 존재합니다.
- **검사 시간 및 비용** 약 2~3시간이며 2주 안에 결과를 받아 볼 수 있습니다. 가격은 20~30만 원대입니다.
- **실제 임상 사례** 41세 남성 환자가 피로와 노화 징후를 호소하며 텔로미어 검사를 받았습니다. 검사 결과, 해당 환자의 텔로미어 길이는 3.1로 같은 연령대 평균인 4.2보다 짧게 나타났습니다. 이는 노화가 빠르게 진행되고 있음을 시사합니다. 우선 생활 습관을 점검하고, 사이클로아스트라제놀을 처방하였습니다.

텔로미어 길이 측정: 서던 블롯(텔로미어 제한 단편 분석)

- **검사 샘플** 혈액(백혈구 DNA, 약 3~5cc 채혈)
- **검사 원리** 효소로 DNA를 자른 후 텔로미어 길이를 나타내는 단편을 전기 영동(전기적 힘을 이용해 DNA 조각을 크기별로 분리)과 하이브리다이제이션(특정 서열에 맞는 탐침을 결합해 신호를 확인) 과정을 통해 분석합니다.
- **장점** 텔로미어 길이를 절댓값으로 정확히 측정할 수 있고 개별 텔로미어의 길이 분포 확인이 가능합니다.
- **단점** 비용이 많이 들고, 절차가 복잡하며, 검사 시에 많은 양의 DNA가 필요합니다.
- **검사 시간 및 비용** 약 5~7일, 100~150만 원 정도의 비용이 들기에, 임상에서는 많이 사용하

지 않고 주로 연구 목적으로 많이 사용됩니다. 텔로미어 길이의 세부적 분포나 특정 질환에서 텔로미어 구조의 변화를 연구하는 데 활용됩니다.

텔로머라아제 활성 측정: TRAP 분석(텔로미어 반복 서열 증폭 방법)

- **검사 샘플**   혈액, 조직 샘플 등의 세포 추출물(예: 간, 신장 조직)
- **검사 원리**   텔로머라아제가 합성한 텔로미어 반복 서열을 PCR로 증폭하고 양을 정량화하여 활성도를 평가합니다.
- **장점**   높은 민감도로 텔로머라아제 활성 검출이 가능하고 다양한 샘플 유형 분석이 가능합니다.
- **단점**   텔로머라아제 활성 측정은 텔로미어 길이와 직접적 상관관계가 없을 수 있으며, 샘플 처리와 보존이 까다롭습니다.
- **검사 시간 및 비용**   약 1~2일, 50~80만 원
- **실제 임상 사례**   임상에서 주로 암세포의 텔로머라아제 활성을 확인하거나, 환자의 노화 상태를 평가하는 데 사용됩니다. 특히 암세포에서는 텔로머라아제의 활성도가 높기에 이를 확인함으로써 암의 진행 상태를 평가하고, 치료 계획을 세우는 데 도움을 줄 수 있습니다. 또한 노화 관련 질환의 상태를 평가하거나, 특정 생활 습관의 개선 효과를 확인하기 위해 활용되기도 합니다. 텔로머라아제 활성도가 높다고 해서 텔로미어 길이가 길다고는 말할 수 없으므로 텔로미어 길이 검사와 같이 하는 편이 좋습니다.

단일 세포 텔로미어 길이 분석: FlowFISH(유세포 형광 현장 혼성화)

- **검사 샘플**   혈액(백혈구)
- **검사 원리**   텔로미어 DNA에 형광 탐침을 결합한 후 유세포 분석기를 통해 개별 세포의 텔로미어 길이를 측정합니다.
- **장점**   단일 세포 수준에서 텔로미어 길이 평가가 가능하고, 특정 세포군의 텔로미어 길이를 분리해서 측정이 가능합니다.
- **단점**   고가의 장비 및 숙련된 기술자가 필요하고, 형광 신호 감도의 한계가 있습니다.
- **검사 시간 및 비용**   약 3~4일, 80~120만 원
- **실제 임상 사례**   주로 림프종이나 백혈병 같은 혈액암 환자의 특정 세포군 분석이나 특정 면역 세포의 노화 상태 평가에 사용됩니다. 예를 들어, 특정 면역 세포의 텔로미어 길이를 확인함으로써 환자의 면역 기능이 얼마나 약화하였는지 파악하고, 이를 기반으로 치료 계획을 세우는 데 활용됩니다. 이를 통해 질병 진행 상태를 파악하고 맞춤형 치료 계획을 세우는 데 도움이 됩니다.

텔로미어 길이 유지와 연장 효과가 있는 생활 습관

텔로미어를 단축시키는 가장 강력한 요인은 스트레스

텔로미어를 단축하는 가장 강력한 요인은 스트레스입니다. 만성 스트레스를 받는 여성들의 텔로미어 길이는 그렇지 않은 여성들보다 평균적으로 10년 더 빨리 짧아진다는 연구 결과만 보아도, 스트레스가 얼마나 빠르게 우리 세포를 늙게 하는지 알 수 있지요? 특히 만성 스트레스는 염증 반응을 유발하고, 산화적 손상을 증가시켜 텔로미어가 손상되고 짧아지게 합니다. 만성 스트레스가 심혈관계 질환, 암, 심지어 알츠하이머병과 같은 만성 질환 발생의 중요한 원인인 것도 텔로미어의 단축과 관련이 있습니다.

그렇다면 스트레스를 어떻게 관리해야 할까요? 텔로미어 보호에 효과적임이 입증된 스트레스 관리법은 명상, 운동, 사회적 지지라는 세 가지 방법이 있는데, 이 중 운동은 따로 설명해 드리겠습니다.

명상

먼저, 명상에 관해 이야기해 보겠습니다. 요가, 마음 챙김 등의 다양한 명상들은 코르티솔 같은 스트레스 호르몬을 줄이고, 세포 환경을 건강하게 유지합니다. 꾸준히 명상한 사람들은 그렇지 않은 사람들보다 텔로미어 길이가 더 길며, 나이가 들면서 짧아지는 속도도 느리고, 텔로머라아제의 활성도 더 높습니다.

사회적 지지

다음은 사회적 지지입니다. 인간관계가 스트레스 해소에 얼마나 중요한지는 다 아시지요? 외로움을 느끼는 사람들의 텔로미어는 그렇지 않은 사람들보다 텔로미어의 평균 길이가 40%까지도 더 짧습니다. 가족이나 친구와의 따뜻한 관계는 스트레스 호르몬을 낮추고, 면역력을 강화해 텔로미어를 보호합니다. 요약하면, 매일 10분의 명상, 주 3회 운동, 사랑하는 사람과의 대화는 텔로미어를 보호하여 우리의 건강 수명을 늘려 줍니다.

규칙적인 운동의 효과

운동을 하지 않는 사람의 텔로미어는 운동하는 사람보다 더 빠르게 짧아집니다. 그렇다면, 운동은 어떤 기전으로 텔로미어를 보호하고 길이를 유지하는 데 도움을 줄까요?

산화 스트레스 감소

산화 스트레스는 텔로미어를 공격하고 그 길이를 줄이는 주요 원인 중 하나입니다. 운동은 활성 산소를 제거하는 항산화 효소의 생성을 촉진하여 산화 스트레스를 줄여 줍니다.

만성 염증 억제

만성 염증은 텔로미어 단축을 가속하는 또 다른 주요 요인입니다. 규칙적인 운동은 염증을 유발하는 사이토카인과 같은 물질의 수치를 줄여 만성 염증을 억제하며 텔로미어의 길이가 유지되도록 돕습니다. 2019년 연구에 따르면, 매일 25~30분 이상의 유산소 운동을 하는 사람들의 염증 지표(CRP) 수치는 비활동 그룹보다 평균 20% 더 낮았습니다.

텔로머라아제 활성 촉진

운동은 텔로머라아제의 발현을 촉진하여 텔로미어 길이를 유지하는 데 영향을 미칩니다. 특히 고강도 운동은 텔로머라아제 활성화를 촉진하는 데 강력한 효과가 있으며, 규칙적으로 고강도 운동을 한 사람들은 비활동적인 사람들보다 텔로머라아제 활성도가 2배 이상 높다는 보고도 있습니다.

운동의 종류에 따라 텔로미어에 미치는 효과는 다릅니다. 다양한 임상 연구 결과를 통해 어떤 운동이 텔로미어에 가장 좋은 영향을 미치는지 알아보겠습니다.

유산소 운동

유산소 운동은 텔로미어 길이 유지에 가장 강력한 영향을 미치는 운동으로 알려져 있습니다. 2018년 연구에 따르면, 6개월 동안 매일 20~30분 이상의 유산소 운동을 수행한 사람들의 텔로미어 길이는 같은 기간 비활동 그룹보다 평균 7~9% 더 길었습니다.

근력 운동

근육량을 유지하고 대사를 개선하는 데 큰 도움을 주지만, 텔로미어 길이에 관한 직접적 효과는 유산소 운동보다는 약하거나 미미합니다. 그러나 근력 운동과 유산소 운동을 병행하면 텔로머라아제 활성화가 더욱 촉진되어 텔로미어 길이 유지에 시너지 효과를 발휘합니다.

고강도 인터벌 트레이닝

고강도 인터벌 트레이닝(HIIT)은 짧고 강렬한 운동 후 휴식을 반복함으로써 산화 스트레스의 급격한 증가와 항산화 반응을 유도하여 텔로머라아제 활성을 높이는 효과가 있습니다. 또, 세포 수준에서 DNA 손상을 복구하고 텔로미어를 보호하는 기전을 촉진할 뿐만 아니라, 특정 유전자의 활성화를 촉진하여 세포의 스트레스 저항성을 향상합니다. 반면에, 유산소 운동은 지속적이고 중간 강도의 운동으로, 전신적인 산화 스트레스의 완화 및 염증 감소를 통해 텔로미어 보호에 이바지합니다.

2020년 연구에 따르면, 8주 동안 고강도 운동을 한 그룹은 텔로머라아제 활성도가 20% 증가했으며, 이는 유산소 운동 그룹(12%)보다 높은 수치였습니다. 또한, 건강인을 대상으로 45분씩 주 3회, 6개월간 세 가지 운동의 텔로미어 길이 변화와 텔로머라아제 증가 효과를 비교한 연구에서도, 고강도 인터벌 운동과 유산소 운동을 한 그룹에서는 텔로미어 길이와 텔로머라아제 효소 활성이 의미 있게 증가하였습니다. 근력 운동을 한 사람들의 경우 텔로머라아제 활성이 증가했지만, 텔로미어 길이에서 의미 있는 증가는 없었습니다.

결론적으로 텔로미어 길이를 보호하고 늘리기 위해서는 자신의 체력 상태에 맞게 고강도 운동이나 유산소 운동을 선택하는 것이 좋습니다. 근력 운동은 텔로미어 길이 연장 효과는 적지만, 다른 항노화 효과도 있으므로 병행하는 것이 좋습니다.

충분한 수면의 중요성

운동 못지않게 중요한 것이 또 수면입니다. 수면 장애가 있으면 텔로미어가 짧아지는 작용 기전이 생기기 때문이지요.

수면 부족은 만성 스트레스를 유발하므로, 코르티솔 같은 스트레스 호르몬 분비가 늘어나면, 산화 스트레스와 염증 반응이 촉진되므로 텔로미어가 빨리 짧아집니다. 실제로 하루 평균 수면 시간이 5시간 이하인 사람의 텔로미어 길이는 충분히 자는 사람들보다 더 짧습니다. 그리고 수면 중에는 DNA 손상을 복구하는 과정이 활성화되는데, 수면 장애는 이 과정이 원활하지 않게 되므로 텔로미어에 직접적 손상이 축적됩니다. 수면 장애 환자 그룹이 정상적인 잠을 자는 사람들보다 텔로미어 단축 속도가 약 20% 더 빠르다는 보고도 있습니다. 특히 만성 불면증은 더욱 텔로미어에 악영향을 줍니다.

반대로, 충분한 양질의 수면은 텔로미어 보호 효과를 통해 세포가 건강해지게 합니다. 실험적으로 수면 시간을 늘린 그룹에서 텔로미어 단축 속도가 느려지는 것이 확인되었습니다. 또, 5년 동안 1,000명 이상의 성인을 추적 관찰하며 수면 습관과 텔로미어 길이를 측정한 결과, 하루 평균 7~8시간 자는 사람들이 텔로미어가 더 길고 노화 관련 질환의 발생률이 낮았습니다. 또한, 규칙적 수면은 성장 호르몬 분비를 촉진해 세포 복구를 돕고, 텔로미어의 안정성을 유지하는 데 이바지합니다. 이제부터라도 하루 7~9시간의 규칙적 수면에 신경 써야 합니다.

텔로미어 길이 보호, 유지 효과가 증명된 음식, 식이법

텔로미어 길이를 보호하고 유지를 하려면 효과적인 영양소 섭취가 중요합니다. 이번에는 텔로미어에 좋은 영향을 주는 영양소, 음식, 다이어트법, 좋은 약초와 건강 보조제를 함께 알아보겠습니다.

비타민 D

텔로미어 길이와 노화에 직접적 영향을 미치는 영양소입니다. 한 대규모 집단 연구에서는 혈중 비타민 D 농도가 높은 사람들의 텔로미어 길이가 더 길다는 점이 발견되었는데요, 이는 비타민 D의 작용 때문입니다. 비타민 D는 면역 세포에서 사이토카인 생성을 조절하고, 항염증 경로를 활성화하여 염증 반응을 줄입니다. 또한, 비타민 D는 DNA 손상 회복을 도와 세포 내 스트레스를 줄여줌으로써 텔로미어가 더 오래 유지되도록 돕습니다. 햇빛을 통해 비타민 D를 충분히 얻는 것 외에도 추가로 음식과 보충제를 통해 섭취하는 것이 중요합니다.

오메가3 지방산

염증을 줄이고 심혈관 건강을 개선한다고 알려져 있으며, 텔로미어 건강에도 긍정적 영향을 미칩니다. 오메가3 지방산을 꾸준히 섭취한 사람들은 그렇지 않은 사람들보다 텔로미어가 더 잘 유지됩니다. 고등어, 연어, 견과류를 꾸준히 드시는 습관을 들여야 합니다.

항산화제

활성 산소로부터 세포를 보호하며 텔로미어 소모를 방지하는 데 핵심적 역할을 합니다. 비타민 C와 E 같은 항산화제를 꾸준히 섭취한 사람들의 텔로미어는 그러지 못한 사람들보다 평균적으로 10% 더 길게 유지된다는 연구 보고도 있습니다. 블루베리, 브로콜리, 녹차 등 항산화제가 풍부한 음식을 섭취하는 것은 텔로미어 건강을 위한 효과적인 방법입니다.

지중해식 다이어트의 효과

과일, 채소, 견과류, 올리브유, 생선이 풍부한 식단으로 텔로미어 길이 연장에 효과적이라고 알려져 있습니다. 한 임상 연구에서는 지중해식 다이어트를 꾸준히 시행한 사람들이 그렇지 않은 사람들보다 텔로미어가 평균적으로 6% 더 길게 유지되었다고 보고되었습니다.

간헐적 단식

간헐적 단식은 일정 시간 동안 공복을 유지하는 방식으로, 체내에서 여러 유익한 생리적 반응을 유도합니다.

- 첫째, 간헐적 단식은 산화 스트레스를 줄입니다. 공복 기간에는 체내 산화 반응이 줄어들어 세포 손상이 줄어들고, 이는 텔로미어 소모를 늦추는 것을 도와줍니다.
- 둘째, 간헐적 단식은 자가 포식을 촉진합니다. 자가 포식은 손상된 세포 구성 요소를 분해하고 재활용하는 과정으로, 이 과정은 새로운 세포의 건강을 증진하고 노화 속도를 늦추며 텔로미어의 보호와 연장에 중요한 역할을 합니다.

실제로도 간헐적 단식을 1년간 실시한 500명의 성인을 대상으로 텔로미어 길이 변화를 추적한 결과, 일반적인 식사를 한 대조군보다 평균적으로 7% 더 긴 텔로미어를 유지하는 것으로 나타났습니다. 이러한 결과는 간헐적 단식이 텔로미어의 소모를 늦추고 세포 노화를 늦추는 효과가 있음을 시사합니다. 텔로미어 건강을 위해 간헐적 단식을 고려해 보시기 바랍니다. 간헐적 단식 실천 방법은 5장 '노폐물을 재활용 처리하는 자가 포식 강화'에서 구체적으로 설명해 드리겠습니다.

텔로미어 길이 연장,
텔로머라아제 활성 효과가 증명된 약초

황기(Astragalus membranaceus)

약용 식물 중에서 텔로머라아제 활성화에 중요한 역할을 한다는 연구가 가장 많이 이루어진 것은 단연코 황기입니다.

콩과 식물인 황기에는 200가지 이상의 화합물이 확인되었으며, 다양한 사포닌, 플라보노이드, 다당류, 아미노산, 미량 원소 및 기타 화합물이 포함됩니다. 특히 사포닌이 풍부합니다. 황기 뿌리에 들어 있는 사포닌을 황기 사포닌이라고 하며 항노화 작용이 있는 주성분은 아스트로갈로사이드astrogalosideI,II, III, IV 그리고 사이클로아스트라제놀cycloastragenol입니다. 이 2가지 항노화 작용 성분은 황기 뿌리 g당 0.5~3.5mg이 들어 있으며, 10년 이상 된 황기에 특히 더 많이 들어 있습니다.

황기 사포닌 종류 중에서 텔로미어 연장 효과가 보고된 사포닌은 사이클로아스트라제놀입니다. 이 성분은 텔로머라아제를 활성화하여 텔로미어의 길이를 유지하거나 연장하는 효과가 있는 것으로 보고되었습니다.

황기 추출물을 복용한 사람들이 대조군보다 텔로미어 길이가 평균 8% 더 길어진 결과를 보고한 임상 연구도 있습니다. 또 이러한 효과는 특히 면역 세포의 재생을 돕고 세포 노화를 늦추는 데도 이바지할 수 있습니다.

인삼(Panax ginseng)

인삼은 면역 증진과 피로 해소에 도움이 되는 약용 식물로 잘 알려져 있으며, 텔로미어 건강에도 긍정적 영향을 줍니다. 인삼 추출물은 산화 스트레스를 감소시키고 세포 재생을 촉진하여 텔로미어를 보호하는 효과가 있습니다.

한 소규모 임상 연구에서는 인삼을 복용한 사람들이 대조군보다 텔로미어 길이가 평균 5% 더 잘 유지되는 경향을 보였습니다. 이는 인삼이 텔로미어 보호 작용을 통해 세포 노화를 방지하는 데 이바지할 수 있음을 시사합니다.

녹차(Camellia sinensis)

텔로미어 길이가 계속 짧아지는 주된 이유는 세포 분열의 반복이지만, 다른 원인으로도 텔로미어가 빨리 짧아질 수 있습니다. 그중 가장 중요한 원인이 산화 스트레스이며, 항산화 능력이 강해지면, 텔로미어가 짧아지는 속도도 느려집니다. 녹차는 항산화 효과로 널리 알려져 있으며, 텔로미어 길이와 관련된 연구도 진행되었습니다.

한 연구에서는 녹차 추출물이 인간의 말초 혈액 단핵 세포에서 텔로머라아제 활성을 늘리고, 텔로미어 길이의 단축을 억제하는 효과를 보였습니다.

또 다른 연구에서는 녹차의 주요 성분인 에피갈로카테킨갈레이트$_{EGCG}$가 산화 스트레스를 감소시켜 텔로미어를 보호하는 데 이바지할 수 있음을 시사했습니다. 이러한 결과는 녹차가 텔로미어의 안정성 유지와 세포 노화 지연에 긍정적 영향을 미칠 수 있음을 나타냅니다.

아슈와간다(Withania somnifera)

아슈와간다는 인도 전통 의학 아유르베다에서 사용되는 약용 식물로, 최근 텔로미어 건강에 미치는 긍정적 영향이 주목받고 있습니다. 아슈와간다는 스트레스 호르몬인 코르티솔을 낮춰 체내 산화 스트레스를 줄이고, 이를 통해 텔로미어의 소모를 늦출 수 있습니다.

한 동물 연구에서는 아슈와간다가 텔로머라아제 활성에 영향을 미쳐 텔로미어 길이를 유지하는 효과가 있음을 확인하였습니다. 임상 연구는 아직 초기 단계이므로, 추가 연구가 필요합니다.

아말라키 라사야나(Amalaki Rasayana)

아말라키 라사야나는 인도 전통 의학인 아유르베다에서 사용되는 약용 식물의 열매로 제조된 허브입니다. 45~60세의 건강한 성인을 대상으로 45일간 투여한 결과, 말초 혈액 단핵 세포에서 텔로머라아제 활성이 증가한 것으로 보고되었습니다. 이는 아말라키 라사야나가 텔로미어의 길이를 유지하는 데 긍정적 영향을 미칠 수 있음을 시사합니다.

병풀(Centella asiatica)

병풀은 상처 치유와 신경 보호제로 잘 알려진 전통 약용 식물입니다. DLBS1649라는 병풀 추출물은 텔로미어 단축을 방지하고 텔로머라아제 활성을 촉진하는 효과가 있음이 연구에서 밝혀졌습니다. 아직 임상 연구는 없습니다. 하지만 세포 배양 연구에서 DLBS1649가 텔로미어 길이를 유지하고 열량 제한을 통해 노화 관련 지표를 줄이는 데 이바지할 수 있음이 확인되었습니다.

로디올라(홍경천, *Rhodiola rosea*)

로디올라는 스트레스 저항성을 높이는 약용 식물로, 텔로미어 보호에 긍정적 영향을 미칠 수 있습니다. 한 동물 연구에서는 로디올라가 산화 스트레스를 줄이고 텔로머라아제 활성을 증가시키는 효과가 확인되었습니다. 로디올라의 이러한 효과는 스트레스로 생긴 텔로미어 단축을 방지하는 데 도움이 될 수 있습니다. 현재까지는 주로 동물 실험에 국한되어 있으며, 인간 대상의 임상 연구가 더 필요합니다.

이러한 약용 식물의 잠재적 이점을 잘 활용한다면, 우리는 더 건강하고 활기찬 노년기를 맞이할 수 있을 것입니다. 앞으로 더 많은 임상 연구가 이루어져야 하지만 현재로서 텔로미어 연장 효과를 기대할 수 있는 가장 좋은 약초는 황기입니다.

텔로미어 길이 유지, 연장 효과가 있는 천연물과 알약들

TA-65(CAG: 사이클로아스트라제놀)

TA-65는 황기에서 추출된 사이클로아스트라제놀이라는 천연물 성분으로 만든 캡슐이며, 고가로 판매되고 있는 건강 보조제입니다.

텔로머라아제 활성화에 중요한 역할을 하는 것으로 알려져 있습니다. 사이클로아스트라제놀이라는 성분은 텔로머라아제를 직접적으로 활성화하여 텔로미어의 길이를 유지하고 연장하는 일을 도와줍니다.

40명의 중년 및 노년을 대상으로한 임상 연구에서 TA-65를 12개월간 복용한 사람들의 면역 세포에서, 비슷하게 생긴 가짜 캡슐을 복용한 사람들에 비해서 텔로미어 길이가 평균 8% 더 길어졌으며 면역 세포 재생력 강화와 텔로미어 단축의 억제 효과가 관찰되었습니다. 암 발생 등의 부작용도 없었습니다. 또 다른 연구에서는 TA-65가 6개월간의 짧은 기간에도 면역 세포의 텔로미어 길이를 평균 5% 연장하는 효과를 보였으며, 피로 해소와 면역 기능 개선에도 긍정적 영향을 미쳤습니다.

2023년도에는 65세 이상의 심근경색증 환자 90명에게 매일 16mg씩 1년간 투여한 결과, 대조군보다 면역 세포인 T 세포와 NK 세포가 증가했습니다. 또 염증 지표도 대폭 줄어들었으며, 심각한 부작용 사례도 없었습니다.

녹차 추출물(EGCG)

녹차의 주요 성분인 에피갈로카테킨갈레이트(EGCG)는 강력한 항산화제 역할을 하여 텔로미어 길이 유지에 이바지할 수 있습니다.

한 연구에서는 EGCG가 인간 텔로미어 단축을 억제하는 효과를 보였습니다. 6개월간 EGCG를 정기적으로 섭취한 그룹에서 대조군보다 말초 혈액 단핵 세포에서 텔로머라아제 활성이 늘어나고, 산화 스트레스를 줄여 텔로미어 길이 감소가 평균 15% 적은 결과를 보였습니다.

L-카르노신(L-Carnosine)

L-카르노신은 β-알라닌과 L-히스티딘으로부터 합성되는 다이펩타이드입니다. L-카르노신은 체내에서 주로 근육과 뇌 조직에 집중적으로 분포하며, 다양한 생리학적 기능을 수행합니다. 특히 항산화 작용을 통해 활성 산소를 제거하여 세포 손상을 방지하고, 당화 반응을 억제하여 노화를 늦추는 역할을 합니다.

강력한 항산화 및 항노화 효과가 있으며, 임상 연구가 된 물질입니다. 노화 관련 질환에 관한 임상 연구도 있으며, 대조군 임상 연구를 통해 보고된 효과는 인지 기능, 우울증, 수면 장애, 대사 증후군, 당뇨병, 자폐증에서 증상 개선 효과가 보고되었습니다.

특히 세포의 텔로미어 길이 유지에 이바지할 수 있습니다. 동물 연구에서는 L-카르노신이 텔로미어 길이 연장에 중요한 역할을 할 수 있음을 보여 주었습니다.

쥐를 대상으로 한 연구에서 L-카르노신을 6개월 동안 투여한 그룹은 대조군보다 텔로미어 길이가 유의미하게 길어진 결과를 보였습니다. 또한, DNA 복구 효소의 활성도를 증가시켜 세포의 텔로미어 유지와 연장에 긍정적 영향을 미치는 것으로 나타났습니다.

인체에서 텔로미어 연장 효과에 관한 연구는 아직은 제한적이지만, 노화 관련 지표 및 질환 개선 효과가 있으므로 건강을 위해 복용하는 것에 반대할 이유는 없습니다.

레스베라트롤(Resveratrol)

레스베라트롤은 포도 껍질과 적포도주에 존재하는 항산화 물질로 텔로미어의 길이를 보호하는 데 도움을 줄 수 있습니다. 레스베라트롤은 시르투인-1이라는 장수 유전자를 활성화하여 산화 스트레스를 줄이고, 텔로머라아제의 간접적 활성화를 유도합니다. 동물 실험에서는 레스베라트롤 투여가 생쥐의 텔로미어 길이를 유지하고 노화를 늦추는 결과를 보였습니다.

인간 대상 임상 연구는 아직 제한적이지만, 레스베라트롤이 텔로미어 건강을 지키는 데 긍정적 역할을 할 가능성을 시사하고 있습니다.

쿼세틴(Quercetin)

쿼세틴은 양파, 사과 등 여러 식물에 존재하는 플라보노이드로 항산화 및 항염증 효과가 뛰어납니다. 쿼세틴은 텔로미어 단축을 방지하고 세포의 스트레스를 줄이는 것으로 알려져 있습니다. 세포 연구에서는 쿼세틴이 노화된 인간 세포에서 텔로머라아제 활성을 증가시키고 텔로미어 길이를 유지하는 데 도움이 된다는 걸 확인했습니다. 다만, 임상 연구는 아직 진행 중이므로 추가 연구가 필요합니다.

병풀 추출물(DLBS1649)

임상 연구는 아직 없지만, 세포 연구에서 텔로미어 단축을 예방하는 효과가 50% 정도로 나타났습니다. 초파리 모델에서는 수컷과 암컷의 평균 생존 시간을 각각 23.87%와 12.58% 증가시켰습니다. 앞으로 계속 연구할 가치가 있는 성분입니다.

현재로서 텔로미어 연장 효과를 기대할 수 있는 천연물 성분은 황기의 추출물인 사이클로아스트라제놀로 만든 캡슐과 녹차 추출물인 에피갈로카테킨갈레이트, L-카르노신으로 만든 캡슐입니다.

주요 약초, 알약들의 권장량, 복용법, 부작용 및 주의 사항

앞서 약초와 건강 보조제를 몇 가지 소개했지만, 반드시 권장량과 복용법, 부작용 등을 알아 두셔야 합니다. 의사와 상담이 필요할 수도 있으니 꼼꼼히 점검하시기 바랍니다.

황기차(Astragalus Tea)

• **복용 권장량과 복용법** 황기는 텔로머라아제 활성 물질이 입증된 사이클로아스트라제놀 외에도 또 다른 텔로머라아제 활성 물질인 아스트라갈로사이드-4라는 성분도 함유하고 있습니다.

차는 황기 뿌리 20~30g을 생수 1리터에 넣고 2시간 정도 달인 후, 하루 2잔이나 3잔 정도를 차처럼 마시면 됩니다. 3년생 이상의 황기 뿌리를 사용하는 것이 권장되며, 처음에는 적은 양(20g)부터 시작하여 반응을 보면서 증량합니다. 전문가의 지도를 받아 섭취하면 더욱 좋습니다.

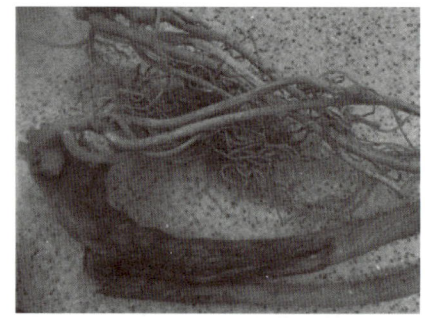

그림 9. 황기 4년생(위)과 10년생(아래) 모습

• **부작용 및 주의점** 황기는 장기 복용 시에도 부작용이 거의 없으나 알레르기 반응이 있다면, 즉시 섭취를 중단하고 심해지면 병원을 방문해야 합니다. 위장 불편 증상이 생기면 며칠 중단했다가 다시 소량으로 시작하시면 됩니다. 황기는 면역 조절 작용도 있는 약초이지만, 면역계를 강하게 자극할 수 있으므로 자가 면역 질환 환자는 주치의와 상의한 후 섭취를 결정하십시오.

사이클로아스트라제놀(Cycloastragenol)

• **복용 권장량과 복용법** 황기 뿌리에서 추출한 천연물입니다. 텔로미어 보호를 위해 하루 5mg에서 10mg, 세포 노화 및 노화 관련 질환 개선도 하려면 하루 10~25mg이 권장량입니다. 적극적인 항노화를 위해서 더 고용량도 사용할 수 있지만, 이때는 반드시 전문가의 지도를 받아서 복용해야 합니다. 공복에 복용하면 흡수가 잘되며, 만일 위장 장애가 있다면 식사 후에 복용하시면 됩니다. 지속적으로 복용하지만, 3개월 복용 후에 1달 정도 휴약 기간을 갖는 편이 좋고, 노화 전문가의 지도를 받아서 주기적으로 텔로미어 길이를 측정하면서 복용하는 것이 가장 좋습니다.

• **부작용 및 주의점** 대부분 부작용은 없습니다. 하지만 위장 장애, 두통, 피로감이 생기면 일단 중단했다가 소량으로 다시 시작하면 됩니다. 텔로머라아제를 활성화하는 효과가 암세포에도 작용할 수 있으므로, 암 병력이 있거나 암 치료 중인 경우는 복용 전에 반드시 주치의와 상의해야 합니다. 임신했거나 수유하고 있다면 복용하지 않는 편이 좋습니다. 면역 억제제, 항암제, 항응고제를 복용 중인 분은 주치의와 상의해야 합니다.

- **대표 제품**
  - SuperSmart Cycloastragenol Maximun Strength: 순도 98%의 사이클로아스트라제놀이 주성분이며, 1캡슐이 25mg
  - CAW Hypersorption Cycloastrageno: 흡수율을 높이기 위한 캡슐 기술이 적용된 제품

TA-65

• **복용 권장량과 복용법** TA-65는 황기 뿌리 추출물인 사이클로아스트라제놀을 주성분으로 하는 건강 보조제입니다. 유일하게 여러 편의 임상 연구도 있는 제품이라 장수 보조제로 복용하는 분이 꽤 많은 고가의 제품입니다.

아직 젊고 노화 예방 목적으로 사용 시에는 하루 1캡슐(250단위), 중장년층에서 텔로미어 보호 목적일 때에는 2캡슐(500단위), 면역력이 떨어진 분이나 노인은 하루 4캡슐(1,000단위)이 권장량입니다. 하루 10~50mg을 복용합니다.

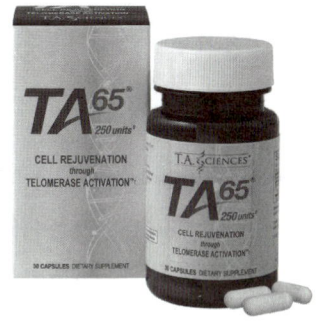

그림 10. TA-65

저용량으로 시작해 신체 반응을 관찰하며 증량하는 것이 좋습니다. 지속해서 사용하되, 3개월 복용 후에 1달 정도 휴약 기간을 갖는 편이 좋고, 노화 전문가의 지도를 받아서 주기적으로 텔로미어 길이를 측정하면서 복용하는 것이 가장 좋습니다.

• **부작용 및 주의점** 대부분 부작용은 없습니다. 하지만 위장 장애, 두통, 피로감이 생기면 일단 중단했다가 소량으로 다시 시작하시면 됩니다. 텔로머라아제를 활성화하는 효과가 암세포에도 작용할 수 있으므로, 암 병력이 있거나 암 치료 중인 경우는 복용 전에 반드시 주치의와 상의해야 합니다. 임신했거나 수유하고 있다면 복용하지 않는 편이 좋습니다. 면역 억제제, 항암제, 항응고제를 복용 중인 분은 주치의와 상의해야 합니다.

- **대표 제품**
  - TA-65: 사이클로아스트레제놀 성분으로 만든 캡슐의 제품명입니다. 가장 많은 임상 연구가 있는 제품입니다.

국내 제품 AEM-Bio사, CAG(Cycloastragenol)

• **복용 권장량과 복용법** 액상으로 2일에 한 병(10ml)을 마시면 됩니다. 10~14년산 황기 뿌리에서 추출한 제품이며, 순도가 99.98%로 정맥에 주입해도 될 만큼 고도로 정제된 제품입니다. 질적으로는 외국의 사이클로아스트라제놀보다 더 우수합니다.

• **부작용 및 주의점** TA-65와 같습니다.

L-카르노신(L-Carnosine)

• **복용 권장량과 복용법** 노화 방지와 항산화 작용이 있는 건강 보조제이며 많은 제품이 있고 복용하시는 분들도 꽤 많습니다. 텔로미어 길이 유지 효과와 단백질의 당화 반응을 억제하여 피부 노화 개선에 관한 임상 연구도 있습니다. 일반적으로 하루 500~1000mg을 캡슐 형태로 식사와 함께 복용합니다.

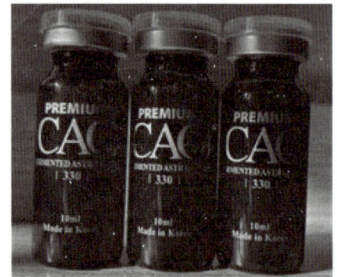

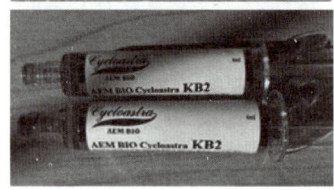

그림 11. 국내 AEM-바이오사의 액상 사이클로아스트라제놀(위), 피부 외용(아래)

• **부작용 및 주의점** 드물지만, 메스꺼움, 소화 장애 등의 부작용이 나타날 수 있으며, 그럴 때는 잠시 중단했다가 적은 용량으로 다시 시작하면 됩니다. 지속적으로 사용하되, 3개월 복용 후에 1달 정도 휴약 기간을 갖는 편이 좋고, 노화 전문가의 지도를 받아서 주기적으로 텔로미어 길이를 측정하면서 복용하는 것이 가장 좋습니다.

• **대표 제품**
  ◦ Life Extension Carnosine 500mg / Jarrow Formulas L-Carnosine 1000mg

에피갈로카테킨갈레이트(Epigallocatechin Gallate, EGCG)

• **복용 권장량과 복용법** 일반적인 건강 유지가 목적이라면, 하루에 200mg이나 400mg를 섭취합니다. 만약 항노화, 항암, 심혈관 건강 개선이 목적이라면, 하루 400mg에서 800mg까지 드셔도 됩니다. 녹차 추출물 제품을 구매할 때는 EGCG 함량이 명확하게 표시된 제품으로 골라야 합니다. 공복에 먹으면 흡수율이 높지만, 위장 장애를 유발할 수 있어서 식사 후에 복용하는 것이 좋습니다.

- **부작용 및 주의점** 하루 800mg 이상의 고용량은 간 독성을 유발할 수 있으므로 적정량을 초과하지 않아야 합니다. 적정량에서도 드물게 간 손상을 유발할 수 있으므로 간 질환이 있는 경우는 주의해야 하며, 정기적으로 간 기능 검사를 하는 게 좋습니다. 혈압 및 심박수에 영향을 줄 수 있으므로 고혈압이나 심혈관계 질환이 있으신 분들은 주치의와 상의하시는 편이 좋습니다. 카페인 민감성이 있다면, 불면증을 유발할 수 있습니다.

- **대표 제품**
    - Nature's Nutrition Green Tea Extract: 캡슐당 EGCG 함량 45%
    - Zenwise Green Tea Extract with Vitamin C: EGCG와 비타민 C 결합 제품이며 한 캡슐에 녹차 6잔에 들어 있는 EGCG 양 함유

최근 연구 과제들의 동향과 전망

텔로머라아제 활성화와 관련한 최근 연구 동향은 크게 세 가지로 나뉩니다. 현재 상황이 어떠한지, 어떤 식으로 발전해 가고 있는지 한 번 짚어 보도록 하겠습니다.

노화 및 장수 분야

최근 1~2년 사이에 발표된 주요 연구들에서는 텔로머라아제 활성화가 다양한 세포 노화 경로를 억제하고 텔로미어 길이를 유지하는 데 효과적이라는 사실이 확인되었습니다. 특히, TA-65와 사이클로아스트라제놀, 아스트라갈로사이드 IV, EGCG, L-카르노신, 쿼세틴 및 레스베라트롤과 같은 폴리페놀 화합물이 줄기세포와 동물 실험에서 텔로미어 길이를 연장하는 데 긍정적인 효과를 보였습니다. 또한, 동물 및 세포 실험에서 이러한 활성화제가 세포의 재생 능력을 향상하고 산화 스트레스를 줄이는 데 이바지하는 것으로 나타났습니다. 예를 들어, 쿼세틴은 항염증 및 항산화 효과를 통해 세포 환경을 개선하고, 레스베라트롤은 장수 유전자인 시르투인-1 활성화를 통해 텔로미어 길이 유지에 이바지하는 것으로 나타났습니다. 이러한 연구들은 텔로미어 유지가 세포의 재생 및 노화 억제에 중요한 역할을 한다는 것을 보여 줍니다. 영양과

운동이 텔로미어 길이에 미치는 영향을 체계적으로 분석한 연구에서는 항산화 작용을 통하여 텔로머라아제가 활성화되며 텔로미어 유지에 이바지하는 것으로 나타났습니다.

현재 텔로머라아제 활성화제가 인체 건강에 미치는 영향을 종합적으로 평가하는 연구가 진행 중입니다. 예를 들어, TA-65와 같은 활성화제의 장기 복용이 인체 면역 기능과 수명에 미치는 영향을 평가하는 3상 임상 시험이 진행 중이며, 텔로미어 길이 변화뿐만 아니라 삶의 질 향상에 관한 자료를 수집하고 있습니다. 또한, 사이클로아스트라제놀의 항노화 효과를 평가하는 임상 연구도 진행 중입니다.

노화 속도를 줄이고 텔로미어 길이를 유지 또는 연장하기 위한 또 다른 잠재적 방법으로 열량 제한 식이의 효과와 관련한 연구가 진행 중이며, 텔로미어 유지에 긍정적인 영향을 주는 가능성이 보고되었습니다. 또, 특정 영양소 섭취의 효과, 항산화제와 같은 보충제의 사용, 운동 및 생활 습관 변화들이 텔로머라아제를 조절하여 노화 방지 및 생물학적 나이를 줄이는 연구들도 진행 중입니다.

안전성 문제(텔로머라아제 활성화와 암 발생)

현재까지는 텔로머라아제를 활성화하는 천연 성분을 복용했을 때 암 발생이라는 심각한 부작용이 보고된 임상 연구는 없습니다. 텔로머라아제를 과활성화하는 경우가 아니라면, 암 발생의 위험은 거의 없습니다.

텔로머라아제를 과활성화시킨 동물 연구에서는 수명도 연장되었지만, 암 발생률도 증가하는 현상이 관찰되었습니다. 이는 텔로머라아제가 정상 세포의 노화를 늦추는 동시에, 암세포 증식을 촉진할 수 있음을 시사합니다. 특히, 종양 억제 유전자인 p53이 결핍된 마우스에서 텔로머라아제 활성화는 암 성장의 가속을 초래했습니다. 반면, 텔로미어가 비정상적으로 짧아진 쥐에게서는 텔로머라아제를 활성화했을 때, 암 진행이 억제되는 결과도 보고되었습니다. 이는 텔로미어의 과도한 단축이 암 발생의 원인이 될 수 있으며, 텔로머라아제 활성화가 이러한 위험을 줄일 수 있음을 나타냅니다.

텔로머라아제 활성화제가 암 발생률에 미치는 영향을 평가한 임상 연구는 아직 제한적입니다. 일부 소규모 연구에서는 텔로머라아제 활성화제가 면역 세포의 기능을 향상하고 염증을 줄이는 긍정적 효과를 보였습니다. 그러나 장기적 사용이 암 발생 위험에 어떤 영향을 미치는지에 관한 데이터는 부족합니다. 또한, 텔로미어 길이와 암의 관계를 조사한 연구에서는 텔로미어가 지나치게 짧거나 긴 경우 모두 암 발생 위험이 증가할 수 있음을 보여 주었습니다. 이는 텔로미어 길이가 적절한 범위에서 유지되는 것이 중요함을 시사합니다.

어쨌든, 텔로머라아제 활성화의 이점과 위험을 균형 있게 평가하여 노화 지연과 암 발생 위험을 최소화하는 전략을 개발하는 데 중점을 두는 더 많은 연구가 필요합니다.

암과 질병 치료 분야

텔로머라아제를 표적으로 하는 치료가 신경아세포종이나 교모세포종 같은 특정 암에서 효과적일 가능성을 제시하며, 관련 기전을 분석하는 여러 논문이 발표되었습니다. 또 다양한 텔로머라아제 억제제의 항암 효과에 관한 연구도 진행 중입니다.

재생 불량성 빈혈은 텔로미어 단축과 관련된 질환이며, 다나졸Danazol이라고 하는 합성 안드로겐을 2년간 먹은 환자의 79%에서 텔로미어 단축 속도가 감소하거나 역전되었고, 헤모글로빈 수치와 혈소판 수치가 개선되었습니다. 이런 희귀 유전 질환을 대상으로 한 유사한 연구들이 진행 중입니다. 심혈관계 질환에서는 텔로미어 길이를 심혈관계 생체 표지자로 활용하려는 연구가 진행 중이며, 텔로미어 연장제가 심혈관 건강에 미칠 수 있는 잠재적 영향을 평가 중입니다.

당뇨병 연구에서는 환자의 텔로미어 길이와 텔로머라아제 활성 사이의 관계를 분석하여 대사성 질환에서의 텔로미어 조절 가능성이 연구되고 있습니다. 텔로머라아제 활성화가 알츠하이머병과 같은 신경 퇴행성 질환의 진행을 늦출 가능성에 관해 임상 연구도 시도되고 있습니다.

텔로미어 유지와 연장은 노화 지연과 관련된 주요 기전으로, 항노화 치료 개발의 핵심입니다. 따라서 텔로머라아제 활성화제를 활용하면 세포 노화를 늦추고 조직 재생을 촉진할 가능성이 있습니다. 대부분 암세포는 텔로머라아제를 활성화하여 무한정 증식하는데, 이 경우에 텔로머라아제를 억제하거나 안정화하는 약물도 특정 암 치료에 적용될 것으로 보입니다.

텔로미어 및 텔로머라아제 연구는 노화 억제 및 암 예방뿐만 아니라 만성 질환 치료에도 적용될 가능성이 큽니다. 특히, 알츠하이머병과 같은 신경 퇴행성 질환의 병리와 관련이 있으므로, 텔로머라아제 활성화가 질환 예방 또는 진행 속도 완화에 사용될 수 있습니다.

텔로머라아제 활성화를 통한 노화 치료 전략은 향후 몇 년 내에 중요한 노화 관련 치료법으로 자리 잡을 가능성이 있습니다. 개인의 텔로미어 길이를 측정하고 이에 따른 맞춤형 텔로머라아제 활성화제 또는 억제제를 사용하는 맞춤 의료가 가능해질 것으로 보입니다. 텔로미어를 직접적으로 연장하거나 텔로머라아제 활성을 조절하는 유전자 편집 기술도 시도될 것으로 보입니다.

텔로머라아제 활성화의 장기적 안전성과 암 발생 가능성은 중요한 해결 과제입니다. 과도한 텔로머라아제 활성은 암세포의 무제한 증식을 촉진할 수 있기에, 암세포와 정상 세포에서 활성화를 선택적으로 조절하는 기술이 필요합니다. 또, 텔로머라아제 활성화제를 장기간 사용 시 세포 수준에서 예상치 못한 변화를 유발할 가능성에 관한 연구가 부족합니다.

텔로미어 길이 유지와 텔로머라아제 활성화는 노화 지연, 암 치료, 신경 퇴행성 질환 관리에 중요한 가능성을 열어 주고 있습니다. 그러나 안전성, 비용, 암 관련 위험 관리 등의 문제를 해결하기 위한 연구가 계속 진행되어야 합니다. 단기적으로는 질병 치료 및 면역력 강화에서, 장기적으로는 수명 연장 및 노화 억제 기술로 발전할 것입니다. 안전성과 효과를 보장하는 기술적 진보와 함께, 10~20년 내에는 텔로미어 기반 치료가 의료의 주요 축으로 자리 잡을 것으로 전망됩니다.

4장

노화를 전파하는 노쇠 세포, 좀비 세포의 제거

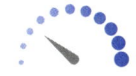

노쇠 세포Senescent cell란 무엇인가?

우리 몸속의 모든 세포는 시간이 지나면 예정된 프로그램에 따라 모두 죽게 됩니다. 늙은 세포가 죽는 것을 세포 사멸이라고 하는데요, 매일 수백억 개 이상의 세포들이 사멸합니다. 그런데 우리는 이것을 느끼지 못합니다. 왜냐하면 수십조 개의 세포 수에 비하면 적은 숫자이고, 또 죽는 세포는 다른 새로운 세포로 대체되기 때문입니다.

그런데 노화되어 죽어야 할 세포 중에는 안 죽고 버티는 세포가 있습니다. 세포 분열을 멈추어서 성장은 하지 못하는 세포이며 증식 능력을 상실한 세포이면서도, 또 사멸되지는 않고 살아 있는 세포가 바로 노쇠 세포Senescent cell입니다. 노쇠 세포가 사멸되지 않고 살아 있는 이유는 사멸되지는 않는 스위치를 켜지게 하고 있기 때문입니다. 예를 들면, 세포 사멸을 막는 단백질이 늘어나므로 죽지는 않고 살아남게 됩니다. 또 노쇠 세포가 암세포로 변하지 않도록 하는 암 억제 물질들도 사멸을 억제하는 기능이 있습니다.

노쇠 세포가 처음 발견된 1961년으로 돌아가 보겠습니다. 1960년대 이전에는 세포를 실험실에서 무한히 증식하고 배양할 수 있다고 생각했지만, 이 통념을 깨는 도전적인 발견이 이루어졌습니다. 레너드 헤이플릭과 폴 무어헤드라는 과학자가 배양 접시에서 섬유아세포(피부, 힘줄, 인대 같은 조직에서 조직 간의 연결 및 지지를 담당하는 조직을 만드는 세포, 상처 치유에도 중요한 역할을 함)를 기르다가, 세포가 40~60번의 세대 분열을 하고 나면 이후 더 이상 분열하지 않는 현상을 발견했습니다. 인간 세포가 제한된 횟수만 분열할 수 있다는 사실을 보여 준 발견이며, 이 현상을 세포 노쇠 Cellular senescence라고 이름을 붙였습니다. 그리고 세포가 노쇠 세포로 되기 전까지 분열할 수 있는 횟수를 헤이플릭 한계 Hayflick limit라고 부릅니다. 그리고 이 이후에 진행된 많은 연구에서 노쇠 세포가 단순히 세포 분열만 멈추게 하는 게 아니라 여러 가지 염증과 노화의 가속을 일으킬 수 있는 주요 요소라는 사실이 밝혀졌습니다.

노쇠 세포는 자신만 살아남으려고 하는 세포가 아닙니다. 오히려 손상된 세포나 조직의 회복을 돕기 위해서 면역 세포와 조직 재생을 돕는 세포들에게 도움을 청하는 일을 합니다. 그런데 조직의 재생을 돕는 세포들이 모이게 하려면 자기 위치를 알려야 하므로, 염증성 물질들을 분비하게 됩니다. 그러면 면역 세포들이 노쇠 세포의 위치를 알아내서 모여들며, 조직이 재생되도록 불필요한 노쇠 세포를 제거하게 됩니다. 이렇게 자기가 있는 조직의 재생을 위해서 염증성 물질을 분비하는 노쇠 세포를 '노쇠 관련 분비 표현형' 노쇠 세포라고 하며, 영어로는 SASP Senescence Associated Secretory Phenotype이라고 합니다. 따라서 노쇠 세포는 자기 성장을 스스로 중단시켜서 암세포로 변하지 않게 하고, 면역 세포를 불러들여서 자기를 제거해 주도록 몸을 던지는 세포입니다. 노쇠 세포는 자기 성장을 멈추고 면역 세포를 불러들여 제거되도록 함으로써 몸을 보호하는 중요한 역할을 합니다.

그런데 안타깝게도 중대한 문제점이 생기게 됩니다. 젊었을 때는 노쇠 세포의 숫자도 적고, 면역 기능도 좋으므로 노쇠 세포가 생기더라도 대개는 제거가 됩니다. 그러나 나이가 들면 노쇠 세포의 숫자는 점점 많아지고, 이를 제거해야 할 면역 세포의 기능은 점차 줄어듭니다. 20살까지의 젊은 나이에서는 노쇠 세포의 숫자 비율은 매우 낮습니다. 게다가 면역 기능도 좋으므로 노쇠 세포가 생기더라도 대개 제거됩니다. 그러다가 나이가 들면 노쇠 세포의 숫자는 점점 많아집니다. 40대가 되면 전체 세포의 5%에 이르고, 50세 이후로는 매년 0.5%씩 늘어나 70~80세가 되면 20%까지도 늘어난다는 보고도 있습니다. 반면에 이를 제거해야 할 면역 세포의 기능은 점차 줄어듭니다.

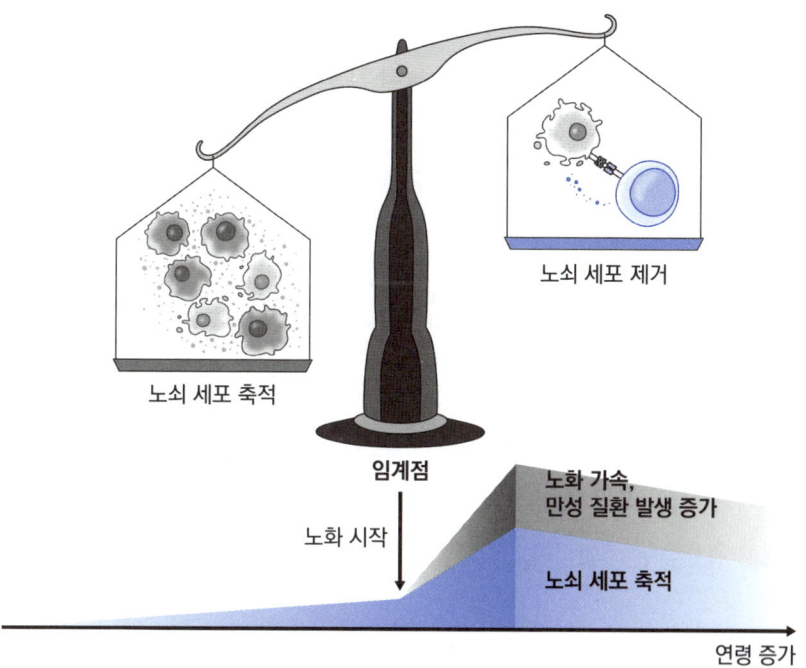

그림 1. 노쇠 세포 축적과 임곗값 이론 세포 내외 스트레스 요인은 세포를 노화 상태로 유도할 수 있으며, 노쇠 세포가 생긴다. 노쇠 세포는 염증성 물질을 분비하여 면역 세포에게 위치를 알려 자기를 제거하도록 한다. 하지만 나이가 들면서 면역 세포 기능은 줄어들고 노쇠 세포가 점차 축적되면 균형이 깨져서 노화가 가속한다. 천연 물질인 피세틴은 축적된 노쇠 세포를 제거해 준다.

일반적으로 노쇠 세포는 면역 감시로 제거 대상이 됩니다. 그러나 새로 생성되는 노쇠 세포의 속도가 면역 세포에 따른 제거 속도를 초과하는 임곗값에 도달하면, 특히 면역 기능이 저하될 때 노쇠 세포가 조직에 축적됩니다. 이러한 축적은 장기와 조직의 기능 장애를 초래하며, 만성 질환으로 이어질 가능성이 있습니다.

피세틴Fisetin은 잠재적인 노쇠 세포 제거제로 노화 세포 축적의 부담을 줄여 면역 체계가 노화 세포 축적을 효과적으로 통제하고 예방할 수 있도록 도와줍니다. 이를 통해 만성 질환의 발병과 진행을 지연시킬 가능성이 있습니다.

노쇠 세포에서 분비하는 염증성 물질은 처음에는 조직의 회복 반응을 돕는 것이지만, 나이가 들고 면역 기능이 차차 줄어들면, 만성 염증을 유발하는 부정적 영향을 미치는 요인으로 변하게 됩니다. 게다가 노쇠 세포가 분비하는 염증성 물질로 만성 염증이 지속되면, 주변의 정상 세포들도 노쇠 세포로 변합니다. 그래서 좀비 세포라는 별명이 붙었습니다. 좀비 세포는 중요하므로, 뒤에서 다시 자세히 설명해 드리겠습니다.

노쇠 세포는 손상되거나 노화된 세포의 무분별한 분열을 막아 암을 예방하기 위한 우리 몸의 방어 기제로 탄생했지만, 제거되지 않고 축적되면 주변 세포에 염증을 일으켜 노화를 가속합니다. 또, 노쇠 세포의 축적은 암, 심장병, 신장병, 간 질환, 치매, 파킨슨병, 관절염, 백내장, 근육 감소증 등의 다양한 만성 질환과 노화 관련 질병의 근본 원인입니다. 따라서 노쇠 세포를 잘 관리하고 제거하는 것은 현재와 미래의 노화 치료에 중요한 분야입니다.

정상 세포와 다른 노쇠 세포의 모양과 특징

정상 세포가 점차 노화되면, 일부는 세포 사멸 과정으로 거쳐서 죽고, 그 구성 요소는 재활용됩니다. 이런 경우는 염증 물질을 방출하지도 않고 전부 재활용되므로 문제가 없습니다. 하지만 일부 세포는 죽지 않고 살아남게 되는데, 이것이 노쇠 세포입니다.

노쇠 세포는 겉으로 보기에도 정상 세포와는 다릅니다. 크기가 커지고, 불규칙한 형태를 가지며, 표면이 거칠어집니다. 실제로 실험실에서 정상 세포와 노쇠 세포의 모양을 현미경으로 관찰하면 외형적으로 뚜렷하게 다릅니다.

노쇠 세포 모양이 변하는 이유는, 세포의 에너지인 ATP 생성이 줄어들고 주변 환경과의 연결이 약해지며 세포 내부 구조가 재정리되기 때문입니다. 예를 들면, 세포 내부의 골격을 이루어서 세포 형태가 안 변하게 유지하는 물질들이 불규칙하게 재배열되어서 원래 모습을 유지하기가 힘들어집니다. 마치 오래된 빌딩의 철근 구조가 노쇠해 휘고 구부러지는 것과 같습니다.

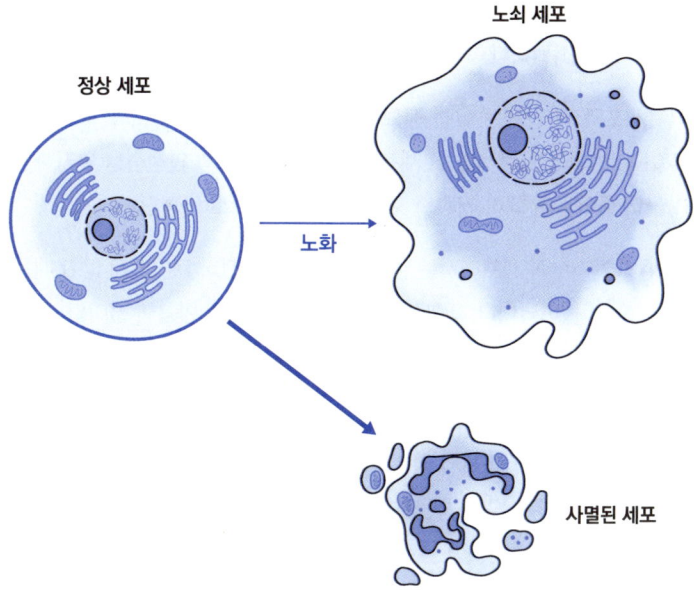

그림 2. 정상 세포는 점차 노화되면 ❶ 사멸되어 재활용되거나 ❷ 죽지 않고 살아남아서 노쇠 세포로 변한다.

이러한 변화는 세포 이동성에도 영향을 주어서, 세포가 원래 자리에서 움직이거나 기능을 수행하는 데 어려움을 겪게 됩니다. 조직에 상처가 나면, 손상된 부위로 세포가 이동해서 조직 재생 과정에 참여해야 하는데, 이동성이 감소하면 상처 부위로 이동하거나 염증 반응을 해결하기 위한 임무를 수행하는 데 문제가 생깁니다. 따라서 이런 노쇠 세포가 많아진 조직은 재생력이 떨어집니다. 그러면 노쇠 세포의 내부 구조는 어떻게 변화할까요?

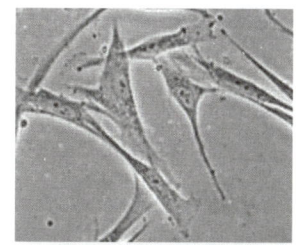

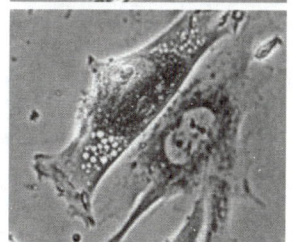

그림 3. 정상 세포(위쪽), 노쇠 세포(아래쪽)

- **세포질 과립화 증가** 노쇠 세포의 세포질에서는 변성된 단백질, 여러 쓰레기가 축적되어서 알갱이처럼 과립 형태로 축적됩니다.

- **핵 형태 변화** 세포의 핵 안에는 유전 정보가 담긴 DNA가 있으므로, 핵막이 이들을 둘러싸서 안정되게 해 주어야 합니다. 그런데 노쇠 세포에서는 핵막 구조의 안정성을 유지하는 중요한 단백질(예: 라민 B1)들이 줄어들어 핵이 커지고 모양도 비정상적으로 변형됩니다.

- **세포질 내 DNA 증가** 노쇠 세포에서는 손상된 DNA가 완전히 제거되지 않기 때문에 세포질 내에 손상된 DNA의 양이 늘어납니다. 이 때문에 세포 안에서 염증 반응이 늘어납니다.

- **노쇠 관련 베타-갈락토시다아제 증가** 노쇠 세포에서는 베타-갈락토시다아제라는 효소가 늘어납니다. 노쇠 세포 안에는 정상 세포들보다 쓰레기들이 훨씬 많이 쌓이므로, 이 쓰레기들을 처리하기 위한 리소좀이라는 쓰레기 처리 기관이 많아지게 됩니다. 그리고 쓰레기 처리 기관에서 증가되는 많은 효소 중의 하나가 당 대사물을 분해하는 베타-갈락토시다아제라는 효소입니다. 이 효소는 염색하면 시각적으로 파란색 또는 청록색으로 보이게 되어, 현미경으로 쉽게 관찰할 수 있으므로 노쇠 세포를 식별하는 주요 지표 중 하나로 사용됩니다.

- **텔로미어 단축** 3장에서 설명해 드린 바와 같이 노쇠 세포에서는 염색체의 끝부분을 보호하는 역할을 하는 텔로미어가 아주 짧아집니다. 따라서 세포의 분열 능력이 상실됩니다.

- **텔로미어 손상** 텔로미어는 짧아지는 것도 문제이지만, 길이와 상관없이 손상되는 것도 문제입니다. 노쇠 세포에서는 손상된 텔로미어가 늘어나는데, 이것을 전문 용어로 '텔로미어 관련 초점'이라고 합니다. 노쇠 세포에서는 텔로미어 관련 초점이 관찰됩니다. 이는 텔로미어의 손상과 연관이 있으며, 세포 노화를 촉진하는 요소로 작용합니다.

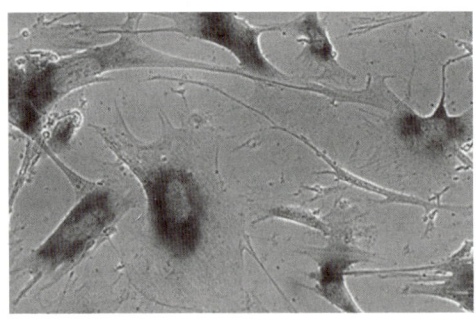

그림 4. 진한색으로 염색된 것이 노쇠 세포

• **노쇠 세포가 죽지는 않고 버티게 하는 물질 증가** 노쇠 세포가 암세포로 변하지 못하게 하려면, 노쇠 세포의 유전자가 활동하지 못하게 해야 합니다. 이 임무를 수행하기 위해서 특정 물질이 노쇠 세포의 DNA를 조밀하게 에워싸서 꼼짝하지 못하게 하는데, 이것을 노쇠 세포의 이질 염색질 초점(SAHF, Senescence Associated Heterochromatin Foci)이라고 합니다. 이 단백질은 암세포로 변하지 못하게는 하지만, 노쇠 세포의 DNA를 구조적으로 안정되게 합니다. 이 때문에 해당 세포가 노쇠 세포로 변합니다.

노화를 전염시키는 좀비 세포 SASP의 특성, 중요성

노쇠 세포는 세포가 더 이상 분열하지 못하고 정지 상태에 머물러 있는 세포입니다. 그런데 얌전히 정지하고 있지 않고, 염증 물질을 분비하는 'SASP Senescent-Associated Secretory Phenotype'로 변합니다. 이것을 번역하면 '노화 관련 분비 표현형'인데, '노쇠 세포가 주변 세포에 영향을 미치는 여러 물질을 방출하며 자신의 존재를 표현한다'라는 뜻입니다.

그렇다면 세포가 왜 이렇게 변할까요? 노쇠 세포는 DNA가 손상된 경우가 많습니다. 바로 손상된 DNA가 여러 염증 물질 분비를 활성화하는 신호가 됩니다. 노쇠 세포는 비록 증식은 정지되었지만, 죽은 세포가 아니므로 여러 대사 활동을 할 수 있습니다. 따라서 자극을 받으면, 얌전히 있지 못하고 여러 물질을 방출하는 분비형 노쇠 세포인 SASP로 변하는 것입니다. 쥐를 이용한 연구에서는 이 과정만 억제해 주어도 조직의 염증 수준이 줄어들고 노화 속도가 늦춰지는 것이 밝혀졌습니다.

SASP는 세 가지 물질을 방출합니다.

- 첫째, 사이토카인이라고 불리는 염증성 물질을 방출합니다. 염증성 물질을 방출하는 목적은 원래는 좋은 이유 때문입니다. 면역 세포들이 그 위치를 알게 되어서 SASP들을 제거하기 위해 모이게 되며, 손상 부위를 제거하거나 치유를 촉진하기 때문이지요. 하지만 계속 SASP가 생기면서 염증 물질이 분비되면, 면역 반응이 과다하게 활성화되어서 만성 염증 상태로 변하게 됩니다.

- 둘째, 단백질 분해 효소를 방출합니다. 이 효소를 분비하는 이유는 노쇠한 주변 조직들을 녹여서 새 조직으로 리모델링하기 위한 목적이지만, 과도하게 지속되면 조직을 오히려 상하게 하고 세균이나 암세포 침투를 쉽게 하기도 합니다.
- 셋째, 새로운 혈관을 만드는 혈관 내피 성장 인자를 분비해서, 조직 복구가 잘되게 합니다. 하지만 이것 역시 과다해지면, 암세포를 성장시키는 해로움이 생길 수 있습니다.

SASP로 변한 노쇠 세포는 주변 세포까지 노쇠 상태로 만드는 특성을 가집니다. 2021년 한 연구에서 노쇠 세포가 자신의 분비 물질로 주변 조직을 훼손하는 '도미노 효과'가 확인되었으며, 좀비 세포라는 별명을 갖게 되었습니다. 우리가 눈치채지 못하고 있는 지금 순간에도 내 몸속에서 만성 염증을 퍼뜨리는 좀비 세포들은 노화를 전염시키며, 노화를 가속하고 있습니다. 이런 이유로 염증성 노화inflammaging란 전문 용어도 생겼습니다.

좀비 세포는 암 발생과 억제의 양면성을 가지고 있습니다. 좀비 세포가 분비하는 물질은 초기에는 암세포를 공격하는 면역 세포의 활성화를 돕습니다. 이는 노쇠 세포가 암 억제에도 이바지할 수 있음을 시사합니다. 하지만 염증 물질이 지속해서 분비되면, 조직 환경이 암세포 성장에 적합한 상태로 변화합니다. 또 암 전이를 촉진하는 원인이 될 수도 있습니다.

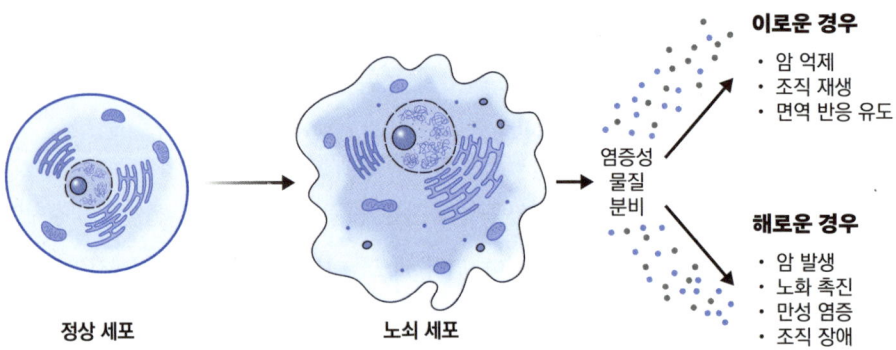

그림 5. 정상 세포가 노쇠 세포가 된 후, 분비하는 염증성 물질들은 초기에는 조직의 재생을 돕고, 암을 억제하며 면역 세포 제거를 유도하지만, 지속되어 축적되면 암 유발, 만성 염증, 조직 장애를 일으킨다.

노쇠 세포, 좀비 세포가 관련된 질병들

노쇠 세포가 계속 축적되면 심혈관, 호흡기, 소화기, 대사, 근골격, 신경계 등 몸 곳곳에 질병을 만듭니다. 매우 광범위한 영향이 있으므로 이 부분은 곧 뒤에서 구체적으로 설명해 드리겠습니다.

노쇠 세포가 생기는 원인들

그렇다면 노쇠 세포는 왜 생길까요? 이는 내적 요인과 외적 요인으로 나뉩니다.

내적 요인

- **DNA 손상 및 DNA 복구 결함** 세포는 늘 손상됩니다. 또한 이를 복구하는 과정을 평생 반복합니다. 우리가 평생 살면서 늘 다치고 회복되는 것과 마찬가지입니다. 특히 DNA의 손상은 세포의 건강을 결정짓는 중요한 요인입니다. 손상이 너무 많아지면, 세포는 손상을 감지하고 더 이상 분열하지 않으려는 상태로 전환되므로 노쇠 세포가 됩니다. 또 손상이 적더라도, DNA 복구가 실패했을 때도 노쇠 세포가 생성됩니다.

- **텔로미어 길이 변화 또는 손상** 나이가 들어 길이가 짧아지거나, 길이는 짧지 않더라도 손상이 축적된 세포는 노쇠 세포가 됩니다.

- **암 유전자 활성화** 암 유전자가 비정상적으로 활성화되면 세포의 노쇠화로 이어질 수 있습니다. 이는 암의 초기 단계와도 연관이 있으며, 노쇠 세포의 축적을 가속합니다.

- **후성 유전적 변화** DNA 유전자 자체는 변하지 않지만, 생활 습관이나 환경 요인으로 특정 유전자가 켜지거나 꺼지는 것을 말합니다. 예를 들면, 나쁜 생활 습관이나 오염된 환경에 오래 노출되면, 특정 DNA에 메틸기가 추가되어서 원래의 DNA 기능이 바뀌게 됩니다. 이러한 변화는 세포의 기능을 크게 변화시킬 수 있으며, 세포가 노쇠해지는 결과를 초래할 수 있습니다.

- **산화 스트레스 및 마이토콘드리아 기능 저하** 나이가 들면서 마이토콘드리아의 기능이 줄어들면, 에너지가 덜 만들어지므로 신체 기능이 떨어지고, 산화 스트레스가 늘어납니다. 늘어난 산화 스트레스는 세포의 노쇠를 촉진하는 주요 요인 중 하나로 꼽힙니다. 산화 스트레스 지수를 낮추는 항산화 물질이 항노화 기능을 하는 이유는 이것 때문입니다.

- **만성 염증** 노쇠 세포는 염증성 분비물(SASP)을 분비하여 주변의 건강한 세포들까지 노쇠 상태로 만듭니다. 실제로 만성 염증이 지속되는 사람에게 노쇠 세포가 더 많이 생깁니다.

외적 요인

- **흡연, 환경 오염과 독소** 흡연이나 공기 중의 미세 먼지와 중금속, 살충제와 같은 독성 물질은 직접적으로 세포를 훼손하고, 노쇠 세포 형성을 가속합니다. 실제로 대도시에 오래 거주한 사람들은 노쇠 세포와 관련된 질병인 폐 질환과 심혈관계 질환의 발병률이 높습니다.

- **과도한 열량 섭취, 고혈당 비만** 고열량 식단은 대사 스트레스를 유발하며, 고혈당과 비만까지 생기면 노쇠 세포의 생성 속도가 더욱 빨라집니다. 열량을 적게 섭취하는 소식이 건강 수명을 연장하는 것도 노쇠 세포의 생성과 축적을 억제하기 때문입니다.

- **바이러스 감염** 세포의 유전자 안정성을 훼손하거나 염증 반응을 유도하여 노쇠 세포의 형성을 가속합니다. 대표적인 바이러스는 면역 결핍 바이러스와 헤르페스 바이러스입니다.

- **자외선** 자외선은 피부 세포를 노쇠 상태로 만드는 데 주요 원인으로 작용합니다. 따라서 차단 지수인 SPF 50, PA ++++ 이상의 자외선 차단제를 꾸준히 사용하는 습관은 피부 세포의 노쇠 속도가 낮추는 데 아주 중요합니다.

- **방사선 노출** 방사선 노출은 DNA를 직접적으로 훼손해 세포 노화를 촉진하는 대표적인 외적 요인입니다. 우리가 일상적으로 사용하는 전자기기에서 방출되는 미세한 방사선부터, 의료적 목적의 방사선 치료까지 다양한 노출이 세포에 영향을 미칠 수 있습니다.

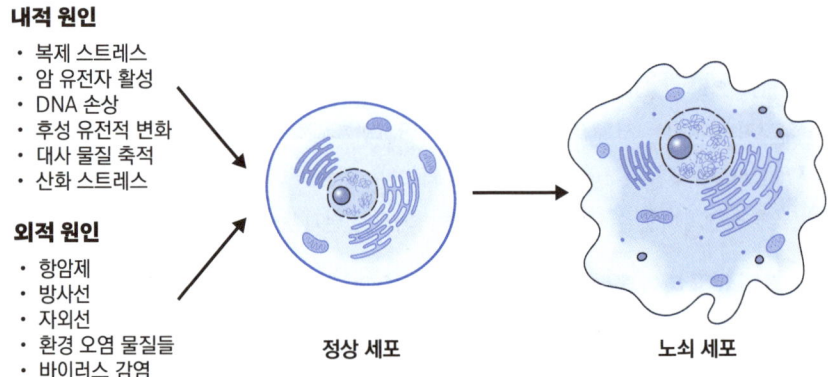

그림 6. 노쇠 세포가 생기는 원인들

• **운동 부족과 좌식 생활** 신체 활동이 부족해서 근육량과 근력이 줄어들면, 노쇠 세포의 축적이 촉진됩니다. 규칙적인 운동은 이러한 과정을 늦추는 데 도움이 됩니다.

노쇠 세포를 제거하면 노화가 느려지고 질병도 좋아진다

노쇠 세포는 이로울 때도 있다

그렇다면 노쇠 세포는 무조건 나쁜 것일까요? 그렇지 않습니다. 손상된 세포가 노쇠 세포로 전환되면 손상이 퍼지지 않고 국소화되어서 조직의 재생과 치유를 돕습니다. 또, 암으로 발전하지 않도록 막아 줍니다. 이는 일종의 생존 메커니즘으로, 손상된 세포가 무분별하게 증식하여 암세포로 발전하는 것을 방지하는 중요한 역할을 합니다. 노쇠 세포가 면역 세포를 유인하여 자신을 제거하도록 돕는 항암 기전으로 진화된 것으로 여겨집니다.

첫째, 암 예방 기능을 합니다. 세포 DNA가 돌연변이 또는 손상되면, 암세포로 변할 가능성이 큽니다. 이런 경우에 세포의 성장을 멈추게 하여 노쇠 세포로 전환시키면, 해당 세포가 암세포로 바뀌는 것을 막을 수 있습니다. 즉, 노쇠 세포는 생존을 위해 암 발생을 억제하는 방어 메커니즘 장치인 셈입니다. DNA가 암세포화하기 전에 노쇠 상태에 들어가서 세포 주기를 멈추게 함으로써 종양 형성을 방지할 수 있습니다. 이는 암 예방에서 매우 중요한 방어 기전으로 작용합니다.

둘째, 조직 재생과 상처 치유에 이바지합니다. 2013년 연구에 따르면 노쇠 세포는 조직 회복 초기 단계에서 중요한 역할을 한다고 밝혀졌습니다. 손상된 조직을 신속히 제거하고 면역 시스템을 활성화해 치유 과정을 촉진하는 것이죠. 노쇠 세포는 면역 세포를 해당 부위로 유인하고, 염증 반응을 일으켜 손상된 조직을 제거하도록 돕습니다. 이러한 과정은 특히 피부나 간과 같은 장기에서 재생이 필요할 때 중요한 역할을 합니다. 이 경우, 노쇠 세포에서는 염증성 사이토카인을 분비하여 면역 세포들이 모여들게 하며, 성장 인자도 분비하여 손상된 조직의 재생을 돕습니다. 이러한 노쇠 세포는 일정 시간이 지나면 면역 세포가 제거하며, 그동안 손상된 부위의 회복을 촉진하는 역할을 합니다.

셋째, 조직의 배아 발달 과정에서 리모델링 조절 작용을 합니다. 발달 과정에서 노쇠 세포는 필요 없는 세포를 제거하고 조직 형성을 돕습니다. 태아가 성장하는 과정에서 노쇠 세포는 특정 조직을 정밀하게 형성할 수 있도록 필요한 신호를 전달합니다. 이 과정에서 불필요한 세포들은 제거되고, 필요한 세포들만 남아 조직과 기관이 올바르게 형성됩니다.

예를 들면, 손가락은 처음에는 물갈퀴처럼 형성되어 자라다가, 손가락 사이의 조직 세포들이 사멸 또는 노쇠하면서 손가락으로 분리됩니다. 또 다른 예로는 태아의 뇌 발달 과정에서, 불필요하거나 잘못된 연결을 형성한 신경 세포들이 노쇠 과정을 통해 제거됨으로써 효율적인 신경망이 형성됩니다. 이러한 역할은 생명 유지와 발달에서 중요한 의미를 가지며, 일시적으로 필요한 과정으로 이해할 수 있습니다.

넷째, 면역 활성과 줄기세포 활성 작용도 합니다. 노쇠 세포는 줄기세포를 활성화하고 면역 시스템을 자극하여 면역 감시 기능을 향상하고, 이를 통해 손상된 세포나 비정상적인 세포를 제거하는 데 도움을 줍니다. 따라서 노쇠 세포는 단순히 부정적인 역할만 하는 것이 아니라 젊은 시기에는 유익하고 중요한 긍정적 임무를 수행합니다. 하지만 시간이 지나면서 노화된 조직에서 지속적으로 관찰되는 노쇠 세포는 장기간 축적이 되면서 오히려 만성 염증과 조직 손상, 노화와 질병을 초래하므로, 노쇠 세포의 이로운 역할과 해로운 영향을 균형 있게 관리하는 것이 중요합니다.

노쇠 세포가 축적되면 생길 수 있는 노화 가속과 질병

노화는 단순히 시간이 지나면서 발생하는 현상이 아닙니다. 세포 노화, 유전체 불안정성, 텔로미어 소모, 후성 유전학적 변화, 마이토콘드리아 기능 장애, 줄기세포 고갈, 세포 간 신호 전달 변화 등 다양한 요소로 복잡하게 이루어지는 과정입니다. 이러한

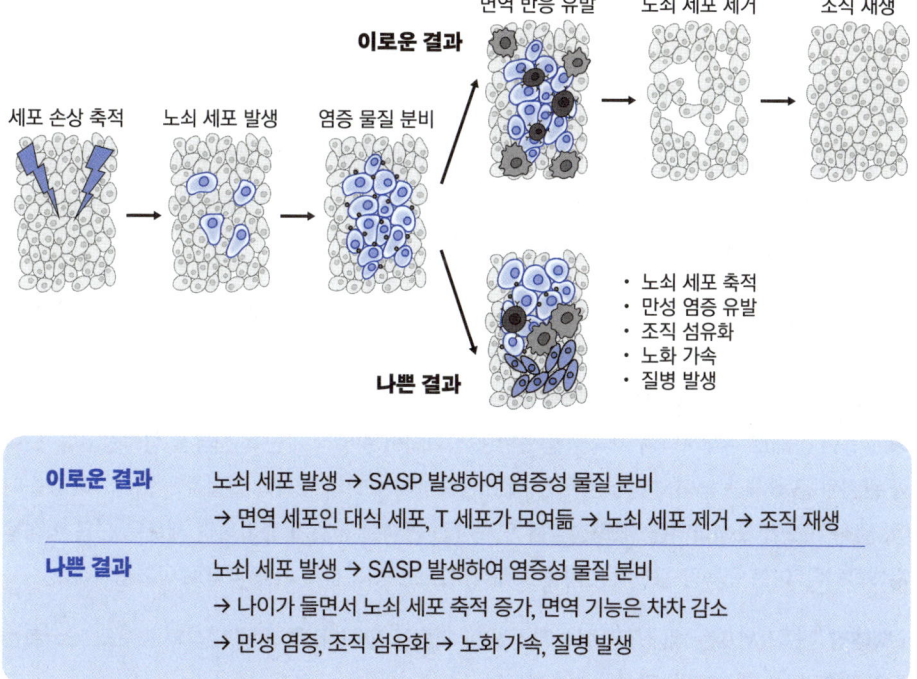

그림 7. 노쇠 세포가 생긴 후 생기는 이로운 결과와 나쁜 결과

특징 중에서 특히 세포 노화로 생기는 노쇠 세포는 노화와 노화 관련 질환의 주요 원인으로 직접적으로 관련되어 있습니다.

　나이가 들면 노쇠 세포 축적 속도는 늘어나고, 이를 제거하는 면역 기능이 떨어지면 필연적으로 축적됩니다. 그리고 노쇠 세포 분비형 표현형(SASP)을 통해 염증성 분자를 지속적으로 분비하면서 만성 염증 상태를 유지하므로 주변 조직에 악영향을 미칩니다. 이런 경우는 노쇠 세포가 단순히 존재하는 것만으로도 부정적인 결과가 나타납니다. 그러한 부정적 결과는 다음과 같은 질환으로 나타납니다.

• **조직이 딱딱해지는 특발성 폐섬유증**　폐 조직이 딱딱해지는 섬유화가 특징인 치명적인 질환입니다. 폐 세포가 노쇠화되어 섬유화 과정을 촉진하며 만성 염증 지속으로 점점 악화됩니다.

• **비만 및 대사 질환** 만성 염증이 비만을 만들고, 거꾸로 비만은 만성 염증을 악화시킵니다. 그 결과, 노쇠 세포가 축적되면 비만이 더욱 심해지며, 전신 만성 염증과 인슐린 저항성, 대사 증후군으로의 진행 요인이 됩니다.

• **제2형 당뇨병** 비만과 만성 염증이 지속되면, 췌장 베타 세포에 과도한 부담을 주므로, 결과적으로 췌장 베타 세포에 노쇠 세포가 늘어납니다. 노쇠한 베타 세포는 분열과 재생 능력을 잃어, 인슐린 분비는 점점 줄어들고 당뇨 증상이 심해집니다.

• **근육 감소증** 근육 위성 세포는 근육에 있는 특수한 줄기세포로, 근육이 손상되거나 재생이 필요할 때 활성화되어 새로운 근육 세포를 생성하는 세포입니다. 특히 근육 재생에 중요한 임무를 수행하며, 운동 후의 근육 성장이나 상처 회복 과정에서 중요한 역할을 합니다. 위성 세포는 평소에는 휴면 상태로 존재하다가 자극을 받으면 활성화되어 분열하고 근육 섬유를 형성합니다. 노화와 관련된 근육 재생 능력의 상실은 위성 세포(근육 줄기세포)의 노쇠와 밀접하게 연관되어 있습니다. 위성 세포가 노쇠화되면 세포 성장을 억제하는 단백질 신호가 증가하여 새로운 근육 형성을 저해합니다. 이는 근육량 감소와 약화를 초래하며, 노년층의 신체 기능 악화로 이어집니다.

• **백내장** 노쇠 세포는 백내장의 형성에 중요한 역할을 합니다. 특히 렌즈 상피 세포의 노쇠화는 투명도를 감소시키고 혼탁 형성을 가속합니다.

• **방사선 치료로 인한 구강 점막염** 방사선 치료는 점막 세포의 노쇠화를 유발하며, 이는 점막 염증과 궤양 형성을 악화시킵니다.

• **뇌 동맥류 및 심장 동맥류** 최근 연구에 따르면 노쇠 세포는 동맥류 형성 과정에 이바지할 가능성이 크며, 특히 염증성 환경을 조성하여 혈관 벽 약화를 가속하는 역할을 합니다. 2023년 연구에서는 염증성 물질의 지속적인 분비가 혈관의 구조를 약하게 하며, 혈관 벽의 탄력성을 떨어뜨리는 것이 확인되었습니다.

• **죽상 동맥 경화증** 혈관 평활근 세포와 내피 세포의 노쇠화는 죽상 경화반의 형성 및 진행을 촉진합니다. 노쇠한 혈관 평활근 세포가 염증성 물질을 지속적으로 분비하여 주변 세포의 노쇠화를 유도하고, 이 때문에 염증이 확산되며 죽상 경화반의 진행이 가속됩니다. 또한, 혈관을 좁혀 관련 질환의 요인이 됩니다.

• **녹내장** 최근 연구에 따르면 눈의 방수 흐름을 조절하는 세포에서 노쇠 세포가 축적되면 안압이 높아지고, 이것이 녹내장 발생의 중요한 요인으로 작용합니다.

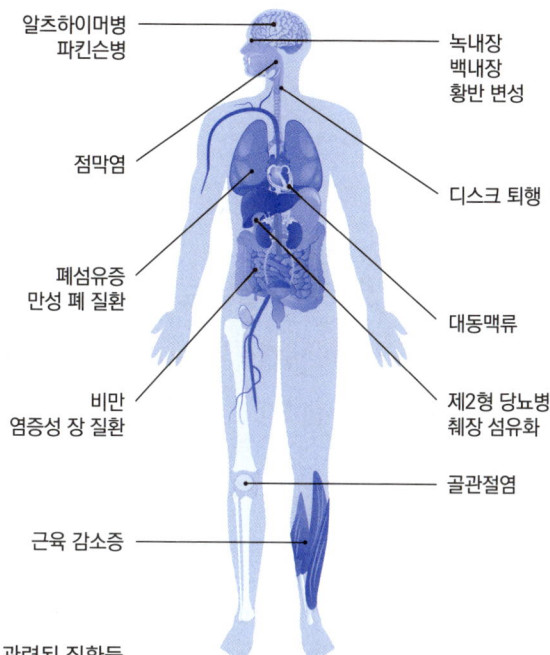

그림 8. 노쇠 세포와 관련된 질환들

- **알츠하이머병 및 파킨슨병** 노쇠 세포는 알츠하이머병과 파킨슨병의 진행을 가속하는 주요 기전 중 하나로 여겨지고 있습니다. 뇌 조직에서 노쇠 세포는 염증 물질 분비를 통해 신경 세포 손상을 가중하고, 베타아밀로이드 같은 병적인 단백질 축적을 촉진할 가능성이 커집니다.

- **골관절염 및 추간판 퇴행** 관절과 척추 조직에서 노쇠 세포가 축적되면, 염증과 조직 재생 감소로 퇴행성 변화가 악화됩니다. 노쇠 세포가 축적되면, 연골 분해 효소 활동이 활발해져서 연골 손상이 가속되며 관절 기능은 떨어집니다. 또한, 추간판 퇴행 과정에서도 염증성 물질의 지속적인 분비가 추간판 세포의 재생을 저해하고, 퇴행성 변화를 가속할 수 있음을 시사합니다.

- **비알코올성 지방간** 최근 연구에 따르면 간 조직 내 노쇠 세포가 쌓여 염증과 섬유화가 촉진되면, 간 손상을 유발한다는 사실이 밝혀졌습니다. 이런 경우는 음주와 무관한 비알코올성 지방간의 원인이 됩니다.

- **면역계 약화** 노쇠 세포에서 염증성 물질이 지속적으로 분비되면, 면역계의 전반적인 균형이 무너져 면역 기능이 떨어집니다. 축적된 노쇠 세포가 면역 세포의 활성과 증식을 억제하므로, 노인의 면역력이 감소하는 이유 중 하나가 됩니다. 면역 감시 기능이 떨어지므로, 당연히 감염과 암 발생 위험이 커집니다.

이처럼 노쇠 세포의 축적은 단순한 노화를 넘어서, 다양한 질병의 중요한 원인이 될 수 있습니다. 또 암이 생길 수도 있습니다. 암세포가 생기는 것을 막으려고 노쇠 세포가 되는 길을 선택했지만, 오히려 암세포로 변할 수도 있습니다. 그 결과 우리의 건강 수명과 전체 수명을 단축합니다.

노쇠 세포를 제거하면 노화가 느려지고 질병도 좋아진다

이렇듯, 노쇠 세포가 노화 가속과 질병 발생의 중요한 원인이라면, 반대로 노쇠 세포를 제거하면 노화가 느려져서 수명이 길어지고 현재 앓는 질병도 호전될까요? 이제부터는 그 증거들을 알아보겠습니다.

동물 연구 결과들

약물 중에서 노쇠 세포의 사멸을 유도하는 제거제(세놀리틱: senolytic)라고 불리는 최초의 약물은 다사티닙Dasatinib과 쿼세틴Quercetin의 조합입니다. 다사티닙은 주로 항암제로 사용되며, 노쇠 세포의 사멸을 촉진하는 역할을 합니다. 쿼세틴은 양파, 사과 껍질, 브로콜리, 딸기, 포도에 많이 들어 있는 천연 플라보노이드로 항산화 효과와 함께 노쇠 세포 제거에 도움을 줍니다. 중년의 쥐에게 이 약물을 3주에 한 번씩, 3개월 동안 정기적으로 경구 투여한 결과, 노화 속도가 현저히 늦춰졌습니다. 이 연구는 노쇠 세포를 제거하는 것이 단순히 병의 진행을 막는 것을 넘어, 근본적으로 노화 과정을 늦출 수 있음을 보여 주었습니다.

노쇠 세포를 제거하면 단순히 늙는 속도가 늦춰질 뿐만 아니라, 신체 기능이 실제로 젊어진다는 보고도 있습니다. 2016년 다사티닙과 쿼세틴 투여로 노쇠 세포를 제거한 쥐는 근육이 더 강해져서 마치 젊은 쥐처럼 더 활발하게 움직이며, 새로운 운동 과제를 수행하는 데 훨씬 능숙했습니다. 또 다른 연구에서는 노쇠 세포를 제거한 후, 쥐의 혈관이 더 유연해지고 혈압이 낮아지고 심혈관계 질환에 걸릴 위험도 줄어들었습니다. 다른 동물 연구에서는 피부 상처가 훨씬 빠르게 치유되었고, 간과 폐 같은 주요 장기의 재생 능력이 눈에 띄게 증가했습니다. 당뇨, 골다공증, 폐 질환, 치매 등도 개선되었습니다.

다사티닙과 쿼세틴 조합 투여로 노쇠 세포를 제거함으로써 수명이 연장된다는 결과도 있습니다. 즉, 노쇠 세포가 제거된 쥐들은 6달을 더 오래 살았는데, 인간으로 치면 5~10년 정도 수명이 연장된 것입니다. 중요한 것은 노쇠 세포가 3분의 1 정도 제거된 쥐들은 1번의 투여로도 효과가 수개월 지속되었습니다. 그리고 단순히 오래 살았을 뿐 아니라, 건강하게 산 시간이 늘어났다는 점입니다. 이 쥐들은 노화 관련 질병에 덜 걸렸고, 마지막 순간까지 활력이 넘쳤습니다.

초기 임상 연구 결과들

임상에서 노쇠 세포 제거제(세놀리틱스)가 사용되려면 다음 3가지 조건을 만족시켜야 합니다.

1. 안전성: 노쇠 세포는 제거하면서도, 다른 세포에는 해를 주지 말아야 합니다.
2. 만성 질환이 개선되어야 합니다.
3. 신체 기능이 젊어지고 수명도 늘어야 합니다.

이 3가지 조건에 부합하는 최초의 세놀리틱스는 동물 연구에서 그 효과가 입증된 다사티닙과 쿼세틴 조합입니다. 최초 임상 연구는 특발성 폐섬유증 환자들을 대상으로 시행되었으며, 특발성 폐섬유증은 폐 조직이 두꺼워지고 단단해지는 만성 질환으로 점진적으로 폐 기능이 떨어지는 특징을 가지고 있습니다. 노쇠 세포는 염증 반응을 유발하여 섬유증 진행을 악화시키는데, 노쇠 세포들이 폐 조직 내에 축적되면 폐의 유연성과 산소 교환 능력이 감소하게 됩니다. 본격적인 임상 연구는 아니고 소규모 환자를 대상으로 한 예비 연구입니다.

특발성 폐섬유증 환자 14명에게 DQ 조합(다사티닙은 하루에 100mg, 쿼세틴은 하루에 1,250mg씩, 주 3회, 3주 동안)을 복용하게 하였는데, 6분 걷기 거리, 4m 보행 속도, 의자에서 일어나기 시간 등의 신체 기능이 유의미하게 개선되었습니다. 그러나 한 명에게서 중대한 부작용이 보고되었으며, 호흡기 증상, 피부 자극과 멍, 소화기 불편감 같은 가벼운 부작용도 나타났습니다. 이 최초의 연구는 세놀리틱스가 특정 질환에서 신체 기능을 완화할 수 있다는 초기 증거가 됩니다.

2019년에 발표된 소규모 임상 시험에서는 무릎 골관절염 환자들에게 다사티닙과 쿼세틴을 병용 투여한 결과, 염증이 줄어들고 신체 기능이 일부 개선된 사례가 보고되었습니다. 이 연구에서는 30명의 골관절염 환자에게 다사티닙과 쿼세틴을 일정 기간 경구 투여하였으며, 염증 수치와 통증이 줄어들며 일부 신체 기능이 개선되는 긍정적 결과가 관찰되었습니다. 이러한 결과는 세놀리틱스가 관절염에서 염증 완화와 신체 기능 개선에 효과적일 수 있음을 시사합니다. 또한, 일부 피험자에서 노쇠 세포의 지표가 감소하는 긍정적 결과가 관찰되었습니다. 이후 특발성 폐섬유증 환자 12명을 대상으로 다사티닙과 쿼세틴(D + Q) 조합의 안전성 평가를 위한 1상 임상 연구도 진행되었습니다. 연속 3일을 투여하고 4일은 쉬는 방식으로 3주간 투여하였는데, 심각한 부작용은 없었지만, 신체적 기능, 폐 기능, 노쇠 지수에서 의미 있는 호전은 없었습니다.

그다음, 초기 임상 연구는 유니티 바이오테크놀로지Unity Biotechnology에서 개발한 UBX0101, UBX1967이라고 하는 세놀리틱스 연구입니다. 골관절염 환자에게 투여된 UBX0101은 안전했지만, 의미 있는 개선 효과를 보이지 않아 추가 개발이 중단되었습니다. UBX1967은 노화 관련 안과 질환인 황반 변성 환자를 대상으로 연구한 결과, 긍정적인 초기 결과가 보고되어서 현재 후속 연구가 진행 중입니다.

암 연구 분야가 막대한 연구비의 집중에 힘입어 엄청난 발전을 거듭하여 많은 결실이 있었듯이, 현재는 노쇠 세포 관련 연구에 많은 연구비가 지원되고 있습니다. 따라서 노쇠 세포 제거제인 세놀리틱스의 중요성은 엄청난 연구 발전 속도를 보이고 있으므로 임상에서 가장 먼저 노화 치료제로 처방이 가능하리라고 예상됩니다. 최근 진행되고 있는 수많은 임상 연구와 다양한 세놀리틱스에 관해서는 따로 자세히 설명해 드리겠습니다.

노쇠 세포의 진단법

노쇠 세포 제거를 임상에서 적용하려면, 진단법이 있어야겠지요? 어떻게 찾아낼까요? 지금부터 내 몸속의 노쇠 세포 문제를 찾기 위한 주요 진단법을 말씀드리겠습니다.

베타-갈락토시다아제 활성 측정(SA-β-gal Assay)
노쇠 세포를 염색해서 푸른색으로 보이게 하는 방법입니다.

- **검사 샘플** 조직 샘플이나 배양된 세포를 사용합니다.
- **검사 원리** 노쇠 세포는 베타-갈락토시다아제라는 효소를 많이 분비합니다. 이 효소는 특정 물질과 반응하면 푸른색으로 변합니다. 현미경으로 보면 푸른색으로 염색된 세포들이 보이는데, 이들이 바로 노쇠 세포입니다.
- **장점** 간단하고 저렴하며, 세포의 존재를 직접 눈으로 확인할 수 있습니다.
- **단점** 나이가 많지 않아도 이 효소가 활성화된 세포가 있을 수 있으며, 시료 준비가 까다로울 수 있습니다.

- **검사 시간 및 비용**　약 4~8시간, 샘플당 약 5~10만 원 이상

노쇠 세포 분비 물질 분석

좀비 세포, 즉 SASP가 분비하는 물질들을 측정하는 방법입니다.

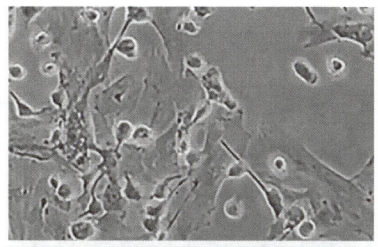

- **검사 샘플**　혈액이나 세포 배양 배지
- **검사 원리**　노쇠 세포는 인터류킨, 종양 괴사 인자 등 여러 종류의 염증성 물질을 분비합니다. 이를 ELISA라는 방법으로 측정합니다. ELISA(효소 결합 면역 흡착 분석)는 검사 샘플을 특정 항체와 결합시켜 나오는 색 변화로 결과를 확인하는 간단한 실험법입니다. 혈액에서 이 물질들이 많이 발견되면, 노쇠 세포가 많다는 신호입니다.

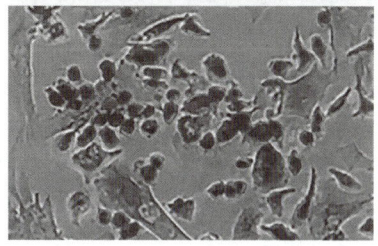

그림 9. 쥐 고환 세포, 염색 전(위) 염색 후 (아래)

- **장점**　혈액만으로 검사할 수 있어서 간편하며, 다양한 노쇠 세포 관련 물질들을 동시에 분석할 수 있습니다.
- **단점**　염증성 질환에서도 유사한 결과가 나타날 수 있어 특이성이 떨어집니다.
- **검사 시간 및 비용**　1~2일, 30만 원 이상
- **실제 임상 적용 예**　2022년 한 연구에서는 노쇠 세포가 많은 사람의 혈액에서 SASP 분비 물질의 수치를 분석하여 만성 질환의 진행을 예측했습니다. 이 방법은 특히 노인성 질환 관리에 유용할 것으로 보입니다.

노쇠 세포에서 증가하는 단백질들 측정

예를 들어 p16INK4a 또는 suPAR이란 물질은 세포가 노쇠해지면서 점점 더 많이 만들어지는 단백질입니다. 이 수치를 통해 노쇠 세포가 얼마나 있는지 예측할 수 있습니다.

- **검사 샘플**　조직 샘플이나 혈액
- **검사 원리**　RT-PCR이라는 방법으로 측정합니다. RT-PCR(실시간 역전사 중합 효소 연쇄 반응)은 세포 안에 있는 특정 RNA를 증폭해 그 양을 확인하는 방법입니다. 이를 통해 세포의 상태를 더 정확하게 파악할 수 있습니다. 높은 수치가 나왔다면, 그만큼 노쇠 세포가 많다는 의미입니다. 또는 측정하려는 단백질에 따라 ELISA라는 검사로 분석하기도 합니다.

- **장점** 노쇠 세포의 존재를 구체적으로 확인할 수 있으며, 특정 조직에서 노쇠 세포를 정밀하게 분석할 수 있습니다.
- **단점** 검사 샘플의 품질에 따라 결과가 달라질 수 있습니다.
- **검사 시간 및 비용** 1, 2시간~3일, 5~10만 원
- **실제 임상 적용 예** 측정 결과를 통해서 노화 속도가 빠른 사람들을 조기에 찾아내려는 연구, 또는 노쇠 세포 제거제 투여 후 변화 관찰을 위한 임상 연구에서 활용됩니다.

노쇠 세포의 DNA 손상 흔적 분석(γ-H2AX와 53BP1 분석)

노쇠 세포는 젊은 세포보다 DNA 손상이 많습니다. 이 손상된 DNA의 흔적을 찾아내는 방법입니다.

- **검사 샘플** 조직 슬라이드나 세포 배양 샘플
- **검사 원리** 손상된 노쇠 세포 DNA에는 γ-H2AX와 53BP1이라고 이름을 붙인 단백질이 나타납니다. 이 단백질들은 세포의 DNA가 손상되었을 때 나타나는 '표지' 같은 역할을 합니다. 노쇠 세포에서는 이러한 단백질들이 많이 발견되기에 이를 통해 손상된 세포를 확인할 수 있습니다. 이 단백질을 면역 형광법으로 관찰합니다. 면역 형광법은 항체에 형광 물질을 붙여 특정 단백질의 위치를 현미경으로 볼 수 있게 하는 방법이며, 이를 통해 손상된 세포를 쉽게 식별할 수 있습니다.
- **장점** 노쇠 세포의 DNA 손상을 구체적으로 정밀하게 확인할 수 있습니다.
- **단점** 고가의 장비와 전문 기술이 필요합니다.
- **검사 시간 및 비용** 약 2~5일, 약 50만 원
- **실제 임상 적용 예** 2024년 연구에서는 방사선 치료를 받은 암 환자의 조직에서 γ-H2AX와 53BP1 존재를 분석해 노쇠 세포 축적과 방사선 치료 효과의 상관관계를 평가하였습니다.

노쇠 세포의 RNA 분석

마지막으로 소개할 방법은 가장 최신 기술인 단일 세포 RNA 분석입니다. 예를 들어 SenMayo 유전자 세트는 125개의 노화 및 좀비 세포 관련 요인을 포함하여 평가합니다.

- **검사 샘플** 조직이나 체액에서 추출한 단일 세포
- **검사 원리** 단일 세포의 RNA 분석을 통해 각 세포가 어떤 유전자를 발현하는지 분석합니다. 노쇠 세포는 다른 세포와는 다른 고유한 패턴을 보이기 때문에 이를 식별할 수 있습니다. 쉽게 말해, 노쇠 세포는 특정 유전자를 발현하는 특징을 가지며, 이를 통해 노쇠 세포를 구별할 수 있는 것입니다.

- **장점** 가장 정밀한 데이터를 제공하며, 새로운 노쇠 세포 특징을 찾을 가능성이 있습니다.
- **단점** 비용이 매우 많이 들고, 분석 시간이 복잡하고 깁니다.
- **검사 시간 및 비용** 약 2주 이상, 수백만 원 이상
- **실제 임상 적용 예** 심장 조직의 노쇠 세포를 단일 세포 RNA 시퀀싱으로 분석해 특정 질환과 연관된 유전자를 확인했습니다.

용해성 우로키나제형 플라스미노겐 활성제 수용체(suPAR 검사)

만성 염증, 노쇠 세포, 다양한 질병 상태의 혈액에서 증가하는 단백질이며, 최근에 주목받는 검사법입니다.

- **검사 샘플** 혈액 검사
- **검사 원리** 원래 우로키나제형 플라스미노겐 활성제 수용체(uPAR)는 면역 세포, 내피 세포, 암 세포 등의 표면에 존재하며 세포 이동(migration), 면역 반응, 조직 재형성에 관여합니다. 그런데 염증이나 조직 손상이 지속될 경우, uPAR가 용해형(suPAR) 형태로 잘려 혈중에 증가하는 것을 수치로 측정하는 것입니다.
- **장점** 간편한 혈액 검사, 전신 염증 및 노쇠 세포 축적을 반영하는 바이오마커
- **단점** 다양한 만성 염증성 질환(감염, 암, 심혈관 질환 등)에서도 상승하므로 노쇠 세포 축적만을 특정하기 어렵습니다.
- **검사 시간 및 비용** 2-4시간(ELISA, 효소 면역 측정법 기준), 25만원 전후
- **실제 임상 적용 예** 일부 병원이나 연구 기관 생물학적 노화 측정, 세놀리틱 치료 반응 평가

앞서 말씀드린 여러 검사 방법 중, 가장 먼저 임상에 광범위하게 적용될 가능성이 큰 진단법은 SASP 관련 인자 분석법과 베타-갈락토시다아제 활성 측정법입니다. SASP 인자 분석법은 혈액 검사법이므로 환자에게 부담이 적고, 혈액 샘플 진단법은 임상 현장에서 빠르게 채택되는 경향이 있습니다. 또한 노쇠 세포가 분비하는 다양한 염증 물질은 이미 현재에도 검사하는 물질들이며, 노쇠 세포의 존재뿐만 아니라 염증 수준과 노화 관련 질환의 진행 상태도 동시에 평가할 수 있어 임상적으로 매우 유용합니다. 2024년 발표된 연구들에서도 만성 염증성 질환, 암, 대사 질환 등의 다양한 상태 진단법으로서의 임상적 가치가 확인되었습니다. 베타-갈락토시다아제 활성 측

정법은 노쇠 세포가 축적된 부위를 시각화하여 진단 및 치료 모니터링에 활용할 수 있습니다. 예를 들면, 노쇠 세포 제거 치료제의 효과를 측정하여 시각적으로 볼 수 있다는 것이 장점입니다. 또한 MRI나 PET 스캔 같은 기술과 결합하면 전신 및 조직 수준에서 노쇠 세포를 정밀하게 평가할 수 있습니다.

노쇠 세포 제거 효과가 있는 생활 습관들

노쇠 세포를 제거하는 데는 좋은 생활 습관들도 매우 중요합니다. 일상에서 실천할 수 있는 생활 습관을 가져 보셨으면 합니다.

노쇠 세포 예방 효과가 있는 생활 습관들

1주일에 3~5회의 유산소 운동

일주일에 3~5회, 회당 30~60분의 유산소 운동은 세포가 노쇠 상태로 전환되는 것을 방지합니다. 여러 임상 연구에서는 규칙적인 유산소 운동을 3~5개월간 시행한 결과, 노쇠한 면역 세포에서 증가하는 단백질인 p16INK4a 수치가 30% 감소하였습니다. 또 고령의 과체중 여성의 넓적다리 지방 조직 내에서 노화 세포의 수를 줄였습니다. 운동을 하지 않은 노인의 팔 동맥에서는 노화된 혈관 내피 세포가 늘어나고 혈관 내피 기능의 손상이 보였지만, 운동을 규칙적으로 하는 노인에서는 이러한 노쇠 현상이 관찰되지 않았습니다. 특히 만성 염증 수준도 유의미하게 낮아졌습니다. 예를 들어, 혈액 검사에서 흔히 측정하는 염증 지표인 CRP(반응성 단백질)와 TNF-alpha(종양 괴사 인자 알파) 수치가 줄어든 것으로 나타났습니다. 유산소 운동보다는 효과가 작지만, 근력 운동에서도 유익한 효과가 있습니다. 건강하고 활동적인 젊은 남성이 근력 운동을 하는 동안에는 골격근 안 노화 세포의 제거를 촉진하는 백혈구 숫자가 증가하였습니다.

수면(하루 7~8시간)

충분한 수면은 만성 염증을 줄이고 노쇠 세포 축적을 예방합니다. 한 연구에서는 하루 6시간 미만으로 수면을 취한 그룹이 7~8시간 충분히 잔 그룹보다 염증 반응 수치(CRP 수치)가 평균 25% 높게 나타났습니다. 이는 수면 부족이 노쇠 세포의 축적에 직접적인 영향을 미칠 수 있음을 시사합니다. 특히 노인에서는 수면 부족이 단 하루만 지속되어도, 혈액 속 노쇠 세포에서 증가하는 단백질의 수치, 좀비 세포가 분비하는 물질이 늘어납니다. 장기간 불면증이 있는 여성의 혈액에는 충분한 수면을 하는 여성보다 노화된 면역 세포가 더 많습니다.

체중 관리

과체중과 비만은 노쇠 세포 축적의 주요 요인 중 하나입니다. BMI(체질량 지수)가 25 이상인 과체중 그룹에서는 노쇠 세포 축적 시에 증가하는 단백질 지표인 p16INK4a 수치가 정상 체중 그룹보다 40% 더 높게 나타났습니다. 체중 관리는 노쇠 세포 축적을 막는 데 매우 중요한 역할을 합니다.

스트레스 관리(명상, 요가 등)

만성 스트레스는 노쇠 세포와 염증 수준을 증가시킵니다. 연구에 따르면, 만성 스트레스를 효과적으로 관리하지 않으면 노쇠 세포 관련 지표와 염증 수준이 20% 이상 증가할 수 있습니다. 명상, 요가, 심호흡 등 스트레스 관리 기법은 이를 완화하는 데 도움을 줍니다.

노쇠 세포 제거 효과가 있는 생활 습관들

열량 제한

흔히 소식이라고 하는 열량 제한은 균형된 영양소는 유지하면서 최소한의 열량을 섭취하는 식사법입니다. 동물 실험에서는 이미 오래전부터 노화를 늦추고 수명을 연장하는 것이 증명되어 있으며, 인간을 대상으로 한 임상에서도 노화 세포의 수를 줄일 수 있음을 보여 주었습니다. 열량 제한 식이를 구체적으로 실천하기 위한 식사법 중에서 노쇠 세포 제거 효과가 있는 방법은 간헐적 단식과 케톤 식이법입니다.

간헐적 단식은 세포가 스스로 노폐물을 처리하는 '자가 포식$_{Autophagy}$' 과정을 활성화해서 노쇠 세포를 제거합니다. 자가 포식은 다음 장에서 별도로 자세히 설명해 드리겠습니다.

정상 세포가 노쇠 세포로 전환되는 것을 억제하는 비약물 요법 중에서 가장 강력한 효과를 발휘하는 것이 열량을 제한하는 식이요법입니다. 간헐적 단식은 이러한 강력한 식이요법을 실천하는 구체적인 실천 방법이므로 아주 중요한 항노화-장수 요법입니다.

2018년 연구에 따르면 간헐적 단식(하루 16시간 공복을 유지하는 16:8 방식 또는 주 2회 24시간 단식인 5:2 방식)을 한 그룹에서 세포 내 불필요한 물질을 분해하고 재활용하는 과정을 촉진하는 자가 포식 관련 유전자가 40% 더 활성화되었고, 노쇠 세포 지표가 감소했습니다. 구체적인 실천법은 5장 '노폐물을 재활용 처리하는 자가 포식 강화'에서 자세히 설명해 드릴 것이지만, 일단 간략하게 말씀드리겠습니다.

간헐적 단식 실천법

• 5:2 간헐적 단식법 일주일 중 5일은 평소대로 식사하고, 2일은 열량을 제한하는 방식입니다. 이 방법은 단식 일에도 완전히 굶는 것이 아니라, 영양이 풍부한 저열량 식사를 선택해 최소한의 에너지를 유지하므로, 비교적 실천하기 쉬운 단식 형태입니다. 단식 일에는 하루 열량 섭취량을 남성은 약 600열량, 여성은 약 500열량으로 제한합니다. 단식하지 않는 나머지 5일 동안은 열량 제한 없이 평소대로 식사하되, 건강한 음식을 섭취하는 것이 더 좋은 결과를 가져옵니다.

• 16:8 간헐적 단식법 하루에 16시간 공복 상태로 유지하고, 나머지 8시간 동안 음식을 섭취하는 간헐적 단식 방법입니다. 비교적 단순하고 실천하기 쉬워 초보자부터 전문가까지 폭넓게 선호하는 방식입니다. 16시간 공복 동안에는 물, 커피, 차와 같은 열량이 없는 음료는 섭취할 수 있지만, 음식은 먹지 않습니다. 16:8 방식은 본인의 생활 방식에 맞게 시간을 설정하면 됩니다.

예 1. 아침을 생략하는 경우

공복 시간	저녁 8시 이후 금식 → 다음 날 정오까지 공복 유지(16시간)
식사 시간	정오 ~ 저녁 8시(2끼 식사에 중간에 간식)

예 2. 저녁을 생략하는 경우

공복 시간	오후 4시 이후 금식 → 다음 날 아침 8시까지 공복 유지(16시간)
식사 시간	오전 8시 ~ 오후 4시(2끼 식사에 중간에 간식)

고강도 인터벌 운동

짧지만 강렬한 운동법으로 노쇠 세포를 제거하는 놀라운 효과를 보입니다. 18세에서 60세의 성인 39명을 대상으로 12주간 고강도 인터벌 운동 후, 근육 세포에서 노쇠 세포 때 늘어나는 단백질량이 35% 줄어들고 염증 수치도 25%나 줄어들었습니다. 그뿐만 아니라 다음 장에서 설명해 드릴 자가 포식 기능도 활성화됩니다. 노인을 대상으로 12년간 관찰한 2024년 연구에서는 노쇠 세포에서 늘어나는 10여 개의 단백질 수치가 줄어들었습니다.

고강도 인터벌 트레이닝은 짧은 시간 동안 최대한 강도 높은 운동을 하고, 짧은 휴식이나 저강도 운동으로 회복하는 방식으로 구성됩니다. 자세한 방법은 '7장 마이토콘드리아 활성' 편에서 설명해 드릴 예정이며, 고강도 운동의 기본 구조는 다음과 같습니다.

고강도 인터벌 운동의 기본 구조	
워밍업(5분)	스트레칭 및 저강도 유산소 운동
고강도 운동(30초~1분)	최대 강도로 운동(예: 전력 질주)
저강도 회복(1~2분)	걷기 또는 가벼운 조깅
반복	고강도 운동과 저강도 회복을 5~10회 반복
쿨 다운(5분)	스트레칭으로 심박수를 안정화

사우나와 열 치료

사우나와 열 치료는 세포 건강에 큰 영향을 미칩니다. 사우나를 주 3~7회, 회당 15~30분 동안 이용한 경우 장수 지표 중 하나인 열 충격 단백질Heat Shock Protein의 증가와 염증 감소 효과가 보고되었습니다. 손상된 세포 복구와 노쇠 세포 감소에도 유의미한 영향을 미친다는 연구 결과가 있습니다.

사우나, 열 치료 종류	건식 사우나, 습식 사우나, 원적외선 사우나, 한증막 또는 찜질방
횟수와 시간	주 1~4회, 10분에서 20분(처음에는 5분부터 시작)

⚠ 사우나와 열 치료는 식사 후 1~2시간 지나서 하시고, 물을 충분히 마시고 시작해야 합니다. 전해질 음료를 마시면 더욱 좋습니다. 사우나가 끝나면 1~2분간 몸을 냉수로 씻고 충분히 휴식을 취하되 가벼운 스트레칭은 상관없지만, 과격한 운동은 하지 않는 편이 좋습니다.

노쇠 세포 예방 또는 제거 효과가 증명된 음식, 영양소

우리가 먹는 음식 중에서 특정 음식들은 노쇠 세포를 예방하거나 제거하는 효과가 있다고 알려져 있습니다. 자연이 우리에게 준 선물인 음식들을 통해 노쇠 세포와 싸우는 방법을 함께 알아보겠습니다.

    노쇠 세포 제거 효과가 있는 가장 대표적인 음식은 블루베리, 딸기, 라즈베리 같은 딸기류 그리고 사과입니다. 베리 류와 사과는 폴리페놀polyphenols, 특히 세놀리틱 senolytic 효과, 즉 노쇠 세포를 제거하는 능력이 있는 것으로 밝혀진 쿼세틴quercetin과 피세틴fisetin이 둘 다 풍부한 과일입니다. 그 밖의 양파, 케일, 오이 등에도 쿼세틴과 피세틴이 많이 들어 있습니다. 다음 장에 정리된 표를 참고하시기 바랍니다.

    총 1,701명을 대상으로 최대 12년 동안 추적한 대규모 연구인 매사추세츠주 프레이밍햄 심장 연구를 분석한 결과, 쿼세틴이나 피세틴 같은 플라보놀을 하루 10mg씩 더 섭취하면 노쇠 발현 가능성이 20% 줄어드는 것으로 나타났습니다. 느린 걸음걸이, 악력 저하, 체중 감소 같은 노쇠 세포 축적과 관련된 주요 노쇠 증상도 13.2%가 줄어들었습니다. 따라서 노쇠 세포 제거를 목적으로 한다면 딸기, 사과, 블루베리 3가지를 매일 드시면 최고입니다. 샐러드에 꼭 포함해 활용해 보시기 바랍니다. 양파도 쿼세틴과 피세틴 모두 풍부한 채소이니 자주 드셨으면 합니다. 쿼세틴과 피세틴에 국한하지 않고도 노쇠 세포를 줄여 주는 식품은 다음과 같습니다.

- **십자화과 채소**   브로콜리, 케일, 방울양배추는 단순히 샐러드 재료가 아닙니다. 이 채소들은 세포 쓰레기를 제거하는 자가 포식 작용으로 노쇠 세포 제거 효과가 있습니다. 이 중 브로콜리는 설포라페인 함량이 가장 높은 채소 중 하나로 알려져 있으며, 케일, 양배추도 설포라페인을 함유하고 있습니다.

- **쑥갓**   임상 시험은 아니지만, 쑥갓은 혈관 내피 세포의 노화 변화를 예방하는 효과가 있습니다.

- **오메가3 지방산이 풍부한 생선**   연어, 고등어, 정어리 같은 오메가3 지방산인 DHA와 EPA가 풍부한 생선은 노쇠 세포 지표를 줄입니다. 특히 65세 이상 노인에서 오메가3 지방산이 풍부한

쿼세틴과 피세틴이 많이 들어 있는 과일과 채소

		과일		채소	
쿼세틴	사과	평균적으로 100g당 4.4~4.7mg 포함 (특히 껍질에 높은 농도)	양파	100g당 약 20~50mg, 외피에 가까울수록 높은 농도 (특히 적색 양파에 풍부)
	블루베리	100g당 약 5mg	샬롯	100g당 약 30mg 양파에 못지않게 쿼세틴 농도가 높다.
	체리	100g당 약 3mg	브로콜리	100g당 약 3mg
	포도	100g당 약 2mg (적포도, 특히 껍질에 풍부)	아스파라거스	100g당 약 15mg
	감귤류 (레몬, 라임)	100g당 약 2.5mg (껍질과 과육에 함유)	케일	100g당 약 7mg
			시금치	100g당 약 4mg
			고추	100g당 약 2mg 캡사이신이 적어서 덜 매운 고추와 파프리카에 많다.
피세틴	딸기	g당 약 160μg 포함 (피세틴이 가장 풍부한 과일)	오이	100g당 약 5μg 껍질에 피세틴이 많으니 껍질째 섭취
	사과	g당 약 26μg 피세틴, 쿼세틴 모두 함유	토마토	100g당 약 2μg
	망고	g당 약 3μg	양파	100g당 약 1.5μg
	키위	g당 약 2μg	피망(빨간색)	100g당 약 1μg
	포도	g당 약 1μg (특히 적포도)		

생선을 자주 먹은 그룹은 노쇠 세포 축적을 의미하는 체중 감소, 악력 저하, 심한 피로, 보행 속도 저하, 활동량 감소 같은 노쇠 증상이 절반 정도나 적습니다.

• **견과류와 씨앗** 임상 연구 보고가 많은 대표적인 견과류와 씨앗류는 아몬드, 피칸, 호두, 브라질너트, 아마씨입니다. 텔로미어 유지와 노쇠 세포 예방 효과가 있습니다.

• **강황, 생강, 계피** 이들은 노쇠 세포 억제 효과가 있는 향신료들입니다. 천연 향신료 성분 중 노쇠 세포 제거 효과가 보고된 향신료들은 커큐민curcumin과 진저롤gingerol입니다. 이들 성분에 관해서는 노쇠 세포 제거 알약에서 구체적으로 설명해 드리겠습니다.

• **녹차** EGCG(Epigallocatechin gallate)는 녹차에서 발견되는 강력한 항산화 물질로 노쇠 세포 제거 효과가 있는 것으로 알려져 있습니다. 실제로 녹차를 3달 이상 마시면 세포 노화를 억제하는 유전자 발현이 의미 있게 늘어납니다.

• **발효 식품과 프로바이오틱스** 발효 유산균인 프로바이오틱스의 섭취도 노화 세포 억제 효과가 있습니다. 장과 노화에 관한 내용은 '12장 장내 미생물 불균형 교정' 편에서 따로 말씀드리겠습니다.

• **다양한 식물성 화합물** 영양소 중에서 직접 또는 간접적으로 노쇠 세포 제거 효과가 있는 것들을 정리하면 다음과 같습니다.

영양소/성분	주요 식품	주요 효과
쿼세틴	사과, 양파, 블루베리	산화 스트레스 감소, 노쇠 세포 제거
피세틴	딸기, 망고, 사과	염증 억제, 노쇠 세포 제거
오메가3 지방산	연어, 고등어, 아마씨	염증 마커 감소, 세포막 보호
비타민 E	아몬드, 헤이즐넛	세포막 보호, 염증 감소
셀레늄	브라질너트	항산화 효소 활성화, 세포 자가 포식 촉진
설포라페인	브로콜리, 방울양배추	손상 세포 제거, 항산화 방어 강화
레스베라트롤	적포도, 블루베리	세포 손상 억제, 염증 경로 차단
커큐민	강황	염증 경로 억제, 항산화 효과
진저롤	생강	마이토콘드리아 기능 개선, 염증 억제
폴리페놀	녹차, 코코아, 딸기	활성 산소 억제, 염증 감소

노쇠 세포 예방 및 제거 효과가 보고된 약초

일본 당귀와 리구스틸라이드(*Angelica acutiloba* and Ligustilide)

일본에서 자생하는 산형과 여러해살이 식물이며, 쌈채소로 널리 식용하는 식물이어서 한국, 중국, 인도네시아 등에서도 많이 재배하는 식용 약초입니다. 아직 임상 연구는 없지만, 세포 및 동물 실험에서는 노쇠 세포를 제거하는 세놀리틱 효과가 증명되었습니다.

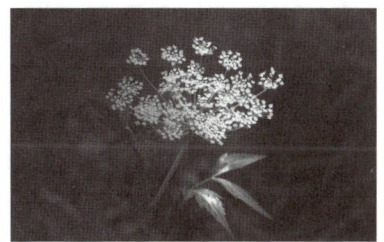
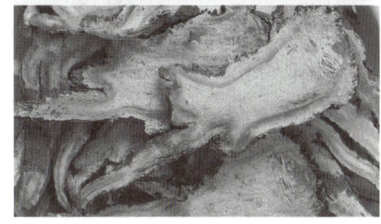

특히, 증식 중인 젊은 세포에는 영향을 미치지 않고, 노쇠 세포만 선택적으로 자멸사를 유도하는 작용이 있는 점이 중요한 핵심입니다. 주요 성분은 일본 당귀 뿌리에서 추출된 리구스틸라이드 ligustilide이며, 일본 당귀의 전통 의학적 약용 작용을 하는 주요 성분입니다. 방사선에 노출해서 노쇠되게 한 세포 또는 노화된 쥐 실험에서 피부 조직의 노쇠 세포를 제거하여 숫자

그림 10. 일본 당귀 꽃, 잎, 뿌리

를 줄이고, 피부 두께 및 콜라겐 밀도를 늘려 재생력을 높이는 항노화 효과가 있는 중요한 성분임이 확인되었습니다. 일본 당귀 뿌리를 이용하여 차로 즐기는 방법은 뒤에서 설명해 드리겠습니다.

병풀(*Centella asiatica*)

병풀은 텔로미어 편에서도 소개된 약초입니다. 인도, 중국, 동남아시아, 아프리카, 호주 등 열대 및 아열대 지역에서 주로 자생하며, 주로 잎과 줄기를 사용하는 약초입니다. 아유르베다 의학에서는 '고투 콜라Gotu Kola'로 알려져 있으며, 젊음을 유지하고 정신을 맑게 하는 약초로 사용하며, 중국 전통 의학에서는 열을 내리고 해독하며 상처를 치유하는 데 사용하고, 한국 및 동남아시아 전통 의학에서는 상처 치유, 피부 개선, 해독제로 널리 사용됩니다.

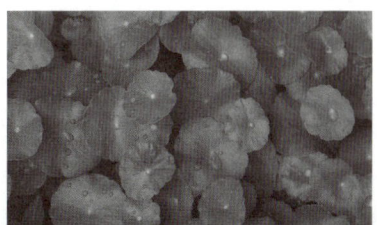
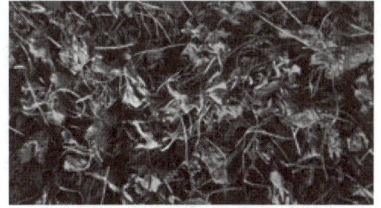

노쇠 세포 관련해서는 아직 임상 연구는 없지만, 세포 및 동물 실험에서 노쇠 세포에 병풀 추출물을 추가하

그림 11. 병풀잎, 말린 병풀잎과 줄기

면 청록색으로 염색되는 노쇠 세포의 숫자가 현저하게 줄어드는 것이 확인되었습니다. 주요 활성 성분은 피부 재생 및 항염 효과가 입증된 사포닌 성분인 아시아티코사이드, 마데카소사이드, 마데카식산입니다. 피부 상처에 바르는 마데카솔 연고가 병풀의 이런 주요 추출물로 만들어졌습니다. 병풀잎을 이용하여 차로 즐기는 방법은 뒤에서 설명해 드리겠습니다.

강황(Turmeric)

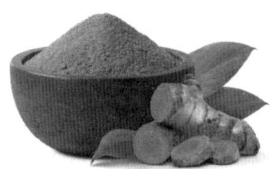

아열대 지역에서 자생하는 생강과 여러해살이 식물의 땅속 덩이줄기를 식용, 약용하는 식물이며, 꽃이 아름다워서 관상용으로도 키웁니다. 덩이 뿌리줄기의 밝은 황색 향신료 성분인 커큐민이 주요 약리 성분입니다.

노쇠 세포 제거에 관한 직접적인 임상 연구는 아직 없지만, 수많은 대조군 임상 연구에서 당뇨, 고지혈증, 과체중, 무릎 관절염, 비알코올성 지방간, 천식, 피부 보습 등의 개선 효과가 입증된 중요한 식용 약초입니다.

세포 및 동물 실험에서, 강황은 노쇠 세포가 분비하는 각종 염증성 물질과 단백질 수치를 줄이므로, 노쇠 세포 억제 또는 제거 효과가 있는 것입니다. 따라서, 강황이 당뇨, 고지혈증, 과체중, 무릎 관절염, 비알코올성 지방간 환자들의 증상을 개선하는 기전에는 노쇠 세포 제거에 따른 기전이 있을 것으로 추정됩니다.

생강(Ginger)

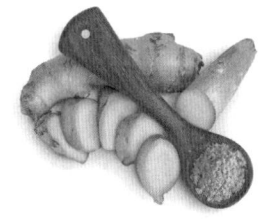

생강과 여러해살이 식물의 땅속 덩이줄기를 식용, 약용하는 식물이며, 덩이뿌리 줄기의 진저롤과 쇼가올이 주요 약리 성분입니다. 노쇠 세포 제거에 관한 직접적인 임상 연구는 아직 없지만, 수많은 대조군 임상 연구에서 당뇨, 기능성 소화 불량, 대장 직장암 관련 위험 요인 감소, 진통 효과(월경통, 근육통), 대사 증후군, 고지혈증 개선 그리고 강력한 항염 작용으로 체내 염증 지표들을 줄이는 효과가 입증된 중요한 식용 약초입니다.

세포 및 동물 실험에서, 노쇠 세포가 분비하는 각종 염증성 물질과 단백질 수치를 감소시키고, 노쇠 세포 억제 또는 노화되지 않은 세포에는 작용하지 않으면서 선택적으로 노쇠 세포의 사멸을 유도하는 제거 효과가 입증되어 있습니다. 따라서, 생강이 당뇨, 고지혈증, 대사 증후군 환자들의 증상을 개선하는 기전에는 노쇠 세포 제거에 따른 기전이 있을 것으로 추정됩니다.

은행잎(Ginkgo Biloba leaf)

은행잎은 전 세계에서 매우 많이 팔리는 허브 중의 하나입니다. 기억력 개선과 혈액 순환 개선 효과가 널리 알려졌지만, 최근 연구에서는 노쇠 세포 제거에도 효과가 있는 것으로 밝혀졌습니다. 노쇠 세포 제거에 관한 직접적인 대조군 임상 연구는 아직 없지만, 수많은 대조군 임상 연구에서 당뇨, 고지혈증, 비만, 동맥 경화증, 말초 혈관 질환, 인지 기능 및 기억력 감소, 시력, 황반 퇴행 변화, 당뇨성 망막 합병증 증상 개선 작용이 증명되어 있습니다.

노화되지 않은 세포에는 작용하지 않으면서, 선택적으로 노쇠 세포의 사멸을 유도하며, 주성분은 은행잎의 플라보노이드인 징크게틴Ginkgetin입니다.

세포 및 동물 실험에서, 노화가 된 피부 세포, 신경 세포, 연골 세포, 암세포에서 노쇠 세포를 억제하고 제거하는 효과가 있습니다. 따라서 은행잎이 당뇨, 고지혈증, 비만, 동맥 경화증, 말초 혈관 질환, 인지 기능 및 기억력 감소, 시력, 황반 퇴행 변화, 당뇨성 망막 합병증 환자들의 증상을 개선하는 기전에는 노쇠 세포 제거에 따른 기전이 있을 것으로 추정됩니다.

인삼: 동양의 전통 약초에서 찾은 활력

인삼도 은행잎처럼 전 세계에서 매우 많이 팔리는 허브 중의 하나입니다. 피로 해소와 면역력 증진 효과가 가장 널리 알려졌지만, 노쇠 세포 제거에도 효과를 발휘합니다.

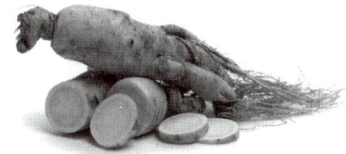

가공 절차에 따라 생인삼(4년생 이하), 백삼(4~6년생, 껍질 제거 후 건조), 홍삼(6년생 수확 후 찌고 건조), 발효 인삼 4가지 유형이 있으며, 가장 중요한 활성 물질은 150종에 이르는 진세노사이드(Rb1, Rb2, Rg1, Re, Rd 등)의 다양한 사포닌 종류들입니다.

노쇠 세포 제거에 관한 직접적인 대조군 임상 연구는 아직 없지만, 수많은 대조군 임상 연구에서 면역 기능, 당뇨, 대사 증후군, 인지 기능 및 기억력, 피로, 지구력, 운동 능력, 성기능을 개선하는 작용이 입증되어 있습니다. 세포 및 동물 실험에서 노화가 된 피부 세포, 간세포, 신경 세포, 암세포에서 노쇠 세포를 억제하고 제거하는 효과가 있습니다. 따라서 인삼이 면역 기능, 당뇨, 대사 증후군, 인지 기능 및 기억력, 피로, 지구력, 운동 능력, 성기능을 개선하는 기전에는 노쇠 세포 제거에 따른 기전이 있을 것으로 추정됩니다.

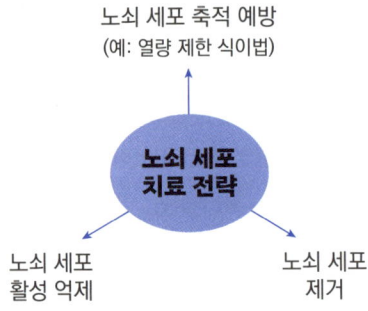

그림 12. 노쇠 세포 치료의 3가지 방법인 예방, 억제, 제거

미역취(*Solidago virgaurea*)

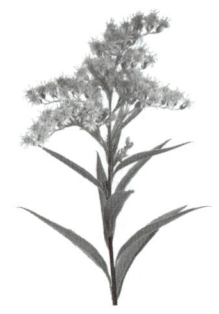

국화과 여러해살이의 식용 약초입니다. 국을 끓이면 미역처럼 부드럽고 미역 맛도 난다고 해서 붙여진 이름이라는 설이 있습니다. 원추형으로 줄기 윗부분에 짙은 노란색으로 피는 꽃이 황금색 막대 또는 황금빛 채찍 같다고 해서 영어로는 goldenrod라고 합니다. 미역취는 독특한 향미의 산나물이고 요로 감염과 과민성 방광, 관절염과 힘줄염 환자에게서 임상 효과가 증명된 약용 식물입니다. 최근에, 피부, 신경계, 간 및 신장과 같은 다양한 세포에서 노쇠 세포 때 증가하는 단백질들을 줄이는 효과가 보고되어서 노쇠 세포 제거와 관련된 가능성을 보여 주고 있습니다. 이 외에도 세포 및 동물 실험에서 노쇠 세포 제거 효과가 보고된 약초는 실리마린을 함유한 서양 엉겅퀴인 밀크시슬 milk thistle, 베르베린berberine을 함유한 약용 식물들입니다.

노쇠 세포에 작용하는 노화 치료제들

노화 치료제 개발 연구 분야에서 가장 많은 연구가, 가장 빠르게 진행되고 있는 분야는 '세놀리틱스senolytics'라고 부르는 노쇠 세포 제거제 개발입니다. 아마도 5~10년 안에 의사에게 처방을 받아서 먹을 수 있는 노화 치료제가 상용화된다면, 그건 노쇠 세포 제거제 알약일 가능성이 큽니다.

노쇠 세포 치료법의 전략은 크게 다음 3가지로 나눌 수 있습니다.

- 첫째, 예방법으로 노쇠 세포의 축적을 예방하는 비약물적 치료법입니다.
- 둘째, 억제법입니다. 노쇠 세포를 제거하지는 못하지만, 좀비 세포인 SASP(노쇠 관련 분비 표현형)에서 분비하는 물질들을 조절하고 억제하여 노쇠 세포를 정지senostasis시키는 알약으로 세노모픽스senomorphics라고 합니다.
- 셋째, 제거법입니다. 실제로 노쇠 세포 자체를 제거하는 알약으로, 노쇠 세포를 녹여 버린다는 의미로 세놀리틱스라고 합니다.

예방법

건강한 세포에서 노쇠 세포가 생겨 축적되는 것을 줄이는 가장 강력한 비약물적 치료법은 이미 소개해 드린 소식이라고 하는 열량을 덜 섭취하는 식사법입니다.

30% 열량 제한을 10년 이상 자발적으로 시행한 성인에게서는 대장 점막 세포의 노쇠 세포가 분비하는 단백질의 양과 염증성 물질이 의미 있게 감소하였습니다. 중년이나 노인을 대상으로 한 여러 연구에서도 열량 제한 식사법은 면역 세포, 간세포, 신경 세포, 신장 세포, 심장 세포에서 노쇠 세포의 축적을 줄입니다. 이런 결과는 열량 제한이 노쇠 세포 축적을 억제하고, 세포 기능을 향상하며, 건강 수명을 연장하는 데 도움이 된다는 점을 시사합니다.

열량 제한은 어떤 기전으로 새로운 노쇠 세포의 발생을 줄여 주는 것일까요? 이는 노쇠 세포를 만드는 각종 세포 스트레스 유발 물질들을 감소시키고, 좀비 세포에서 방출하는 물질을 감소시키며, 장수 유전자인 시르투인sirtuins을 늘리고 다음 장에서 알려 드릴 자가 포식 작용을 증강시키기 때문입니다. 열량 제한 식사의 실천법 중 최근 가장 많은 연구가 된 방법은 간헐적 단식법입니다.

억제법

노쇠 세포를 직접 제거하지는 못하지만, 다양한 세포 신호 전달 경로를 조절하여 노쇠 세포가 좀비 세포로 되는 것을 억제하는 알약을 사용하는 방법입니다. 노화와 관련된 부정적 영향을 억제하는 약물 또는 물질을 말하며, 세노모픽스라고 합니다. 세포 종류에 따라 또는 알약의 복용량에 따라 노쇠 세포 억제제면서도 노쇠 세포 제거제 기능도 할 수 있습니다.

노쇠 세포 제거보다는 그대로 두고 억제만 하는 편이 더 나은 경우

노쇠 세포는 상황과 조직에 따라 이로운 기능을 수행할 수 있기에 제거하기보다 그대로 두는 편이 더 좋을 때도 있습니다. 이럴 때 적합한 노화 치료법이 노쇠 세포는 그대로 두되 좀비 세포 같은 과다한 활성만 억제해 주는 세노모픽스입니다. 그러면 세노모픽스는 어떤 때에 해당하는지 알아보겠습니다.

조직 재생이 필요할 때	상처 치유 및 조직 회복 같은 조직 재생이 필요할 때는 노쇠 세포가 조직 회복을 돕는 물질을 분비하여 재생에 관여합니다. 예를 들면, 피부와 같은 외상 조직이나 간 손상 후 회복 과정에서는 SASP에서 분비한 물질들이 주변 세포의 증식과 이동을 유도하여 상처 부위를 복구합니다. 이런 경우에는 노쇠 세포를 제거해 버리면, 회복과 재생이 지연될 수 있습니다.
관절 연골에 생긴 노쇠 세포	관절 연골과 같은 조직은 기본적인 구조 유지가 중요한 조직입니다. 이런 조직에서는 노쇠 세포가 구조적 안정성 유지에 기여합니다. 관절 연골에 생긴 노쇠 세포는 물리적 압박에 쿠션 역할을 하거나, 주변 세포를 보호하는 역할을 할 수 있습니다. 이런 경우에 제거해 버리면, 연골의 구조적 취약성이 커질 수 있습니다.
면역계	노화된 면역계의 일부 조직인 골수 또는 비장 등에서 노쇠 세포가 면역 반응을 조절하는 기능도 합니다. 그런데 제거해 버리면, 면역 과활성으로 조직 손상이 발생할 수 있습니다.
암 발생 시	암 발생 초기에는 노쇠 세포가 주변 암세포의 증식을 막는 역할을 할 수 있습니다. 따라서 조직에 암 전 단계 병변이 발견되었다면, 노쇠 세포를 제거하지 않고 암 발생 억제 기능을 유지해 주면서 염증성 부작용만 줄여 주는 세노모픽스가 더 유리합니다.

제거법

실제로 노쇠 세포 자체를 제거하는 알약으로 노쇠 세포를 녹여 버린다는 의미로 세놀리틱스라고 합니다. 현재까지 확인된 대부분의 노쇠 세포 제거제는 노쇠 세포가 죽지 않고 버틸 수 있게 해 주는 데 관여하는 핵심 효소들을 차단하고 무력화시켜서 세포 사멸로 스스로 죽게 하는 알약들입니다. 많은 동물 실험과 일부 임상 연구에서 건강 수명을 연장해 주고, 노화 관련된 동맥 경화증, 간 섬유화, 줄기세포 기능 장애 등을 개선하는 효과가 입증되었습니다.

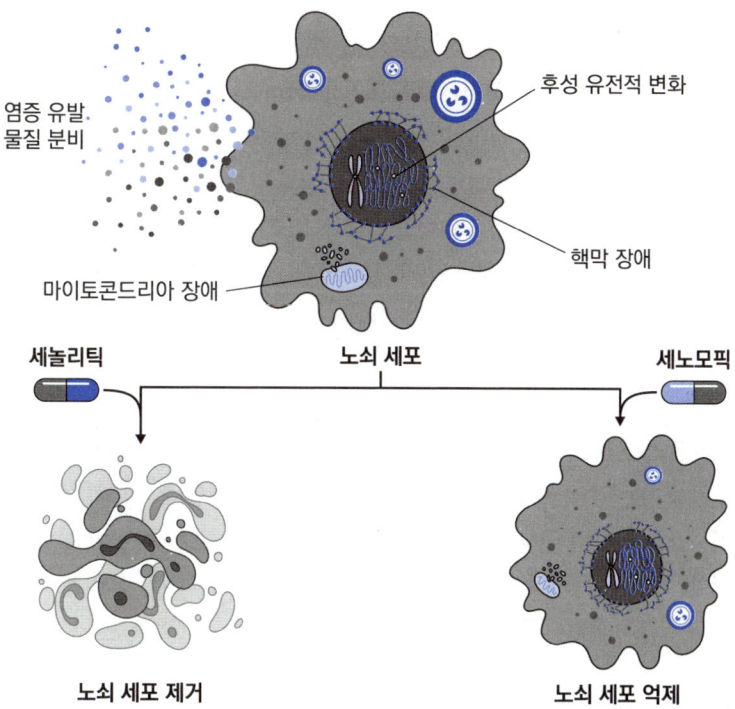

그림 13. 노쇠 세포 노화의 특징들, 노쇠 세포 제거제 및 억제제

노쇠 세포 특징: 증식 정지, 크기가 커지고 불규칙한 형태, 노화 연관 베타-갈락토시다아제 활성 증가, 마이토콘드리아 기능 장애, 핵막 기능 장애, DNA 손상, 텔로미어 손상, 좀비 세포(SASP) 생성, 다양한 염증 유발 물질 분비

    이제부터는, 노화 세포를 제거하지 않기 때문에 과도한 조직 손상 및 부작용 위험이 적으면서도, 노화 속도를 늦추고 노화 관련 질환의 예방과 개선 작용이 있는 대표적인 세노모픽스 그리고 세놀리틱 알약의 종류, 작용 기전, 관련 임상 연구 결과를 말씀드리겠습니다. 그리고 이어서 현재에도 우리가 복용할 수 있는 알약들을 하나씩 설명해 드리겠습니다.

주요 노쇠 세포 억제제(세노모픽스)

라파마이신(Rapamycin)과 라파마이신 유도체(Rapalog)

라파마이신은 장기 이식 후 거부 반응 예방을 위한 면역 억제제 그리고 림프관 근종 치료제로 FDA가 승인한 전문 약입니다. 그런데 추가로 세포 성장과 노화 속도를 조절하고 자가 포식 촉진 및 염증 반응 감소 작용이 밝혀져서 주목받고 있습니다. 또한 라파마이신은 노화와 좀비 세포를 조절하는 가장 확립된 세노모픽 중 하나로 인정받고 있습니다. 구체적인 것은 5장 '노폐물을 재활용 처리하는 자가 포식 강화' 편에서 설명해 드리도록 하겠습니다.

메트포르민(Metformin)

메트포르민은 제2형 당뇨병의 1차 치료약입니다. 그런데 당뇨병과는 무관하게 항노화 효과가 입증되면서 주목을 받는 약입니다. 항노화 효과가 나타나는 많은 이유 중 하나가 세포 에너지 센서를 활성화해서 노쇠 세포의 대사 상태를 개선하고, 좀비 세포를 안정화해 염증 물질 분비를 줄이기 때문입니다. 즉, 좀비 세포를 제거하지는 않으면서 억제하는 것이 세노모픽 작용입니다. 구체적인 것은 다음 장에서 설명해 드리도록 하겠습니다.

레스베라트롤과 스택(STACs) 알약들

장수 유전자라는 말을 들어 보셨는지요? 세포 노화, 염증, 대사 조절, 자가 포식 등 다양한 생리적 과정을 조절하는 효소인데 그중 가장 많이 알려진 것이 시르투인-1입니다. 시르투인-1의 작용은 나이가 들수록 줄어들지만, 이를 다시 활성화하면 노화를 늦추고 건강 수명을 늘릴 가능성이 있습니다. 그리고 시르투인-1을 활성화하는 알약들을 스택(STACs: Sirtuin-Activating Compounds)이라고 합니다.

가장 초기에 상품화된 알약이 천연물로부터 개발된 레스베라트롤입니다. 천연 시르투인-1 활성제인 레스베라트롤은 복용 후에 생체 이용률과 안정성이 낮아서, 이를 보완하기 위해서 훨씬 더 강력하고 안정적인 스택들이 개발되었으며, 임상 연구도 진행 중입니다. 스택 알약들은 좀비 세포를 억제하는 작용이 있으며, 더 구체적인 것은 다음 장에서 설명해 드리겠습니다.

아스피린(Aspirin)

하루 75~100mg 정도의 저용량 아스피린은 현재 심혈관계 질환의 예방, 말초 동맥 질환이나 심방세동 부정맥이 있는 환자에게 혈전 예방 목적 또는 대장암 예방 목적으로 처방되는 알약입니다.

그런데 흥미롭게도 저용량 아스피린이 동물 연구에서 수명과 건강 수명을 연장할 수 있는 것으로 나타났으며, 아스피린의 항노화 기전 중의 하나가 좀비 세포를 억제하는 작용입니다.

핵 인자 카파 B 억제제(NF-κB 억제제)

핵 인자 카파 B(NF-κB)는 세포 안에서 염증 반응과 면역 반응을 조절하는 중요한 신호 전달 경로입니다. 예를 들면, 세포가 감염되거나 손상되었을 때 작동하여 염증 반응을 일으킵니다. 그런데 이것이 너무 과다하게 활성화되면 염증이 만성화되고, 이는 심혈관계 질환, 암, 대사 질환 같은 만성 질환을 유발합니다. 또, 세포 노화 과정을 촉진하고 노화된 세포가 좀비 세포로 변하게 합니다. 따라서 핵 인자 카파 B를 억제하면, 좀비 세포를 조절하여 노화 관련 질환을 예방하거나 치료할 수 있는 잠재력을 가지고 있습니다. 현재, 안정적이고 효과적인 알약이 개발되어 임상 연구 중입니다.

P38 미토겐 활성화 단백질 인산화 효소(MAPK) 억제제

세포가 외부 자극에 반응하고 대응하려면, 세포 외부에서 발생한 자극을 세포 내부로 전달하는 경로가 있어야겠지요? 그런 경로 중의 하나가 MAPK 경로입니다. MAPK 경로는 외부 스트레스 및 손상 신호를 세포핵으로 전달하는 진화적으로 보존된 경로이며, 세부적으로는 ERKs, JNKs, p38MAPKs 경로가 있습니다.

이 중에서 p38MAPKs는 스트레스 활성화 MAPK라고도 부릅니다. 왜냐하면, 세포 외부에서 발생하는 염증성 물질, 자외선, 열 충격, 산화 스트레스, 유전 독성 물질, 스트레스와 같은 다양한 세포 스트레스 요인으로 활성화되기 때문입니다. 이런 스트레스들에 의해서 p38MAPK가 활성화되면 세포 노화가 촉진되고 좀비 세포가 활동하게 되므로, 이것을 억제하면 항노화 효과가 나타날 수 있게 됩니다. 현재 동물 연구 및 임상 단계에서 활발히 연구되고 있습니다.

Janus 키나아제 / 전사 단백질의 신호 변환기 및 활성화(JAK/STAT) 억제제

이 신호 전달 경로는 좀비 세포 활성에 중요한 역할을 합니다. 세포 외부에서 염증 유발 물질이나 호르몬 등이 세포 표면에 붙으면, 세포 표면에서 초인종 역할을 하는 것이 JAK라는 효소입니다. 초인종이 울리면, 집 안에서 누군가가 응답해야겠지요? 그것이 STAT라는 단백질입니다. 이 초인종이 계속 울리는 특성을 가진 세포는 젊은 세포가 아니고 좀비 세포이며, 억제 약물로 초인종을 끌 수 있습니다.

대표적인 약물이 룩소리티닙ruxolitinib입니다. 쥐 실험에서는 좀비 세포의 활성을 줄이고 노화 속도를 느리게 하는 것이 입증되었으며, 노화 관련 증상 완화에 긍정적인 효과를 보여 현재 임상 연구가 진행 중입니다.

ATM 억제제

Ataxia Telangiectasia Mutated(ATM)는 DNA가 손상되면, 이를 감지하고 손상된 DNA를 복구하는 기능을 하는 단백질입니다. 즉 세포의 DNA 수리공으로 보시면 됩니다. 이 수리공이 작동하지 않으면 손상된 DNA가 쌓여 암이나 만성 질환, 노화가 촉진될 수 있습니다. 이 수리공에게 돌연변이가 생기면 모세혈관이 확장되고 운동 장애가 생기는 병에 걸릴 수 있습니다. 그래서 이름이 운동 실조Ataxia, 모세혈관 확장Telangiectasia, 돌연변이Mutated의 각 앞 글자를 따서 ATM으로 불리게 되었습니다.

DNA 수리공 역할을 하는 단백질이지만, 너무 활성화가 되면 세포 사멸이나 세포 노화를 촉진하게 됩니다. 이때, 이 수리공을 억제하는 약물을 투여하면 좀비 세포가 억제되고 노화가 느려지게 되는데, 동물 실험에서는 건강 수명도 늘리는 것이 입증되었습니다. 앞으로 중요한 노화 치료 약물로 주목받으리라고 봅니다.

고지혈증 치료제인 스타틴

스타틴 계열 약물은 콜레스테롤 합성을 줄여서 고지혈증을 치료하는 약물입니다. 하지만 콜레스테롤 저하 외에도 노쇠 세포와 좀비 세포를 억제하는 작용도 있습니다. 특히 많은 연구가 된 약이 심바스타틴입니다. 이 약은 인간 섬유아세포에서 좀비 세포 출현을 줄이고, 유방암 세포에서는 좀비 세포로 유발되는 암을 억제하는 효과를 보였습니다. SASP로 촉진되는 비세포 자율적 암 유발도 억제한다고 보고되었습니다. 현재로서는 스타틴을 노화 치료 목적으로 임상에서 적용하기에는 추가 연구와 검증이 필요합니다.

천연물: 아피제닌, 캠페롤, 쿼세틴, 녹차 추출물인 EGCG, 올리브 폴리페놀

천연물은 부작용이 적고 다양한 좋은 효과가 나타나는 것이 장점입니다. 그러나 너무 복잡한 작용이 관여하므로 명확한 기전을 밝히기 어려운 게 단점이기도 해서 작용 경로 규명이 어렵습니다. 많은 천연물 중에서 특히 폴리페놀은 항산화 및 항염증 작용이 잘 알려져 있으며, 이 중 일부 폴리페놀 성분에서 세포 노화와 좀비 세포를 억제하는 효과가 보고되었습니다.

대표적인 천연물인 아피제닌, 캠페롤, 쿼세틴, 녹차 추출물인 EGCG(에피갈로카테킨 갈레이트), 올리브 폴리페놀들은 세포 실험에서 노쇠 세포가 분비하는 효소인 베타 갈락토시다아제 반응을 감소시키고, 노쇠 세포가 분비하는 단백질도 줄이는 것이 입증되었습니다.

이들은 다양한 건강 보조제에 포함되어 있으며, 항노화 목적으로 지금도 복용할 수 있습니다. 섭취하기 전에 노화 전문가와 상담하시면 좋습니다.

세노모픽스의 임상적 활용 가능성

단독으로 복용 시 초기 노화 예방 및 염증 억제 효과가 있으며, 향후에는 세놀리틱스와 병용하여 보다 적극적으로 노화 치료에 적용할 수도 있습니다. 천연물 성분의 세노모픽스 중에는 현재에도 의사 처방 없이도 구입할 수 있는 가능성 식품 및 보충제들이 있습니다.

노쇠 세포 제거제(세놀리틱)

노쇠 세포는 성장이 정지된 세포이지만, 죽지는 않은 세포입니다. 노쇠 세포가 죽음만은 피하고자 사용하는 생존 메커니즘이 있기 때문인데, 이것들을 노쇠 세포 항 자멸사 경로(SCAPs: Senescence Cell Anti-Apoptotic Pathways)라고 합니다.

이 보호막은 한 개가 아니고 여러 개입니다. 대표적인 것이 죽지 않도록 안전 장치 역할을 하는 단백질인 BCL-2/BCL-XL 계열 단백질, 세포 생존 신호를 강화하여 살아남게 해 주는 PI3K/AKT 경로, 세포가 산소 부족 스트레스에서 생존하도록 돕는 단백질인 HIF-1α(Hypoxia-Inducible Factor-1α), 세포 신호 전달을 통해 생존 신호를 활성화하는 에프린 수용체(Ephrin Receptors) 등입니다.

세놀리틱스는 바로 이들 보호막을 제거하여 노쇠 세포가 스스로 사멸되도록 유도하는 알약입니다. 향후 임상에서 가장 먼저 적용될 것으로 예상되는 노화 치료제들이니 매우 중요한 의미가 있습니다. 이제 하나씩 알아보겠습니다.

다사티닙(Dasatinib)과 쿼세틴(Quercetin) 복합 사용(D+Q 조합)

다사티닙은 FDA 승인 항암제인데, 노쇠 세포가 사멸되도록 하는 작용이 있습니다. 쿼세틴은 여러분이 많이 들어 보신 천연 플라보노이드로 노쇠 세포 버팀 보호막에 작용하여 사멸을 유도하며,

다양한 생물학적 활성을 가지고 있습니다. 그런데 서로 다른 노쇠 세포 보호막에 작용하는 이 2가지 약을 같이 사용하면, 노쇠 세포 제거 효과가 더 강하게 나타나겠지요?

임상 연구에서 2019년에 가장 처음 보고된 세놀리틱 알약이 바로 D+Q 조합입니다. 14명의 특발성 폐섬유증 환자 14명을 대상으로 다사티닙은 하루 100mg, 쿼세틴은 하루 1,250mg을 일주에 3회, 3주간 복용하도록 하였습니다. 매일 약을 먹지 않는 방식이므로 이를 간헐적 치료법이라고 합니다. 14명 중 한 명은 심각한 이상 반응이 생겨서 중단하고 나머지 13명은 피부 자극이나 가벼운 소화 장애 외에는 부작용이 없이 모두 임상을 완료하였습니다. 결과를 보면, 걷기 거리, 보행 속도, 의자에서 일어서기 시간이 임상적으로 유의미하게 개선되었습니다.

이 연구의 가장 큰 제한점은 대조군이 없는 것입니다. 그래서 같은 연구자들이 대조군을 포함해 보완한 연구 결과를 다시 2023년에 보고하였습니다. 특발성 폐섬유증 환자 12명을 무작위로 D+Q 조합 복용자, 가짜 약 복용자로 나누어 진행하였습니다. 수면 장애와 불안증 정도의 경미한 부작용 외의 다른 부작용은 없었지만, 노화 정도나 폐 기능 변화는 D+Q 조합을 먹은 환자들이나 가짜 약을 먹은 환자 간에 별 차이가 없었습니다. 연구 대상 환자 수가 너무 작은 연구라서 더 많은 환자 수 대상으로 연구가 필요한 상태입니다.

2023년에는 경증의 알츠하이머병 환자 5명을 대상으로 12주간 D+Q 조합의 안전성과 효과를 평가하였습니다. 의미 있는 인지 기능 개선 효과는 관찰되지 않았으나, 안전성 문제는 매우 긍정적으로 평가되었습니다. 2024년에는 폐경 후 여성 60명을 대상으로 간헐적 D+Q 조합을 투여한 연구에서는 뚜렷하지는 않았지만, 골밀도 증가에 매우 긍정적 결과가 나왔으며, 심각한 부작용도 관찰되지 않았습니다.

현재까지의 연구들을 종합해 보면 D+Q 치료로 개선될 가능성이 있는 질환은 노쇠, 골다공증, 지방간, 인슐린 저항성, 신경 퇴행성 질환, 혈관 운동 장애, 폐섬유증, 만성 신장 질환, 골격근 기능 장애입니다. 현재에도 D+Q 조합은 특발성 폐섬유증, 만성 신장 질환, 골격 건강, 조혈모세포 이식 생존자, 알츠하이머병 등의 여러 질환에 관해 임상 연구가 진행 중이며 노화 치료의 새로운 돌파구로 주목받고 있습니다.

BCL-2 억제제

BCL-2라는 단백질은 세포 안의 마이토콘드리아 막을 보호해서 세포가 죽지 않도록 해 주는 역할을 합니다. 그런데 노쇠 세포도 바로 이 단백질을 이용하여 죽지 않고 버티게 됩니다. 하지만

BCL-2 억제제를 투여하면, 노쇠 세포가 BCL-2를 이용하지 못하게 됩니다. 그렇게 되면, 노쇠 세포 안의 마이토콘드리아 막이 약해지면서, 세포가 죽도록 하는 신호 물질들이 방출되고, 이에 타격을 받는 좀비 세포는 제거됩니다. 동물 실험에서는 노쇠 세포 제거 효과가 입증되었습니다. 노쇠하지 않은 다른 세포에도 손상을 입히는 부작용을 해결하기 위해 노화 세포에만 정밀하게 작용하는 약물 개발이 진행 중입니다.

열 충격 단백질 90 억제제(HSP90 억제제)

열 충격 단백질 90은 세포 안에 있는 중요한 단백질들이 올바르게 접히도록 해서 안정시키는 역할을 하는 단백질입니다. 열 충격 단백질 90으로 안정된 구조가 된 세포 안 단백질들은 스트레스 상황에서도 잘 버티게 됩니다. 또, 제대로 일을 못하게 된 단백질들은 분해되도록 하는 일도 합니다. 그런데 노쇠 세포들은 이 열 충격 단백질 90의 활동을 늘려 죽음을 피할 수 있게 됩니다. 암세포들도 열 충격 단백질 90의 활동을 늘려 죽음을 피해 갑니다. 따라서 이것을 억제하는 약물을 투여하면, 노쇠 세포가 살아남는 데 필요로 하는 단백질들이 불안정해지면서 버티지 못하고 사멸하게 됩니다. 알베스피마이신$_{Alvespimycin}$, 테인스퍼마이신$_{Tanespimycin}$, 겔다나마이신$_{Geldanamycin}$같은 약물이 개발되었으며, 동물 실험에서는 노쇠 세포 제거 및 건강 수명 연장 효과가 입증되었습니다. 암, 노화 관련 질환 등의 치료에서 활용 가능성이 크므로, 연구가 활발히 진행되고 있습니다.

P53 경로 표적 약물

p53은 세포의 DNA 수호자로 불리는 중요한 인자입니다. 어째서 p53이 DNA의 수호자가 되었는지는 하는 일들을 보면 금방 이해가 됩니다.

1. DNA가 손상되면 p53은 손상을 감지하고 복구 단백질을 활성화합니다.
2. 세포가 복구 시간을 가지도록 세포 주기를 일시적으로 멈추어 줍니다.
3. DNA 손상이 너무 심해서 복구할 수 없다면 p53은 세포 자멸사를 유도하여 손상된 세포를 폐기 처분합니다. 그리고 그 과정을 통해 암이나 염증을 일으키는 것을 방지합니다.
4. p53은 문제가 생긴 세포를 노쇠 상태에 들어가도록 해서 더 이상 증식 활동을 못 하게 합니다.

앞서 알려 드린 약들의 4가지 작용 중에서 세 번째 작용인 세포 사멸 유도 작용을 강화해 노쇠 세포가 죽도록 하는 약물들을 전부 P53 경로 표적 약물이라고 합니다. 동물 실험에서는 노쇠한 세포만 선택적으로 제거하는 작용이 입증되면서, 노화 치료제 개발에 중요한 돌파구 역할을 하는 약물이 되었습니다. 그리고 이 중 일부는 임상 연구도 진행되었습니다.

천연물: 피세틴

피세틴은 딸기, 사과, 양파 같은 다양한 과일과 채소에서 낮은 농도로 발견되는 천연 플라보노이드입니다. 따라서 우리는 모르는 사이에 피세틴을 섭취하고 있으며, 인간의 피세틴 하루 평균 식이 섭취량은 약 0.4~0.8mg으로 추정됩니다.

옻나무에서 추출하기도 하는 피세틴은 노란색 결정성 분말로 물에는 잘 녹지 않지만 기름에는 잘 녹습니다. 그래서 세포막을 쉽게 통과해 세포 안에 작용할 수 있습니다. 항산화, 항염증, 항균, 항바이러스, 항암, 항당뇨, 항고지혈, 심장 및 신경 보호 활성, 항노화 작용이 이미 밝혀져 있는 천연물이며, 최근에는 인체 내에서 강력한 세놀리틱 효과가 입증되었습니다.

피세틴은 노쇠 세포가 죽지 않고 버틸 수 있게 해 주는 여러 보호막 중 한군데에만 작용하는 것이 아닙니다. 여러 경로의 보호막들을 차단하고 선택적으로 노쇠 세포만 제거하는 작용이 있는 강력한 세놀리틱이 특징입니다. 동물 실험에서는 건강 수명을 연장할 수 있다고 나타났으며, 인간에게는 일단 긍정적이며 만성 신장 질환, 골격 건강, 골관절염, 코로나 바이러스, 소아암 생존자, 쇠약 증후군 등의 환자를 대상으로 많은 임상 연구가 진행 중입니다. 천연 성분이라서 일반인들이 어렵지 않게 구매할 수 있는 것도 장점입니다.

피세틴을 지금이라도 구매해서 복용해 볼 생각이 든다면, 이제부터 알려 드리는 임상 연구 결과들을 잘 보기 바랍니다. 현재, 피세틴 단독 또는 다른 약물과 병용하여 진행 중인 임상 연구는 30개 정도 됩니다. 대부분은 노쇠, 노화 관련 증상에 관한 피세틴 연구이며, 그 외 여러 연령대에서 발생하는 질환 및 코로나 바이러스와 같은 감염병 관련 연구도 있습니다.

- 2018년, 대장암 환자 대상으로 항암 요법과 함께 하루 100mg의 소량의 피세틴을 같이 복용 시에 (100mg / 일) 좀비 세포와 관련된 염증 물질 일부가 크게 줄어들었습니다.
- 2019년, 급성 허혈성 뇌졸중 환자가 하루 100mg의 소량 피세틴을 보충했을 때 질병 결과가 개선되고, 좀비 세포 활성과 관련된 여러 지표가 크게 줄어들었습니다.
- 2021년, 걸프전 증후군을 앓는 남성을 대상으로 하루 200~800mg의 피세틴 복용 후, 증상 개선에는 의미 있는 효과가 없었습니다.
- 2022년, 건강한 성인 10명이 피세틴을 매일 100mg을 복용한 결과, 좀비 세포 활성 지표들이 줄어들었으며, 말초 혈액에서 노화된 단핵 세포의 비율이 줄어들었습니다.

위의 연구들은 피세틴이 염증 및 좀비 세포 활성 감소에 긍정적인 효과를 나타낼 가능성을 시사하

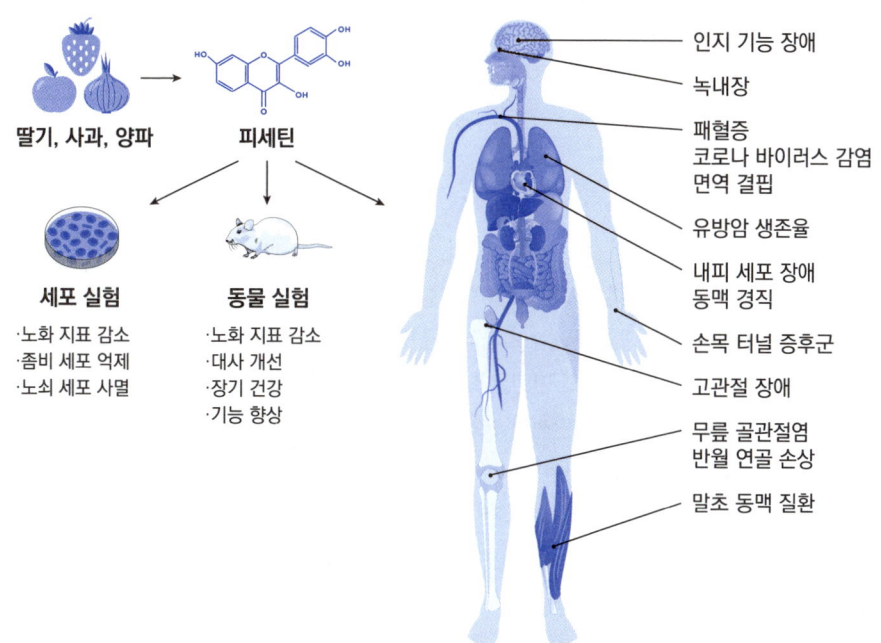

그림 14. 피세틴의 공급원(딸기, 사과, 양파 등에 있는 천연 플라보노이드)의 효과; ❶ 세포 실험 결과: 노화 관련 각종 지표 감소, 좀비 세포 억제, 노쇠 세포 사멸 등. ❷ 동물 실험 결과: 노화 관련 각종 지표 감소, 대사 개선, 장기 건강 및 기능 향상, 건강 수명 및 수명 연장, ❸ 임상 연구: 혈액에서 노화된 세포 감소, 좀비 세포 방출 물질 감소

지만, 매일 소량의 피세틴 요법에 관한 결과입니다. 하지만 최근 진행 중인 임상 연구들은 '고용량의 히트 앤드 런(hit and run, 단기간 먹고, 휴약 기간을 갖는 방법)' 치료 접근법을 적용하고 있습니다. 이 복용법은 노쇠 세포가 세놀리틱으로 죽은 후 몇 주에 걸쳐 다시 축적된다는 점을 고려하여 고안되었습니다. 간헐적으로 고용량 피세틴을 2일 연속 투여하고 휴지기를 가진 후 다시 달마다 반복 복용하는 방법입니다. 고용량이라 노쇠 세포 제거 효과가 크고, 휴약기에는 면역 세포가 죽은 노쇠 세포를 처리할 수 있으며, 장기간 복용하지 않아서 먹기도 편하고 부작용도 작습니다. 그래서인지, 실제 피세틴을 구매해서 고용량 히트 앤드 런 방식으로 복용하고 계신 분이 꽤 있습니다.

고용량 피세틴의 히트 앤드 런 방식의 복용법 연구는 대개 하루에 체중 1kg당 20mg으로 근골격계 질환, 노인 증후군, 감염병, 심혈관계 질환 등 다양한 대상으로 임상 연구가 진행 중입니다.

피세틴의 사용은 노화 세포 감소와 만성 염증 억제를 통해 다중 질환 환자의 삶의 질을 개선헐 수 있고 의료비를 절감할 수 있습니다. 그러나 생체 이용률, 부작용 관리, 약물 상호 작용 등 해결해야 할 과제가 남아 있으므로 이를 해결하기 위한 지속적인 연구와 신중한 임상 적용이 필요합니다.

천연물: 커큐민(Curcumin)

커큐민은 강황에서 추출되는 천연 폴리페놀 화합물로 임상 연구에서 항산화, 항염증, 항암 효과가 보고된 천연물입니다. 그런데 최근에는 초파리나 선충에서 수명 연장 및 건강 수명 증가가 입증되어 주목을 받고 있습니다. 커큐민의 단점은 복용할 때 빨리 대사되고, 물에 잘 안 녹으며 생체 이용 효율이 낮은 것이지만, 이러한 단점을 개선한 유사체들이 개발되고 있습니다. 그중 가장 강력하고 대표적인 유사체가 EF-24 커큐민이라는 성분으로 세포 실험에서는 일반 커큐민보다 10배나 더 높은 암세포 사멸 능력을 보입니다. EF-24 커큐민은 노화된 인간 추간판 세포, 섬유아세포, 내피 세포, 신장 상피 세포 등에서 노쇠 세포가 안 죽고 버티게 해 주는 보호막들을 분해하는 세놀리틱 효과가 입증되었습니다. 커큐민은 누구나 구매할 수 있는 건강 보조제이지만, 세놀리틱 효과를 목적으로 한 경우는 아직 임상 연구가 없으므로 해당 목적으로 복용하기는 이릅니다.

천연물: 파이퍼롱구민(Piperlongumine)

파이퍼롱구민은 후추 속 식물에서 분리한 천연물입니다. 노쇠 세포가 활성 산소로부터 자신을 보호하기 위해서 사용하는 '활성 산소 저항 단백질'을 분해해 버리므로, 보호막을 잃게 된 노쇠 세포는 스스로 사멸하게 됩니다. 특히 파이퍼롱구민은 정상 세포보다는 노쇠 세포에만 작용하는 것도 특징입니다. 세포 실험에서 노쇠 세포 제거 효과가 입증되었으며, 여러 유도체가 개발되고 있고 계속 연구 진행 중인 물질입니다.

천연물: 진저논과 쇼가올

생강의 주요 성분인 진저논 A와 6-쇼가올은 노화 세포의 사멸을 유도하여 선택적으로 제거하는 세놀리틱 효과와 좀비 세포의 염증 물질을 줄여 주는 세노모픽 효과도 같이 갖고 있는 것이 세포 연구에서 확인되었습니다. 특히 진저논 A의 작용이 더 강합니다. 앞으로 이러한 효과를 인체에서 확인하고 안전성을 평가하기 위한 추가적인 연구가 필요합니다.

합성 플라보노이드: GL-V9

GL-V9는 합성 플라보노이드로 다양한 암세포에서 세포 사멸, 전이 억제, 자가 포식 효과가 있음이 입증되었습니다. 최근 동물 연구에서는 노쇠 세포 및 노화된 암세포를 제거하는 잠재적인 세놀리틱임이 입증되었으며, 계속 연구 중인 물질입니다.

심장 배당체(Cardiac Glycosides)

심장 배당체는 주로 강심제 등의 목적으로 심장 치료에 쓰이는 약인데 다이곡신과 와바인이 있습니다. 최근 연구에서 노쇠 세포를 제거하는 세놀리틱 효과가 있다는 것이 밝혀졌습니다. 노쇠 세포의 세포막 안팎의 나트륨(Na+)과 칼륨(K+) 균형을 유지하는 역할을 하는 단백질을 억제하여, 노쇠 세포의 전기적 균형을 깨트려 버립니다. 또한 세포 사멸을 유도하여, 노화 세포가 스스로 죽게 합니다. 다이곡신, 와바인 같은 심장 배당체는 기존 심장 치료제였기 때문에 안전성과 사용법이 어느 정도 입증되어 있으며, 이를 세놀리틱 목적으로 재활용할 수 있다는 점에서 주목받고 있습니다. 추가적인 임상 연구가 진행되면, 노화 및 암 치료에 중요한 역할을 할 것으로 기대됩니다.

갈락토스 변형 세놀리틱 전구 약물: 노화 세포만 골라 제거하는 스마트 약물

노화 세포는 다른 세포보다 당 대사물을 분해하기 위해 갈락토스 분해 효소가 활발하게 작용합니다. 그래서 이 효소를 염색하면 청록색 부분이 많아져서 이를 관찰하는 진단법에 관해서도 설명해 드렸습니다.

이 약물에는 노쇠 세포에 많은 갈락토스 분해 효소를 유인하는 갈락토스라는 '열쇠'가 붙어 있습니다. 노쇠 세포의 갈락토스 분해 효소가 이 '열쇠'에 붙게 되면, 약물 안에 있는 독성 물질이 방출되면서 노쇠 세포가 죽게 됩니다. 가장 중요한 이 약의 특징은 정확히 노쇠 세포만 제거하는 점이며, 노쇠 세포 안에서만 방출되어 주변 정상 세포를 해치지 않습니다. 여러 동물 실험에서 SSK1, Pro-drug A, Nav-Gal, 5FURGal 같은 이 계통의 세놀리틱 약물들이 노쇠 세포만 제거하는 것이 입증되었습니다. 따라서 갈락토스 변형 전구 약물은 기존 약물의 부작용을 줄이고, 정확도를 높여 노화와 관련된 질병(심혈관계 질환, 암 등) 치료에 새로운 가능성을 열고 있습니다. 또한 건강한 노화를 돕는 스마트 기술로 미래의 핵심 치료법이 될 가능성이 큽니다.

단백질 분해 표적 키메라 프로택(PROTACs: 노화 세포를 선택적으로 제거하는 스마트 기술)

이 기술은 마치 유도 미사일처럼 노쇠 세포를 선택적으로 제거하기 위해 설계된 정밀 표적화 약물입니다. 프로택은 두 개의 손을 가진 분자입니다. 한 손은 노쇠 세포가 죽지 않고 버티게 해 주는 특정 단백질에 결합하고, 리가아제라고 불리는 다른 손으로는 노쇠 세포를 세포 안의 쓰레기 처리장으로 끌고 가서 분해해 버립니다.

다른 세놀리틱 약물들은 노쇠 세포가 버티게 하는 단백질의 활동만 억제하지만, 프로택은 단백질 자체를 제거해 버리므로 더 적은 용량으로 더 강력하고 오래 지속되는 효과를 얻을 수 있습니다. 또 노화 세포에만 선택적으로 작용하여 정상 세포에는 영향을 거의 미치지 않아 부작용이 적습니다. 앞으로 더 많은 노화 관련 치료법과 암 치료에 사용될 수 있는 스마트 약물 개발의 핵심 도구로 기대되고 있습니다.

면역 세포를 이용한 노쇠 세포 제거법

노쇠 세포는 일반 세포와 다르게 특정 단백질을 방출합니다. 예를 들면 베타-갈락토시다아제 같은 효소를 방출하므로 이것을 청색으로 염색하여 진단법으로 활용되는 것에 관해 말씀드렸습니다.

만일 우리 몸의 T 세포가 노쇠 세포를 적군으로 인식할 수 있게 된다면, 어떤 일이 생길까요? T 세포가 스스로 알아서 노쇠 세포를 제거해 줄 겁니다. 이런 치료법을 카티(CAR-T)를 이용한 노쇠 세포 제거 치료법이라고 합니다.

이 치료는 환자의 혈액에서 T 세포를 추출한 후에 추출된 T 세포에 노쇠 세포를 잘 알아보고 공격할 수 있는 유전자를 넣어 줍니다. 즉, 노쇠 세포를 잘 찾아내는 능력을 가진 유전자 외에도, T 세포를 활성화하여 공격 반응을 작동시키는 유전자 등 여러 유전자를 결합하여 T 세포에 넣어 주게 됩니다. '키메라Chimera'는 여러 특성을 가진 것들의 결합이란 의미인데 노쇠 세포를 잘 찾아내기도 하고, 공격도 잘하는 여러 기능을 가진 유전자를 결합한다는 의미입니다. 이런 키메라 유전자를 장착한 T 세포는 노쇠 세포들이 방출하는 항원(Antigen)에 결합하는 수용체(Receptor)를 갖게 된 T 세포이므로 Chimera Antigen Receptor-T의 약자인 CAR-T라고 합니다. 이렇게 유전자가 변형된 T 세포를 체외에서 대량으로 증식시켜 환자의 체내에 다시 주입합니다. 주입된 CAR-T 세포는 체내를 순환하며 노쇠 세포를 인식하고 직접적으로 공격하여 제거하게 됩니다. 실제 이 혁신적인 치료법은 간 섬유증과 폐암에서 조직 건강을 회복시키는 것이 입증되었습니다.

주요 약초, 알약들의
권장량, 복용법, 부작용 및 주의 사항

약초와 약들을 복용할 때는 반드시 권장량과 복용법, 부작용 등을 알아 두어야 합니다. 의사와 상담이 필요할 수도 있으니 꼼꼼히 점검하시기 바랍니다.

일본 당귀 뿌리 약초차

• **복용 권장량과 복용법** 하루 건조한 일본 당귀 뿌리 5~10g에 물 1리터를 넣고 100분 정도 끓인 후 하루 2회 정도 차처럼 드시면 됩니다. 100분간 달여 활성 성분이 많이 추출되기 때문에 처음에는 4~5g으로 시작하시는 편이 좋습니다. 쓴맛을 줄이기 위해서 대추를 넣으면 좋습니다.

• **부작용과 주의 사항** 소화기계 이상(속쓰림, 메스꺼움, 복통, 설사 등), 두통이나 어지러움 증상이 나타날 시에는 2~3일 중단하고, 저용량으로 다시 시작하면 됩니다. 알레르기 증상이 나타나면 즉각 복용을 중단하고 심하면 병원에 방문하시면 됩니다. 항응고제나 혈전증약 복용 시에는 주치의와 상의하여 복용하기를 권합니다.

병풀잎차

• **복용 권장량과 복용법** 하루 건조한 병풀잎 2~3g에 끓는 물 250ml를 넣고 5~10분 정도 우려서 하루 2회 차처럼 드시면 됩니다. 기호에 따라 꿀이나 레몬을 타셔도 좋습니다.

• **부작용과 주의 사항** 졸림, 소화기계 이상(속쓰림, 메스꺼움, 복통, 설사 등) 시에는 2~3일 중단하고 저용량으로 다시 시작하면 됩니다. 알레르기 증상이 나타나면 즉각 복용을 중단하고 심하면 병원에 방문하시면 됩니다. 항응고제나 혈전증약 복용 시에는 주치의와 상의하는 편이 좋습니다. 드물지만, 간 기능 장애가 생길 수 있으므로 간 질환 시에도 의사와 상의해 보십시오. 항응고제, 항우울제, 항불안제 복용 시에는 주치의와 상의하여 복용하기를 권합니다.

생강차

• **복용 권장량과 복용법** 건조한 생강 3~10g에 물 1리터를 넣고 100분 정도 우려서 하루 2회 차처럼 드시면 됩니다. 기호에 따라 꿀이나 레몬을 타셔도 좋습니다.

• **부작용과 주의 사항** 소화기계 이상(속쓰림, 메스꺼움, 복통, 설사 등) 시에는 2~3일 중단하고, 저용량으로 다시 시작하면 됩니다. 알레르기 증상이 나타나면 즉각 복용을 중단하고 심하면 병원

에 방문하시면 됩니다. 혈당 강하 작용이 있으므로, 당뇨약 복용 중이신 분들은 혈당 점검을 해 보시면 좋습니다. 항응고제나 혈전증약 복용 시에는 주치의와 상의하여 복용하기를 권합니다. 담도 질환이 있는 경우는, 담즙 생성 증가와 쓸개 수축 작용으로 통증이 생길 수 있으니 저용량으로 줄입니다. 그래도 통증이 있다면 복용을 중단하는 편이 좋습니다.

저용량 아스피린

심혈관계 질환 병력이 있는 환자에게 2차 예방 목적으로 하루 75~100mg의 저용량 아스피린을 복용하는 요법은, 현재 많은 분이 의사의 처방을 받아 실행하고 있습니다.

그런데 저용량 아스피린이 세포 실험 및 동물 연구에서 수명과 건강 수명을 연장할 수 있는 것으로 나타났습니다. 이 항노화 기전은 자가 포식 증가와 좀비 세포를 억제하는 작용 때문입니다. 최근에도 관련 연구가 진행 중입니다.

피세틴

• **복용 권장량과 복용법** 임상 연구에서 사용하는 체중 1kg당 20mg의 피세틴을 권장합니다. 체중 1kg당 20mg의 피세틴을 이틀 연속으로 복용하고 휴지기를 한 달간 가지는 방식을 매달 반복하는 것이 좋습니다. 예를 들어, 체중이 70kg인 성인의 경우 하루 1,400mg을 이틀간 복용하는 것입니다. 다만, 용량이 확립되지는 않은 상태이므로, 반드시 전문가의 지도하에 시도해야 합니다. 피세틴은 지용성이므로 지방과 함께 또는 식사 후 바로 섭취하는 것이 좋습니다. 현재로서 권장 대상은 고령자, 여러 질환을 앓는 환자처럼 노화 세포 축적이 질병 악화에 영향을 미칠 가능성이 큰 경우입니다.

• **부작용과 주의점** 현재까지 보고된 부작용은 드물며, 대부분의 임상 연구에서 피세틴은 일시적인 어지럼증, 위장 장애(복부 팽만, 식욕 감소), 피로, 두통, 미열, 근육통 등 가벼운 부작용만을 보였습니다. 이 경우는 잠시 중단 후 더 적은 양으로 다시 시작하면 됩니다. 그러나 고용량을 복용하면, 다른 부작용이 나타날 수 있으므로 주의가 필요합니다.

또한, 피세틴이 특정 약물과 상호 작용을 할 수 있으므로 기존에 여러 약물을 복용 중이라면, 전문가와 상담 후 복용하십시오. 피세틴은 1,000mg 정도의 고용량을 먹어도, 복용 후 2시간 정도면 소변이나 대변으로 아주 빠르게 대사되므로 우리 몸에서 효과를 발휘하는 시간이 아주 짧습니다. 그래서 이런 단점을 극복하기 위한 여러 제품이 개발 중입니다. 향후 연구를 통해 장기적 안전성과 최적의 투여 용량이 확립될 것입니다.

- **대표 제품**
    - Renue by Science Lipo Fisetin: 리포솜 기술을 적용하여, 피세틴의 낮은 흡수와 생체 이용률을 높인 제품
    - Neurogan Health Liposomal Fisetin: 리포솜 기술 적용으로 흡수율을 높인 제품
    - ProHealth Pure Fisetin: 오랜 역사와 GMP 인증 제조 공정
    - Life Extension Bio-Fisetin: 생체 이용률을 25배 향상한 제품

쿼세틴

단독 사용에 관한 임상 연구는 아직 없고, 대부분 항암제인 다사티닙과 같이 사용한 임상 연구입니다. 하지만 쿼세틴도 피세틴과 같은 기전이기 때문에 단독으로 사용해도 세놀리틱 효과가 있습니다. 동물 및 임상 연구에 따르면, 세놀리틱 효과는 피세틴이 쿼세틴보다 더 강합니다. 피세틴보다 구하기 쉽고, 가격이 저렴한 것이 장점입니다. 따라서 다른 노화 치료 알약을 복용하시는 경우에 같이 복용할 수 있는 약으로 적합합니다.

- **복용 권장량과 복용법** 아직 세놀리틱 목적으로 확립된 양은 없지만, 대개 성인 기준으로 하루 500~1,000mg입니다. 확립된 복용법은 아직 없습니다. 일부 연구에서는 피세틴처럼 간헐적 복용법으로 매일 500~1,000mg을 2~3일 먹고, 한 달마다 주기적으로 반복하는 방법을 시도해 볼 만합니다. 음식과 함께 섭취 시 흡수율이 높아지므로, 식사 중이나 식사 후 바로 복용하는 것이 권장됩니다. 생체 이용률이 낮은 특성을 보완하기 위해 후추 추출물Piperine 또는 파인애플 효소 Bromelain과 함께 섭취하면 흡수율이 개선될 수 있습니다. 복용 시간은 하루 중 특정 시간에 구애받지 않습니다.

- **부작용과 주의점** 일반적으로 안전하지만, 고용량을 복용하면 소화기 문제(위장 장애, 속쓰림, 메스꺼움, 설사), 두통 및 피로감을 경험할 수 있습니다. 이 경우는 잠시 중단 후에, 더 적은 양으로 다시 시작하면 됩니다. 항응고제나 항생제를 복용 중이라면, 의사와 상담 후 복용하시고, 고용량(1,000mg 이상)을 장기간 복용하면 간 독성 위험이 있을 수 있으므로 간헐적 복용이 안전합니다.

- **대표 제품**
    - Thorne Research Quercetin Phytosome: 피토솜 기술을 적용하여 생체 이용률을 20배 이상 높인 제품으로 고용량이 아닌 하루 1캡슐(250mg)로도 효과를 볼 수 있음
    - Double Wood Supplement Quercetin with Bromelain: 브로멜라인을 포함하여 흡수를 증진한 제품

- Now Foods Quercetin 500mg: 기본적인 쿼세틴 보충제
- Life Extension Optimized Quercetin: 비타민 C와 카무카무 추출물을 추가하여 항산화 효과를 높인 제품
- Do not Age Pure Quercetin: 순수 쿼세틴 고용량(800mg) 제품

최근 연구 과제들의 동향과 전망

노화 및 장수 분야

세놀리틱은 노화 치료 분야에서 가장 많은 임상 연구가 진행되고 있는 분야입니다. 따라서 가장 먼저 임상에 적용되어 처방 약으로 먹을 수 있는 알약이 될 가능성이 크다는 점이 중요합니다. 최근에는 세놀리틱 단계를 넘어서, 아예 노쇠 세포를 원래의 정상 상태로 되돌리는 리프로그래밍reprogramming을 목표로 하는 역노화Senoreversal 접근법이 초기 단계이지만 연구가 시작되고 있습니다.

암과 질병 치료 분야

노쇠 세포는 암의 발달과 전이에 중요한 역할을 합니다. 이를 제거하거나 조절함으로써 항암 치료의 효과를 증대시키는 연구가 진행 중입니다. 또 암세포와 노화 세포를 동시에 표적으로 삼는 치료법도 연구되고 있습니다. 화학 요법이나 방사선 치료 후 발생하는 노화 세포를 제거해 암 치료의 부작용을 줄이고 회복을 촉진하는 새로운 전략도 주목받고 있습니다. 노화 세포가 좀비 세포가 되어 생기게 되는 심혈관계 질환, 당뇨병, 신경 퇴행성 질환 등 다양한 질병 치료에 활용하려는 임상 연구도 확대되고 있습니다.

전망과 해결 과제

세놀리틱 약물의 치료 간격과 최적의 용량 등은 아직 명확히 규명되지 않았으므로,

추가 연구가 필요합니다. 세놀리틱 치료는 노쇠 세포의 정확한 식별 및 제거와 같은 기술적 문제와 약물 안전성 문제도 해결해야 합니다. 노화 세포 제거가 신체의 다른 생리적 기능에 미치는 부작용을 줄이기 위한 분야도 해결 과제입니다.

미래 노화 치료에의 적용 가능성

효율적이고 안전한 세놀리틱 치료법은 노화와 관련된 질병 치료에 획기적인 변화를 불러올 수 있습니다. 이를 위해 최신 기술을 적용한 통합적 접근이 필요합니다. 예를 들면 세놀리틱 약물과 함께 NAD+ 보충제를 비롯한 다른 항노화 치료법이 결합한 통합적 접근법이 임상에 적용될 가능성이 큽니다. 이러한 노력이 열매를 맺는다면, 노화 세포로 생기는 질병 치료에 혁신적인 전환점이 될 것입니다.

    노쇠 세포를 표적으로 한 세놀리틱은, 질병이 생기고 난 후에 적용하는 기존 치료법과 달리 노화의 근본적인 생물학적 원인을 다룬다는 것이 아주 중요한 점입니다. 따라서 암, 심혈관계 질환, 신경 퇴행성 질환 등 노화 관련 질환의 예방과 치료에서 획기적인 전환점이 될 수 있습니다. 또한 세놀리틱은 단순히 수명을 연장하는 것이 아니라, 건강 수명을 증가시키는 데 이바지할 가능성이 커서, 전 세계적으로 쇠약한 고령 인구 증가 문제 해결의 해답이 될 수도 있습니다. 세놀리틱 연구는 노화 및 관련 질환의 치료에서 잠재적인 패러다임 전환을 끌어내고 있으며, 이는 노벨상이 요구하는 혁신성과 인류에 관한 기여도를 충족합니다. 향후 임상 시험에서의 성공과 대규모 적용 가능성이 입증된다면, 노벨생리의학상 수상 가능성이 매우 높은 분야입니다.

5장

노폐물을 재활용 처리하는 자가 포식 강화

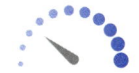

자가 포식이란 무엇인가?

자가 포식(autophagy)은 그리스어로 '스스로(auto)'와 '먹다(phagy)'를 결합한 말입니다. 자가 포식은 생명체가 출현한 초기 단계에서부터 인간에 이르기까지 존재해 온 진화적으로 보존된 생존 기전 중 하나입니다. 이는 세포가 스트레스 상황에서 살아남기 위해 자신의 구성 요소를 재활용하는 방식으로 진화했기 때문입니다.

초기 생명체 환경은 자원이 부족한 상태라 자가 포식은 생존과 자원 효율성을 높이는 중요한 전략으로 자리 잡았습니다. 오늘날 우리는 효모, 선충, 생쥐 등 다양한 모델 생물을 통해 자가 포식 메커니즘이 얼마나 광범위하게 보존되어 있는지 확인할 수 있습니다.

1950년대 후반, 동물 세포를 전자 현미경으로 관찰하는 과정에서 세포가 세포질 물질을 리소좀(단백질 분해 효소가 들어 있는 세포 내의 작은 주머니)에서 분해하는 현상이 발견되었으며, 1960년대 초에 이르러 이 과정에 '자가 포식(autophagy)'이라는 이름이 붙여졌습니다. 그리고 2016년, 요시노리 오스미 Yoshinori Ohsumi 박사는 효모 세포를 사용하여 자가 포식 관련 유전자와 단백질을 처음으로 확인하고 자가 포식의 기본 메커니즘을 발견한 공로로 노벨생리의학상을 받았습니다. 이 연구는 자가 포식이 초기 진핵 생물에서 포유류, 인간에 이르기까지 진화적으로 보존된 생존의 중요한 메커니즘임을 보여 줍니다. 특히, 이 발견은 암, 신경 퇴행성 질환, 대사 질환과 같은 광범위한 질병의 새로운 치료 가능성을 열어 주었습니다.

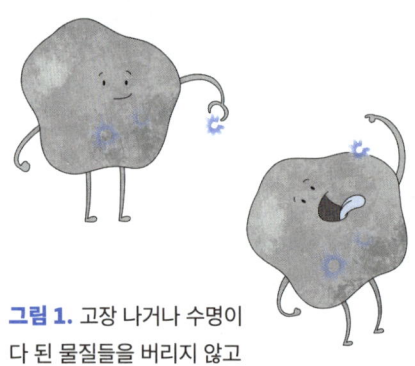

그림 1. 고장 나거나 수명이 다 된 물질들을 버리지 않고 재활용하는 과정이 자가 포식

포유류, 특히 인간 세포에서 자가 포식은 에너지 부족, 산화 스트레스, 감염 등 다양한 스트레스 상황에서 활성화됩니다. 세포는 생존을 위해 끊임없이 환경 변화에 적응해야 하며, 자가 포식은 이러한 적응 과정을 돕는 핵심 역할을 합니다. 연구에 따르면, 자가 포식은 세포가 손상된 단백질이나 세포 소기관을 제거함으로써 세포의 생존력을 높이고, 스트레스에 적응하도록 돕습니다. 한 동물 연구에서는 자가 포식이 줄어든 생쥐가 노화 관련 질병에 더 취약하다는 사실을 확인했습니다. 특히, 이러한 생쥐는 신경 세포 손상이 증가하며 수명이 단축되는 경향이 있었습니다.

자가 포식은 노화를 가속하고 질병 유발에 깊이 관여하는 근본 원인 중의 하나입니다. 세포 안에서 청소부 역할을 하므로, 먼지가 쌓인 기계들은 고장이 잘 나듯이 청소가 안 된 세포는 신경 퇴행성 질환, 암, 대사 질환의 발생 원인이 됩니다. 알츠하이머병에서 자가 포식의 결핍은 손상된 단백질의 축적을 초래하며, 이는 질병 진행을 가속합니다. 신경 세포에서는 손상된 마이토콘드리아를 제거하지 못하면 에너지 대사가 방해받고 세포 사멸이 촉진됩니다. 따라서 자가 포식은 단순한 청소 과정이 아니라, 세포 생존과 조직 항상성을 유지하는 근본적인 과정임을 알 수 있습니다.

수명이 다한 단백질과 고장 난 단백질을 처리하지 못하면 큰 문제

인체 세포 내 단백질 종류

우리 몸을 구성하는 뼈대이면서, 생명의 기능을 하도록 하는 기본 물질은 전부 단백질입니다. 예를 들어, 헤모글로빈(혈액 내 산소 운반 단백질), 케라틴(피부, 머리카락, 손톱의 주요 성분), 콜라겐(피부와 결합 조직의 강도와 탄성을 제공), 효소(예: 아밀라아제, 펩신 등 다양한 생화학적 반응을 촉진), 항체(면역 반응을 돕는 단백질), 액틴과 미오신(근육 수축과 움직임에 관여), 인슐린(혈당 조절 호르몬) 등이 전부 단백질입니다.

혈액 응고에 관여하는 물질, 지질 운반 물질, 호르몬 수용체, 세포끼리의 신호를 전달하는 물질, 유전 정보 조절에 관여하는 물질들도 전부 단백질입니다. 이들은 각각 고유의 구조와 기능을 가지며, 생체 내에서 생명의 거의 모든 과정에 필수적인 임무를 수행합니다. 그리고 이 모든 단백질은 세포 속에서 끊임없이 계속 새롭게 만들어지고 재활용되는 과정이 반복됩니다.

예를 들어, 헤모글로빈은 약 120일 동안 작용한 후 분해되며, 간에서 철분을 재활용하여 새로운 헤모글로빈이 만들어집니다. 피부와 머리카락의 주요 성분인 케라틴은 지속적으로 교체되며, 콜라겐 역시 손상된 조직에서 분해 및 재구성됩니다. 이러한 재활용 과정을 담당하는 물질들도 역시 전부 단백질입니다. 이 모든 단백질은 서로 정교하게 조율되며, 우리 생명을 유지하는 데 필수적이며 단백질 간의 상호 작용이 바로 생명 현상입니다. 정말 어떤 의미에서는 우주보다 더 광활하고 복잡하고 정밀한 상호 작용의 세계를 구성하는 물질입니다.

인체 DNA는 약 30억 개의 염기쌍으로 되어 있습니다. 그런데 이 30억 개의 DNA 중에서, 단백질을 만들 레시피를 품고 있는 DNA 부분은 20,000~25,000종으로 전체 DNA 중 1~2%밖에 안 되는데요, 이걸 코딩 DNA라고 부르며 다른 말로 유전자라고 합니다. DNA 중 나머지 98~99%를 차지하는 DNA는 단백질을 만드는 정보를 담고 있지 않으므로 비코딩 DNA라고 합니다. 이 비코딩 DNA는 단백질을 직접적으로 만들지는 않지만, 유전자 활동을 촉진하거나 억제하는 조절 작용을 하거나 세포 내 다양한 생리적 과정에 관여합니다. DNA 끝을 보호하는 텔로미어도 비코딩 DNA입니다.

20,000~25,000개의 유전자에 새겨진 단백질 제조 레시피가 활동을 시작하면서, 세포 속에 있는 20종류의 아미노산들이 수십 개에서 수천 개의 다양한 구조로 연결되면 다양한 기능을 하는 단백질이 만들어집니다.

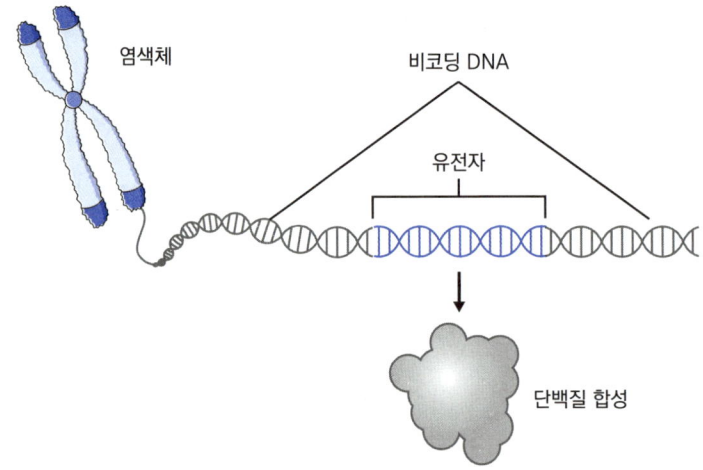

그림 2. DNA = 비코딩 DNA + 단백질을 만드는 코딩 DNA인 유전자

단백질 레시피는 20,000~25,000개이지만, 실제 단백질의 종류는 훨씬 더 많습니다. 한 개의 유전자 레시피가 단백질을 만들 때마다 조금씩 수정을 하기도 하며, 일단 단백질을 만든 후에도 화학적인 변형을 거쳐 더 많은 단백질을 만들기 때문에 대략 10만 개 이상의 단백질이 만들어진다고 추정하고 있습니다.

수명이 다한 단백질과 고장 난 단백질을 처리하지 못하면 큰 문제

단백질은 한 번 세포 안에서 만들어지면, 영원히 존재하는 것이 아닙니다. 왜냐하면 단백질은 매우 민감한 분자라 온도, pH, 산화 스트레스 등 환경 요인으로 쉽게 손상될 수 있어, 자기 역할마다 수명이 있습니다. 수명이 다한 단백질이 처리되지 않고 계속 축적되면, 쓰레기로 꽉 찬 세포는 기능이 급속히 저하됩니다. 그래서 살기 위해서는 이들은 재활용되어야 하며, 이런 단백질을 재활용하는 기전이 바로 자가 포식입니다.

쓰레기처럼 제 기능을 하지 못하는 물건들을 일일이 수리비를 들여, 수리하시는 분들은 거의 없을 겁니다. 왜냐하면 쓰레기는 처리해 버리고, 재활용하거나 새로 사는 편이 처리가 더 빠르고 비용도 적게 들기 때문입니다. 기가 막히게도, 우리 세포들도 같은 방식을 도입했습니다. 일일이 수리하지 않고 한꺼번에 분해 처리하여 재활용해서 새로운 단백질들을 만들어 내는 것이 자가 포식입니다.

단백질의 수명은 각 단백질의 역할과 환경적 요인에 따라 크게 달라집니다. 예를 들어, 혈액에서 산소를 운반하는 헤모글로빈은 약 120일 동안 작용한 후 간에서 분해되고 재활용됩니다. 근육 수축에 중요한 역할을 하는 액틴과 미오신은 고강도 운동이나 손상 시 더 빨리 교체되며, 수명은 1~2일에서 1~2주 정도입니다. 콜라겐은 비교적 긴 수명을 가지며, 피부와 결합 조직 안에서는 수개월에서 수년에 이르는 때도 있습니다. 반면, 효소와 같은 일부 단백질은 몇 초에서 몇 분 내외로 분해되고 새로운 단백질로 대체됩니다. 이러한 차이는 각 단백질이 세포와 조직에서 얼마나 빠르게 재활용되어야 하는지를 나타냅니다.

수명이 다한 단백질만 재활용 대상이 아닙니다. 고장 난 단백질도 빨리 처리해서 재활용되어야 합니다. 예를 들면 잘못 접힌 단백질, 변형된 단백질, 잘못 분해된 단백질이 있습니다. 이들은 세포 내에서 기능 장애를 초래하고 다양한 질병으로 이어질 수 있습니다. 잘못 접힌 단백질은 특히 신경 세포에서 독성을 유발하며, 이는 알츠하이머병, 파킨슨병과 같은 신경 퇴행성 질환의 중요한 원인으로 지목되고 있습니다.

단백질 접힘(folding)은 단백질이 기능하는 데 필요한 3차원 구조를 형성하는 과정을 말합니다. 이 과정은 단백질이 아미노산 서열에 따라 스스로 적절한 모양으로 접히는 복잡한 과정이며, 접힌 모양에 따라 하는 일이 달라집니다. 우리 주변의 모든 사물, 건물들을 봐도 구조가 다르면 기능도 달라지듯이 말입니다. 올바르게 접힌 단백질은 세포 내에서 효소, 호르몬, 수용체 등 다양한 임무를 수행합니다.

일부 작은 단백질은 자체적으로 별문제 없이 접히지만, 복잡한 단백질이 접히려면 샤페론이라는 보조 단백질이 접힘(folding)을 도와야 합니다. 그러나 접히는 과정에서 오류가 발생하면 비정상 구조가 형성되어 기능을 상실하거나 독성을 띠게 됩니다. 예를 들어, 알츠하이머병에서는 잘못 접힌 아밀로이드 베타 단백질이 축적되어 신경 세포를 훼손하고, 파킨슨병에서는 '알파-시뉴클레인'이라고 하는 단백질의 응집체

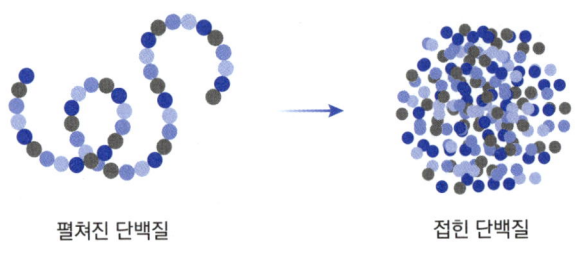

펼쳐진 단백질 　　　　　접힌 단백질

그림 3. 단백질은 제대로 접혀서 올바른 구조를 갖춰야 제 기능을 한다.

가 발견됩니다. 건강한 자가 포식 작동은 단백질 접힘의 오류를 예방하거나 처리하여 건강한 세포 기능을 유지하는 데 중요합니다.

　단백질과 당분의 당화 반응은 세포 내에서 단백질이 당 분자와 결합하여 새로운 구조를 형성하는 과정을 말합니다. 이 과정은 정상적인 생리적 과정일 수 있습니다. 예를 들어, 혈액에서 헤모글로빈이 포도당과 결합하여 생성되는 당화헤모글로빈(HbA1c)은 혈당 수치를 장기적으로 평가하는 데 사용됩니다. 또한, 면역 반응 중에 항체 단백질이 당화되어 병원체 적응성을 높이기도 합니다. 세포막에 있는 당 단백질은 세포 간 신호 전달과 인식에 중요한 역할을 하며, 이러한 당화 반응은 정상적인 세포 기능 유지에 필수적입니다. 이처럼 정상적인 당화 반응은 생리적 조절과 대사 과정에서 자연스럽게 일어나는 일입니다.

　그러나 과도하게 발생하면 문제가 될 수 있습니다. 특히, 고혈당 상태에서는 단백질이 과도하게 당분과 결합해서 '최종 당화 산물(AGEs)'을 형성하게 됩니다. 음식 조리 시에 갈색으로 변하는 마이야르Maillard 반응에 관해 들어 보셨지요? 단백질과 당분이 가열된 상태에서 결합하여 맛과 색을 내는 화학 반응을 의미합니다. 예를 들어, 빵이 구워질 때 바삭한 갈색 껍질이 형성되거나 고기를 구울 때 더해지는 풍미나 양념불고기를 굽는 판에서 끈적하게 붙어 있는 풍미 있는 부분이 마이야르 반응의 결과로 생긴 최종 당화 산물들입니다. 이 반응은 요리에서 중요한 역할을 하지만 생체 내에서는 다른 의미가 있을 수 있습니다.

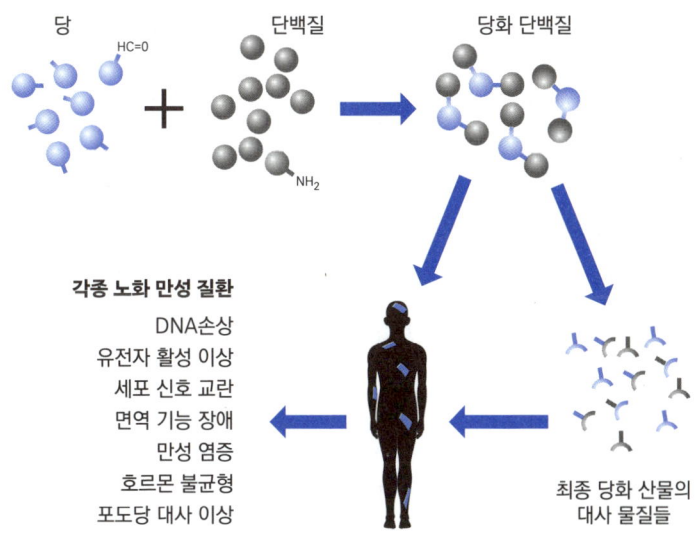

그림 4. 당과 단백질 결합 반응으로 최종 당화 산물이 생성되며, 과다하게 생기면 문제가 된다.

고혈당 상태에서는 과도한 단백질-당분 결합 반응으로 최종 당화 산물(AGEs)이 형성될 수 있으며, 이는 노화 및 만성 질환의 원인이 됩니다. 정상적인 상태에서는 이 결합 반응이 천천히 일어나며, 체내의 효소와 자가 포식 기전이 이를 제어합니다. 하지만 당분 과다 섭취나 만성 고혈당 상태에서는 과도하게 진행되어 세포에 손상을 초래할 수 있습니다. 이러한 물질은 세포 기능을 방해하고, 염증을 유발하며, 노화와 연관된 질병(예: 당뇨병, 심혈관계 질환, 신경 퇴행성 질환)을 악화시킬 수 있습니다.

예를 들어, 콜라겐이 당화되면 피부 탄력이 줄어들고 주름이 생기는 등 피부 노화가 가속됩니다. 헤모글로빈의 당화는 혈액의 산소 운반 능력을 떨어뜨려 조직의 산소 공급이 감소하게 됩니다. 신장에서는 기능이 떨어져 만성 신부전의 주요 원인이 될 수 있습니다. 망막에서는 혈관 손상을 초래하여 당뇨병성 망막증과 같은 합병증을 유발합니다. 수정체에서는 백내장을 유발할 수 있습니다. 당화된 단백질은 수정체의 투명도를 감소시켜 시야가 흐려지고 심할 경우 시력을 잃게 됩니다. 자가 포식은 이러한 당화 단백질을 분해하여 세포의 건강을 유지하는 데 중요한 역할을 합니다.

재활용 공장인 자가 포식 장치 종류들

선택적 자가 포식과 비선택적 자가 포식

자가 포식은 선택적이거나 비선택적으로 작동합니다. 비선택적 자가 포식은 세포질 구성 요소를 무차별적으로 가리지 않고 재활용 목적으로 청소하는 방식으로 에너지나 영양분 결핍 시에 작동됩니다. 이는 대량 자가 포식bulk autophagy으로 알려져 있으며, '자기 자신을 먹어 치우는 방식'입니다. 이 경우에는 망가진 것, 안 망가진 것 가리지 않고 전부 재활용 공장에서 재처리하여 다시 새것으로 만드는 과정을 거치게 됩니다.

예를 들어, 단식 상태에서는 신체가 저장된 에너지원을 활용하기 위해 비선택적 방식으로 자가 포식이 작동됩니다. 이에 반해, 선택적 자가 포식은 손상된 세포 소기관, 뭉쳐진 단백질, 또는 침입한 박테리아 등 특정 대상을 분해하고 재활용하며 이를 통해 세포의 품질 관리 역할을 합니다.

대식 자가 포식, 미세 자가 포식, 분자 샤프론 매개 자가 포식과 역할

우리 세포들이 어떻게 해서 쓰레기들을 운반하고 분해하여 재활용할 수 있을까요? 크게 3가지 장치가 있습니다.

첫째, 대식 자가 포식입니다. 세포 내에는 쓰레기들을 재활용 공장으로 운반하는 차량이 있는데요, 이것을 포식소체autophagosome라고 부릅니다. 쉽게 설명하자면, 포식소체는 세포 내의 청소 차량과 같은 역할을 합니다. 이 차량은 손상되거나 더 이상 필요하지 않은 쓰레기들을 발견하면 양팔을 길게 쭉 내밀어서 쓰레기들을 감싼 채로 재활용 공장인 '리소좀'으로 운반합니다. 리소좀과 쓰레기 운반 차량은 마치 우주선들이 우주 공간에서 도킹하여 서로 결합하는 것처럼 결합해서 쓰레기들이 리소좀 안으로 빨려 들어갑니다.

리소좀은 세포 내에서 쓰레기 처리 공장과 같은 역할을 하는 소기관입니다. 이곳은 손상된 단백질, 오래된 소기관, 외부에서 유입된 유해 물질들이 효소로 분해되어 재활용할 수 있도록 하는 공장입니다. 1974년, 크리스티안 드 뒤브Christian de Duve 박사가 리소좀의 역할을 밝혀낸 공로로 노벨생리의학상을 수상하였습니다. 대식 자가 포식은 주로 영양 결핍이나 스트레스로 강하게 유도됩니다. 이를 통해 세포는 필요한 에너지와 재료를 회수하여 다시 사용할 수 있게 됩니다.

둘째, 미세 자가 포식입니다. 세포 내에 있는 아주 작은 쓰레기들을 운반 차량의 도움 없이 리소좀이 직접 빨아들여서 작은 쓰레기봉투에 담은 후에 분해되는 방식입니다. 리소좀의 막이 스스로를 돌출시켜서 만든 쓰레기봉투에 쓰레기를 담기도 하고, 막을 움푹 패게 해서 쓰레기를 담기도 합니다. 이렇게 작은 쓰레기 물질이 담긴

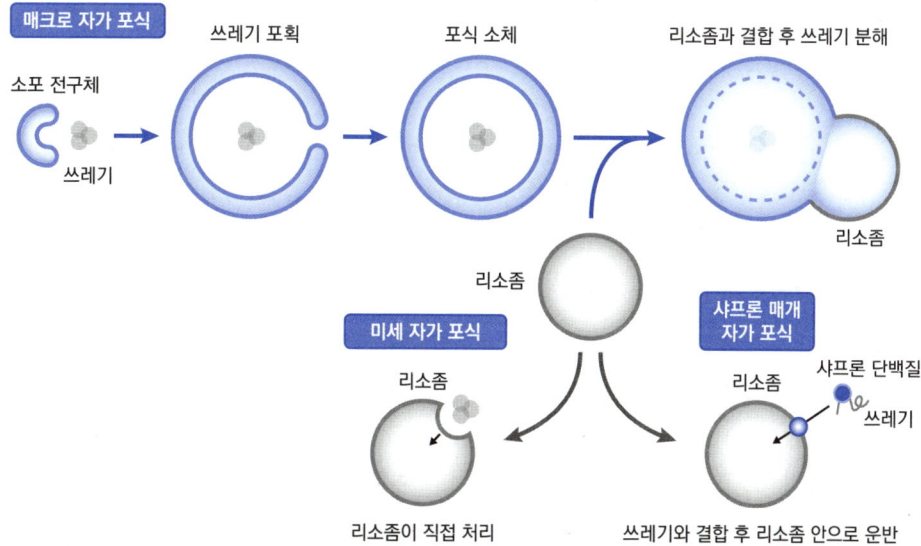

그림 5. 자가 포식 전체 과정: 처리할 쓰레기를 파악 → 쓰레기를 담을 작은 봉투(소낭) 제작 → 쓰레기봉투 속에 담는 회수 작업 완료 → 분해 공장인 리소좀으로 운반 → 리소좀 안에서 최종 분해

자가 포식의 장치 종류. 매크로 자가 포식: 포식 소체가 쓰레기들을 감싸서 리소좀으로 운반한 후 분해
미세 자가 포식: 작은 쓰레기들은 리소좀이 직접 자신의 세포막으로 만들어진 쓰레기봉투에 담아 직접 분해
샤프론 매개 자가 포식: 샤프론 역할을 하는 물질이 쓰레기를 리소좀 막에 결합시킴

봉투를 내강 소포intraluminal vesicles라고 합니다. 소량의 쓰레기를 바로 청소하는 이 과정을 통해 세포는 불필요한 물질을 빠르게 제거하고 작은 문제를 해결하며, 세포 건강을 유지할 수 있습니다.

셋째, 샤프론 매개 자가 포식 장치입니다. '샤프론'이라는 물질은 손상된 쓰레기들을 찾아내어 재활용 공장인 리소좀으로 안내하여 리소좀의 막에 있는 단백질에 결합해서 안으로 들어가게 해 주는 택배 기사 같은 역할을 합니다. 이 과정은 특정 단백질 쓰레기, 특히 DNA나 RNA 조각들을 선택적으로 재활용할 때 사용됩니다.

당 자가 포식, 지질 자가 포식, 마이토콘드리아 자가 포식, 소포체 자가 포식, 핵 자가 포식, 이질 자가 포식

자가 포식은 주로 세포질 내에서 오래된 단백질이나 대분자 단백질, 손상된 세포 소기관을 분해합니다. 단백질 쓰레기들을 분해할 때는 가능한 가장 작은 단위인 아미노산으로 잘게 쪼개서 세포질로 방출하며, 이것은 다시 새로운 단백질들을 조합하는 데 사용됩니다. 하지만 필요할 때는 단백질 외의 다른 것들도 분해합니다. 자가 포식은 어떤 쓰레기를 위주로 재활용하느냐에 따라서 여러 이름이 있습니다.

당 자가 포식(글리코파지, Glycophagy)
세포가 에너지가 부족하면 먼저 저장된 에너지를 사용해야겠지요? 가장 대표적인 저장 에너지는 간과 근육에 저장되는 글리코겐입니다. 다당류인 글리코겐을 분해하여 단당류인 포도당으로 전환하면 급하게 에너지원으로 사용할 수 있습니다. 이것을 당 자가 포식(Glycophagy)이라고 하며, 글리코겐을 리소좀 안으로 이동시켜 분해하므로 선택적 자가 포식의 한 형태입니다.

매일 에너지가 급히 필요한 순간이 있습니다. 예를 들면, 달리기와 같은 짧은 고강도 운동 중 근육은 글리코겐을 빠르게 분해하여 에너지를 얻습니다. 저녁에 음식을 먹고 밤새 아무것도 먹지 않았을 때 간과 근육에 저장된 글리코겐이 분해되어 포도당을 공급합니다. 공복 상태나 스트레스 상황에서도 이 과정을 통해서 세포 생존에 필요한 에너지를 공급합니다.

지질 자가 포식(리포파지, Lipophagy)
장기적인 공복, 스트레스, 또는 에너지가 심각하게 고갈된 상태에서는, 글리코겐 저장량도 고갈됩니다. 이때는 세포 안에 지질 방울로 저장된 지방을 분해하여 지방산과 글리세롤로 전환해서 에너지로 활용합니다.

예를 들면 하루 이상 음식을 먹지 않을 때, 글리코겐 저장량이 고갈되면 간과 근육은 지질 자가 포식을 통해 지방을 에너지로 사용합니다. 마라톤처럼 오랜 시간 동안 유산소 운동을 할 때 글리코겐이 모두 소모되면 세포는 지방을 주요 에너지원으로 사용합니다.

마이토콘드리아 자가 포식(미토파지, Mitophagy)

손상되거나 에너지 생산 효율이 떨어진 마이토콘드리아를 선택적으로 제거하여 세포 건강을 유지하는 자가 포식의 한 형태입니다. 마이토콘드리아는 세포 내 에너지 공장으로 에너지를 생성하는 과정에서 활성 산소가 항상 생성됩니다. 이 과정에서 마이토콘드리아가 손상되면, 세포 내 대사에 문제가 생기므로 미토파지는 손상된 마이토콘드리아를 제거하여 새로운 마이토콘드리아를 생성할 수 있도록 돕습니다. 또 손상된 마이토콘드리아는 활성 산소를 방출하므로, 제거해야 세포 손상이 방지됩니다.

미토파지를 활성화한 쥐는 수명이 연장되고 노화 관련 질병이 억제된 사례가 보고되었습니다. 임상 연구로는 미토파지를 촉진하는 약물(예: 라파마이신)이 신경 퇴행성 질환과 암 치료를 위한 새로운 접근법으로 연구되고 있습니다.

소포체 자가 포식

소포체(endoplasmic reticulum, ER)는 모든 진핵 세포에 존재하는 세포 소기관입니다. 그리고 단백질의 합성과 분비, 지질 대사, 칼슘 저장 등 다양한 기능을 수행하는 중요한 곳입니다. 소포체 자가 포식은 손상되거나 불필요한 소포체를 선택적으로 분해하여 세포 내 항상성을 유지하는 자가 포식의 한 형태입니다. 소포체가 하는 일인 단백질 합성에 과부하가 걸리거나, 세포체 안에서 합성된 단백질이 잘못 접혀서 축적되면 소포체 기능이 손상됩니다. 이런 소포체는 자가 포식으로 제거해 주어야 합니다. 또, 에너지가 아주 부족하면, 세포는 소포체를 분해하여 필요한 자원을 확보합니다.

핵 자가 포식

핵은 세포의 유전 정보를 보관하고 조절하는 중요한 소기관으로 스트레스나 손상으로 기능 장애가 발생할 수 있습니다. 핵 자가 포식은 이러한 문제를 해결하기 위해 활성화됩니다. 특히 손상된 DNA나 손상된 핵소체(예: 핵막, 핵질)를 표적으로 삼아 자가 포식으로 재활용합니다.

이질 자가 포식

이질 자가 포식Xenophagy은 세포가 외부에서 침입한 병원체(예: 박테리아, 바이러스)를 선택적으로 제거하는 자가 포식의 한 형태입니다. 이는 세포가 자신의 내부 환경을 방어하는 감염 방어의 필수적 요소입니다.

자가 포식 능력이 약해지는 원인들

사실, 가장 먼저 들 수 있는 요인은 바로 나이입니다. 나이가 들수록 세포의 재활용 능력이 줄어들며, 이는 노화 관련 질병에 영향을 끼칩니다. 자가 포식 능력은 약해지는데 처리해야 할 쓰레기 단백질들은 점점 쌓여만 갈 테니, 당연히 노화가 더 빨리 진행됩니다. 노인에서 자가 포식 능력이 줄어드는 이유는 다음과 같습니다.

- 첫째, 자가 포식 장치가 작동하려면, 먼저 세포에서 에너지가 부족해진 상태임을 알아차려야 합니다. 그런데 나이가 들면 이런 에너지 상태 센서 기능이 약해지므로, 당연히 자가 포식 장치를 움직이는 스위치가 잘 켜지지 않게 됩니다.
- 둘째, 자가 포식 관련 유전자는 세포 내 손상된 물질을 제거하고 재활용하는 데 중요한 역할을 하는 유전자입니다. 그런데 나이가 들수록 이러한 유전자의 활동이 줄어들어 자가 포식 과정이 약화될 수 있습니다.
- 셋째, 자가 포식 작동 스위치가 켜지게 되면, 여러 단계의 재활용 장치가 작동되어야 합니다. 우선 처리할 쓰레기들을 감싸서 담아야 하고, 이것을 재활용 공장으로 운반할 차에 실어야 하며, 차에 실은 쓰레기들을 재활용 공장인 리소좀으로 운반해야 합니다. 그런데 이 모든 과정이 나이가 들면 줄어듭니다.
- 넷째, 자가 포식 마지막 단계에서 재활용 처리를 하는 공장은 리소좀이라고 설명해 드렸습니다. 리소좀은 분해 효소들을 이용하여 쓰레기들을 처리합니다. 그리고 이 효소들이 최적의 기능을 발휘하려면 산성도가 유지되어야 합니다. 그러나 나이가 들수록 리소좀의 산성도를 유지하는 능력이 점차 약해집니다. 결과적으로 세포 내 쓰레기가 축적되고, 이는 노화와 다양한 만성 질환의 진행을 가속할 수 있습니다.

그럼, 자가 포식 능력이 약해지는 다른 구체적 요인들도 몇 가지 알아보겠습니다.

- **영양 과잉 및 고열량 식단** 열량 과잉 섭취는 자가 포식을 억제하는 작용이 강해집니다. 예를 들어, 고지방 식사를 하면 간세포에서의 자가 포식 활동이 억제되어 지방이 분해되지 않고 계속 쌓여 지방간이 생기게 됩니다.

- **운동 부족** 운동은 자가 포식을 촉진합니다. 규칙적인 유산소 운동을 하면, 자가 포식이 활발해졌을 때 만들어지는 단백질이 늘어납니다. 운동 부족은 반대입니다.

- **만성 스트레스** 만성 스트레스가 지속되어서 스트레스 호르몬인 코르티솔이 계속 증가하면, 자가 포식 활동이 억제됩니다. 이것은 만성 스트레스가 자가 포식 과정을 조절하여 활발하게 작동되도록 해 주는 핵심 단백질들을 억제하기 때문입니다.

- **수면 부족** 수면 부족은 자가 포식에 관여하는 유전자들을 억제합니다. 특히, 신경 세포, 간세포, 심근 세포에 영향을 주게 되므로, 수면 부족이 오래되면 신경계, 심혈관계, 간에 문제가 생기게 됩니다.

- **환경 독소와 약물** 중금속, 살충제 등 그리고 항암제, 면역 억제제 같은 약물은 자가 포식을 방해합니다.

노화 가속과 질병 발생의 원인, 자가 포식 장애

자가 포식은 노화를 늦추고, 질병 예방에 중요한 역할을 합니다. 자가 포식이 정상적으로 작동하면 세포 내에 손상된 단백질들은 제거되고 재활용으로 새것을 만들어서 건강한 세포 기능을 유지할 수 있습니다. 반대로 자가 포식이 감소하면 노화가 가속되고 암, 신경 퇴행성 질환, 심혈관계 질환 등의 위험이 늘어납니다.

자가 포식 장애는 노화 가속의 원인

노화는 자가 포식 능력 장애의 한 원인이지만, 그 반대로 자가 포식 장애가 노화를 가속하기도 합니다. 많은 세포 실험 연구에서 자가 포식이 잘 작동되는 세포에서는 노화가 억제되지만, 자가 포식 작동에 장애가 생긴 세포는 노화가 촉진되는 것이 입증되었습니다.

4장에서 노쇠 세포와 좀비 세포 축적은 노화 가속의 중요한 원인임을 설명해 드렸습니다. 그런데 자가 포식 기능에 문제가 생기면 텔로미어의 단축과 상관없이 세포가 빠르게 노쇠 세포로 변합니다. 특히 문제가 생긴 마이토콘드리아를 자가 포식으로 빠르게 처리해 주지 못하면 노쇠 세포가 늘어납니다. 또한, 좀비 세포의 활성이 늘어나 노화가 빨라집니다. 또, 다음과 같은 여러 질병의 발생 위험이 매우 높아집니다.

신경계

• **알츠하이머병** 자가 포식 이상 시에 가장 큰 영향을 받는 세포가 있습니다. 바로 신경 세포입니다. 신경 세포는 한 번 생성되면 스스로 분열하거나 재생되지 않는 특성이 있습니다. 반면, 다른 많은 세포는 손상되거나 필요에 따라 계속 분열하며 새로운 세포를 만들어 냅니다. 이러한 차이로 신경 세포는 손상된 세포 내 물질을 스스로 분해하고 처리하는 자가 포식이 특히 중요합니다. 쥐에게서 자가 포식 기능을 하는 유전자를 제거하면, 몇 주 만에 비정상 단백질이 축적되면서 신경 세포가 급격하게 위축되고 이상 행동을 보입니다.

알츠하이머병에서 가장 잘 알려진 대표적인 병적 변화는 신경 세포에 비정상적 단백질인 베타아밀로이드라는 단백질이 축적되는 것입니다. 신경 세포의 자가 포식 활동은 베타아밀로이드의 합성과 제거 모두를 조절하는 작용을 합니다.

뇌 같은 중추 신경은 수많은 신경 세포가 마치 무수한 전기 회로처럼 연결된 조직입니다. 이런 연결 회로를 안정되게 유지해 주는 구조물 중의 하나가 타우 단백질이라고 하는 결합 기능을 하는 단백질입니다. 그런데 신경 세포가 산화 스트레스나 염증 스트레스를 받으면 비정상적인 화학적 변형이 일어나서 인산이 결합하는 타우 단백질 인산화가 나타납니다. 그리고 알츠하이머병 환자의 뇌에서는 타우 단백질의 인산화 수준이 정상보다 4~8배 늘어납니다. 비정상적으로 인산화된 타우 단백질은 신경 섬유를 엉키게 하므로 세포 사멸이 일어나서 치매가 생기게 되는 것입니다. 라파마이신이라는 알약을 투여하면, 자가 포식이 활성화되어서 타우 단백질의 분해가 촉진된다는 사실이 입증되었습니다.

호흡기계

자가 포식은 여러 폐 질환과 연관되어 있으며, 폐 감염, 급성 폐 손상, 간질성 폐섬유증, 만성 폐쇄성 폐 질환(COPD) 등 다양한 폐 관련 질환에서 중요한 역할을 합니다.

• 급성 폐 손상 감염(예: 폐렴), 외상, 독성 물질 흡입은 급성 폐 손상을 유발하여 사망에 이르게 할 수 있습니다. 젊은 사람들과 다르게, 노인의 급성 폐렴은 주요 사망 원인 중 하나입니다. 이는 급성 폐 손상에서 회복하지 못하기 때문입니다. 폐 세포에서 자가 포식이 적절히 활성화되면 세포 내 시스템의 항상성을 유지하고 폐 조직을 보호하는 반응이 작동합니다.

• 만성 폐쇄성 폐 질환 만성 폐쇄성 폐 질환(COPD)은 노인에게 나타나는 가장 흔한 폐질환 중 하나이며 흡연이 주요 원인입니다. 자가 포식은 제대로 작동되지 않는 것도 문제이지만, 너무 과도하게 작동되어도 문제입니다. 왜냐하면 정상 기능을 하는 조직까지 분해해 버리기 때문입니다. 흡연, 산화 스트레스, 염증성 자극은 자가 포식을 과도하게 활성화하는 주요 원인입니다. 실제로, 만성 폐쇄성 폐 질환이 있는 노인에게서는 자가 포식 활성 단백질이 현저히 증가한 것으로 보고되었습니다. 그 결과, 정상적인 세포 구성 요소와 단백질까지 파괴되어 폐 세포가 사멸하게 됩니다. 동물 실험에서 비정상적으로 활성화된 자가 포식 활동을 억제하면, 흡연으로 폐포가 망가지는 것이 크게 개선됨이 확인되었습니다.

• 낭포성 섬유증 낭포성 섬유증(Cystic Fibrosis)은 단백질의 돌연변이로 발생하는 치명적인 유전 질환으로 장기간 반복되는 폐 감염으로 인한 호흡 곤란이 주 증상입니다. 주로 어린이나 청소년에게서 진단되며, 전 세계적으로 약 7만 명의 환자가 있는 것으로 추정되고 평균 수명은 약 40~50세입니다. 현재 치료법으로는 호흡기 감염을 줄이기 위한 항생제, 점액 제거를 돕는 흡입제, 소화 효소 보충제, 새로운 유전자 조절제 사용입니다. 그런데 낭포성 섬유증 환자에게는 자가 포식 경로에 결함이 있는 것이 보고되었으며, 자가 포식 촉진제를 사용한 후에 쥐의 폐 조직 염증 반응과 감염률이 크게 줄어들었습니다. 따라서 자가 포식 활동을 강화하는 것이 새로운 치료법이 될 수 있습니다.

간

자가 포식은 다양한 간 질환과 밀접하게 연관되어 있습니다.

• 비알코올성 지방간 질환 비만과 당뇨병에 이어, 계속 증가 추세에 있는 대표적인 간 질환입니다. 비알코올성 지방간과 알코올성 지방간의 2가지 주요 유형이 있는데, 비만자의 90% 이상과 당뇨

병 환자의 60%에게 비알코올성 지방간이 있습니다. 비알코올성 지방간이 있는 환자들의 간세포에서 자가 포식 기능이 줄어든 것으로 보고되었습니다. 간세포 안에 축적된 지질이 자가 포식으로 재활용되지 못하면, 당연히 지방 세포 안에 지질이 축적되며 간세포가 손상됩니다. 쥐 실험에서는 자가 포식 강화 처치를 하면, 간 손상과 지방간 상태가 개선되는 것이 입증되었습니다. 메트포르민이 지방간 예방 효과가 있음이 보고되었고, 기타 자가 포식을 조절하는 여러 약물에 관한 연구가 진행 중입니다.

• **알코올성 간 질환** 장기간 과도한 음주로 발생하는 대표적인 간 질환이며, 알코올성 간염, 간 섬유화, 간경변증, 심지어 간암으로도 진행됩니다. 장기간 술을 마시게 되면 자가 포식 기능이 억제되며, 실제 동물 실험에서는 장기간 알코올을 투여한 쥐는 간세포의 단백질을 처리하는 효율이 30%~40% 줄어들었습니다. 반면에 자가 포식 수준을 개선하면 알코올성 간 손상이 개선되는 연구가 많습니다. 라파마이신으로 자가 포식 능력을 증강하면, 중성 지방 수치가 크게 줄어들고, 자가 포식 억제 약을 투여하면 중성 지방이 다시 증가하는 쥐 연구 결과는 매우 흥미롭습니다. 자가 포식이 알코올성 간 손상을 방지하는 메커니즘은 아직은 명확하지 않지만, 자가 포식은 손상된 마이토콘드리아와 과도한 지질 방울을 제거함으로써 간 보호 역할을 하는 것으로 생각됩니다.

• **간 섬유화** 자가 포식은 간 섬유화를 유발할 수도 있고, 감소시킬 수도 있어서 아직 명확한 기전을 모릅니다. 많은 관련 연구가 진행 중입니다.

소화기계

연구에 따르면 장 점막 장벽 파괴와 장 염증은 손상된 마이토콘드리아를 자가 포식하는 미토파지와 밀접한 관련이 있습니다.

• **궤양성 대장염** 장 점막 장벽 기능을 유지하려면 에너지 공급이 필수적이며, 따라서 장 상피 세포 안에 공생하는 마이토콘드리아 기능은 장 상피 세포의 건강한 기능 유지에 중요합니다. 또 마이토콘드리아는 활성 산소를 방출하는 주요 장소이며, 손상된 마이토콘드리아는 활성 산소를 과다하게 방출하여 장 상피 세포를 사멸에 이르게 합니다. 실제 궤양성 대장염 환자의 혈액에서는 산화 스트레스 지표가 아주 높습니다. 이렇게 고장 난 마이토콘드리아를 적절하게 자가 포식으로 처리하는 것은 궤양성 대장염 환자의 장 점막 기능을 회복하는 새로운 치료법이 될 수 있으며 많은 연구가 진행 중입니다.

• **크론병** 궤양성 대장염은 대장에 국한되고 표면적 손상이 특징인 반면에 크론병은 소화관 전체

를 포함하고 더 깊은 장벽 손상이 특징입니다. 자가 포식 장애와의 관련성은 궤양성 대장염과 약간 차이가 있지만, 여전히 크론병에서도 고장 난 마이토콘드리아를 적절하게 자가 포식으로 처리하는 것이 새로운 치료법이 될 수 있으며 많은 연구가 진행 중입니다.

비뇨기계

폐나 간, 신장 등 섬유화가 오는 질병들은 대부분이 자가 포식 이상과 관련이 밀접합니다. 많은 동물 연구에서 자가 포식 활성화로 신장 섬유화가 완화되는 것이 확인되었습니다. 하지만 자가 포식은 신장 섬유화를 촉진할 수도 있습니다. 좀 더 많은 연구가 필요한 부분입니다.

재생 불량성 빈혈

재생 불량성 빈혈은 골수의 조혈 줄기 세포 기능 장애로 적혈구, 백혈구, 혈소판의 생성이 줄어들어서 빈혈, 출혈, 감염, 심각한 경우 사망에 이를 수 있습니다. 모든 연령대에서 발생할 수 있지만, 젊은 성인(10~25세)과 노년층(60세 이상)에서 발병률이 높습니다. 현재 치료법은 면역 억제제와 조혈모세포 이식이며 치료 성적도 좋은 편입니다. 지난 몇 년간 여러 연구에서 자가 포식이 세포 면역의 항상성 조절에도 영향을 주어 재생 불량성 빈혈 진행을 늦추고 자가 포식과의 관련성 보고가 주목받고 있습니다. 따라서 라파마이신과 같은 약물로 자가 포식을 활성화하여 치료 가능성을 탐구 중입니다.

생식기계

• **다낭성 난소 증후군**   다낭성 난소 증후군(PCOS)은 여성에게 흔히 발생하는 내분비 및 대사 장애로 유병률이 매년 늘어나고 있는 중요한 질환입니다. 배란 장애로 인한 불임, 고안드로겐증, 다낭성 난소 변화가 있으며, 대사적 이상(인슐린 저항성, 비만 등)과도 밀접 관련되어 있습니다. 정확한 원인은 알려지지 않았으나, 유전적 요인, 환경적 요인, 생활 습관이 복합적으로 작용하는 것으로 보입니다. 이 병은 불임, 생리 불순, 비만, 당뇨병 및 심혈관계 질환과 같은 장기 합병증을 유발할 수 있습니다. 즉, 생식뿐만 아니라 전신 대사 건강에 큰 영향을 미치는 질환이라서 조기 진단과 관리가 중요합니다. 현재 치료법은 체중 감량, 규칙적인 운동 같은 비약물 요법, 배란 유도제 약물, 인슐린 저항성 개선 약물, 호르몬 치료이며, 증상 완화 및 대사 건강 개선에 일정 효과를 보이고 있습니다. 최근에는 동물 연구에서 자가 포식 이상이 확인되었으며, 특히 난소와 지방 조직에서의 자가 포식 조절 장애가 주요 기전 중 하나로 제시되고 있으며, 많은 연구가 진행 중입니다.

암

자가 포식은 세포 증식, 분화 및 노화와 밀접하게 연관되어 있으므로, 암 발생과도 관련이 있습니다. 최근 연구에서도 폐암, 간세포암, 유방암 등의 세포 실험 연구에서 자가 포식의 이상이 관찰되었습니다. 그런데, 암 발달 과정에서 자가 포식은 암을 억제하는 좋은 영향을 미치기도 하지만 반대로 암을 촉진할 수도 있습니다. 암 세포의 초기 단계에서는 종양 관련 단백질들이 자가 포식의 처리 대상이 되므로, 암 성장이 억제될 수 있지만, 암 세포를 분해해서 생긴 재활용 에너지원이 다른 암 세포에 에너지를 공급하기도 합니다. 또한, 종양 세포에서 자가 포식은 종양 억제 단백질들을 분해하여 종양 발생이 촉진될 수 있습니다. 중요한 분야이므로 현재도 많은 연구가 진행 중입니다.

코로나 바이러스 감염

이질 자가 포식은 바이러스나 박테리아와 같은 외부 침입자를 인식하고, 이를 분해하는 세포의 방어 메커니즘입니다. 그런데 코로나 바이러스는 숙주 세포의 이질 자가 포식을 억제하여 잡아먹히지 않는 놀라운 능력을 갖추고 있습니다. 인체 세포에 감염된 이 바이러스는, 숙주 세포가 쓰레기 처리를 하기 위해서 감싸는 과정을 막는 능력이 있습니다. 또 쓰레기 차량이 재활용 공장인 리소좀으로 운반하려는 과정도 막을 수 있습니다. 자가 포식 억제로 숙주 세포 안에서 살아남은 바이러스는 더 쉽게 복제되고, 주변 세포로 전파됩니다. 또 자가 포식이 억제된 숙주 세포는 스트레스를 받아 스스로 죽는 사멸률이 높아집니다. 현재, 바이러스의 자가 포식 억제 기전을 막는 약물 개발 연구가 진행되고 있습니다.

자가 포식 장애는 마이토콘드리아 기능 이상을 악화시킨다

자가 포식 활동에 이상이 생긴 세포에서는 기능 이상을 가진 마이토콘드리아가 재활용이 안 되므로 계속 축적이 됩니다. 축적된 마이토콘드리아는 많은 양의 활성 산소를 세포에 방출하므로 세포의 산화 스트레스가 가중되어 이상이 생기게 됩니다. 또 세포 내 수백 종 이상의 대사 활동에 필요한 니코틴아마이드 아데닌 다이뉴클레오타이드(NAD)의 분해가 촉진되면서 세포 내 NAD+가 고갈되어 여러 질환 발생으로 이어집니다. 이 부분은 7장에서 따로 설명해 드리겠습니다.

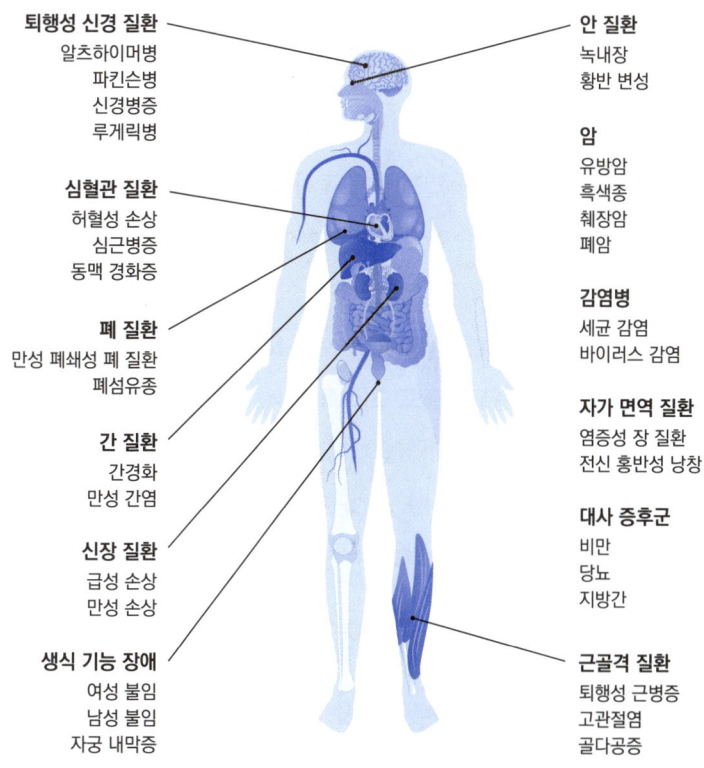

그림 6. 자가 포식 장애와 관련된 질환들

자가 포식을 증강하면 노화가 느려지고 질병도 좋아진다

동물 연구에서는 자가 포식 증강이 수명을 연장하고 질병 진행을 늦춘다는 것이 확인되었습니다. 동물의 수명을 연장하고 노화 관련해 여러 질환의 발병을 늦추는 효과가 입증된 열량 제한 식이법도 자가 포식 증가에 의존한다고 확인되었으며, 실험용 생쥐의 수명을 30% 늘렸습니다. 이때 자가 포식 작용을 하는 유전자를 제거하여 자가 포식 기능을 망가지게 하면, 열량 제한처럼 강력한 항노화 효과가 입증된 치료를 해도 수명이 연장되지 않습니다. 정말 놀랍지요? 자가 포식이 노화와 장수에서 얼마나 중요한지를 암시하는 결과입니다.

또, 쥐 실험에서 자가 포식을 조절하는 유전자들을 활성화해 준 세포들은 산화 스트레스를 더 잘 견디고 인슐린 민감성이 좋아지며 수명도 17% 정도 늘어났습니다. 효모, 선충, 초파리, 생쥐와 같은 다양한 생명체에 자가 포식을 촉진하는 라파마이신을 투여하면, 수명이 연장될 뿐 아니라, 알츠하이머병과 같은 신경 퇴행성 질환 지표들도 개선되었습니다. 자가 포식을 촉진하는 메트포르민과 버섯, 효모, 새우 껍질, 일부 식물에서 발견되는 천연물인 트레할로스(trehalose) 또한 수명을 연장하고 실험 동물의 신경 퇴행성 질환 발병을 예방하였습니다. 콩, 통곡물, 브로콜리, 버섯, 발효 치즈, 간 등에 풍부한 스퍼미딘 성분 투여도 자가 포식을 촉진하며, 레스베라트롤도 NAD+ 활성을 통해 자가 포식 작용이 증강되고 수명을 연장하는 것으로 확인되었습니다.

임상 연구 결과들

임상 연구에 따르면 식이 제한, 간헐적 단식, 운동, 특정 식품 섭취 등이 자가 포식을 촉진하고 건강에 긍정적인 영향을 미칠 수 있습니다.

열량 섭취를 줄이는 식이 제한은 자가 포식을 활성화하여 세포 내 손상된 구성 요소의 제거를 촉진하고, 이는 노화 지연과 수명 연장에 이바지할 수 있습니다. 관련 임상 연구에서도 식이 제한이 대사 건강을 개선하고, 심혈관계 질환 및 암과 같은 만성 질환의 위험을 줄이는 것으로 나타났습니다.

간헐적 단식은 일정 기간 음식 섭취를 제한하는 방법으로 자가 포식을 촉진하여 세포의 재생과 복구를 돕습니다. 임상 연구에서는 간헐적 단식이 체중 감소, 인슐린 감수성과 제2형 당뇨병 개선, 심혈관계 질환의 개선, 염증 감소 등의 효과를 보여 주었으며, 이러한 변화는 대사 질환의 위험을 낮추는 데 도움이 될 수 있습니다.

규칙적인 운동은 자가 포식을 유도하여 근육 세포의 질적인 건강을 증진하고, 에너지 대사를 개선하며, 노화 관련 질환의 위험을 줄입니다. 임상 연구에서는 유산소 운동과 저항 운동이 모두 자가 포식을 촉진하고, 건강 유지와 대사 기능 향상을 유도하는 것으로 나타났습니다.

일부 식품은 자가 포식을 촉진하는 성분을 함유하고 있습니다. 예를 들어, 폴리페놀은 자가 포식을 활성화하여 세포 건강을 증진할 수 있습니다. 또한, 녹차의 에피갈로카테킨 갈레이트(EGCG)와 같은 항산화제도 자가 포식을 촉진하는 것으로 보고되었습니다. 이러한 식품의 섭취는 대사 건강 개선과 노화 지연에 도움이 될 수 있습니다.

이처럼 자가 포식을 증강하기 위한 약물은 주로 자가 포식 경로의 주요 조절 인자에 작용하여 자가 포식을 활성화하는 것으로 알려져 있습니다. 이러한 약물들은 특정 질환에서 잠재적인 치료법으로 연구되고 있으며, 임상 연구가 아직 제한적이지만, 일부는 임상적으로 사용되고 있습니다.

현재, 임상 연구 중이거나 일부 임상에 적용하고 있는 주요 알약들은 면역 억제제로 승인을 받은 라파마이신과 타크롤리무스, 당뇨병 치료제로 승인된 메트포르민, 천연물 성분인 트레할로스, 천연물 성분이면서 항산화 보충제로도 판매되는 레스베라트롤, 녹차 추출물인 에피갈로카테킨 갈레이트, 건강 보조제로도 사용이 가능한 스퍼미딘, 바이러스 제거 작용도 있는 니클로사마이드 등이 있습니다. 이러한 보조제들은 뒤에서 자세히 설명해 드리겠습니다.

자가 포식 문제의 진단법

자가 포식 기능은 다양한 생물학적 과정에서 중요한 역할을 하므로, 이를 진단하고 평가하는 방법은 임상 및 연구 분야에서 매우 중요합니다. 현재 자가 포식 기능을 평가하기 위해 사용되는 진단법은 주로 분자 생물학적, 세포 생물학적, 이미지 처리 기술을 기반으로 합니다. 주요 자가 포식 기능 진단법은 다음과 같습니다.

자가 포식에 관여하는 단백질 수치 측정

- **검사 샘플** 조직 샘플, 혈액, 세포 추출물
- **검사 원리** 자가 포식을 통해 분해되어야 할 단백질(예: p62)이 분해가 안 되고 쌓여서 자가 포식 과정의 흐름이 정체되거나 제대로 작동하지 않는 것을 나타냅니다. 또 자가 포식이 시작 단계에서는 잘 진행되다가 마지막 단계인 리소좀에서 분해 과정의 문제가 생기면, 재활용할 쓰레기가 제대로 분해가 되지 않아서 증가하는 단백질(예: LC3-II)을 측정하기도 합니다. 측정하려고 하는 단백질에 결합하는 항체를 사용하여 측정하는 Western blot, 단백질의 농도를 효소 반응의 결과로 얼마나 있는지 숫자로 보여 주는 검사인 ELISA 법으로 진단합니다.
- **장점** 특정 자가 포식 단계의 문제를 직접적으로 예측하고 널리 사용되는 검증된 방법입니다.
- **단점** 단점은 자가 포식에 문제가 생겨도 증가하지만, 반대로 과하게 자가 포식이 작동돼도 증가할 수 있어서 해석에 주의가 필요합니다.
- **검사 시간 및 비용** 6~24시간, 10만 원 이상
- **임상 적용 가능성** 높습니다. LC3-II와 p62가 모두 높게 나타나면 일단 자가 포식의 장애가 의심됩니다. 많은 실험실에서 사용되고 있으며, 데이터 해석에 관한 경험이 축적되어 있습니다.

자가 포식 흐름 분석(Autophagy Flux)

- **검사 샘플** 세포 샘플
- **검사 원리** 리소좀 억제제(Bafilomycin A1, Chloroquine)를 사용하면, 세포 내부에서 자가 포식이 작동되다가 완성 단계인 리소좀에서 재활용 처리를 마무리하지 못하고 멈추게 됩니다. 그런 다음 LC3-II와 p62라는 두 가지 지표 단백질의 양 변화를 관찰해 자가 포식이 잘 작동하고 있는지 확인합니다. 쉽게 말해, 자가 포식 시스템이 어디에서 문제가 생겼는지 파악하기 위해 '멈춤 버튼'을 누르고 세포의 상태를 들여다보는 방법입니다. 자가 포식 초기 단계가 제대로 작동한다면, 세포 안에 축적된 쓰레기 단백질인 p62는 줄어듭니다. 그리고 마지막 단계인 리소좀 분해 과정을 억지로 멈추게 했으므로, 리소좀 안에서 분해가 되는 과정이 중단되어 LC3-II가 늘어납니다. 하지만 LC3-II와 p62가 모두 증가하면 자가 포식 과정의 흐름에 장애가 있음을 의미합니다.
- **장점** 자가 포식 흐름 전체를 평가할 수 있습니다.
- **단점** 리소좀 억제제 사용으로 독성 반응이 나타나고, 환자에게서 샘플을 채취하기가 어렵습니다.
- **검사 시간 및 비용** 12~48시간, 15만 원 이상
- **임상 적용 가능성** 현재 연구 환경에서 주로 사용되며, 임상적 적용은 어렵습니다.

면역 형광 염색법(Immunofluorescence)

- **검사 샘플** 조직 또는 세포 샘플
- **검사 원리** LC3-II, p62 등의 자가 포식 단백질을 형광 표지 항체로 염색하여 위치와 양을 시각화합니다.
- **장점** 자가 포식 상태의 위치와 분포를 시각적으로 관찰할 수 있습니다.
- **단점** 숙련된 기술이 필요하고, 고가의 형광 현미경이 필요합니다.
- **검사 시간 및 비용** 12~36시간, 30만 원 이상
- **임상 적용 가능성** 실험실에서 널리 사용되지만, 임상에서의 일상적인 사용은 아직 어렵습니다.

p62

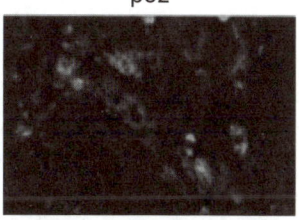

LC3

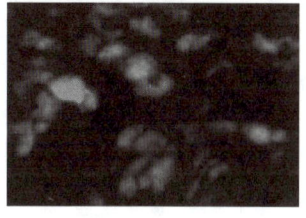

그림 7. 자가 포식으로 분해돼야 할 단백질이 분해되지 않아 늘어난 p62 단백질과 재활용 분해 처리가 되지 않아 늘어난 LC3 단백질의 면역 형광 염색 사진

전자 현미경(Electron Microscopy, EM)

- **검사 샘플** 조직 샘플
- **검사 원리** 자가 포식으로 쓰레기 단백질을 처리하는 모습을 고해상도로 직접 관찰합니다.
- **장점** 자가 포식을 하는 모습을 시각적으로 확인할 수 있는 가장 정밀한 방법입니다.
- **단점** 고가의 장비와 숙련된 분석가가 필요하며, 시간이 많이 소요됩니다.
- **검사 시간 및 비용** 수일에서 수주, 100만 원 이상
- **임상 적용 가능성** 비용과 시간 문제로 임상에서 사용은 어렵습니다.

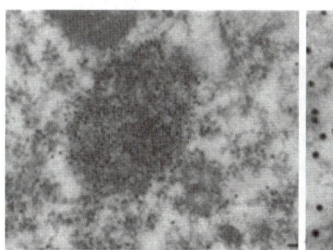 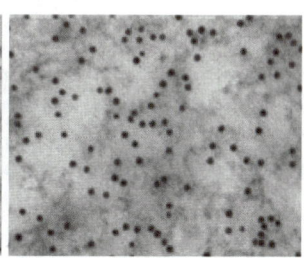

그림 8. 자가 포식 장애로 신경 세포 안에 쓰레기 단백질 P62가 축적(작은 까만 과립들), 오른쪽은 확대 전자 현미경 사진

리소좀 활성 평가

- **검사 샘플** 세포 또는 혈액
- **검사 원리** 자가 포식의 마지막 단계인 재활용 공장 리소좀에서 쓰레기 단백질들이 잘 분해되려면 리소좀 내부의 산성도가 잘 유지되어야 합니다. 형광 염료로 리소좀의 산성도와 활성을 측정합니다.
- **장점** 리소좀 기능 장애와 자가 포식 흐름 문제에 직접 평가가 가능합니다. 상대적으로 간단한 형광 현미경이 있으면 됩니다.
- **단점** 정밀 분석에는 한계가 있습니다.
- **검사 시간 및 비용** 4~12시간, 10만 원 이상
- **임상 적용 가능성** 임상에 적용 가능성이 있으나 주로 연구용으로 사용됩니다.

혈액으로 자가 포식 지표 측정

- **검사 샘플** 혈액, 혈장
- **검사 원리** 혈액 내 LC3, p62, Beclin-1 등 자가 포식 관련 단백질의 농도를 효소 반응으로 얼마나 있는지 숫자로 보여 주는 검사인 ELISA로 측정합니다. LC3와 p62는 1번 검사법에서 설명해 드렸습니다. Beclin-1은 자가 포식 과정이 정상적으로 작동하도록 돕는 단백질입니다. 따라서 이 단백질의 기능이 저하되어 감소하면 자가 포식 활성에 문제가 발생하여, 세포 내 노폐물이 축적됩니다.
- **장점** 환자의 혈액 샘플에서 쉽게 검사할 수 있습니다. 따라서 임상에서 적용이 쉽습니다.
- **단점** 현재 검사의 정확도가 아직 완벽히 검증되지 않았습니다.
- **검사 시간 및 비용** 4~8시간, 5~10만 원 이상
- **임상 적용 가능성** 비침습적이고 빠르며 환자 관리에 적합하여 임상 적용 가능성이 큽니다.

자가 포식 과정으로 생긴 여러 대사 산물 분석(Metabolomics)

- **검사 샘플** 혈액, 소변
- **검사 원리** 쓰레기 단백질이 자가 포식으로 처리되면 단백질이 분해된 아미노산 수치가 늘어납니다. 또는 축적된 지질이 자가 포식으로 분해되면 지질에서 분해된 지방산 등이 늘어납니다. 이런 대사 산물을 질량 분석법(HPLC)으로 측정합니다.
- **장점** 자가 포식 기능의 결과물을 평가할 수 있습니다. 샘플 채취도 쉽습니다.
- **단점** 고가의 장비가 필요하고, 분석이 복잡합니다.

- **검사 시간 및 비용** 며칠에서 1주, 5~10만 원
- **임상 적용 가능성** 고가와 복잡성 문제로 상용화까지 시간이 필요합니다.

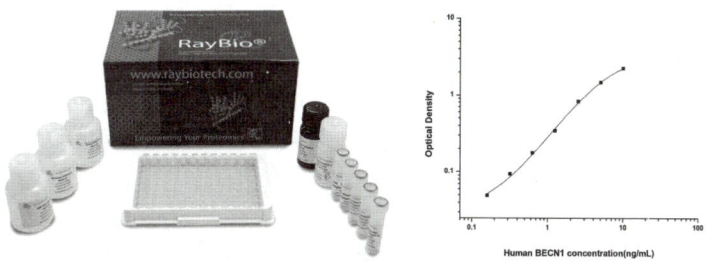

그림 9. 자가 포식을 돕는 단백질인 Beclin-1 진단 키트 시약과 측정한 수치 그래프

자가 포식 증강 효과가 있는 생활 습관들

자가 포식을 늘리는 것은 일상생활에서도 얼마든지 가능합니다. 식생활 개선과 운동 등 여러 좋은 방법이 있으니 시도해 보셨으면 합니다.

간헐적 단식 Intermittent Fasting

먼저, 간헐적 단식입니다. 간헐적 단식은 일정 시간 동안 음식을 먹지 않고 공복 상태를 유지하는 식사법입니다. 성인 남녀 50명을 대상으로 8주간 16:8 단식(하루 16시간 공복, 8시간 식사)을 한 그룹과 일반 식사를 한 그룹을 비교한 연구인데요, 간헐적 단식을 시행한 그룹에서 자가 포식의 활성화 지표가 늘어났습니다. 그 외 체중이 감소하고, 인슐린 저항성도 개선되었습니다. 또 다른 연구에서는 비만 및 과체중인 참가자들을 대상으로 한 달간 간헐적 단식을 한 결과, 자가 포식 관련 유전자 활성이 증가했습니다.

이 외에도 간헐적 단식 후에는 장수 유전자인 시르투인-1의 활성화와 자가 포식 증가, 마이토콘드리아 기능이 향상되었으며, 간에서 지질 자가 포식이 늘어나 지방간

및 간 기능이 개선되었고, 당뇨도 좋아졌습니다. 간헐적 단식은 비교적 실천하기 쉽고, 개인의 생활 방식에 맞춰 유연하게 조정할 수 있는 장점이 있습니다.

간헐적 단식의 구체적 실천법

• **16:8 방식**   하루 16시간 공복을 유지하고, 나머지 8시간 동안만 식사합니다. 예를 들어, 오전 10시에 첫 끼니를 먹고 저녁 6시에 마지막 끼니를 먹는 방식입니다. 공복 시간 동안 물, 무가당 차, 블랙커피 등등 열량이 없는 음료는 섭취할 수 있습니다.

16:8 방식 하루 시간대별 실천 예	
06:00~10:00	공복 유지. 물, 블랙커피, 차 섭취 가능. 가벼운 스트레칭이나 산책으로 아침을 시작합니다.
10:00	첫 끼니 섭취. 단백질과 채소가 포함된 균형 잡힌 식단
14:00	두 번째 간식 또는 가벼운 식사
18:00	마지막 저녁 식사. 소화가 잘되는 음식
18:00~06:00	공복 유지. 자기 전 충분한 물 섭취

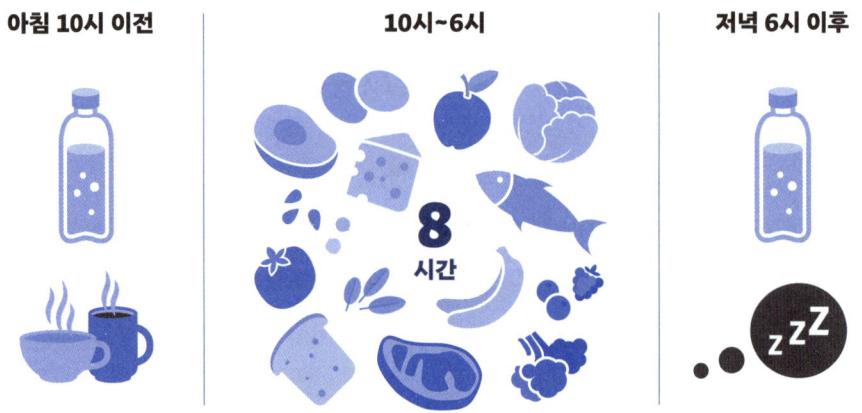

위 방식은 우리 몸이 간단한 에너지원인 포도당 대신 저장된 지방을 태우게 하고, 자가 포식을 촉진하여 세포 재활용과 해독 과정을 활성화합니다. 이처럼 하루를 시간대별로, 구체적으로 계획하면 간헐적 단식을 생활에 쉽게 적용할 수 있습니다.

- **5:2 방식** 일주일 중 5일은 평소대로 먹고, 2일은 하루 500~600열량으로 제한합니다.

하루 500~600열량 제한의 시간대별 실천 예	
06:00~08:00	물이나 무가당 차로 아침을 시작. 공복 상태를 유지하며 가벼운 산책 또는 스트레칭으로 몸을 깨웁니다.
12:00	첫 끼니로 저열량 음식을 섭취 예) 삶은 달걀 1개(70kcal), 찐 브로콜리 100g(35kcal), 닭가슴살 50g(80kcal)
16:00	간단한 간식 섭취 예) 무가당 요구르트 100g(60kcal) 또는 사과 반쪽(50kcal)
19:00	저녁 식사로 가볍게 섭취 예) 구운 생선 100g(120kcal), 찐 채소(50kcal)
19:00~06:00	공복 유지. 충분한 수분 섭취

⚠ 하루를 시간대별로 세분화하여 500~600열량 제한을 실천하면, 에너지를 유지하면서도 자가 포식 활성화를 유도할 수 있습니다.

- **24시간 단식** 일주일에 1~2회 24시간 동안 단식을 실천합니다. 예를 들어, 저녁 7시에 마지막 식사를 한 후 다음 날 저녁 7시까지 공복을 유지하는 방식입니다.

24시간 단식의 시간대별 예	
19:00 이후	일반적인 저녁 식사 후 단식 시작, 수면
07:00~12:00	공복 상태 유지. 물, 블랙커피, 또는 무가당 차 섭취 가능. 가벼운 운동이나 스트레칭으로 아침을 시작합니다.
12:00~18:00	점심을 건너뛰며 공복 유지. 에너지가 부족할 때는 물을 충분히 마시며 안정된 상태 유지
18:00~19:00	단식 종료. 단백질과 채소 중심의 균형 잡힌 저녁 식사

위 방식은 하루 동안 공복 상태를 유지함으로써 자가 포식을 극대화하고, 몸이 축적된 에너지를 효율적으로 사용하도록 돕습니다.

저탄수화물 고지방 식이(케톤 식이법)

케톤 생성 식단, 즉 저탄수화물 고지방 식단입니다. 케톤 생성 식단은 탄수화물 섭취를 줄이고 지방을 주요 에너지원으로 사용하는 방식입니다.

당뇨 전 단계 환자 30명을 대상으로, 하루 50g 이하의 탄수화물 섭취를 유지하며 12주간 케톤 생성 식단을 적용했습니다. 그 결과, 자가 포식으로 처리하는 쓰레기 단백질의 한 종류인 p62 수준이 평균 18% 감소했습니다. 이것은 자가 포식 활성화의 신호입니다. 물론 혈당 조절 능력도 크게 개선되었습니다. 또 다른 소수 임상 연구에서는 피부 자가 면역 질환인 백반증, 근 위축성 측삭 경화증(ALS) 같은 신경 퇴행성 질환 개선 가능성도 보고되었습니다.

케톤 생성 식단을 하루 24시간 동안 실천하려면 다음과 같이 시간대를 나눌 수 있습니다.

케톤 식이법의 시간대별 실천 예	
06:00~08:00	물, 블랙커피 또는 무가당 차로 아침을 시작 공복 상태를 유지하며 가벼운 스트레칭 또는 산책을 통해 에너지를 보충하기
08:00~09:00	첫 끼니: 저탄수화물 고지방 식단 예) 찐 채소, 베이컨, 달걀부침
12:00	간단한 간식 섭취 예) 무염 견과류 한 줌(아몬드 10개) 또는 치즈 조각
14:00	점심 식사: 고지방과 단백질이 풍부한 음식 예) 구운 생선, 올리브유 드레싱을 곁들인 샐러드
18:00	저녁 식사: 단백질과 지방 위주의 균형 잡힌 식단 예) 육류와 찐 채소
18:00~06:00	공복 유지하고 충분한 수분 섭취. 필요시 허브차와 같은 열량 없는 음료 섭취 가능

이 스케줄은 하루 탄수화물 섭취를 50g 이하로 유지하며, 지방을 주요 에너지원

으로 사용하는 데 도움을 줍니다. 실천 시 몸이 케톤 형성 상태에 들어가면 자가 포식이 촉진되는 상태가 되는 겁니다. 케톤 생성 식단은 자가 포식뿐 아니라 혈당 관리에도 도움을 줄 수 있습니다. 가능한 한 전문가의 지도를 받으며 실천하시면 좋겠습니다.

제한적 열량 섭취 Caloric Restriction

열량 제한은 말 그대로 섭취하는 전체 열량을 줄이는 방식입니다. 일반적으로 권장 섭취량 대비 20~30% 정도를 줄이는 것이 적합하며, 이는 개인의 기초 대사율과 활동 수준에 따라 조정될 수 있습니다. 단, 영양소는 충분히 섭취해야 합니다.

건강한 성인 220명을 대상으로 2년간 하루 열량 섭취를 권장량 대비 25% 줄이자, 열량 제한 그룹에서만 자가 포식 관련 효소 활성도가 평균 30% 증가했으며 동시에 염증 수치와 노화 관련 지표들도 의미 있게 감소했습니다. 또 신장 질환 환자 50명이 제한적 열량 섭취를 12주 실천하자, 자가 포식 지표가 증가했으며 염증 지표도 대폭 감소하였습니다. 노인, 비만 환자, 초기 알츠하이머병 환자 대상 연구에서도 자가 포식 활성화 지표가 증가했습니다.

제한적 열량 섭취 시간대별 실천 예	
06:00~08:00	공복 유지. 물, 블랙커피 또는 무가당 차를 마시며 아침을 시작. 가벼운 산책이나 스트레칭으로 몸을 깨우기.
12:00	첫 끼니 섭취 예 삶은 달걀 2개(140kcal), 찐 브로콜리 100g(35kcal), 닭가슴살 100g(165kcal)
16:00	간단한 간식 예 무가당 요구르트 100g(60kcal) 또는 사과 반쪽(50kcal)
19:00	저녁 식사: 가벼운 식단 권장 예 구운 생선 100g(120kcal), 찐 채소(50kcal), 고구마 50g(45kcal)
19:00~06:00	공복 유지하고 충분한 물 섭취

제한적 열량 섭취 식사법에서 가장 중요한 것은 영양 결핍이 되지 않도록 하는 것이므로, 전문가 지도를 받는 게 가장 좋습니다.

단백질 제한 Protein Restriction

단백질 제한도 자가 포식을 촉진하는 효과적인 방법의 하나입니다. 단백질 섭취를 줄이면 자가 포식을 억제하는 단백질이 억제되어 자가 포식이 활성화됩니다.

건강한 성인 40명(평균 나이 35세)에게 단백질 섭취를 4주 동안 30% 감소시킨 후, 처리해야 할 쓰레기 단백질 지표가 25%나 줄어들었습니다. 또 60세 이상의 성인 80명을 대상으로 8주간 하루 단백질 섭취량을 체중 1kg당 0.8g으로 제한하자, 자가 포식 활성이 증가되었으며, 근육 손실 없이 대사 건강이 향상되었습니다.

단백질 제한 시간대별 실천 예	
06:00~08:00	물, 블랙커피 또는 무가당 차를 섭취하며 가벼운 산책으로 아침을 시작. 공복 유지
08:00	첫 끼니: 단백질을 줄인 식단 예 나물이나 찐 채소, 밥 작은 공기
12:00	점심 식사: 저단백, 고섬유질 식단
15:00	간식 예 무염 견과류 한 줌(단백질 3g 이하) 또는 과일 조각
18:00	저녁 식사: 저단백, 고영양소 식단
18:00~06:00	공복 유지하고 충분한 수분 섭취와 허브차 추천

단백질 섭취 제한법은 단백질 섭취량만 줄이면 되므로, 자가 포식을 활성화하는 간단한 방법입니다. 그러나 단백질이 필요한 연령대나 특정 건강 상태, 예를 들어 성장기 청소년, 임신 중인 여성, 또는 신체적 회복이 필요한 환자라면, 신중하게 진행하기를 권합니다.

유산소 운동 Aerobic Exercise

평균 연령 69세인 29명의 건강한 여성과 남성 중, 8주간 유산소 훈련 프로그램을 수행한 군에서는 혈액 내 자가 포식 기능이 활발해졌음을 의미하는 단백질, 유전자 등의 변화가 관찰되었습니다. 체지방 감소와 인슐린 민감성 개선도 확인되었습니다.

유산소 운동: 구체적 실천 예	
추천 운동	빠르게 걷기, 러닝, 자전거 타기, 수영
운동 시간	하루 30분, 주 5회
강도	최대 심박수의 50~70% 수준
	예) 대화는 가능하되 약간 숨이 찰 정도로 지속 가능한 강도로 운동하시면 됩니다.

고강도 인터벌 트레이닝 High-Intensity Interval Training, HIIT

평소에 운동을 잘 하지 않는 40~65세의 비활동적 성인 30명에게 회당 총 20~30분간의 고강도 인터벌 운동을 주 3회씩 한 달간 한 결과, 자가 포식 관련 지표를 비롯하여 에너지 대사 조절 단백질 지표들이 전부 개선되었습니다. 단지 한 달 동안의 운동으로도 의미 있는 좋은 결과가 나타난 것입니다. 비만 성인 40명에게 12주간 운동을 한 연구에서도 세포 내에서 분해되어야 할 단백질 지표의 하나인 p62가 평균 18% 감소하였습니다. 이는 세포가 손상된 단백질이나 폐기물을 효율적으로 처리하고 있다는 것을 의미합니다.

고강도 인터벌 트레이닝: 구체적 실천 예	
추천 운동	러닝, 자전거, 로잉 머신, 언덕이나 계단 오르기
운동 시간	20~30분, 주 3회
강도	1분간 전력 질주 혹은 언덕이나 계단을 숨이 찰 정도로 빠르게 오르기 2분간 천천히 걷기 또는 가벼운 러닝 이를 6~8회 반복(초기에는 3회 반복을 추천)

근력 운동 Resistance Training

60대 후반과 70대 초반의 노인 26명을 대상으로 8주 동안 저항성 운동 훈련을 진행하자, 자가 포식을 활발하게 하는 조절 단백질은 늘어나고 처리해야 할 단백질의 수치는 감소하였습니다. 이 연구 결과는 현재 고령 인구를 대상으로 하는 예방 및 재활 프로그램에 큰 영향을 미치는 연구 결과입니다. 또 다른 연구에서는 중년 남성 50명을 대상으로 16주간, 주 3회 근력 운동(스쾃, 데드 리프트, 벤치 프레스 등)을 수행했으며, 연구 종료 시점에서 근육 세포 내 자가 포식 활성화 바이오마커(BNIP3) 수준이 20% 증가했습니다. BNIP3는 세포의 자가 포식을 활성화하는 데 중요한 역할을 하는 단백질입니다. 쉽게 말해, 세포 안에서 손상된 부분을 청소하고 재활용하도록 지시하는 신호등 역할을 합니다. 그런데 근력 운동을 통해 BNIP3 수준이 20% 증가했다는 것은 세포 청소와 재활용 기능이 더 활발해졌다는 뜻입니다. 특히 근력 운동을 통해 이 단백질이 증가하면, 근육 세포가 더 건강하게 유지되고, 노화로 인한 세포 손상도 줄어드는 데 도움을 줄 수 있습니다.

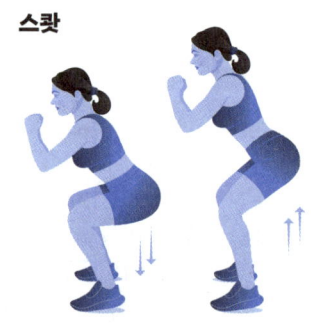

스쾃

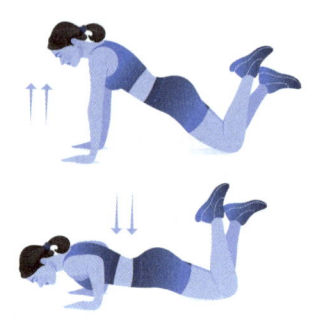

팔굽혀펴기

근력 운동: 구체적 실천 예	
추천 운동	스쾃, 팔굽혀펴기, 데드 리프트, 벤치 프레스
운동 시간	40~60분, 주 3회
강도	주요 근육군(하체 운동은 꼭 포함)을 대상으로 각 운동 3세트씩 진행, 세트당 8~12회 반복

요가 및 스트레칭 Yoga and Stretching

60세 이상 여성 40명을 대상으로 12주간 주 3회, 1회당 60분 동안 요가와 스트레칭을 수행했습니다. 이후 참가자들의 혈액을 채취하여 자가 포식 지표 단백질인 ATG5 변화를 측정한 결과, ATG5 수준이 평균 15% 증가했습니다. ATG5는 자가 포식 과정에서 매우 중요한 단백질입니다. 이 단백질은 자가 포식을 시작하고 세포가 손상된 물질을 분해하도록 세포 내부에서 청소 작업을 시작하는 스위치 같은 역할을 합니다. 요가나 스트레칭과 같은 운동이 ATG5 수준을 평균 15% 증가시켰다는 것은 세포의 청소와 재활용 과정을 더 활발하게 만든다는 것을 뜻합니다. 결과적으로 세포는 더 건강해지고, 몸은 노화로 생긴 손상을 더 잘 극복할 수 있게 됩니다.

다운워드 도그

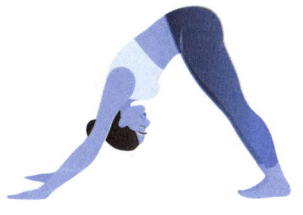

명상

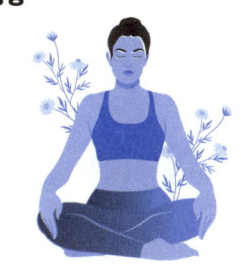

요가 및 스트레칭: 구체적 실천 예	
추천 운동	정적 스트레칭, 하타 요가, 빈야사 요가 등
운동 시간	60분, 주 3회
강도	기본적인 요가 자세(다운워드 도그, 전사 자세 등)를 5~10분간 유지, 매 운동 후 10분간 명상

　맛있는 음식을 먹는 즐거움을 포기해야 하는 식이요법에 비해 운동은 누구나 쉽게 실천할 수 있는 너무 좋은 장수법이라는 것을 다시 한 번 강조하고 싶습니다. 80대, 90대라도 늦지 않았습니다. 지금부터 시작하면 효과가 납니다. 자기 생활 방식에 맞는 운동법을 선택해 꾸준히 꼭 실천해 보셨으면 합니다.

그 외 자가 포식 활성이 입증된 4가지 생활 요법들

다양한 열량 제한 식이요법, 유산소 및 근력 운동 외에도 자가 포식 활성이 입증된 4가지 요법들은 다음과 같습니다. 다들 중요하지만, 다른 장과 겹치는 부분이 있어서 자세한 설명은 생략하겠습니다.

- 규칙적이고 충분한 수면
- 온열 요법 (사우나)
- 차가운 온도 노출 (냉수 목욕, 냉찜질)
- 스트레스 관리

자가 포식을 활성화하는 음식과 약초들

임상 연구를 근거로 자가 포식을 활성화하는 효과가 입증된 음식을 소개하겠습니다. 알약과 달리, 누구나 생활 속에서 실천할 수 있는 간단한 방법이라는 게 중요합니다.

녹차

임상 연구는 아직 제한적이지만, 주요 성분인 에피갈로카테킨 갈레이트(EGCG: Epigallocatechin Gallate)는 세포 내 에너지 조절 경로 조절로 자가 포식 활성 작용을 합니다. 에피갈로카테킨 갈레이트로 만든 건강 보조제보다는 효과가 작지만, 하루 2~3잔의 녹차를 자주 마시는 습관을 유지하는 정도면 좋습니다.

커피

주성분은 클로로겐산, 카페인을 비롯한 폴리페놀입니다. 동물 실험에서 커피를 경구로 투여하고 1~4시간 후에 자가 포식 활성화가 확인되었습니다. 한 임상 연구에서는 아라비카 커피 원두로 만들어진 추출물을 56일간 얼굴 피부에 바른 후, 뚜렷한 항노화 효과가 나타났으며 자가 포식 활성 작용과 관련이 있습니다. 커피 애호가들께서는 매일 드시는 커피에 자가 포식 작용도 있다는 것을 알고 계시면 좋겠습니다.

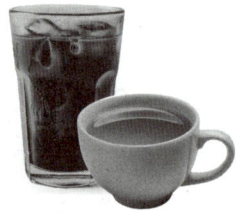

딸기류(오디, 블루베리, 아사이베리, 크랜베리)

안토시아닌, 쿼세틴이 주성분이며, 항산화 효과 외에 자가 포식 유도 효과도 있습니다.

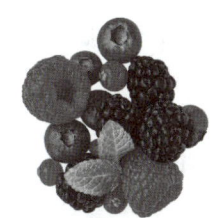

발효 식품: 낫토, 치즈, 김치 등 발효 채소류

자가 포식 장치를 작동하게 하는 유전자들을 활성화해 주는 스퍼미딘이 풍부합니다. 스퍼미딘은 뒤에서 보충제 복용법을 따로 설명해 드리겠습니다. 또, 발효 식품을 섭취하면 장내 유익한 미생물이 장 점막 세포에 자가 포식을 활성화하는 신호를 전달하는 작용을 합니다.

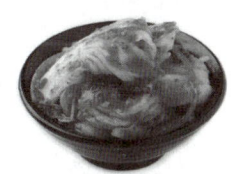

석류

석류의 중요 성분인 유로리틴 A Urolithin A는 손상된 마이토콘드리아를 자가 포식으로 처리합니다. 그 결과, 마이토콘드리아를 깨끗하게 유지해서 세포 건강을 지켜 줍니다. 근육 세포 속의 마이토콘드리아는 손상이 되면, 자기 단백질의 일부가 마이토콘드리아 외막에 쌓이며 이것이 미토파지를 활성화하는 신호 역할을 하게 됩니다. 이렇게 손상된 마이토콘드리아는 자가 포식 작용으로 제거되므로 건강한 마이토콘드리아를 유지하게 됩니다. 실제 임상 연구에서도 근력이 12% 정도 늘어났습니다. 신선한 석류 주스 한 잔을 드시면서 미토파지의 증강 작용도 떠올려 보시기 바랍니다.

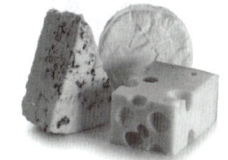
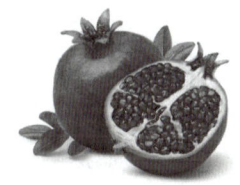

강황

강력한 항염 작용이 있는 강황의 주요 성분인 커큐민은 세포 내 에너지 대사 조절 경로를 통하여, 자가 포식을 유도하는 작용이 있습니다.

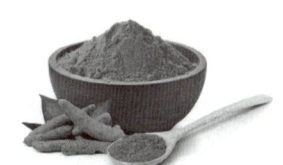

케일, 브로콜리, 콜리플라워, 양배추

이들 십자화과 채소의 중요 성분인 설포라판 Sulforaphane은 세포 에너지 대사 신호를 조절하여 자가 포식을 활성화하는 작용이 확인된 천연물이며, 많은 동물 연구에서도 입증이 되었습니다. 특히 브로콜리의 어린싹(브로콜리 스프라우트)에 가장 높은 농도로 함유된 식품입

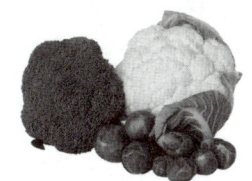

니다. 설포라페인 섭취를 극대화하려면 십자화과 채소를 생으로 섭취하거나 약간 익혀 먹는 것이 좋습니다.

올리브유

주요 성분은 올레오칸탈이며, 동물 실험에서 자가 포식 활성 효소를 증강하는 작용이 보고되었습니다.

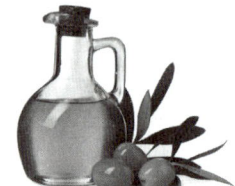

자가 포식을 활성화하는 TOP 5 약초들

자가 포식 작용이 보고된 약용 식물들은 주로 세포의 에너지 센서를 조절하는 작용으로 자가 포식을 활성화하며, 이런 기전은 대표적인 자가 포식 활성 알약인 라파마이신, 메트포르민과 유사합니다. 약용 식물은 자가 포식 활성 작용을 발휘하는 주성분 외에도 건강 유지와 다양한 질환 개선 효과도 있는 이로운 활성 물질이 많은 것이 장점입니다. 자가 포식 작용을 하는 알약 중에서 한 가지를 선정하여 복용하면서, 자신에게 맞는 약초차를 함께 마시면 더 큰 시너지 효과를 낼 수 있으니, 이 방법도 일상에서 실천해 보셨으면 합니다.

녹차(Camellia sinensis)

자가 포식 활성화 효과에 관한 임상 연구가 가장 많은 약초입니다. 기호 식품으로 어린잎 녹차를 우려 먹으면 효과가 매우 좋지만 값이 저렴한 성장한 잎을 사용해도 좋습니다.

은행잎 차

은행잎의 자가 포식 활성 작용은 특히 신경 세포 자가 포식 활성화를 통해 치매나 파킨슨병 같은 신경 퇴행성 질환에 효과를 나타내는 것이 특징입니다.

인삼차

진세노사이드 종류인 Rg1이 자가 포식 활성의 주성분입니다. 특히 심혈관계 질환이 있는 경우에 적합한 약초차입니다.

황기차

짧아진 텔로미어를 복구하는 작용이 임상 연구로 입증된 사이클로아스트라제놀을 함유한 약용 식물이며, 앞선 3장에서 차로 마시는 법을 말씀드렸습니다. 그런데 황기에는 사이클로아스트라제놀이라는 성분 외에도, 황기 사포닌 종류인 아스트라갈로사이드-2, 아스트라갈로사이드-4라는 물질이 있습니다. 이 성분은 텔로미어 연장에는 별로 작용하지 않지만, 자가 포식을 활성화하는 작용은 강합니다.

뽕나무: 가지, 뿌리차

자가 활성 작용을 하는 모루신Morusin은 뿌리 껍질(상백피)에서 가장 높은 농도로 존재하며, 잎, 열매, 가지에서는 낮은 농도로 발견됩니다. 멀베린Mulberrin은 가지에서 주로 발견되며, 잎과 열매에도 소량 포함되어 있습니다. 혈당 강하 작용도 있으므로 당뇨가 있는 분들에게 적합한 차입니다.

강황도 매우 좋은 자가 포식 활성 약용 식물이지만, 물에 잘 녹지 않아서 차로 마시기에는 적합하지 않아서 제외합니다. 강황의 주성분인 커큐민 제품을 복용하는 것이 좋습니다.

자가 포식 활성 작용이 보고된 다른 약초들

임상 연구가 소수이거나, 제한적이지만 동물 연구에서는 자가 포식 활성 작용이 보고되어 있으므로 차로 활용할 수 있는 약용 식물은 다음과 같습니다.

- 아슈와간다(*Withania somnifera*: Ashwagandha)
- 밀크시슬(*Silybum marianum*: Milk Thistle)
- 단삼(*Salvia miltiorrhiza*)
- 황금(*Scutellaria baicalensis*)
- 부활초잎(*Myrothamnus flabellifolia*)
- 신선초(*Angelica keiskei*)
- 감초(liquorice)
- 센나(*Cassia auriculata*)
- 골쇄보(*Cyclocarya paliurus*)
- 미역줄나무의 뿌리, 잎 (*Tripterygium wilfordii* Hook)
- 숙지황(*Radix Rehmanniae*)
- 호장근(*Polygonum cuspidatum*)

소식과 유사 효과가 있는 자가 포식 증강 알약들

영양소 감시 센서, AMPK와 mTOR

비약물 요법 중에서 영양실조 없이 열량 섭취를 줄이는 다양한 방식의 식이 제한 요법은 자가 포식을 촉진하는 가장 강력한 방법입니다. 수많은 동물 실험에서 열량 섭취를 제한하면 세포가 자기 청소 메커니즘을 활성화하여 손상된 단백질과 기능이 떨어진 세포 소기관을 제거하고 재활용한다는 사실이 반복적으로 증명되었습니다. 그 결과, 노쇠한 신체 기능을 젊게 하고, 노화와 관련된 질환들을 개선하며, 건강한 수명을 증가시키는 것이 입증되었습니다. 그리고 여러 임상 연구에서도 확인되었습니다.

우리 세포 안에는 에너지가 부족한지 아니면 너무 지나친지를 감지하는 에너지 센서인 AMPK라는 장치가 있습니다. 그런데 열량 제한, 간헐적 단식 같은 식사를 하면, 세포 내 에너지 상태가 낮아지겠지요? 이 낮아진 에너지를 센서가 감지하면, 세포에서는 에너지 소비를 줄이고 자원을 효율적으로 사용하기 위한 생존 유지 장치인 자가 포식 시스템이 활성화됩니다. 또 다른 세포 내 감지 센서 중에 mTOR 라는 경로는 에너지가 충분하면 세포가 성장하도록 작동하고, 에너지가 부족해지면, 세포의 성장 신호를 억제하여 세포 성장을 멈추게 하고, 그 대신 복구 및 재생 과정인 자가 포식 장치 작동을 촉진합니다. 이 2가지 경로는 중요하므로 뒤에서 자세히 설명해 드리겠습니다.

세포 건강을 증진할 뿐만 아니라 수명 연장과 만성 질환에 관한 저항성을 증가시키는 AMPK와 mTOR 경로가 매일 식단을 엄격하게 제한하지 않고도 작동되게 할 수 있다면 얼마나 좋을까요? 그 답으로 주목을 받는 것이 바로 식이 제한 효과를 모방하는 약물의 등장입니다.

단식이나 소식을 하지 않아도
비슷한 효과를 발휘하는 알약들 CRM: Calorie Restriction-Mimetics

지속적인 식이 제한은 유지하기 매우 어렵습니다. 많은 사회적 제한과 식량 부족, 배

고픔으로 어려움을 겪는 사람에게는 식이 제한 식사법 자체가 사치일 뿐입니다. 또 한편으로는 열량 과잉, 영양 과잉의 식습관이 일상이 된 사람에게는 음식의 유혹을 뿌리치기가 매우 힘듭니다. 이러한 이유로 생활 습관 변화 없이도 열량 제한 식사 요법의 항노화 효과를 발휘하는 약물들은 수백만 명의 사람들에게 건강을 개선할 수 있는 실용적이고 실천 가능한 매력적인 대안이 됩니다. 이런 알약들에 수명 연장 효과가 없다고 하더라도 건강 수명만큼은 확실하게 늘려 준다면 이는 결코 작은 효과가 아닙니다. 건강 수명 연장으로 수많은 노화 관련 질환의 예방 효과가 있기 때문입니다.

그렇다면, 식이 제한 효과를 발휘하는 알약에는 어떤 것들이 있을까요?

이 약물들은 식이 제한으로 활성화되는 세포의 생존 유지 시스템을 비슷한 방식으로 활성화합니다. 앞으로 임상에 적용할 수 있을 것으로 예상되는 대표적인 알약이 메트포르민, 라파마이신, 니코틴아미드 리보사이드와 니코틴아미드 모노뉴클레오타이드, 레스베라트롤, 피세틴과 쿼세틴을 비롯한 여러 천연물입니다.

현재도 많은 임상 시험이 진행 중이며 매년 새로운 화합물이 개발되고 있습니다. 하지만 기억하실 것은 이 약물들은 도구일 뿐이며 만능 해결책은 아닙니다. 앞서 말씀드린 다양한 비약물 요법인 균형 잡힌 식단, 식이요법, 규칙적인 운동, 수면, 스트레스 관리와 같은 건강한 생활 습관과 함께 사용할 때 가장 효과적입니다. 이제부터 이 분야의 유망한 알약들을 하나씩 자세히 살펴보겠습니다.

라파마이신

다른 이름으로 시롤리무스는 이스터섬에서 발견된 세균 *Streptomyces hygroscopicus*에서 분리된 화합물의 이름입니다. 모아이 Moai라는 석상으로 유명한 이스터섬은 칠레령의 태평양 남동부에 있는 폴리네시아의 외딴섬으로, 섬의 원래 이름인 라파 누이 Rapa Nui에서 라파마이신이라는 이름이 유래되었습니다. 처음에는 항진균제로 사용되었으나, 이후 면역 억제 작용이 발견되면서 FDA로부터 항암 치료, 장기 이식 후 거부 반응 예방, 약물 방출 관상 동맥 스텐트, 림프관평활근종증 및 결절성 경화증 치료 용도로 승인된 전문 약물입니다. 현재는 노화와 관련된 연구에 중요한 역할을 하는 화합물 중 하나입니다.

인간을 비롯하여 포유류 세포 안에는 세포의 성장, 대사, 생존, 노화와 관련된 주요 신호 전달 경로를 조절하는 중요한 단백질들이 있습니다. 이 중에서 라파마이신을 투여하면 마치 미사일의 표적 대상처럼 억제가 되는 단백질이 과학자들의 노력으로 발견되었습니다. 그래서 이 단백질의 이름을 '포유류 세포가 가지고 있는 라파마이신의 표적 대상 단백질'이라는 의미를 영어로 mammalian Target of Rapamycine, 약자로 mTOR라고 불리게 되었습니다.

mTOR의 발견 업적은 노벨상 수상의 강력한 후보로 꼽힐 만큼 중요합니다. 이 단백질을 아주 간단하고 쉽게 설명하면, '세포의 성장 신호등'과 같다고 볼 수 있습니다. 만일 세포에 영양과 에너지가 부족해지면, 빨간불을 켜서 에너지를 절약하고 자가 포식 같은 재활용을 활성화합니다. 영양과 에너지 ATP가 충분하면 초록불을 켜서 성장을 촉진합니다. 예를 들어 세포가 단백질, 지질, 핵산 등을 합성하도록 촉진하며 세포가 성장하고 분열하도록 돕습니다. 그런데 너무 과도하게 활성화되면 세포 성장은 촉진되지만, 노화와 암 위험이 늘어납니다. 또 세포 내에 스트레스가 늘어나고, 과부하가 걸려서 만성 염증이 생깁니다. 이럴 때 억제해 주는 대표적인 2가지 방법이 바로 열량 제한이나 간헐적 단식과 같은 생활 습관과 라파마이신입니다. 그런데 너무 무리하게 단식을 하거나, 너무 많은 양의 라파마이신을 투여하면 mTOR가 과다하게 억제되어서 세포 성장과 복구 기능이 떨어지고, 면역력 약화, 영양실조 위험이 늘어납니다. 그러므로, 적절하게 식이요법을 하고, 낮은 용량으로 라파마이신을 사용하여 적절하게 억제하는 것이 중요합니다.

라파마이신 유사체(라파로그)

라파마이신과 효과는 비슷하면서 부작용은 적은 에베로리무스everolimus, 템시롤리무스temsirolimus, 데포로리무스deforolimus, 리다포롤리무스ridaforolimus, 조타로리무스zotarolimus 같은 '라파로그'라고 불리는 라파마이신 유사체들이 개발되어 임상 연구가 진행되고 있습니다.

실제로 동물이나 인간에게 라파마이신을 투여하면 어떤 일이 생길까요? 세포 내에서 mTOR가 과다하게 작동하는 신호들이 억제되면서 세포 성장, 증식, 생존 및 자가 포식 기능이 조절되고, 세포 노화 및 수명도 조절되어 효모, 곤충, 포유류에서는 60%까지 수명을 연장할 수 있음을 입증하였습니다. 그뿐만 아니라 면역 기능 저하, 폐 기능 저하, 골밀도 감소, 암 발생 위험, 동맥 경화증 및 심혈관계 질환, 신경 퇴행 등의 여러 만성 질환이 개선될 수 있음이 보고되어 있습니다.

현재까지 발표된 라파마이신 연구 수만 편 중에서 건강한 사람 2,000여 명과 노화 관련 질환자 400여 명을 대상으로 한 20여 편의 주요 임상 연구 결과를 요약해 보면, 면역계, 심혈관계, 피부계에 긍정적인 효과가 있었습니다. 예를 들어 라파마이신 유도체를 인플루엔자 백신과 함께 투여하면 면역 노화가 역전되면서 면역 반응을 증강할 수 있음이 입증되었습니다.

내분비계, 근육계, 신경계에는 의미 있는 호전이 없었습니다. 또 호흡기계, 소화기계, 신장계, 생식기계에 관한 연구는 아직 부족합니다.

우선 의미 있는 개선이 보고되지 않은 경우부터 말씀드리겠습니다. 라파마이신을 하루 1~6mg을 매일 또는 격일로 수개월 이상 투여한 경우, 건강한 성인의 인지 기능, 건강한 성인의 근육 단백질 합성, 뇌피질의 퇴행성 위축, 망막의 신경 섬유 및 황반 신경 두께에 의미 있는 개선은 관찰되지 않았습니다. 황반 변성 환자에게 주사제로 3회 또는 달마다 2년간 주사한 결과, 일부 시야 개선이 나타났지만, 의미 있는 변화는 없었습니다.

좋은 효과가 일관되게 나오지 않은 경우는, 황반 변성, 당뇨, 스트레스 호르몬 변화, 고지혈증, 면역 세포 활성에 관한 효과입니다.

끝으로 희망적인 효과가 나타난 경우를 요약해 보겠습니다. 폐고혈압 환자가 라파마이신 유사체인 에베로리무스를 0.75mg씩 12시간 간격으로 2일간 복용한 후에 심장과 폐 기능이 좋아졌습니다. 독감 백신과 같이 사용하면 면역계 기능이 개선되었으며 호흡기 감염 발생도 낮아졌습니다. 류머티즘 관절염 환자가 기본 약물과 병용하여 3~6달간 매일 또는 격일로 복용했을 때 류머티즘성 관절염의 활성 지표, 염증 지표, 관절 통증, 붓기 등이 모두 의미 있게 좋아졌습니다. 피부에 라파마이신을 1~2일 간격으로 8달 동안 국소로 바른 경우, 피부 노쇠 세포 활성이 감소하였으며 콜라겐 합성이 활성화되었습니다.

최근에는 라파마이신의 추가 작용이 밝혀졌는데, 바로 세포 노화 감소, SASP(노화 관련 분비형 표현형) 억제 및 수명 연장입니다. 많은 연구에서 라파마이신이 노화한 쥐에서도, 인간에서도 세포 노화를 감소시키고 좀비 세포를 억제할 수 있음을 보여 주었으며, 중요한 노쇠 세포 억제제인 세노모픽 중 하나로 인정받고 있습니다.

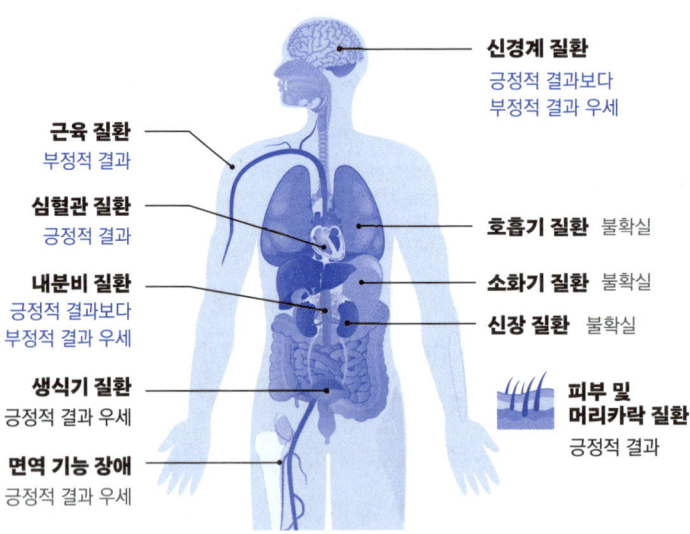

그림 10. 노화 관련 질환에서 라파마이신의 임상 연구 결과

100원의 기적: 수백 가지 작용을 하는 알약, 메트포르민 Metformin

메트포르민은 갈레가Galega officinalis라는 약용 식물의 잎과 줄기에서 추출한 구아니딘을 기반으로 개발된 당뇨 치료 약입니다. 17세기 이후 유럽 전통 의학에서 이뇨제 및 당뇨 개선 목적으로 사용해 온 콩과 식물인데, 콩과 식물에는 참으로 유익한 식물이 많지요? 꽃도 아름다워서 프랑스 라일락이라고도 부릅니다.

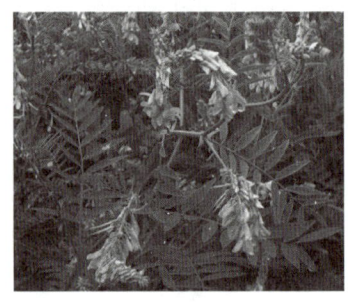

그림 11. 갈레가(프랑스 라일락)의 잎, 줄기, 꽃 모양

현재는 새로운 당뇨약들이 많이 개발되어 사용되고 있지만, 메트포르민은 여전히 제2형 당뇨병의 초기 치료제로 권장되는 약물입니다. 왜냐하면 간에서 포도당 생성을 감소시키고 장에서는 포도당 흡수를 억제하여 근원적으로 혈당이 안 오르도록 해 주며, 만일 높아진 혈당이 있다면 근육 세포 안으로 이동되도록 합니다. 또 인슐린 저항도 개선하는 다양한 기전을 가진 당뇨 치

료제입니다. 단순히 혈당을 떨어뜨리는 약이 아니라, 당뇨의 근본 기전을 개선하는 치료 약이면서 한 알에 100원 정도의 값이 싼 약이므로, 처방 건수도 매우 많습니다.

이런 당뇨 치료약인 메트포르민이 어떻게 해서 가장 주목받는 노화 치료제 후보가 되었을까요? 세포의 에너지를 관리하는 스위치 역할을 하는 AMPK(AMP-activated Protein Kinase)라는 효소를 조절하는 작용이 있기 때문입니다. AMPK라는 단백질은 '세포의 에너지 균형 담당 스위치'입니다. 만일 세포 안의 에너지 ATP가 부족해지면, 우리 몸에서는 다음과 같은 작업을 진행합니다.

첫째, 단백질 스위치가 켜지면서 에너지를 늘리기 위한 작업을 촉진합니다.

예를 들면, 혈액 속의 포도당이 세포 안으로 더 많이 들어가게 하고, 지방을 분해해서 에너지를 만들며, 세포 안의 에너지 공장인 마이토콘드리아의 숫자를 늘립니다. 그 결과, 체중이 줄고 당뇨도 개선됩니다. 또, 자가 포식 작용을 증가시키므로 항노화 작용까지 나타납니다. 둘째, 불필요한 에너지의 소모를 줄이는 작업을 합니다. 예를 들면 새로운 지방이나 단백질을 만드는 작업을 억제합니다. 그 결과 고지혈증도 개선됩니다.

만일 여러분이 단식이나 소식을 하거나 운동을 해서 세포 안의 에너지가 낮아지면, 이 스위치가 켜지면서 지방을 태워 에너지원을 만들고, 혈액 속의 포도당을 근육으로 이동시켜서 에너지를 보충하는 일을 합니다. 또한, 자가 포식이 활성화되고 마이토콘드리아 숫자는 증가하여 항노화 효과가 나타납니다. 이런 이유로 운동을 하면 혈당이 감소하여 개선되고, 지방을 태우므로 체중이 줄고, 혈당, 고지혈증 증상도 호전됩니다.

그런데 메트포르민, 레스베라트롤, 쿼세틴, 녹차의 에피갈로갈레이트 같은 알약들은 에너지가 부족한 상황이 아닌데도 AMPK 스위치를 켜는 역할을 합니다. 단식, 소식을 안 해도 한 것 같은 효과가 나타난다는 뜻입니다. 또, 세포 노화와 관련된 mTOR 경로를 억제하기 때문에 에너지원을 확보하기 위해서 노쇠 세포 등을 재활용합니다. 라파마이신이 하는 작용까지도 수행하는 것입니다.

실제로 인간에게 메트포르민을 투여하면, 당뇨 개선 외에도 정말 놀라운 일들이 일어납니다. 웬만한 부작용이나 단점은 무시하고 싶어질 정도로 이로움이 많습니다. 그러면 메트포르민의 장점을 몇 가지 알아보겠습니다.

• **체중 감량** 메트포르민은 포만감을 유발하는 GLP-1이라는 호르몬을 활성화해 적은 양의 식사를 해도 배가 부르게 되므로 덜 먹게 됩니다. 이 호르몬을 만드는 곳은 소장의 끝부분에 있는 세포인데요, 복용한 메트포르민이 소장에 도달하면 이곳을 자극해서 호르몬이 분비되는 것입니다. 또, 최근 연구에서는 뇌에서 식욕을 억제하는 젖산과 아미노산의 일종인 페닐알라닌이 결합한 '젖산-페닐알라닌'이라는 성분을 증가시키는 효과도 새롭게 밝혀졌습니다. 당뇨 전 단계이면서 비만인 3,000여 명 환자 중 메트포르민을 1년 동안 복용한 사람은 체중이 평균 2.1kg이 줄어들었습니다. 또 다른 연구에선 메트포르민을 복용한 사람들을 10년이나 추적했는데요, 체중이 35% 줄어들었습니다. 이것은 체중이 70kg이라고 가정하면, 23.5kg의 감량 효과가 있는 것입니다.

• **고지혈증 개선 효과** 메트포르민이 고지혈증을 개선하는 기전은 주로 간과 지방 세포에서 AMPK라는 중요한 스위치를 켜지게 하는 작용을 통해 이루어집니다. AMPK는 우리 몸의 에너지 센서로, 배터리가 부족할 때 작동하는 절전 모드 스위치라고 생각하면 이해가 쉽습니다. 따라서 AMPK가 켜지면, 뭔가 새로 합성하는 일 같은 에너지를 낭비하는 작용은 끄고, 이미 저장되어 있는 것을 분해해서 에너지를 만들어 내는 작용은 켜지게 됩니다. 간은 중성 지방과 콜레스테롤을 합성하는 곳인데요, 이것을 메트포르민이 억제하므로 혈액 속의 콜레스테롤과 중성 지방 수치가 감소하겠지요? 비만이 있으면 지방 세포가 커지면서 중성 지방과 같은 지방이 혈액으로 많이 방출됩니다. 메트포르민은 지방 세포에서 지방산 분해를 촉진하고, 새로운 지방의 합성을 억제하므로 혈액 속의 지방 수치가 감소하게 됩니다. 임상 연구에 따르면 메트포르민을 복용한 사람은 가장 나쁜 콜레스테롤인 LDL 콜레스테롤이 10~15% 정도나 줄어듭니다.

• **동맥 경화증 개선 효과** 혈관에서 혈관을 확장하고 수축하여 혈액 순환을 조절하는 것이 내피 세포입니다. 내피 세포에 문제가 생기면 혈액의 흐름이 감소하는데요, 메트포르민은 내피 세포의 기능을 회복시키는 효과가 있으며, 이는 매우 중요한 메트포르민의 효과입니다. 말초 동맥 질환 환자를 대상으로 한 이중 맹검 연구에서도, 메트포르민 복용군에서 동맥의 흐름이 유의미하게 좋아지는 것이 입증되었습니다. 그럴 뿐만 아니라, 혈관 벽에 플라크라는 축적물이 생기는 것을 억제하는 효과도 확인되었습니다. 소규모 임상 연구이긴 하지만 수축기 혈압 감소 효과도 보고되었습니다.

• **장내 세균 불균형의 조절자 역할** 메트포르민은 단순한 혈당 강하제를 넘어, 장내 미생물 조절, 염증 억제, 장 점막 보호를 통해 장 기능 개선에 중요한 역할을 합니다. 이런 효과에 관해 동의하지 않는 연구자들도 있지만, 유익한 증거들이 점점 더 많이 발표되고 있습니다.

메트포르민은 장내 미생물의 구성을 변화시키는 작용이 있습니다. 비피도박테리아를 증가시켜 항염증 효과를 강화하고 유해균을 억제하여 장 대사 건강을 향상합니다. 또 장 점막의 염증성 물질을 억제하여 장 점막 염증이 완화되면서 과민성 대장 증후군 및 기타 염증성 장 질환 증상을 줄이는 데 이바지합니다.

또 다른 중요한 작용은 장 점막 보호입니다. 이 작용은 메트포르민이 장 세균 중에서 아커만시아 무시니필라*Akkermansia muciniphila*라는 균을 증가시키기 때문입니다. 이 균은 장내 미생물 중 점액층을 주로 먹이로 삼는 미생물인데, 최근 장내 미생물과 대사 질환 연구에서 체중 감소를 돕는 역할로 주목받고 있습니다. 특히 장내 점막의 보호와 면역 조절, 항염증 효과 등으로 건강 증진에 크게 이바지합니다. 그리고 장 점막에서 분비되는 점액질을 분해하고 짧은 사슬 지방산을 생성하며, 점막 세포에 에너지를 공급해 줍니다. 그 결과, 점액 생산 세포를 증가시켜서 점액 재생을 왕성하게 하므로 장 보호벽을 두껍게 하고, 장벽 기능이 튼튼해져서 장 누수 현상을 방지합니다. 아커만시아 장 세균은 70~90세의 일반 노인들 장에서는 적지만, 100세 이상 장수 노인들의 장에서는 증가하는 유익한 세균이기도 합니다.

• **마이토콘드리아 활성 효과** 마이토콘드리아는 세포에서 ATP라는 에너지를 생산하는 기관입니다. 메트포르민이 주로 작용하는 곳 중의 하나가 마이토콘드리아입니다. 마이토콘드리아가 ATP를 만들어 낼 때 크게 5종류의 효소가 필요하며, 메트포르민은 이 효소 중에서 한 가지를 억제합니다. 흥미로운 것은 강하게 억제하는 것이 아니라 아주 약하게만 억제하므로, ATP 생산량에 큰 차질은 주지 않고, 아주 약간만 생산량이 줄어듭니다. 그런데 이 결과가 오히려 마이토콘드리아를 자극하는 결과로 이어지면서 새로운 마이토콘드리아를 만들어 에너지 생산 능력이 더 증가하게 됩니다. 또 메트포르민은 오래되거나 손상된 마이토콘드리아를 제거해서 세포의 에너지 생산 시스템을 건강하게 유지합니다.

• **항암 효과** 제2형 당뇨병 환자들은 일반적으로 건강인보다 암 발생 위험이 더 큽니다. 하지만 놀랍게도, 메트포르민을 복용하는 당뇨병 환자는 암 발생률과 사망률이 더 낮다는 연구 결과가 나왔습니다. 이후 20여 편이 넘는 논문에서 메트포르민을 복용하는 환자들이 그렇지 않은 환자들보다 암 발생 위험이 무려 30~40%까지 낮아진다는 데이터가 나왔습니다. 이렇게 우연히 발견된 메트포르민의 항암 효과는 후속 연구에서 계속 입증되었습니다. 메트포르민은 암 세포의 에너

지 센서를 조절해서 에너지 공급을 차단하므로 암 세포의 성장을 억제합니다. 또, 암 세포 증식을 촉진하는 신호를 억제해서 암 세포가 무한정 증식하는 것을 막아 줍니다. 면역 세포 중 T 세포의 활동을 늘리고, T 세포가 암 세포로 침투하는 능력도 좋아지게 합니다. 여러 세포 및 동물 실험에서도 메트포르민이 유방암, 대장암, 폐암 등 다양한 암의 성장을 억제한다는 결과가 나왔습니다.

암 중에서는 유방암에 관한 항암 효과가 가장 뚜렷합니다. 메트포르민을 먹으면, 유방암 발생률이 낮아지며, 항암 요법이나 방사선 치료 효과도 상승합니다. 간세포암과 소아의 난치성 뇌교종에서도 메트포르민을 같이 투여하면, 표적 항암제의 효과가 상승합니다. 현재에도 메트포르민의 항암 효과에 관한 수백 개의 임상 연구가 진행 중입니다. 머지않아 메트포르민은 암 예방 알약과 항암 치료 보조제로도 처방될 가능성이 큰 강력한 후보입니다.

- **기타** 이상의 질환 외에 메트포르민이 치료제로서 가능성이 있는 증거가 보고된 질환은 파킨슨병, 알츠하이머병, 혈관성 치매, 우울증, 다낭성 난소 증후군입니다.

대규모 임상 연구로 항노화 및 수면 연장 효과 검증 중인 최초의 알약: 메트포르민

당뇨병 환자들은 일반적으로 비당뇨인보다 기대 수명이 짧고 노화 관련 질환(심혈관계 질환, 암, 치매 등)이 더 많습니다. 그런데 영국의 대규모 데이터베이스를 분석한 결과, 메트포르민을 복용하는 당뇨병 환자는 당뇨병이 없는 사람들보다 수명이 더 길다는 결과가 나왔습니다. 이 놀라운 발견은 메트포르민이 당뇨병 관리뿐 아니라 노화를 늦추는 효과가 있을 수 있다는 중요한 단서를 제공했습니다.

이후 수많은 후속 연구를 통해 메트포르민이 노화를 늦추는 메커니즘이 밝혀졌는데 이 또한 매우 놀랍습니다. 줄기 세포의 수명을 늘려 노화로 유발되는 줄기 세포의 고갈을 방지하고, DNA의 안정성을 증가시키며, 텔로미어의 길이가 짧아지는 것을 방지해 주고, DNA의 전사 조절 효과로 과다한 염증 유발과 불필요한 세포의 성장과 노화를 억제하며, 노쇠 세포와 좀비 세포를 제거하고, 자가 포식 시스템도 활성화합니다. 게다가, 일부 임상 연구에서는 하루 850mg의 메트포르민 알약 하나로 빠르면 12시간 이내에, 늦어도 일주일 안에 DNA에 항노화 변화가 관찰되었습니다. 이 모든 것들이 알약 하나로 가능하다는 사실이 믿기지 않을 정도입니다.

메트포르민의 항노화 효과에 관한 수백 개의 임상 연구가 지금도 진행 중입니다. 이 중에서도 미국에서 시작된 TAME 연구(Targeting Aging with Metformin)는 메트포르민의 항노화 효과를 검증하기 위해 기획된 최초의 대규모 임상 시험이며, 메트포르민이 노화와 관련된 질환(심혈관계 질환, 암, 치매 등)의 발병을 늦추고 건강 수명을 연장할 수 있는지 확인하기 위해 진행됩니다.

노화와 관련된 만성 질환이 아직 나타나지 않았거나, 경증인 비교적 건강한 65~80세의 약 3,000명의 참가자를 대상으로도 연구가 진행됩니다. 이들을 메트포르민 복용 그룹과 가짜 약 그룹으로 나누고 메트포르민 복용량은 하루 1,500~2,000mg입니다. 이 연구는 6년 정도 진행될 예정입니다. 이 TAME 연구의 총책임자인 니르 바질라이Nir Barzilai 박사도 메트포르민을 복용하는 것으로 알려져 있습니다. 만일, 이 연구 결과가 매우 긍정적으로 나온다면, 메트포르민은 아마도 노화 세포 제거제(세놀리틱)보다 한발 앞서 노화 치료제로 처방되는 최초의 알약이 될 것입니다.

스퍼미딘

스퍼미딘은 우리 몸에서 세포 성장과 생존에 필수적인 작은 화학 물질로, 세포를 보호하고 회복하는 데 중요한 역할을 합니다. 우리 몸에서는 특히 간, 심장, 근육 세포에서 자체적으로 생성되며, 정액에서도 발견됩니다. 그러나 나이가 들면서 생성 능력이 줄어듭니다. 그러므로 음식이나 보충제를 통해 보충하는 것이 중요하며, 우리가 모르고 있을 뿐이지 일상에서 먹고 있는 여러 음식 속에 들어 있습니다. 대표적인 음식은 콩, 버섯, 발효 식품, 밀의 배아입니다. 그런데 왜 스퍼미딘이 특별할까요? 바로 자가 포식을 활성화해 세포 건강을 개선한다는 점 때문입니다.

- 첫째, 스퍼미딘은 자가 포식 장치를 작동하게 하는 유전자들을 활성화합니다. 그 결과, 간, 심장, 근육과 같은 주요 장기에서 자가 포식이 촉진되게 합니다.
- 둘째, 마이토콘드리아 기능을 개선하고 염증을 억제하여 손상을 방지하고 DNA를 안정화해 줍니다.

자가 포식으로 쓰레기를 치우는 청소부 역할도 하고, 세포가 손상되는 것도 차단하는 방어군 역할도 전부 수행하니 매우 다양한 항노화 작용이지요? 이제 구체적인 임상 연구 결과를 통해 효과를 확인해 보겠습니다.

평균 연령 70세 이상의 건강한 노인 100명을 대상으로 1년간 스퍼미딘이 풍부한 식단(보충제 포함)을 먹은 그룹과 가짜 약 복용 그룹을 비교하였습니다. 스퍼미딘 복용 그룹은 세포 노화 지표가 개선되었고, 인지 기능도 30% 향상되었습니다. 또 스퍼미딘 섭취가 자가 포식을 촉진하여 알츠하이머병과 같은 신경 퇴행성 질환 예방에 도움이 될 수 있다는 연구도 있습니다.

오스트리아 6개 요양원에서 60세에서 96세 사이의 85명의 참가자를 대상으로 고용량의 스퍼미딘을 섭취하게 한 후에 인지 기능이 의미 있게 향상되었습니다. 인지 장애는 없지만, 기억력 감소 증상을 경험한 적 있다고 응답한 60세에서 80세 참가자 30명에게 스퍼미딘이 풍부한 식물 추출물 보충제를 사용한 3개월간 복용하게 한 후에도 의미 있는 기억력 향상이 관찰되었습니다.

혈관 건강과 심혈관계 기능도 좋게 합니다. 50세 이상의 성인 50명에게 8주간 스퍼미딘 보충제를 먹도록 하고, 혈관 탄력성 및 혈압 수치를 측정한 결과, 스퍼미딘을 섭취한 그룹의 혈압이 평균 5~10mmHg 감소했으며 동맥 탄력성 지표가 개선되었습니다. 심혈관계 질환은 노화와 함께 발생 위험이 증가하는 대표적인 질환이지만, 스퍼미딘이 이를 예방하는 데 중요한 역할을 한다는 사실이 입증된 것입니다.

자가 포식이 잘 이루어지면 면역 세포가 건강해지고 염증을 억제합니다. 독일에서 진행된 임상 연구에서 60세 이상 성인 80명에게 6달간 스퍼미딘을 보충제로 먹게 한 후, 염증 수치(CRP 검사)가 20% 감소했으며, 면역 세포(T 세포) 활성도가 증가했습니다.

스퍼미딘은 먹는 것 외에 바르는 연고도 있습니다. 최근 연구에서 만성 탈모가 있는 남녀 60명을 대상으로 스퍼미딘 로션을 두피에 3달 바른 후 모발 손실이 감소했습니다. 모발 밀도, 모발 지름도 개선되었습니다. 스퍼미딘 연고로 자가 포식을 촉진한 덕분에 모낭 내 세포가 건강해졌기 때문입니다.

베르베린
약초에서 추출된 천연물인 베르베린은 전통적으로 혈당 조절, 항염증, 항균 작용으로 잘 알려졌지만, 최근 연구에서 자가 포식을 활성화하는 효과도 밝혀졌습니다. 기전은 메트포르민처럼 세포 내 에너지 센서인 AMPK를 활성화하기 때문입니다. 많은 세포 실험 및 동물 실험에서는 자가 포식 작용이 입증되었지만, 아직 임상 연구는 제한적인 상태입니다.

클로로젠산(Chlorogenic Acid)

커피, 녹차, 블루베리 같은 음식에 들어 있으며, 자가 포식을 활성화하는 천연물입니다. 그리고 동물 연구에서는 효과가 입증되었습니다. 고지방 사료와 클로로젠산을 쥐에게 8주간 같이 주었는데 간세포에서 자가 포식 활동이 30%나 증가했습니다. 단백질 쓰레기들을 재활용 처리하는 리소좀 기능도 개선되었습니다. 최근 여러 동물 연구에서 지방간, 파킨슨병, 폐섬유증, 장 기능, 인지 기능 개선 작용이 계속 보고되고 있습니다.

트레할로스(Trehalose)

트레할로스는 자연에서 발견되는 천연 당류의 한 형태입니다. 곰팡이, 효모, 식물, 일부 무척추 동물에서 발견되며, 극한 환경에서 생명을 보호하는 데 중요한 역할을 합니다. 예를 들어, 곤충이나 곰팡이는 건조한 환경에서도 트레할로스를 통해 수분을 보존하고 세포를 보호합니다. 트레할로스는 단순한 당류가 아니며 자가 포식을 활성화하여 세포를 보호하고 건강을 증진할 수 있는 물질입니다. 관련 연구도 점점 늘어나고 있는 중요한 물질입니다.

그렇다면 트레할로스는 어떻게 자가 포식을 활성화할까요? 자가 포식 알약 중에서 가장 구체적으로 기전이 규명된 것은 라파마이신과 메트포르민입니다. 트레할로스는 라파마이신, 메트포르민과 같은 기전으로 자가 포식을 활성화합니다. 또, 재활용 처리 공장인 리소좀 내부가 산성을 유지하도록 지원하여, 효소들이 쓰레기들을 잘게 부수는 일을 잘하도록 합니다. 이뿐만이 아닙니다. 단백질이 잘못 접히는 것을 억제하는 작용도 하기 때문에 알츠하이머병이나 파킨슨병 같은 잘못된 단백질 축적과 관련된 질환 치료에 큰 영향을 미치리라고 봅니다.

실제 임상 및 동물 연구 결과에서도 자가 포식 작용이 입증되었습니다. 알츠하이머병 모델 쥐에서는 손상된 단백질인 베타아밀로이드를 분해하고, 파킨슨병 모델 쥐에서는 알파-시누클레인이라는 비정상적인 축적 단백질을 제거하였습니다. 그 결과, 기억력과 운동 능력이 30%나 좋아졌습니다. 지방간 모델 쥐에서는 간세포의 자가 포식이 현저히 활성화되어서 간세포의 지방 축적이 50%나 감소하였습니다. 최근 2024년에도 동물 실험에서 고환 세포의 노화 지연, 갱년기 후 골다공증의 예방, 동맥 경화증의 진행 지연, 퇴행성 신경 질환 보호 작용 등이 계속 확인되고 있습니다.

건강한 성인 20명을 대상으로 한 단기 임상 연구도 있습니다. 트레할로스 10g을 하루 2회 섭취한 후 혈액 검사를 해 보니 자가 포식 활성 지표가 20% 증가했습니다. 안구 건조증 환자 9명을 대상으로 한쪽 눈에는 트레할로스를, 반대쪽 눈에는 안구의 수분을 유지하고 건조함을 완화하기 위해 사용하는 안약인 카르복시메틸셀룰로스 점안액을 하루 2회, 30일간 투여하였습니다. 그 결과, 안구 건조증 환자의 임상 증상과 염증 지표가 트레할로스액을 넣은 눈에서 더 우수하게 개선되었습니다.

쿼세틴

노쇠 세포 제거제(세놀리틱)에서 설명해 드렸던, 굴껍질, 양파, 사과에 풍부한 쿼세틴은 자가 포식 활성 작용도 있습니다. 그리고 자가 포식 활성 기전은 라파마이신 또는 메트포르민과 유사합니다. 생쥐 100마리 대상 연구에서는 쿼세틴을 6개월 동안 매일 투여한 결과, 자가 포식 활성 지표가 40% 증가했으며, 그 결과 생쥐의 평균 수명이 20% 늘어났습니다. 알츠하이머병 모델 생쥐 60마리에게 3달 투여한 실험에서는 자가 포식 활성화로 신경 독성 단백질이 30% 감소하였고 그 결과 학습 능력이 25% 향상되었습니다.

소수이기는 하지만 임상 연구도 있습니다. 60~75세의 건강한 노인 50명이 쿼세틴 500mg을 하루 한 번 12주 동안 섭취한 후에 자가 포식 활성 지표가 35% 증가했으며, 대상자의 40%가 이전보다 몸에 활력이 증가하였다고 답하였습니다. 유방암 환자 80명에서, 표준 항암 치료와 함께 쿼세틴 보충제 1,000mg 복용하였을 때 자가 포식 지표가 뚜렷하게 증가했고, 실제 치료 반응도 30% 향상되었습니다. 쿼세틴의 복용 권장량과 복용법, 부작용, 주의점은 4장의 내용을 참고하기 바랍니다.

피세틴

딸기, 사과, 감, 양파 등 여러 식품에서 발견되는 천연 플라보노이드인 피세틴은 이전 장에서 설명해 드렸던 중요한 노쇠 세포 제거제(세놀리틱)입니다. 그런데 자가 포식 활성 작용도 있으며, 세포 안의 쓰레기를 처리하는 기전은 라파마이신이나 메트포르민과 유사합니다. 피세틴을 섭취한 쥐에서는 자가 포식을 작동하는 유전자 활성이 50% 이상 증가했으며, 피세틴을 섭취한 쥐는 대조군보다 평균 20% 더 오래 살았습니다. 또 피부와 장기 조직에서 산화 스트레스 지표가 35% 감소했습니다.

피세틴의 암 세포 성장 억제 작용도 중요합니다. 암 세포에 관해서 피세틴은 사멸을 유도하는 동시에 자가 포식으로 사멸한 암 세포를 처리하는 효과 때문에 항암제와 병용 요법에 관한 연구가 많이 진행되고 있습니다. 50세에서 70세의 중년 성인 대상으로 피세틴 보충제를 8주 동안 매일 섭취시키자 자가 포식 활성 지표가 40% 늘어났고, 주관적 피로도가 30% 이상 감소했다는 보고가 있습니다. 피세틴의 복용 권장량과 복용법, 부작용, 주의점은 4장을 참고하시기 바랍니다.

NAD+ 전구체 (예: NR 또는 NMN), 레스베라트롤도 자가 포식을 활성화하는 중요한 성분입니다. 하지만 또 다른 중요한 항노화 작용이 있어서 다음에 다른 장에서 자세히 설명해 드리겠습니다. 그러면 앞서 말씀드린 약 외에도 효과를 보이는 약 몇 가지를 더 소개해 드리겠습니다.

저용량 아스피린

심혈관계 질환 병력이 있는 환자의 2차 예방 목적으로 하루 75~100mg의 저용량 아스피린을 투여하는 요법은, 노쇠 세포, 좀비 세포 제거 효과도 있다는 점을 설명해 드렸습니다. 그런데 노쇠 세포 제거 효과 말고도, 자가 포식 활성 작용도 있습니다. 메트포르민과 유사한 기전으로 자가 포식을 활성화하지만, 직접적인 작용은 아닙니다. 아스피린의 항염 작용은 강력하지만, 자가 포식 작용은 간접적으로 촉진하는 작용이므로 강력하지는 않습니다.

24개월의 고령의 쥐에게 저용량 아스피린을 매일 8주 동안 투여하자 간과 뇌 조직에서 자가 포식이 강화되었으며, 수명이 10% 늘어났습니다. 대사 증후군이 있는 성인 60명에게 하루 80mg의 저용량 아스피린을 3달간 매일 복용시키자 자가 포식 활성 지표가 25% 정도 증가하였으며, 경증의 인지 장애가 있는 노인 120명은 6달 동안 매일 100mg의 아스피린 복용 후, 뇌 염증이 유의미하게 줄어들고 뇌척수액의 자가 포식 관련 단백질이 늘어났으며, 기억력도 향상되었습니다. 이제 아스피린은 단순한 진통제에서 심혈관계 질환 예방약을 넘어, 항노화 목적으로 처방될 후보 약물입니다. 복용법과 주의 사항은 4장을 참고하시기를 바랍니다.

커큐민

강황의 덩이뿌리에서 추출되는 황금색 커큐민은 강력한 항염 효과와 노쇠 세포 제거(세놀리틱) 효과가 있는 천연물이면서, 메트포르민과 유사한 기전을 가진 자가 포식 활성 물질입니다. 노화된 쥐나 노화 관련 질환을 앓는 여러 쥐 모델에서 수개월간 커큐민을 투여하면 자가 포식이 활성화되고 수명도 연장되며, 노화 관련 조직도 줄어듭니다. 임상 연구로는 대사 증후군 환자나 알츠하이머병 환자를 대상으로 커큐민 복용 후 증상이 개선되었다는 꽤 많은 연구가 있는데요, 자가 포식 활성 작용도 이런 긍정적 결과와 관련이 깊습니다.

EGCG (에피갈로카테킨 갈레이트)

EGCG는 에피갈로카테킨 갈레이트(Epigallocatechin Gallate)의 약자로, 녹차의 주요 활성 성분입니다. 노쇠 세포를 제거하지는 못하지만, 좀비 세포의 활성은 억제하는 세노모픽인 동시에, 메트포르민과 유사한 기전으로 자가 포식 활성 작용도 있습니다. 노화된 쥐나 질환이 있는 쥐에게 2달에서 3달간 EGCG를 투여하면, 자가 포식이 활성화되며 신경 보호 효과, 암 세포 억제, 간 세포 기능 개선, 뇌 손상 완화, 근육 손상 억제, 심장 섬유화 억제 등의 효과가 입증되었습니다. 임상 연구에서는 EGCG 복용 후 비만, 고혈압, 지방간, 치매 등의 질환 개선 보고가 많은데요, 이런 긍정적 결과가 나타나는 것도 자가 포식 활성 작용이 관여합니다.

자가 포식으로도 분해되지 않는 쓰레기: 리포푸신

자가 포식으로 쓰레기를 재활용 처리하는 최종 장소는 세포 속의 리소좀입니다. 리소좀은 약 60종 이상의 가수 분해 효소를 이용하여 단백질, 지질, 핵산 등을 잘게 쪼개서 세포 재활용에 사용합니다. 이러한 세포 내부 쓰레기 처리 시스템 리소좀의 발견 업적에 1974년 노벨생리의학상이 수여되었습니다.

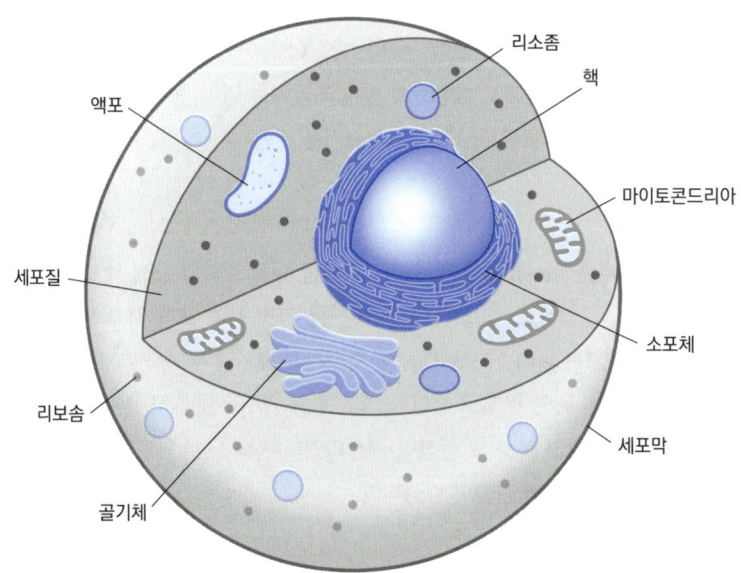

그림 12. 세포 구조와 리소좀

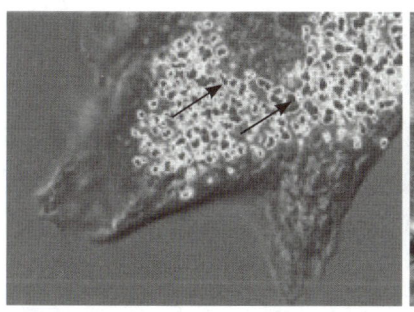 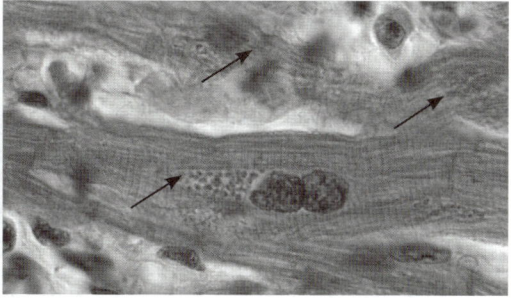

그림 13. 신경 세포 안에 쌓인 파란색 리포푸신 과립들(좌) 화살표, 심장 근육 세포 안에 쌓인 갈색 리포푸신 과립들(우) 화살표

그런데 쓰레기 중에는 지질, 단백질, 철, 구리 같은 금속들이 화학적으로 매우 단단하게 얽혀 있어서 완전히 분해되지 않는 쓰레기들이 있습니다. 이렇게 시간이 지나면서 리소좀 내에 점점 축적되는 쓰레기를 리포푸신Lipofuscin이라고 하며, 색소 때문에 황갈색일 때가 많습니다. 재활용 쓰레기 처리 공장인 리소좀이 리포푸신으로 꽉 차게 되면 더 이상 제 기능을 못 하는 시기가 오며, 자가 포식 작용이 치명적인 타격을 받게 되므로 당연히 이때부터는 노화가 더 가속됩니다.

리포푸신 축적은 뇌신경세포에 축적되면 알츠하이머병과 파킨슨병 같은 신경 퇴행성 질환, 혈관과 심장근육에 축적되면 동맥 경화증과 심장 근육병, 눈의 망막 세포에 축적되면 황반 변성이 생기게 됩니다. 또 피부 세포에 축적되는 노인 반점의 주요 원인입니다.

그렇다면 리포푸신을 어떻게 제거할 수 있을까요?

- 첫째, 세놀리틱과 자가 포식 활성화입니다. 현재 사용할 수 있는 메트포르민, 스퍼미딘 같은 약물, 또는 자가 포식 및 노쇠 세포 제거 효과가 있는 피세틴을 사용해서 자가 포식을 강화하는 방법입니다. 리포푸신을 제거하지는 못하지만, 덜 쌓이게는 할 수 있습니다.
- 둘째, 항산화제 사용입니다. 고용량 비타민 E, 코엔자임 Q10과 같은 항산화제는 산화 스트레스를 줄이고 리포푸신 생성을 억제하는 효과가 있습니다.

- 셋째, 리소좀 강화 약물입니다. 리소좀의 효소들을 강화하는 클로로퀸, 하이드록시클로로퀸 같은 약물이 연구 중입니다. 또 새로운 효소를 투입하는 방법도 많은 연구가 진행 중입니다.
- 넷째, 리포푸신을 방출하기입니다. 분해되지 않는 리소좀 속의 리포푸신을 밖으로 방출해서 면역 세포들이 처리하도록 하는 방법이며 많은 연구가 진행 중입니다. 대표적인 약이 레모푸신입니다. 레모푸신은 리포푸신을 리소좀 밖으로 방출하여 면역 세포가 이를 처리하도록 돕는 약물이며 특정 질환자를 대상으로 임상 연구가 진행 중입니다.

잘못 접힌 단백질 아밀로이드의 제거

리포푸신처럼 분해가 잘되지 않는 구조가 또 있는데요, 정상적인 3차원 구조를 가져야 할 단백질이 잘못 접힌 구조인 아밀로이드입니다. 아밀로이드 또한 시간이 지나면서 세포와 조직에 점점 쌓이고 세포 내 대사 활동과 신호 전달을 방해해 노화와 질병을 촉진하는 것에 관해서는 이미 설명해 드렸습니다.

그럼, 아밀로이드는 어떻게 제거할 수 있을까요? 우선 할 수 있는 것은 자가 포식 활성입니다. 이번 장에서 구체적으로 알려 드릴 여러 가지 방법은 아밀로이드가 덜 생기게 하는 데 많은 도움을 줍니다. 두번째는 최근 임상 연구에서 긍정적 결과가 나타난 방법인 면역 치료법입니다.

예를 들어 독감 예방 접종을 하면 항체가 생기지요? 이 항체가 독감 바이러스에 붙으면, 면역 세포가 바이러스의 위치를 파악하게 되므로 달려가서 바이러스를 제거할 수 있도록 하는 것이 면역 치료법입니다. 마찬가지로 알츠하이머병 환자의 뇌에 축적된 베타아밀로이드에 가서 달라붙을 수 있는 항체를 투여하면, 환자 몸에 있던 면역 세포가 베타아밀로이드를 찾아내서 제거하는 치료법입니다. 실제로, 초기 알츠하이머병 환자 약 3,200명에게 아두카누맙Aducanumab이라는 항체를 투여한 후 베타아밀로이드 축적이 약 60%나 감소했으며 치매의 진행 속도가 22% 줄어들었습니다. 아주 긍정적 결과이지요? 하지만 모든 환자에게 효과가 동일하지 않으며, 부작용 위험과 고가의 치료 비용이 해결 과제로 남아 있습니다.

세번째는 아밀로이드를 분해하는 약물입니다. 대표적인 약물이 GAIM (General Amyloid Interaction Motif)입니다. 이 약물은 아밀로이드에 달라붙는 것에 그치지 않고, 이어서 아밀로이드를 분해해 버리는 작용도 합니다. 초기 알츠하이머병 환자 200명에게 GAIM을 기반으로 설계된 신약을 24주간 투여했더니 뇌 아밀로이드가 약 40% 줄어들고 인지 기능이 15% 개선되었습니다. 현재도 관련 연구가 진행 중이며, 치매도 이제 고칠 수 있는 날이 오기를 기대합니다.

주요 약초, 알약들의 권장량, 복용법, 부작용 및 주의 사항

이제까지 설명드린 음식과 약 중에서 중요한 것들을 구체적으로 알아보겠습니다.

약용 목적의 녹차

• **복용량과 복용법** 녹차 나무의 어린잎은 해충과 환경 스트레스에서 자신을 보호하기 위해 많은 활성 화합물을 생산합니다. 그런데 기호품으로 즐기시는 것이 아니고, 제대로 약효를 보기 위해서 마시는 것이므로 보통 녹차 드실 때처럼 뜨거운 물에 잎을 넣고 우리는 게 아니라 물 500ml에 2~4g을 넣고 10분에서 15분간 직접 끓인 후 차처럼 드셔야 약효가 더 좋습니다. 특히 카테킨과 폴리페놀 성분은 열에 더 잘 녹기 때문에 끓는 물에서 10분간 우리면, 일반적인 우림보다 농도가 더 높습니다. 쓴맛과 떫은맛이 강하지만, 약용 목적이므로 이 방법이 더 좋습니다. 장기간 복용하는 비용이 부담된다면, 값이 훨씬 싼 성장한 건조 잎으로 하셔도 좋습니다.

• **부작용과 주의점** 카페인 관련 증상으로 불면, 신경과민, 심장 박동수 증가를 경험 시에는 2~3일 중단 후 다시 소량으로 시작합니다. 과량이나 공복에 먹었을 때 속쓰림이나 설사를 경험할 수 있으며 이때도 2~3일 중단 후 다시 소량으로 시작합니다. 알레르기 반응이 나타난다면, 즉시 중단하고 심하면 병원에 가셔야 합니다. 드물지만 간 기능 장애 보고가 있으므로, 간 질환이 있다면, 복용 중 간 기능을 점검해 보시고요. 많은 양을 장기간 복용하면, 칼슘 흡수를 억제할 수도 있습니다. 항응고제, 항혈소판제, 또는 심혈관 관련 약물을 복용하고 있다면, 약의 대사에 영향을 줄 수 있으므로 주치의와 상의합니다.

은행잎차

• **하루 권장량과 복용법** 생수 1리터에 하루 건조 잎(초가을에 단풍이 들지 않은 푸른 잎 채취 후 햇빛 건조) 3~10g을 넣고 15분 정도 달인 후 차처럼 마십니다.

• **부작용과 주의 사항** 일시적인 두통, 어지러움, 속쓰림, 소화 장애, 구역질, 설사가 임상 연구에서 보고되어 있습니다. 2~3일 중단 후 다시 소량으로 시작하면 됩니다. 알레르기 증상이 나타나면 즉시 중단하고 심해지면 병원에 방문합니다. 항혈소판제, 항응고제와 함께 복용했을 때 혈종 보고가 있으므로, 반드시 사전에 주치의와 상의하도록 합니다. 위궤양 치료제, 항경련제, 항우울제, 항불안제의 대사를 촉진하여 약물 효과를 떨어뜨릴 수 있으므로 사전에 주치의와 상의하십시오.

인삼차

• **하루 권장량과 복용법** 생수 1리터에 하루 건조 인삼 절편 3~10g을 넣고 100분 정도 달인 후, 차처럼 마십니다.

• **부작용과 주의점** 일시적인 맥박수 증가, 소화기 장애, 변비, 신경과민, 흥분이 임상 연구에서 보고되어 있으며, 2~3일 중단 후 다시 소량으로 시작하면 됩니다. 고용량을 자기 전에 복용하면, 불면증이 생길 수 있으므로 취침 전에는 피합니다. 대부분의 임상 연구에서 혈압을 높이지는 않았습니다. 아주 드물지만, 호르몬 변화로 생리 주기 변화나 유방 압통이 올 수 있으므로, 2~3일 중단 후 다시 소량으로 시작합니다. 알레르기 증상이 나타나면 즉시 중단하고 심해지면 병원에 방문합니다. 항혈소판제, 항응고제, 항우울제, 항당뇨제 복용 시에 반드시 사전에 주치의와 상의합니다.

황기차

자세한 내용은 3장을 참고하십시오.

뽕나무 가지와 뿌리차

• **하루 복용량과 복용법** 어린 가지를 약용하며 봄, 여름에 채취하여 건조 상태에서 하루 15~30g, 뿌리껍질은 봄, 가을에 채취하여 건조한 것을 하루 8~15g 정도 물 1리터에 넣고 100분쯤 달인 후에 차처럼 하루 2회 정도 마십니다.

• **부작용과 주의점**   위장 장애가 생기면, 2~3일 중단 후 소량으로 다시 시작합니다. 뽕나무 뿌리 껍질(상백피)은 혈압 강하 작용이 있어 저혈압이 있거나 혈압약을 복용 중인 사람은 어지럼증이나 피로감을 경험할 수 있습니다. 또 혈당을 낮추는 효과가 있어, 당뇨병약을 복용하고 있다면, 저혈당을 유발할 수 있습니다. 알레르기 증상이 나타난다면, 복용을 중단하고 심하면 병원에 방문합니다. 또한, 혈압약, 당뇨약, 항응고제를 복용 중이라면, 약물의 효과를 증폭하거나 부작용을 초래할 수 있으므로 전문가와 상담 후 섭취해야 합니다. 간 및 신장 질환 환자는 과량 섭취가 몸에 부담을 줄 수 있으니 주의해야 합니다. 장기 복용보다는 단기적으로 사용하거나 휴약기를 두면서 사용하는 편이 좋습니다.

라파마이신

• **복용 권장량과 복용법**   면역 억제제로 FDA가 승인한 약물이지만, 항노화와 자가 포식 활성화를 목적으로 복용한다면, 저용량 사용이 일반적입니다. 일반적으로 하루 1~6mg을 주 1~3회 복용하는 방법이 좋습니다. 개인의 나이, 체중, 건강 상태, 약물 반응에 따라 복용량이 달라질 수 있으며, 반드시 의사의 처방을 받아야 합니다.

• **부작용과 주의 사항**   주로 고용량 섭취에서 나타납니다. 면역 억제 작용으로 인한 감염이나 구내염, 구강 궤양의 발생, 세포 성장 억제로 인한 상처 치유 지연이나 탈모가 나타나면 일단 중단해야 합니다. 위장 장애가 나타난다면, 식사 후 바로 복용합니다. 고지혈증이나 당뇨병이 있다면, 주의해야 합니다. 복용 전에 혈액 검사를 통해 콜레스테롤, 혈당, 간 기능, 신장 기능, 면역 기능 등을 확인해야 합니다.

노화에 관심이 많은 분 중에는 라파마이신을 기적의 노화 치료제로 알고서 복용을 해 보려는 분들도 계십니다. 또 실제로도 라파마이신을 구하여 복용하시는 분들도 있습니다. 비공식적으로 라파마이신을 구해 복용하고 계신 분들의 경험을 조사한 연구도 있는데요, 궁금하실 듯해 요약해 보겠습니다.

건강한 장수와 항노화 목적으로 라파마이신 복용 경험이 있는 333명의 복용량은 일주일에 한 번 6mg 또는 2주마다 6mg이 가장 많았고, 일부는 주당 20mg의 고용량을 복용했다고 보고했습니다. 일시적으로 구내염이나 감염이 생기기는 했지만, 다른 위험한 부작용을 경험한 적은 없다고 답했습니다. 그러나 부작용을 경험한 사람은 조사에 참여하지 않았을 가능성도 있습니다. 라파마이신을 복용해 본 대다수가 긍정적으로 생각한다고 답하였는데, 눈 통증, 복부 통증, 불안, 우울증이 감소하고 코로나 바이러스 등 호흡기 감염 빈도도 줄어들었다고 했습니다. 이 조사는 라파마이신이 노인의 삶의 질을 개선하고, 잠재적으로 수명을 늘릴 가능성을 보여 주는 것이라고 할 수 있습니다.

결론적으로 라파마이신은 노화 관련 치료에 적용될 가능성을 보여 주지만, 아직은 임상 적용을 위한 충분한 근거가 마련되지 않았습니다. 라파마이신의 부작용과 장기적인 안전성에 관한 추가 연구가 필요하며, 노화 치료제의 효능을 확립하기 위한 대규모 임상 시험이 지금도 진행 중입니다. 그때까지는 라파마이신 복용을 잠시 보류하시기를 권장합니다.

- **대표 제품**
    - 라파뮨(Rapamune): 신장 이식 후 면역 억제제로 사용되는 전문약
    - 에베로리무스(Everolimus): 라파마이신 유도체로, 암 환자와 장기 이식 환자에 사용
    - 제네릭 시롤리무스(Generic Sirolimus): 비용이 저렴한 제품, 면역 억제제 용도

메트포르민

메트포르민을 항노화 목적으로 복용할 때는 기존 당뇨병 치료 용도와는 다른 접근이 필요합니다. 현재 항노화 용도에 관한 표준 권고는 없지만, 연구와 임상 사례를 바탕으로 복용법, 권장량, 부작용 및 주의점을 정리하면 다음과 같습니다.

- **복용 권장량과 복용법** 권장 복용량은 일반적으로 하루 250mg부터 시작합니다. 차차 증량하여 1,000mg이 되면 500mg을 아침, 저녁으로 나눠 복용합니다. 연구 사례에 따르면 하루 1,500mg(750mg을 아침, 저녁으로 나눠 복용) 정도가 항노화 효과를 기대할 수 있는 최적 용량으로 보고됩니다. 최대 용량으로 하루 2,000mg은 넘지 않아야 합니다. 가장 흔한 부작용인 위장 장애를 줄이기 위해서 저녁 식사 시 함께 복용하되 저용량인 250~500mg으로 시작합니다. 가능한 한 250mg으로 시작하시는 편이 좋습니다. 또한, 부작용을 관찰하면서 2주 단위로 250mg씩 늘리기를 권해 드립니다. 적은 용량일 때는 하루 1번 복용하면 되고, 차차 용량이 많아지면 2번으로 나누어 아침과 저녁 식사 시 복용하시면 됩니다. 위장 불편 증상은 단백질 분해 효소 억제 작용과 관련이 있으므로, 약 복용이 예정된 식사를 할 때는 많은 양의 단백질 섭취를 피하는 편이 좋습니다. 또는 메트포르민 알약이 복용 후에 서서히 방출되도록 하는 서방형 제제를 복용하는 것도 위장 부작용을 줄이는 방법입니다.

- **부작용과 주의 사항** 복부 불편감, 메스꺼움, 설사, 복부 팽만감, 구토와 같은 위장관 부작용이 가장 흔합니다. 주로 2,000mg의 고용량에서 나타나며, 약 25%가 경험합니다. 어쨌든 이런 부작용이 나타나면 잠시 중단했다가 저용량 또는 서방형 제제로 다시 시작하면 됩니다. 장기 복용

시 비타민 B12 흡수 저하가 발생할 수 있습니다. 정기적인 비타민 B12 수치 확인 및 필요시 보충제를 복용하면 됩니다. 젖산증은 매우 드문 부작용이지만, 생길 수 있습니다. 호흡 곤란, 심한 피로감, 근육통 등이 나타나면 즉각 중단하고 병원에 방문해야 합니다. 주로 신장 기능 저하 환자나 과음 시 발생 위험이 큽니다. 사전에 신장 기능 검사를 해서 이상이 나오면 메트포르민 복용 금지입니다. 간 기능 검사도 해서 이상이 나오면 주의해야 합니다. 과도한 음주 후에는 메트포르민을 먹지 않는 게 좋으며, 단식이나 과도한 열량 제한 식이요법을 같이 하실 때는 저혈당 증상도 주의하셔야 합니다.

- **대표 제품**
  - 글루코파지(Glucophage): 메트포르민의 오리지널 브랜드로, 프랑스 제약회사 Merck에서 처음 개발된 제품입니다.
  - 다이아벡스(Diabex) – 호주나 일부 국가에서 유통되는 브랜드
  - 메포민(Metformin) – 다양한 제약사에서 동일 성분으로 생산되는 제네릭 제품
  - 포글루코(Foglucor) – 일부 중남미 시장에서 사용
  - 국내 주요 제품(한국): 한국에서도 다양한 제약사가 메트포르민 제네릭 제품을 생산하고 있습니다. 글루파정(대웅제약), 다이아벡스정(종근당), 메트포르정(한미약품), 메트폴민정(유한양행), 글루코다운정(동아제약)
  - 서방형 제품(SR / ER): 위장 장애를 줄이고 약효가 서서히 나타나도록 개발된 제품입니다.
  - 글루코파지 XR(Glucophage XR), 다이아벡스 XR (종근당), 글루파 서방정 (대웅제약)

스퍼미딘

- **복용 권장량과 복용법** 스퍼미딘 보충제는 천연물(예: 밀 배아에서 유래) 또는 합성 제품이 있으며, 농도와 흡수율은 제조사마다 다를 수 있습니다. 대개 하루 2~6mg을 사용합니다. 보충제 제품들은 대개 1캡슐이 10mg입니다. 따라서 실제로 스퍼미딘 단일 성분인지, 아니면 스퍼미딘을 함유한 전체 추출물 용량인지 확인해야 합니다. 만일 10mg 전체가 순수 스퍼미딘이라면, 고용량이므로 2~3일에 한 번씩 복용하실 것을 권장합니다.

- **부작용과 주의점** 메스꺼움이나 복부 불편감이 발생할 수 있으며, 2~3일 중단 후 저용량으로 시작하면 됩니다. 스퍼미딘이 함유된 원료(예: 밀 배아)에 알레르기가 있다면, 주의가 필요합니다. 혈압을 낮추는 효과가 있어 저혈압 환자는 주의해야 합니다. 임산부나 수유부는 스퍼미딘 보충제의 안전성이 확립되지 않았으므로 섭취를 피하십시오.

- **대표 제품**
    - OMRE spermidine supplement: 밀 배아에서 추출된 천연 스퍼미딘(첨가제 없음)
    - PartiQlar-Pure Spemidine: 밀 배아에서 추출된 천연 스퍼미딘
    - Double wood Spermidine: 합성 스퍼미딘 제품, 글루텐 프리 제조
    - SpermidineLife: 오스트리아 제품, 비타민 B1과 아연 포함

클로로젠산(Chlorogenic Acid)

- **복용 권장량과 복용법** 1일 200~400mg 정도가 권장량이며, 제품마다 클로로젠산의 함량이 다르므로 확인해야 합니다. 간혹, 자가 포식 활성화를 목표로 400mg 이상의 고용량을 복용하는 예도 있습니다. 공복에 복용하면 흡수율이 높아질 수 있지만, 위가 민감한 사람은 피하는 것이 좋습니다. 식사와 함께 복용하면 위장 부작용이 줄어듭니다. 하루 1번 복용할 때는 아침 식사 후 바로 드시고, 2번 복용할 때는 오전/오후로 나누어 복용하면 혈중 농도를 일정하게 유지할 수 있습니다.

- **부작용과 주의 사항** 대체로 안전하지만 고용량을 복용하면, 위산 역류, 속쓰림, 또는 설사를 유발할 수 있으므로 2~3일 중단 후 저용량으로 시작하시면 됩니다. 클로로젠산은 혈당을 낮추는 효과가 있으므로, 당뇨 약물(메트포르민 등)을 복용하는 사람은 저혈당 위험에 주의해야 합니다. 임산부와 수유부는 안전성 자료가 부족하므로 보충제 형태 복용은 피하는 편이 좋습니다.

- **대표적 제품들**
    - NatureWise 그린 커피빈 추출물: 표준화된 그린 커피빈 추출물, 클로로젠산 함량 50%
    - Svetol 그린 커피빈 추출물: 표준화된 그린 커피빈 추출물, 클로로젠산 함량 45%

트레할로스

- **복용 권장량과 복용법** 일반적으로 5~10g이 항노화와 건강 증진에 도움이 되는 양으로 권장됩니다. 10g 이상 복용은 피하는 게 좋습니다. 자가 포식을 활성화하려면 공복 상태에서 트레할로스 섭취를 추천하며, 물이나 음료에 섞어서 마시면 간편합니다. 소화 장애가 생기면, 식사 후 바로 섭취할 수도 있습니다.

- **부작용과 주의점** 과량 섭취 시 복부 팽만감, 설사 등이 생길 수 있으며, 2~3일 중단 후 소량으로 시작하면 됩니다. 트레할로스는 체내에서 포도당으로 분해되므로, 당뇨병 환자나 혈당 관리가 필요한 분은 섭취 시 주의가 필요합니다. 당뇨병, 대사 증후군, 과민성 장 증후군이 있다면, 섭취 전 의사와 상의하시고, 드물지만 두드러기나 발진 등 알레르기 반응이 나타나면 복용을 중단해야 합니다.

- **대표 제품**
  - Bulk Supplements Pure Trehalose 분말: 트레할로스 고순도 분말
  - Swanson Trehalose: 100% 순수 트레할로스
  - Systane Ultra Lubricant Eye Drops

커큐민

- **하루 복용 권장량과 복용법** 대부분의 연구는 500~1,000mg의 커큐민 보충제를 권장합니다. 특히 항노화 목적으로는 500mg에서 시작하여 필요에 따라 복용량을 조정할 수 있습니다. 커큐민은 지방에 용해되므로 음식과 함께 복용하면 흡수율이 높아집니다. 흡수율을 높이기 위해 피페린(후추 추출물)이 포함된 보조제나 나노 캡슐 제품을 선택하시면 좋습니다. 하루 2번으로 나누어 복용하면 혈중 농도를 일정하게 유지할 수 있다는 장점이 있습니다.

- **부작용과 주의 사항** 일반적으로 안전하다고 평가되지만, 고용량을 복용하면, 설사, 복통, 메스꺼움이 생길 수 있으며 2~3일 중단 후 적은 용량으로 다시 시작하면 됩니다. 커큐민은 항응고 효과가 있을 수 있어, 항응고제를 복용 중인 사람은 주의가 필요합니다. 철분 흡수가 저하되므로 철분 결핍 환자는 고용량 복용을 피해야 합니다. 임신 중이나 수유 중에는 커큐민 보충제 복용을 피하는 것이 안전합니다. 강황이나 커큐민에 알레르기가 있다면 피하시고 장기간 고용량 복용은 간에 부담을 줄 수 있으므로 권장 복용량을 초과하지 마십시오. 중간에 간 기능 검사를 하시면 좋습니다.

- **대표 제품**
  - Doctor's Best High Absorption Curcumin: 바이오페린을 포함하여 체내 흡수율을 높인 제품
  - California Gold Nutrition Curcumin C3 Complex: 바이오페린을 포함하여 체내 흡수율을 높인 제품
  - Thorn Research Meriva-SF: 파이토솜 기법으로 생체 이용률을 높인 제품

저용량 아스피린, 쿼세틴, 피세틴

복용 권장량과 복용법, 부작용, 주의점은 4장을 참고하시기 바랍니다.

EGCG(에피갈로카테킨 갈레이트)

• **복용 권장량과 복용법** 하루 300~600mg의 용량으로 복용하는 것이 권장됩니다. 공복 상태에서 흡수가 더 잘 이루어지지만, 위장 문제가 있다면 식사와 함께 복용하는 것이 좋습니다. EGCG 외의 다른 녹차 추출물을 포함한 보조제를 선택하면, EGCG 다음으로 강력한 항산화력을 가진 에피카테킨 갈레이트, 근육 건강과 혈관 내피 기능을 개선하는 에피카테킨, 신경 보호 효과가 있는 이페갈로카테킨 같은 다른 유익한 카테킨 종류들을 섭취할 수 있습니다.

• **부작용과 주의 사항** 일반적으로 안전하지만, 고용량을 복용하면, 위통, 메스꺼움, 설사라는 부작용이 올 수 있습니다. 해당 증상이 나타나면 2~3일 중단 후 저용량으로 다시 시작하십시오. 드물지만 고용량 EGCG는 간 기능 장애를 유발할 수 있으니 간 질환이 있다면 주의하시고, 장기 복용 시에는 간 기능 검사를 해 보시기를 권합니다. EGCG는 철분 흡수를 억제할 수 있으므로 철분 결핍 환자는 주의가 필요합니다. 혈압약, 항응고제 등 약물을 복용 중이거나, 임신부나 수유부는 EGCG 보충제를 복용하기 전에 의사와 상담하십시오.

• **대표 제품들**
  ◦ Now Foods EGCG Green Tea 추출물 400mg: EGCG를 포함한 다양한 녹차 추출물을 함유한 제품
  ◦ Pure Encapsulations Green Tea 추출물(Decaffeinaed): 디카페인 처리된 녹차 추출물 제품

NAD+ 전구체

다른 장에서 별도로 다룰 예정입니다.

최근 연구 과제들의 동향과 전망

최근 연구들은 자가 포식을 통해 노화 과정과 관련된 다양한 문제를 해결할 가능성을 제시하고 있습니다. 특히, 자가 포식을 촉진하는 새로운 화합물 개발에 관한 연구, 식이요법과 운동의 자가 포식 활성에 관한 연구들이 계속 진행되고 있습니다. 그리고 세포 내에서 자가 포식이 이루어지는 새로운 경로들이 추가로 규명되고 있습니다. 임

상적으로는 메트포르민의 노화에 관한 효과를 규명하기 위해 대규모 임상 연구가 진행되고 있습니다.

자가 포식은 암과 같은 난치성 질환 치료에도 중요한 열쇠를 제공하고 있습니다. 암의 경우에는 자가 포식을 적절히 활성화하면 손상된 세포와 돌연변이 세포를 제거하여 암 세포의 성장을 억제할 수 있습니다. 반대로, 일부 암 세포는 자가 포식을 교묘히 이용해 스트레스 환경에서 생존하기도 합니다. 이와 관련하여 최근에는 암 세포만 선택적으로 제거하면서도 정상 세포의 자가 포식을 활성화하는 특정 화합물에 관한 연구가 많이 진행되고 있습니다.

자가 포식이 면역 세포의 노화를 늦추고, 면역 체계 강화에 이바지할 수 있다는 연구도 진행 중입니다. 또한 알츠하이머병, 파킨슨병과 같은 신경 퇴행성 질환, 심혈관계 질환, 간 질환의 개선에 관한 선택적 자가 포식 약물 연구도 진행 중입니다.

자가 포식은 세포 생존과 사멸에 모두 관여하므로, 지나치게 활발하면 오히려 세포 손상을 초래할 수 있습니다. 따라서 이를 조절하는 치료법 개발 시 세심한 접근이 필요합니다. 또 일반 자가 포식의 기전은 비교적 규명이 되어 있지만, 선택적 자가 포식의 상세한 기전은 여전히 불명확하여 계속 연구 중입니다.

선택적 자가 포식을 표적으로 하는 새로운 소분자 약물 개발은 현재 주 관심사입니다. 왜냐하면 치료율은 높이면서 부작용은 적어서 임상적으로 매우 중요하기 때문입니다. 사람마다 유전적 배경과 생활 습관이 다르기에, 자가 포식을 조절하는 방법도 개인화되어야 합니다. 자가 포식을 조절하는 신약 개발은 아직 초기 단계이며, 장기적인 안전성을 확보하기 위한 연구가 더 필요합니다.

미래에는 자가 포식 기술이 노화 치료에 직접적으로 활용될 가능성이 큽니다. 특히 자가 포식의 적절한 조절 방법, 선택적 자가 포식 활성제, 선택적 자가 포식 억제제 연구가 진행되면 본격적인 임상 활용 가능성이 매우 높습니다. 또한, 유전자 편집 기술을 활용하여 자가 포식 관련 유전자를 정밀하게 조작함으로써 특정 세포 유형에서의 자가 포식 효과를 극대화하는 기술도 개발되고 있습니다. 이러한 기술은 질환별 맞춤형 치료법으로 응용될 가능성이 큽니다.

가까운 미래에 노화 치료의 임상 적용을 전망할 때 가장 중요한 연구는, 현재 진행 중인 대규모 임상 연구인 TAME(Targeting Aging with Metformin) 연구입니다. 이 연구는 메트포르민이라는 약물이 노화를 늦추고, 노화와 관련된 질환(예: 심혈관계 질환, 암, 치매)의 발병률을 줄일 수 있는지 확인하는 데 초점을 맞추고 있습니다. 공식적으로는 2016년에 시작되었으며, 빠르면 2025~2026년에 종료될 예정입니다. 이 연구는 노화 자체를 치료할 수 있는 생물학적 과정으로 간주했다는 점에서 중요한 의미를 지닙니다. 또한, 기존의 개별 질환(심장병, 알츠하이머병 등) 치료 중심의 의료 시스템에서 벗어나, 노화 그 자체를 표적으로 삼는 새로운 접근법을 제시할 것으로 예상됩니다. TAME 연구가 성공적으로 완료되고, 메트포르민의 효과가 입증된다면 다음과 같은 변화가 예상됩니다.

- 첫째, 노화 치료제를 포함한 새로운 약물 개발이 가속되어 더 많은 처방약이 나올 것입니다.
- 둘째, 의료 및 생명공학 분야에서 노화 연구 투자가 증가하고, 다국적 제약 회사들의 치열한 경쟁이 예상됩니다. 노화 치료제의 시장 규모는 특정 질환 약물과는 비교도 안 될 만큼 크기 때문입니다.
- 셋째, 공공 보건 정책의 패러다임 전환, 즉 질병 치료 중심에서 예방 중심으로 변화되어 막대한 의료비 절감 효과를 가져올 것입니다. 그리고 개인의 건강 수명을 늘려 삶의 질을 높이는 데 이바지하리라 예상됩니다.

6장 후성 유전적 변화 조절로 세포 나이 되돌리기

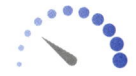

후성 유전적 변화 Epigenetic change 란 무엇인가?

후성 유전적 변화란 부모에게 물려받은 유전자 자체는 변하지 않았지만, 살면서 그 활성이 강해지거나 약해지는 변화가 온 것을 말합니다. 그리고 이러한 변화 중 일부는 부모에서 자식에게 전달될 수 있습니다. 예를 들어, 부모가 겪은 스트레스나 생활 습관에 따른 후성 유전적 변화가 자식에게도 전해질 수 있습니다. 후성 유전학이라는 개념을 잘 이해하시지 못하고 어려워하시는 분들이 많아 아주 쉬운 여러 예를 들어 보겠습니다.

우선 쉬운 예를 설명해 드리기 전에, 영어인 epigenetics의 그리스어 어원을 설명해 드리겠습니다. Epi는 '위에' 또는 '겹친'이라는 의미를 가집니다. Genetics는 '유전자' 또는 '유전과 관련된'이라는 뜻입니다. 즉, Epigenetics는 '유전자 자체는 그대로 있으면서, 그 위에 겹친 또 다른 무엇'을 의미합니다. 마치 유전자 위에 추가된 장식품 같은 무엇이 유전자의 기능을 조절하는 상태이며, 장식품이 어떤 모양으로 겹쳤느냐에 따라서 유전자의 원래 기능이 더 강해지거나 약해집니다.

사용하던 스마트폰 화면 위에 보호 필름을 붙이면, 원래의 스마트폰의 화면 기능에다가 추가로 스크래치 방지, 빛 반사 감소 등의 다른 기능이 생기겠지요? 요리를 만드는 기본 레시피는 변하지 않아도, 이 중 일부 세부 레시피를 더 강조하거나 반대로 더 약하게 하면 다양한 다른 요리가 만들어집니다. 이처럼 기본 유전자 서열은 유지되면서, 다른 요소가 유전자에 추가되어 영향을 미치는 상황을 후성 유전적 변화라고 합니다.

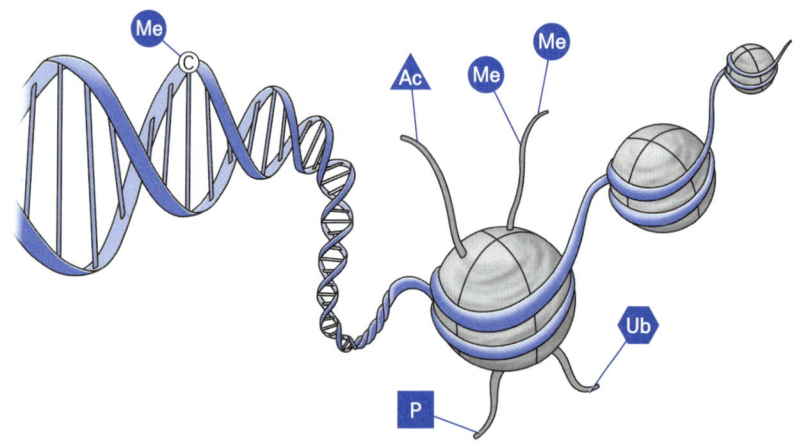

그림 1. DNA 자체는 변하지 않았으면서, 추가로 새로운 표식 깃발들이 추가되면서 기능이 변화되는 것을 후성 유전적 변화라고 함.

실제 인체에서 예를 들어 보겠습니다. 일란성 쌍둥이는 부모로부터 물려받은 유전자가 같습니다. 예를 들면, 추위와 더위에 적응하는 유전자 서열은 같습니다. 그런데 이 중 한 아이가 추운 곳에서 오래 살게 되었다면 추위에 적응하는 유전자가 활성화됩니다. 이 아이는 추위에 장기간 노출될 때 적응하는 새로운 변화가 생겨서 열을 발생시키는 갈색 지방 세포를 활성화해 주고 열 생산에 관여하는 단백질을 만드는 유전자 활성이 늘어납니다. 이에 반해서, 또 다른 아이는 더운 곳에서 오래 살고 있다면 더위에 잘 견디는 유전자가 활성화되어 있습니다. 그래서 더운 환경에 적응하기 위해 땀이 잘 흐르도록 땀샘 발달을 조절하는 유전자가 활성화됩니다. 이 두 아이는 유전자 서열은 같지만, 서로 다른 기능을 갖게 된 것이며 이것을 후성 유전적 변화라고 합니다.

한글인 '후성 유전학'의 '후성'은 은 한자어로 '뒤後'와 '본질性'이 결합한 말입니다. 이는 '유전자의 본질적 서열이 기본적으로 마무리된 후에 일어나는 변화'라는 뜻으로 유전자 서열에 직접 변화를 주지 않고, 후에 생긴 추가 변화가 마치 장식품처럼 유전자에 붙어서 유전자를 조절하는 변화라는 의미입니다.

후성 유전학은 최근 과학 연구에서 크게 주목받고 있으며, 관련 분야에서 노벨상이 수여된 바 있습니다. 2006년 노벨생리의학상은 후성 유전학과 관련된 유전자 발현 조절 메커니즘 연구를 인정받아 앤드루 파이어(Andrew Fire)와 크레이그 멜로(Craig Mello)에게 수여되었습니다. 그들의 연구는 RNA 간섭(RNAi)이라는 유전자 발현 조절 과정을 밝혀냈고, 이는 후성 유전학적 현상의 기초로 이해되고 있습니다. 이처럼 후성 유전학은 유전학과 생명과학에서 중요한 연구 영역으로 자리 잡고 있습니다.

우리 몸에서 일어나는 후성 유전적 변화 4가지

DNA에 장식품처럼 추가되는 것이 무엇인지를 설명해 드리기 전에 먼저 장식품이 추가되기 전의 DNA 구조부터 말씀드리겠습니다.

DNA는 우리 몸의 모든 유전 정보를 저장하는 나선형 구조입니다. 이 구조는 마치 지퍼처럼 생겼는데, 두 가닥으로 되어 있고 각 가닥은 DNA를 이루는 기본 블록인 뉴클레오타이드라는 작은 단위로 구성되어 있습니다.

뉴클레오타이드가 당, 인산 그리고 염기(아데닌, 구아닌, 사이토신, 티민)로 이루어진 작은 레고 블록이라고 상상해 볼까요? 이 레고 블록들이 쭉 이어지면 DNA 가닥이 됩니다. 각각의 뉴클레오타이드는 아래 그림처럼 DNA라는 사다리 구조의 '발판' 역할을 하며, 네 가지 염기(아데닌, 구아닌, 사이토신, 티민)는 각각 서로 짝이 맞는 레고 블록끼리 결합하여 있습니다. 아데닌(A)은 항상 티민(T)과 연결되고, 구아닌(G)은 항상 사이토신(C)과 연결됩니다. 이렇게 일정한 규칙으로 연결되면서 DNA는 안정적으로 유지됩니다.

DNA 메틸화 장식

DNA 염기에 붙은 장식품이 탄소 원자 하나와 수소 원자 3개로 만들어진 메틸기($-CH_3$)일 때, DNA 메틸화라고 합니다. 유전자를 조절하는 장식품 중에서 가장 대표적이고 많이 연구된 분야입니다. 주로 잘 생기는 곳이 있지만, 너무 전문적이므로 설명은 생략하기로 합니다.

메틸기를 붙이려면, 메틸기를 공급받아서 붙여야겠지요? 메틸기를 공급해 주는 물질은 간에서 만들어지는 SAM이라는 물질이며, 여기서 공급받은 메틸기를 DNA에 붙이는 작업은 메틸트랜스퍼레이스(DNMT)라는 효소가 수행합니다.

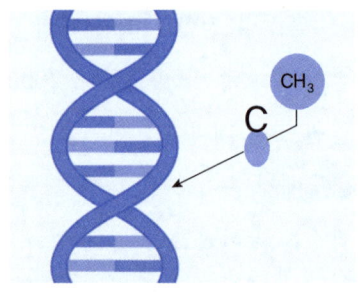

그림 2. DNA 기본 구조는 변하지 않은 상태에서 메틸기($-CH_3$)라는 구조가 붙는 DNA 메틸화

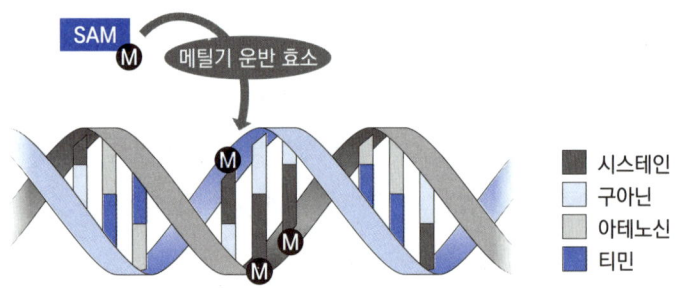

그림 3. 간에서 만들어지는 메틸기를 품고 있는 SAM이라는 물질에 들어 있는 메틸기는 그것을 옮기는 효소인 메틸트랜스퍼레이즈(DNMT)에 의해 DNA에 붙는다.

DNA에 메틸 장식이 붙고 나면, 어떤 일이 생길까요? 메틸 장식은 해당 유전자의 스위치를 억제하고 꺼 버리는 기능을 합니다. 만일 건강에 이로운 유전자에 메틸 장식이 붙으면, 해로운 결과가 나타나겠지요? 이럴 때는 메틸 장식을 억제하는 치료가 필요해집니다. 반대로 건강에 해로운 유전자에 메틸 장식이 붙으면, 이로운 결과가 나타나겠지요? 이럴 때는 메틸 장식을 촉진하는 치료를 해야 합니다.

예를 들어, 암을 억제하는 유전자에 메틸 장식이 붙으면, 암 억제 능력이 감소해서 암 발생 위험이 커집니다. 이럴 때 DNA 메틸화를 억제하는 약물을 사용하면, 암 억제 유전자들의 기능이 다시 활성화되어 암 예방 및 치료 효과가 생깁니다.

면역 조절 유전자의 메틸화를 줄이면, 억제되었던 면역 조절 기능이 살아나서 면역 체계가 활성화됩니다. 그 결과, 자가 면역 질환이 좋아질 수 있고 면역력도 강화됩니다. 뇌신경 세포의 DNA 메틸화를 줄이면, 억제되었던 도파민이나 세로토닌을 만드는 유전자가 활성화되어서 기억력 및 학습 능력이 향상되며 우울증, 치매 등 신경 퇴행성 질환도 개선될 수 있습니다.

에너지 대사를 조절하는 유전자의 메틸화를 줄이면, 에너지 대사 작용이 활발해져서 비만, 당뇨병 같은 대사 질환 예방 효과가 나타납니다. 나이가 들수록 특정 장수 유전자의 DNA 메틸화가 증가해 세포 기능이 떨어질 때 장수 유전자(예: SIRT1, FOXO)에 붙은 메틸기를 줄이면 세포 재생과 생존 신호가 활성화되고, 생물학적 노화 속도의 감소, 건강 수명 연장 효과가 생깁니다. 정말 대단하지요?

반대로, 비정상적으로 활성화된 유전자가 있다면 DNA 메틸화 증가로 이로운 결과가 나타납니다. 특정 면역 유전자가 과도하게 활성화되면, 염증 반응이 과도하게 발생하여 자가 면역 질환이 생길 수 있습니다. 이때는 염증 유발 유전자의 메틸화를 증가시키면, 과도한 면역 반응이 억제됩니다. 유전자를 불안정하게 하는 DNA 부위에 메틸 장식을 붙여 주면, 유전자가 안정되어 암 발생 위험이 줄어듭니다. 알츠하이머병, 파킨슨병 등에서는 특정 신경 유전자가 과도하게 발현되어 신경 독성을 유발할 수 있습니다. 이럴 때는 해당 유전자에 메틸 장식 부착 작업을 촉진해 과도한 유전자 발현을 억제하고 신경 세포를 보호할 수도 있습니다.

히스톤의 메틸화, 아세틸화 장식

인간 세포의 핵 속에는 23쌍의 염색체가 있으며, 염색체마다 압축되어 들어 있는 DNA를 풀면 약 2미터입니다. 23개의 염색체마다 들어 있는 DNA 양은 전부 다른데, DNA가 가장 많이 들어 있는 1번 염색체에는 2.5억 개 정도의 염기쌍들이 연결된 8.5cm 길이의 DNA가 압축되어 있고, 가장 적은 양이 들어 있는 21번 염색체에는 4,800만 개의 염기쌍들이 연결된 1.6cm 정도의 DNA가 압축되어 있습니다. 그런데 수천만에서 수억 개나 되는 염기 쌍들이 연결된 선이 마구 엉켜 있으면 제 기능을 못 하겠지요? 그래서 이들이 엉키지 않게 압축되어 가지런히 쌓여 있도록 해 주는 구조가 있습니다. 그것이 바로 히스톤이라고 하는 단백질 덩어리입니다. 1번 염색체에는 약 1억 개, 21번 염색체에는 약 1,920만 개의 히스톤이 중간중간 배열되어 DNA 가닥들을 정밀하게 감아서 엉기지 않게 해 줍니다.

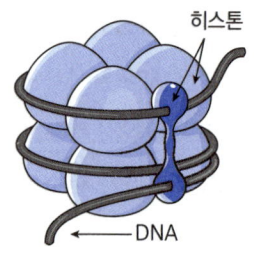

그림 4. DNA의 히스톤과 감겨 있는 DNA 가닥

그런데 DNA 가닥이 히스톤 단백질에 빽빽하고 단단하게 감겨 있으면, DNA 가닥에 들어 있는 유전 정보를 복사해서 단백질을 만드는 일을 하는 분자들이 DNA의 유전자에 접근할 수 없습니다. 따라서 이 유전자는 활동하지 못하고 스위치가 꺼져 있게 됩니다. 반면에 DNA 가닥이 히스톤에서 느슨하게 감겨 있으면, 단백질을 만드는 일을 하는 분자들이 접근할 틈이 생기므로, 비집고 들어가서 유전 정보를 복사해서 작동하게 합니다.

이렇게 DNA 염기에 메틸 장식이 생기는 것처럼 히스톤에도 후성 유전적 변화로 장식품이 붙는 변화가 생긴다면 어떤 일이 생기는지 알아보겠습니다. 히스톤은 단백질이므로 아미노산들이 모여 만들어진 구조입니다. 그중 특정 아미노산에 메틸기($-CH_3$)가 붙으면, 마치 갈고리가 생긴 듯한 역할을 하게 되어서 DNA 가닥들이 더 조밀하고 단단하게 감겨 있게 됩니다. 그러면 DNA 가닥 속에 들어 있는 유전자들이 활동하지 못하고 스위치가 꺼져 있게 됩니다. 이렇게 꺼진 스위치가 이로운 결과로 이어진다면 상관없지만, 반대로 장수 유전자를 꺼지게 하는 결과로 이어진다면 해로운 결과겠지요? 이럴 때 히스톤에 붙은 메틸기 장식을 제거해 버리는 효소(탈메틸화 효소라고 합니다)를 사용하면, 장수 유전자의 스위치가 켜지면서 몸에 좋은 일들이 계속 생깁니다.

히스톤의 후성적 변화는 메틸화 말고 또 더 있습니다. 그중 하나가 히스톤 아세틸화입니다. 이것은 히스톤의 특정 아미노산에 아세틸기($-COCH_3$)가 결합하는 것입

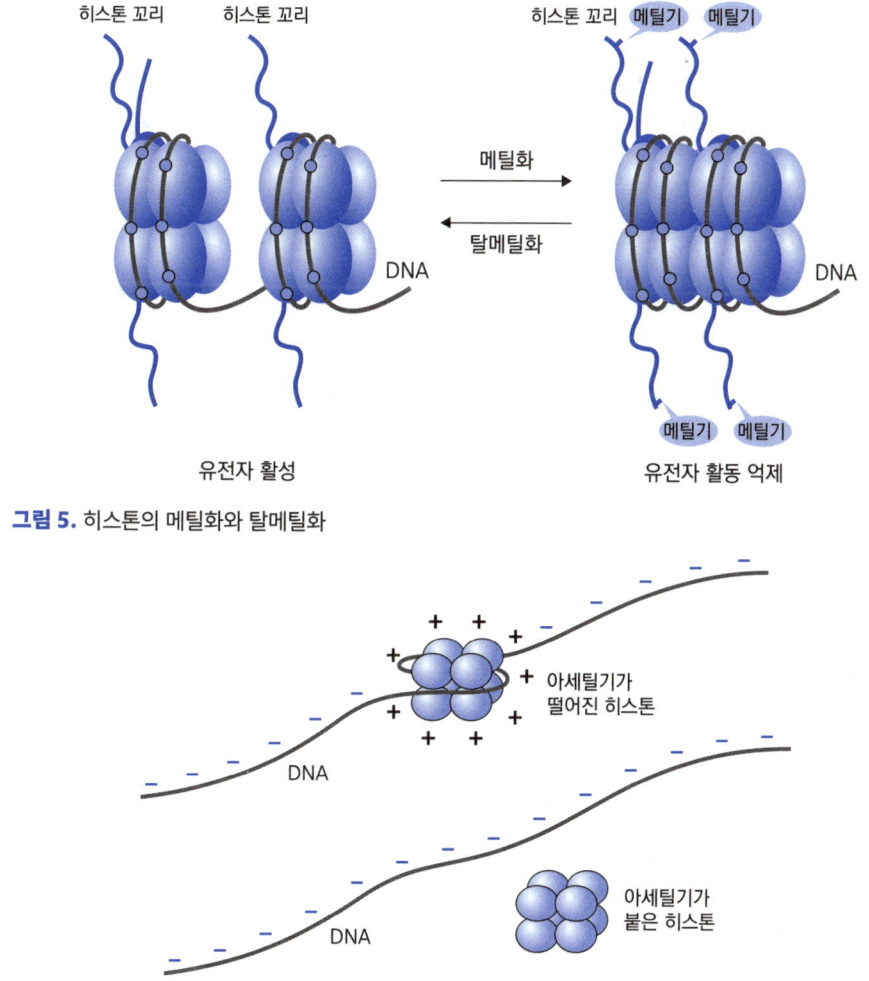

그림 5. 히스톤의 메틸화와 탈메틸화

그림 6. 히스톤의 아세틸화(위: 아세틸화가 되지 않은 히스톤의 +전기와 DNA의 -전기가 서로 당겨 밀착, 아래: 히스톤이 아세틸화되면 +전기가 약해져서 DNA와 결합이 느슨해지면서 유전자 활동이 활발해진다)

니다. 히스톤은 +전기 성질이 있고 여기에 감겨 있는 DNA는 인산기 때문에 −전기를 띠고 있어서 서로 당겨 붙어 있게 되는데요, 아세틸기가 붙으면 히스톤의 양전기(+)를 중화시키는 역할을 합니다. 따라서 DNA와 히스톤의 서로 당기는 힘이 약해지고, 결합이 느슨해지면 유전자들이 활동할 틈이 생기게 되므로 스위치가 켜집니다.

히스톤의 후성 유전적 변화가 노화와 질병 치료에 어떻게 활용되는지 설명해 드리겠습니다. 먼저 노화 속도를 늦추고 싶거나, 건강 수명을 연장하고 싶다면 장수 유전자(예: SIRT1, FOXO)는 활발하게 활동하게 해 주는 게 좋겠지요? 그래서 히스톤에 감겨 있는 DNA 가닥이 느슨하게 풀리도록 히스톤에 아세틸 장식을 붙여 주면 됩니다. 이런 일을 하는 효소를 히스톤 아세틸트랜스퍼레이스(HAT)라고 합니다. 알츠하이머병이나 파킨슨병 같은 신경 퇴행성 질환 개선에 중요한 BDNF(뇌 유래 신경 영양 인자) 같은 신경 보호 유전자의 발현을 촉진할 때도 마찬가지이고, 암 진행을 늦추기 위해서 암 억제 유전자(예: p21, p53)의 활동을 촉진하고 싶을 때도 마찬가지입니다.

반대로 히스톤 디아세틸레이스(HDAC)는 히스톤에서 아세틸기를 제거해서, DNA 가닥이 히스톤에 단단하게 감기게 하여 유전자 활동을 억제합니다. 이를 통해 노화나 질병 치료에서 과도하게 활성화된 해로운 유전자 활동을 억제할 수 있습니다.

예를 들어 히스톤에서 아세틸 장식을 제거하는 효소를 억제하는 약물(예: 베리노스타트, 로미데프신)은 암세포 증식을 억제합니다. 또 신경 독성 단백질을 만들어 내

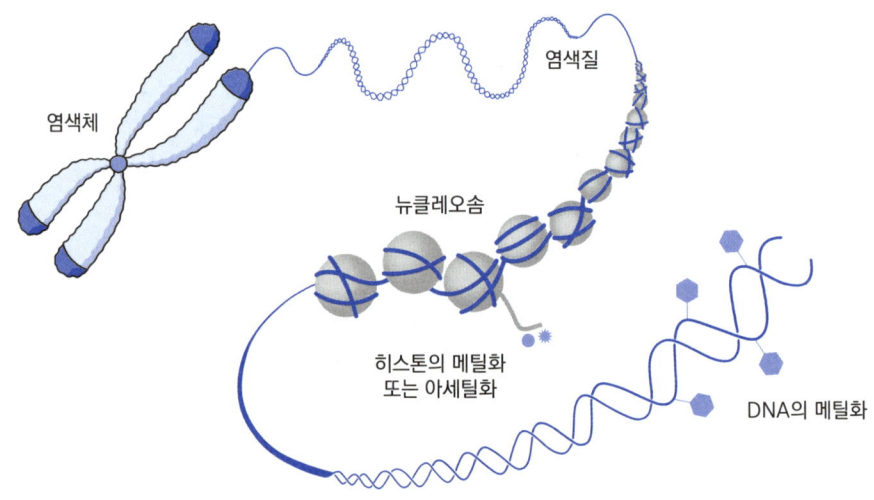

그림 7. DNA 메틸화와 히스톤의 메틸화, 아세틸화
(주: 뉴클레오솜; DNA가 히스톤 단백질에 감겨 있는 구조이며, 염색질의 기본 단위이다.)

는 유전자 활동을 억제하면 특정 신경 질환을 개선할 수 있습니다. 그 외에 류머티즘 관절염, 염증성 장 질환 같은 자가 면역 질환 치료에도 활용됩니다. 장수 유전자 중 하나인 시르투인-1(SIRT1)은 아세틸기가 붙은 히스톤에서 아세틸기를 떼어 내는 기능이 있으며, 아세틸기가 떨어지게 된 히스톤은 다시 DNA에 찰싹 붙게 되어 유전자 활동이 억제됩니다. 이렇게 되면 노화 촉진 관련 유전자, 염증 유발 유전자는 억제되고, 세포 복구 메커니즘이 활성화됩니다. 항노화 보조제로 유명한 레스베라트롤은 시르투인-1을 활성화하므로 노화 방지 및 수명 연장 효과가 나타나게 됩니다.

촘촘한 염색질과 엉성한 염색질 변화

이번에는 염색질 리모델링의 개념을 알아보겠습니다. 유전자를 품고 있는 DNA 가닥이 염색체 안에 모여 있는 밀집도는 변화에 따라 더 촘촘해지기도, 엉성해지기도 합니다. 촘촘하게 변하면, 유전자 정보들이 숨겨져 있으므로 작동을 못 하게 되고, 엉성하게 변하면 유전자 정보가 노출되어 생명 활동에 관여하는 많은 분자가 활발하게 모여들게 됩니다.

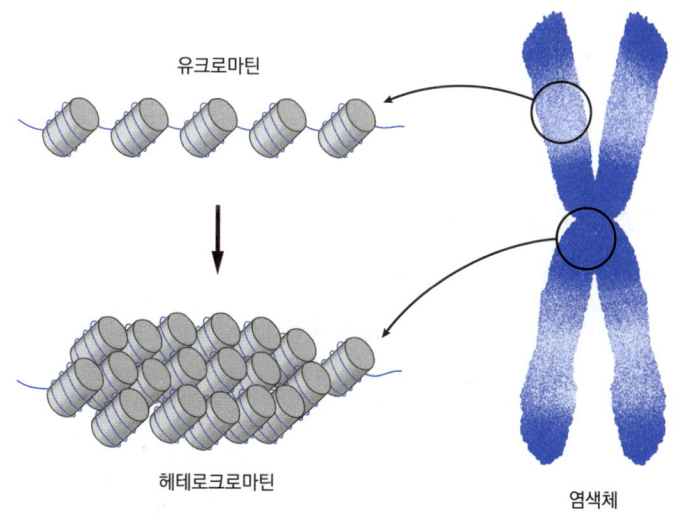

그림 8. 염색질 내부가 엉성한 경우를 유크로마틴, 촘촘한 경우를 헤테로크로마틴이라 한다.

이렇게 염색질 안의 변화에 따라 유전자 활동이 달라지는 후성학적 변화를 염색체 리모델링 변화라고 하며, 수많은 단백질이 관여합니다. 염색질 리모델링 기술은 DNA 관련 요소들을 변화시켜서, 유전자에 접근할 수 있는 환경을 조성하거나 차단하는 과정입니다. 그리고 이 과정은 유전자 발현 조절의 핵심 기전입니다.

이렇게 염색질을 촘촘하게 했다가 엉성하게 하기를 조절하는 것은 마치 스위치를 끄고 켜기를 조절하는 것과 같은 이치입니다. 기술적으로 특정 유전자 주위를 촘촘하게 또는 엉성하게 리모델링 조절이 가능하므로 정밀 치료에 활용할 수 있고, 암, 노화, 염증, 신경 퇴행성 질환 등 다양한 질환에 응용할 수 있습니다.

독특한 유전자 스위치 조정자: 비코딩 RNA, 마이크로 RNA

이러한 후성 유전적 변화는 부모로부터 물려받은 DNA 서열은 바뀌지 않았지만, 각자 다른 환경에 노출되어 사는 과정 중에 DNA 유전 정보의 활성이 사람마다 달라지는 변화입니다. 크게 4가지 변화가 있는데요, 이 4가지 중 DNA 자체에 메틸기라는 장식품이 생기는 변화와 DNA 가닥이 감겨 있는 히스톤이라는 단백질에 장식품이 생기는 경우 그리고 DNA가 촘촘하게 압축되어 들어 있는 염색질이 좀 더 엉성해지거나 좀 더 촘촘해지는 경우를 알려 드렸습니다. 이제 마지막 4번째 변화에 관해 설명해 드리겠습니다.

서로 다른 생활 습관이나 다른 환경에 적응하려면, 세포 1개당 들어 있는 20,000개에서 25,000개의 유전자 중에서 특정한 유전자는 활동이 강해져야 할 때도, 또 어떤 유전자의 활동은 억제되어야 할 때도 있습니다.

유전자의 활동이란 적응에 필요한 단백질을 만드는 레시피가 들어 있는 DNA 정보에서 단백질을 만들어 내는 것을 말합니다. 그 과정을 간단하게 줄이면 다음과 같습니다.

- 첫째, 세포핵 안에 들어 있는 DNA의 유전 정보(단백질 만드는 레세피)를 먼저 복사해야 합니다. 이 복사 과정을 전사라고 합니다. 이 복사본은 DNA처럼 2가닥이 아니라 1가

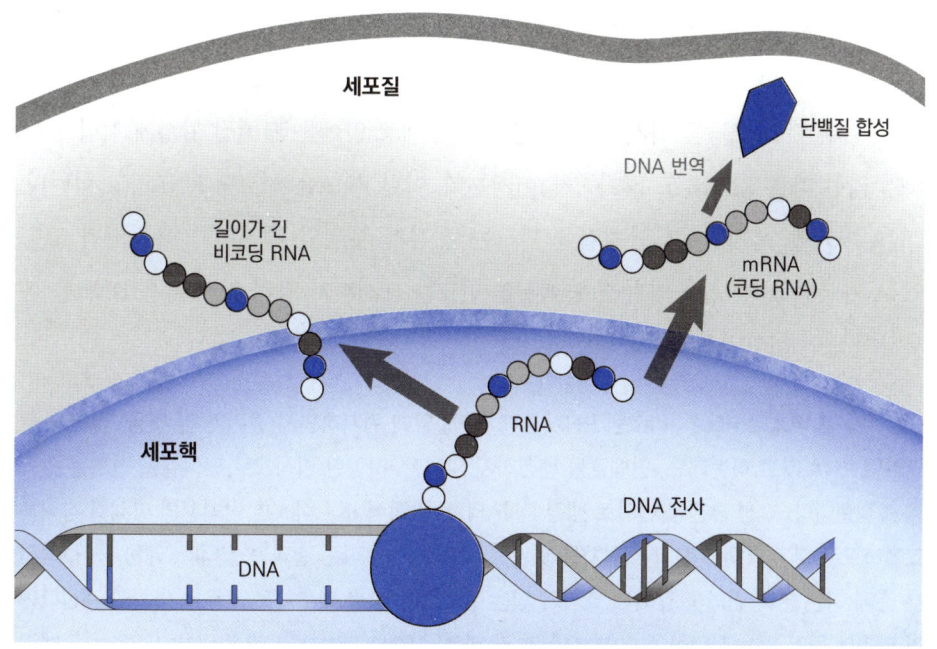

그림 9. 핵 속 DNA의 유전자 정보를 복사하는 mRNA가 핵에서 세포질로 빠져나와 단백질 공장인 리보솜으로 가면, 아미노산을 조합하여 필요한 단백질을 합성한다. 반면에 비코딩 RNA는 단백질 합성에는 관여하지 않으면서, 이 과정을 조절한다.

닥이며 RNA라고 부릅니다.
- 둘째, 복사한 레시피를 단백질을 만들 공장(세포질 안에 있으며 리보좀이라고 함)에 전달해 주어야 합니다. 그래서 이 RNA를 메신저 RNA, 약자로 mRNA라고 합니다. mRNA는 원본 레시피인 DNA가 있는 핵으로부터 정보를 복사하여 세포질로 빠져나옵니다.
- 셋째, 단백질 공장인 리보좀에 레시피를 전달하면, 레시피에 적혀 있는 대로 단백질을 만드는 데 필요한 아미노산들을 계속 누군가가 운반해 옵니다. 이렇게 아미노산을 운반해 오는 것이 운반 RNA, 영어로 transfer RNA라고 합니다.

이렇듯, 레시피에 따라 특정 아미노산들을 조합하는 과정을 번역translation 과정이라고 부릅니다. 이 과정이 완료되면 최종적으로 환경 적응에 필요한 단백질, 예를 들면 인슐린, 콜라겐, 사이토카인 같은 염증 물질 같은 것들이 만들어집니다.

RNA 중에서 mRNA는, DNA로부터 복사한 단백질을 만드는 정보를 갖고 있으므로, 이런 것을 코딩 RNA라고 합니다. 그런데 세포 안에는 단백질 합성에 직접 관여하지 않는 다른 RNA들도 많이 만들어지는데, 이런 RNA를 비코딩 RNA라고 합니다. DNA 가닥을 복사할 때 단백질을 만드는 유전자 부위의 레시피가 복사되면 코딩 RNA 가닥인 mRNA가 되지만, 단백질을 만드는 레시피가 담겨 있지 않은 DNA를 복사하게 되면 비코딩 RNA 가닥이 됩니다.

• **길이가 긴 비코딩 RNA** 비코딩 RNA 중에서, 핵 안에 위치하면서 길이가 긴 것을 '길이가 긴 비코딩 RNA'라고 하는데요, 단백질을 생성하지 않지만, 다양한 방식으로 단백질을 만드는 활동을 조절합니다. 후성 유전적 변화로 생긴 DNA의 메틸 장식이나 히스톤 단백질의 아세틸 장식을 조절하므로 결국 특정 유전자 스위치를 켜기도 하고 끄기도 하는 결과가 됩니다. 예를 들어, 여러분 중에 어떤 분이 면역력 강화에 효과가 있는 황기나 인삼을 약초차로 꾸준히 마시고 계신다면 이 약초에 들어 있는 천연물 성분이 '길이가 긴 비코딩 RNA'에 작용하여 인터류킨-2라는 단백질을 만들어 내는 유전자가 켜지도록 조절하게 됩니다. 인터류킨-2는 면역 세포, 특히 T 세포 및 NK 세포를 증식하고 활성화하는 단백질입니다. 또 길이가 긴 비코딩 RNA는 건강 수명의 연장에도 관여합니다.

• **길이가 짧은 마이크로 RNA** 후성학적으로 유전자 활동을 조절하는 또 다른 중요한 RNA는 노화 조절 능력이 확인된 마이크로 RNA입니다. 길이가 짧아서 마이크로 RNA라고 하며, '길이가 긴 비코딩 RNA'처럼 핵 속에서 만들어지고 단백질을 생성하지는 않지만, 다양한 방식으로 단백질을 만드는 활동을 조절합니다. 이 마이크로 RNA의 작용은 아주 광범위합니다.

- 첫째, 후성 유전적 변화로 생기는 DNA 메틸화를 조절합니다.
- 둘째, 후성 유전적 변화로 생기는 히스톤 변형과 염색질의 구조를 변화시킵니다. 게다가 DNA 레시피를 복사해서 단백질 공장으로 달려가는 mRNA를 분해해 버리고 단백질 공장에서 아미노산이 조합되는 과정을 방해하기도 합니다.

그 결과로 장수 유전자, 염증 유전자, 콜라겐 생성 유전자, 혈관 재생 유전자, 스트레스 조절 유전자 등 다양한 유전자의 활동 스위치를 켜거나 꺼 버리는 결과가 생깁니다. 작지만 정말 강력한 작용이지요?

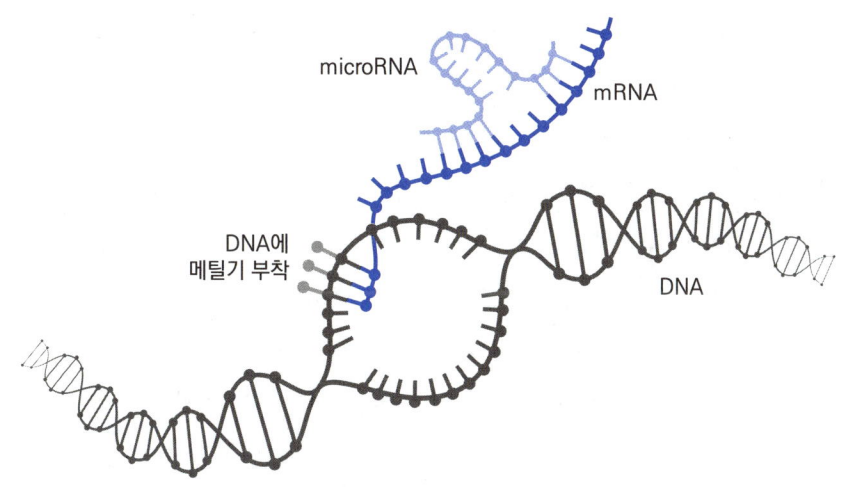

그림 10. 마이크로 RNA의 유전자 활동 조절 방식: DNA의 유전자를 복사 중인 mRNA에 마이크로 RNA가 붙으면, 메틸기를 붙이는 효소들이 모여들면서 DNA에 메틸화가 일어나도록 한다. 메틸화가 된 DNA는 활동이 억제된다.

이런 마이크로 RNA의 변화는 생활 습관, 환경, 식습관에 따라 조절될 수 있어 후성 유전적 관점에서 중요한 치료 표적으로 연구되고 있습니다. 이처럼 기존의 유전자 조절에서는 없었던 새로운 유전자 조절 방식이 RNA로 일어난다는 것을 처음 발견한 공로로 미국 매사추세츠의과대학 크레이그 C. 멜로와 스탠퍼드대 앤드루 Z. 파이어 교수에게 2006년에 노벨생리의학상이 수여되었으며, 2024년에는 그 RNA의 실체인 마이크로 RNA의 유전자 발현 조절 메커니즘 규명 공로로 2024년 빅터 앰브로스 미국 매사추세츠의대 교수와 게리 러브컨 하버드의대 교수에게 노벨생리의학상이 수여되었습니다.

부모에게 물려받은 DNA와 후성 유전적 변화 중 어느 것이 더 중요한가?

우리는 대부분 'DNA는 바뀌지 않는다'라고 생각합니다. 그러나 이제 독자들께서는 후성 유전적 변화에 관해 아셨을 테니 이것이 완전한 사실이 아니라는 사실도 아셨을 것입니다. 한 사람의 건강, 수명, 생각이나 행동의 특징은 유전적 요소와 후성 유전적 유전자 발현의 상호 작용으로 결정됩니다. 이 두 가지 요인의 기여도를 정확히 수치화하기는 어렵지만, 연구를 통해 대략적인 경향은 추정해 볼 수 있습니다.

부모로부터 물려받은 DNA는 선천적 특성(예: 키, 체형, 특정 질병에 관한 감수성 등)에 중요한 역할을 합니다. 즉, 신체적 특성은 약 50~60%가 유전적 영향을 받습니다. 질병 중에서 심혈관계 질환, 당뇨, 암 등은 약 30~50%가 유전적 요인과 연관됩니다. 행동과 성격, 지능, 기질 등은 30~50%가 유전적 요인에 따릅니다.

부모에게 물려받은 유전자는 각 개인의 환경, 생활 습관, 영양, 스트레스, 사회적 경험에 따라 유전자 활성이 달라집니다. 이러한 변화 때문에 유전적으로 동일한 사람들(예: 일란성 쌍둥이)이라도 생김새, 체형, 건강, 성격 등이 서로 다르게 됩니다. 건강과 수명에서는 생활 습관과 환경이 40~60% 정도 영향을 미친다는 연구가 많습니다. 행동과 성격의 차이는 스트레스, 교육, 사회적 환경 등이 약 50% 이상 영향을 끼칩니다.

개인적인 의견이지만, 건강과 수명에서 2가지 요인의 기여도를 추정해 보면, 유전은 30에서 40%, 후성 유전은 60에서 70% 정도 영향을 준다고 봅니다. 생각과 행동에서는 유전이 30에서 50%, 후성 유전이 50에서 70% 정도로 봅니다. 물론, 특성과 환경에 따라 다를 수 있지만, 후성 유전적 변화가 유전적 요인보다 더 큰 영향을 미칠 때가 많다는 것은 확실해 보입니다.

후성 유전적 유전자 발현은 각 개인의 전체적인 삶의 질과 특징에 더 큰 영향을 미친다고 볼 수 있습니다. 특히 현대 사회에서는 환경적 요인(영양, 운동, 스트레스 관리 등)에 따른 후성 유전학적 변화가 건강과 수명에 점점 더 중요한 역할을 하고 있습니다. 그러니 키가 작아도, 체형이 안 예뻐도, 운동을 못해도, 지능이 좀 떨어져도, 부모가 전부 당뇨나 암에 걸렸어도, 혹시 부모가 단명하였어도 걱정하거나 포기할 일이 아닙니다. 후성 유전학의 힘을 잊지 마시기를 바랍니다.

부모의 후성 유전적 변화가 자식에게 유전되는가?

부모가 한평생 살아가면서 DNA에 축적한 후성 유전적 변화가 자식에게까지 영향을 미칠 수 있다면, 인간 건강과 질병, 수명에 커다란 영향을 주겠지요? 이 분야는 매우 흥미롭고 중요한 분야이므로, 별도로 '후성 유전학'이라는 학문이 되었습니다.

만일 여러분 중에 누군가가 산골 마을에서 태어났고, 부모님은 평생 농사만 짓고 사시는 분이라고 가정해 보겠습니다. 그런데 여러분의 노력으로 훗날 위대한 과학자가 되었다면 그 흔적이 자식에게 유전될까요? 또 다른 예로 제 경우를 들어 보겠습니다. 제 부모님에게는 당뇨, 고혈압 병력이 있고, 저는 7남매 중 5째로 태어났습니다. 그리고 제 형제들에게는 모두 당뇨와 고혈압이 있습니다. 그런데 저만 후천적인 노력으로 아무런 성인병이 없습니다. 그렇다면 제게서 태어난 자식에게는 제 노력의 결과인 후성 유전적 흔적이 유전될까요?

부모의 유전자가 담긴 정자와 난자가 만나, 수정란이 되고 나서 착상 때까지는 마치 컴퓨터를 리세팅할 때처럼 양쪽 부모에게 물려받은 DNA 메틸화가 전부 지워집니다. 이것을 'DNA 메틸화의 초기화'라고 합니다. 메틸화를 제거하는 효소의 작용으로 이루어지는 이 초기화 과정은 태아에게 필수적인 과정입니다. 왜냐하면, 아기가 완전히 새로운 세포로 재설정$_{reset}$되기 위해서입니다. 수정란이 장차 새로운 개체인 태아가 되려면, 다양한 세포로 분화할 수 있는 능력을 갖추어야 합니다. 이때는 모든 유전적 스위치를 새롭게 조율해야 하므로 DNA 메틸화와 같은 부모 특유의 후성학적 변형을 제거하는 것입니다. 즉, 부모의 후성 유전적 흔적은 전부 지워지므로, 부모의 삶의 경험이 자식에게 전달되지 않습니다.

그런데 놀랍게도 어떤 경우는 부모의 흔적이 지워지지 않고 유전되는 것이 동물 연구에서는 일부 입증이 되었으며, 임상 연구에서도 보고가 되었습니다. 특히, 임신 전 부모가 스트레스, 식습관, 독성 물질에 노출되어 생긴 후성 유전적 변화 중 일부가 초기화 중에 지워지지 않고 유지됩니다. 이 현상은 부모의 생활 습관, 환경적 노출, 영양 상태 등이 후성 유전적 변화를 통해 자손에게 영향을 미칠 가능성을 제기합니다.

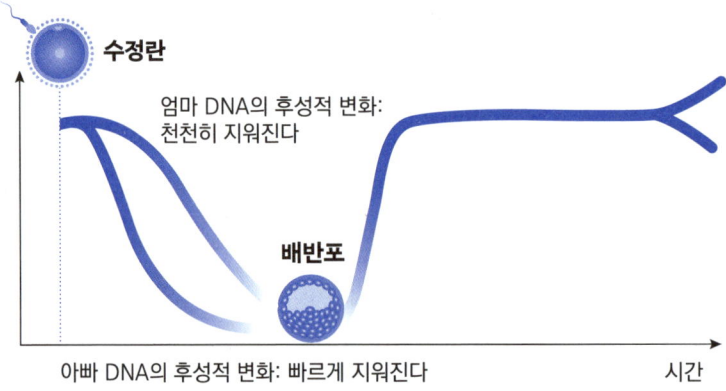

그림 11. 수정란에서 배아가 착상될 때까지 엄마 DNA의 후성 유전적 변화는 천천히 지워지면서 안정적으로 서서히 진행되고, 아빠 DNA의 후성 유전적 변화는 메틸기를 지워 버리는 효소가 작용하여 급속도로 메틸기가 지워진다. 정자는 생성 과정에서 후성 유전적 변화가 많이 일어나므로 수정 후에 이 변화를 빨리 초기화할 필요가 있지만, 난자는 성숙하면서 이미 일정 부분 후성 유전학적 조절을 거쳤기 때문에 빠른 초기화보다는 점진적인 변화가 더 배아 발달에 안정적이고 유리하다. 일단 착상이 되면, 태아 고유의 자체 후성학적 변화가 생긴다.

9·11 테러 당시 외상 후 스트레스 증후군을 겪은 임신부의 자녀들은 스트레스 호르몬 조절에 관여하는 특정 마이크로 RNA의 수준이 달랐습니다. 이 연구는 부모의 외상 경험이 마이크로 RNA를 통해 자식의 스트레스 반응에 영향을 미칠 수 있음을 보여 줍니다. 최근 연구에서는 흡연 부모의 자식들에게서 암과 관련된 마이크로 RNA 발현이 평균 40% 증가한 것을 발견했습니다. 이는 부모의 생활 습관과 환경적 요인이 마이크로 RNA의 변화를 일으키고, 이는 자손의 건강에도 영향을 줄 수 있음을 시사합니다. 아직은 연구가 초기 단계이지만, 앞으로 우리가 후성 유전학을 더 깊이 이해한다면, 개인 맞춤형 치료법 개발과 질병 예방에도 큰 진전을 이룰 수 있을 것입니다.

해로운 결과를 초래하는 후성 유전적 원인들

미세 먼지, 중금속, 플라스틱 화학 물질 같은 환경 독소는 주로 DNA 메틸화와 히스톤 변형을 만듭니다. DNA에 메틸화가 발생하면 특정 유전자의 활성화를 막는 화학적 꼬리표가 붙습니다. 환경 독소로 히스톤 변형이 생기면, 유전자를 읽는 데 필요한 단백질 구조가 변화되어 활동이 억제됩니다.

3,000명 이상의 성인 중, 미세 먼지 농도가 높은 지역에 거주한 사람들의 면역 조절 유전자에서는 메틸화가 25%나 증가했습니다. 그 결과로 면역 반응이 저하되고, 염증성 질환 발병률이 40%나 증가했습니다. 그리고 다음의 음식들은 히스톤 변형과 염색체 리모델링을 변화시킵니다.

나쁜 후성 유전적 변화를 유발하는 주요 식품

고지방 음식	튀긴 음식, 버터, 마가린 등	염증성 유전자를 활성화
정제 탄수화물	흰 빵, 흰 쌀, 설탕	지방 축적과 염증 반응 촉진
가공육	햄, 소시지, 베이컨 등	발암 유전자의 활성 증가
트랜스 지방	상업용 빵, 케이크, 스낵류	세포 노화 유전자를 촉진
설탕 음료	청량음료, 에너지 음료	대사 관련 유전자 변화를 유발

비만 성인 150명에게, 6개월간 고지방 식단 식사를 하게 한 후 종양 괴사 인자-알파라고 하는 염증 물질을 만들어 내는 유전자의 히스톤 아세틸화 변화를 측정했습니다. 그 결과 염증 물질을 만드는 유전자의 히스톤 아세틸화가 45%나 늘어났습니다. 염증 물질을 만드는 DNA 유전자가 감겨 있는 히스톤에 후성 유전적 변화가 생겨 아세틸기가 붙어 버리면, 감긴 정도가 느슨하게 풀리면서 염증 물질 유전자가 매우 활발해집니다. 실제로, 염증성 단백질 수치가 30%나 상승했으며 대사 증후군 및 제2형 당뇨병이 동반된 비율도 더 높았습니다.

스트레스 또한 변화 요인입니다. 지속적인 스트레스를 받으면 마이크로 RNA와

DNA 메틸화를 통해 항스트레스 작용을 하는 유전자 발현이 억제됩니다. 실제로 만성 스트레스를 겪는 직장인 200명을 조사해 보니, 염증 반응을 조절하는 데 중요한 마이크로 RNA의 활성이 30%나 줄어들어 있었습니다. 이렇게 되면, 억제되어 있던 염증을 유발하는 유전자가 풀려나면서 과도하게 염증 반응이 늘어납니다. 그 결과로 혈액 속의 염증 수치 단백질도 20%나 증가했습니다.

다른 요인은 바로 흡연과 수면입니다. 그중 흡연은 DNA 메틸화와 염색체 리모델링으로 종양을 억제하는 유전자 활동을 억제합니다. 흡연자 500명과 비흡연자 500명을 비교해 보면 종양 억제 유전자 중의 하나인 CDKN2A라는 유전자에 메틸화가 무려 60%나 증가했습니다. 종양을 억제하는 유전자 활동이 억제된 것이므로 종양을 억제하는 힘이 약해지고 암 발생 위험이 커졌습니다.

수면 부족은 DNA 메틸화와 히스톤 변형을 통해 신체 회복 관련 유전자를 억제합니다. 하루 5시간 이하로 자는 수면 부족 상태의 성인 100명에게서는 세포의 노화와 관련된 텔로미어를 보호하고 연장하는 역할을 하는 텔로머라아제 유전자 발현이 50%나 줄었고, 텔로미어 길이는 평균 10%가 짧아졌습니다. 물론 이러한 후성학적 변화는 노화와 관련된 질병 위험 증가로 이어집니다.

후성 유전적 변화로 노화와 암, 질병이 생기는 이유

노화는 단순히 세포가 오래되거나 손상되는 문제가 아닙니다. 세포 안에서 일어나는 후성 유전적 변화가 쌓이고 쌓인 종합적인 결과물 중의 하나가 노화입니다. 이를 잘 보여 주는 연구가 있는데요, 조로증 환자와 건강한 사람의 세포를 비교한 연구입니다. 이 연구에서는 노화 과정에서 특정 유전자 주변의 압축된 염색질 부분이 줄어들면서 노화 촉진 관련 유전자의 발현이 증가한다는 사실이 밝혀졌습니다. 이를 통해 노화는 단순한 시간의 흐름이 아니라, 유전자 발현 조절의 변화라는 것을 알 수 있습니다.

또한, 히스톤 단백질의 전반적인 손실과 변형은 노화와 밀접한 관련이 있습니다. 예를 들어, 효모 세포에서는 노화 과정 동안 히스톤 단백질의 양이 50% 이상 줄어들며, 이는 염색질 구조의 변화를 유발하고, 유전적 안정성을 해칩니다. 인간 세포에서도 이러한 패턴이 비슷하게 나타납니다. 특히, DNA의 메틸화 변화와 염색질 구조의 변화가 노화를 가속하는 데 중요한 역할을 합니다.

나이가 들면서 발생하는 후성학적 변화 중 가장 많이 연구된 것은 DNA 메틸화의 2가지 변화입니다.

DNA의 전체에 걸친 전반적인 저메틸화 변화

이 변화는 주로 DNA 부위 중에서 유전 정보를 갖고 있지 않는 비코딩 DNA 부위 그리고 반복적인 염기 서열을 가진 DNA 부위에서 전반적으로 메틸화가 줄어든다고 해서 전반적 저메틸화 변화라고 합니다. 주로 40대에서 50대인 중년에서 시작하여 60대 이후에 점점 저메틸화가 늘어납니다.

DNA에는 다른 부위로 이동하는 특징을 지닌 부위가 있습니다. 이런 부위는 억제되어야 DNA가 안정되겠지요? DNA 메틸화가 이동 부위를 억제하는 역할을 하는데, 나이가 들면서 이곳의 메틸화가 줄어들면 DNA가 불안정해집니다. 그리고 유전체에는 같은 염기가 계속 반복으로 연결된 반복 서열 부위가 많은데 이 부위는 일반적으로 메틸화로 억제된 상태입니다. 메틸화 장식을 붙여 놓아야 활동이 억제되어 반복 서열이 불필요할 정도로 과도하게 복제되지 않기 때문입니다. 만약 메틸화가 줄어들면, 이러한 반복 서열이 활성화되어 유전체 내에서 불필요하게 복제되거나 삽입되어 유전적 혼란과 손상을 초래할 수 있습니다.

또한, DNA 중에는 단백질을 만드는 레시피를 담은 유전자 숫자보다 레시피를 갖고 있지 않은 부위가 훨씬 많습니다. 이런 부위를 비코딩 DNA라고 합니다(2장 내용 참고). 비코딩 DNA는 단백질을 만드는 일에 직접 관여하지는 않으므로, 대개는 메틸화 장식이 붙어서 억제가 되어 있습니다. 그런데 이 메틸화가 감소하면 활성화가 되면서, 복사된 불필요한 RNA가 계속 만들어지고 세포 기능에 혼란이 초래되어서 세포가 노화되거나 암세포로 잘 바뀌게 됩니다.

DNA의 특정 부위에 고메틸화 변화

중년 이후(50대)부터 특정 부위에서 점차 늘어납니다. 이 현상이 유발하는 문제는 암을 억제하는 기능을 가진 '종양 억제 유전자'에 메틸기가 붙는 현상이 집중적으로 생긴다는 데 있습니다. 종양 억제 유전자가 억제되면 당연히 암 발생 위험이 커지겠지요? 암 외에도 당뇨병, 치매의 발생도 촉진되는 결과가 생깁니다.

이러한 변화가 왜 중요할까요? 이는 우리가 단순히 나이 들면서 서서히 약해지는 게 아니라, 유전자의 기본적인 작동 방식 자체가 변화했다는 것을 의미하기 때문입니다. 후성학적 변화는 면역력 감소, 염증 증가, 암과 같은 노화 관련 질환의 발생으로 이어질 수 있습니다. 반대로 나쁜 결과를 초래하는 후성 유전적 변화를 잘 조절하면 노화를 늦추고 노화 관련 질환도 개선할 가능성 또한 커집니다.

후성 유전적 시계를 돌려
항노화, 암을 치료하는 약물: Epi-Drug

우리는 이러한 변화를 어떻게 조절할 수 있을까요? 흥미롭게도, 과학자들은 후성 유전학적 변화를 조절하여 변화를 되돌리거나 새롭게 재설정하는 '후성 유전학적 세포 재프로그래밍'으로 노화 속도를 늦추거나 되돌리고 질병을 치료할 가능성을 보고하고 있습니다. '후성 유전적 세포 재프로그래밍' 방법 중에서 항노화나 암 치료에 사용되는 약물을 에피드러그$_{Epi\text{-}drug}$라고 합니다. Epi는 후성 유전학인 Epigenetic의 Epi와 약물인 drug의 조합어입니다. 이 약물이 중요한 이유는 3가지입니다.

첫째, 건강한 노화를 위해서입니다. DNA에 후성 유전적 변화로 메틸, 아세틸 같은 각종 장식이 붙도록 하는 것은 다양한 효소의 작용입니다. 따라서 이런 효소를 조절하는 약물은 곧 후성 유전적 노화 변화를 조절할 수 있는 약물이란 뜻입니다.

둘째, 질병을 예방하고 치료하기 위함입니다. 암, 심혈관계 질환 등 만성 질환의 발병을 막는 데 이바지할 수 있습니다.

셋째, 손상된 조직이나 장기를 회복하는 재생 의학에 활용할 수 있습니다.

시르투인-6(SIRT6)은 장수와 관련되어 있으며 시르투인 계열의 단백질 중 하나입니다. 우리 몸의 DNA 복구, 염증 억제, 대사 조절, 텔로미어 보호 등 다양한 역할을 합니다. 그런데 시르투인-6이 결핍된 생쥐에게는 후성 유전적인 과다한 히스톤 변형이 관찰되었으며, 이 쥐는 노화가 가속되었습니다. 반대로, 시르투인-6 활성을 증가하는 치료를 받은 생쥐는 세포 노화가 줄어들고 수명이 연장되었습니다. 또 히스톤 변형 조절제를 투여한 쥐의 세포 노화 현상이 개선되었습니다. 해당 연구는 후성학적 대표 변화인 '히스톤 변형'을 활용해 교정하면 노화 과정을 늦출 수 있음을 보여 줍니다. 인간 세포를 대상으로 한 실험에서는 DNA 메틸화 복구가 세포 노화 속도를 줄이는 데 효과적이라는 결과가 나왔습니다. 이는 노화와 관련된 질환, 특히 심혈관계 질환, 암과 같은 문제를 예방하는 데 중요한 단서를 제공합니다.

아세틸기가 붙어서 변형이 된 히스톤에서 아세틸기를 떼어 버리는 히스톤 탈아세틸화 효소(다른 말로 시르투인-1이라고도 함) 활성 작용을 하는 약물로는 레스베라트롤resveratrol과 니코틴아마이드 리보사이드nicotinamide riboside가 있습니다. 레스베라트롤은 FDA 승인을 받지 않았지만, 심혈관 건강을 개선하고 염증을 줄이는 효과로 연구 중입니다.

NAD+ 증강제는 후성 유전적 변화로 생긴 변화를 조절하는 시르투인-1과 같은 중요한 효소를 활성화하여 후성 유전적 변화를 좋은 방향으로 조절시킵니다. 이와 관련된 임상 연구 결과들도 후성 유전적 조절이 실제로 항노화 치료로 사용될 가능성을 보여 줍니다.

현재 후성 유전적 변화를 조절하는 약물이 암 환자에게 임상적으로 사용되고 있습니다. 대표적인 약물이 히스톤 탈아세틸화 억제제입니다. 종양 억제 유전자는 히스톤에 아세틸기가 붙어 있어야 느슨해져서 활성이 강해집니다. 이런 경우에 히스톤에 아세틸기가 계속 붙어 있게 하려면, 아세틸기를 떼어 내려고 하는 탈아세틸화 효소를 억제해 주면 됩니다.

암 환자에게 히스톤 탈아세틸화 억제제 약물을 투여하면, 암 억제 유전자가 아세틸화 상태를 유지함으로써 활성화되어, 암세포의 성장을 억제하거나 사멸을 유도합니다. 보리노스타트Vorinostat와 로미데프신Romidepsin, 파나비노스타트가 대표적인 약물입니다. 이 약물을 투여한 골수종이나 림프종 환자에게서는 암세포 증식이 억제됩니다. 그뿐만 아니라, 염증 반응과 세포 노화 지표를 관찰한 결과, 염증성 마커(CRP) 수준이 40% 줄어들고, 세포 노화 관련 유전자 발현이 평균 30% 줄어드는 효과를 보였습니다.

또 다른 약물은 DNA 메틸화 억제제입니다. 암세포에서 비정상적으로 높은 DNA 메틸화를 억제하여 암 억제 유전자 발현을 정상화합니다. 대표적인 약물로는 아자시티딘Azacitidine과 데시타빈Decitabine이 있습니다. 두 약물 모두 FDA 승인을 받았으며, 5-아자시티딘은 주로 골수 이형성 증후군과 급성 골수성 백혈병 치료에, 데시타빈은 골수 이형성 증후군 환자에게 사용됩니다. 2020년 연구에서는 암 환자 100명을 대상으로 히스톤 메틸화 억제제를 투여한 결과, 종양 세포의 증식이 25% 줄어들고 환자의 생존 기간이 평균 6개월 연장되었습니다.

또 다른 에피드러그인 히스톤 디메틸화 효소를 억제하는 약물 엔티노스타트Entinostat는 아직 FDA의 승인을 받지 않았지만, 현재 고형암 및 혈액암 치료용으로 임상 연구 중입니다. 이 약물들은 특정 유전자의 과발현을 억제하며, 암과 같은 노화 관련 질환의 치료에 유용할 수 있습니다.

암 외에도, 후성 유전적 변화를 조절하는 알약들이 심혈관계 질환, 알츠하이머병, 파킨슨병, 당뇨, 근감소증, 골다공증 치료를 위해 연구되고 있습니다.

젊음을 되찾을 가능성에 접근한
후성 유전적 세포 재프로그래밍

후성 유전적 재프로그램은 노화로 변화된 유전자 발현 패턴을 초기 상태로 되돌려, 세포를 젊게 만드는 과정을 의미합니다. 주요 접근법은 야마나카 인자Yamanaka factor 와 테트TET 단백질을 활용한 방법입니다.

야마나카 인자Yamanaka factor 투여로 노쇠 세포를 줄기세포로 되돌린다

만일 현재 여러분의 나이가 70세라고 가정해 봅시다. 피부 세포를 채취하여 완전한 후성 유전학적 재프로그래밍 처치로 70년을 살면서 유전자에 생긴 흔적들을 전부 제거해 주면, 나이로 치면 0세에 해당하는 수정란 상태의 세포로 되돌릴 수 있다는 것이 믿어지시나요? 이 세포는 인위적으로 만들어진 세포이면서 원하는 어떤 장기의 세포로도 될 수 있으므로 '유도 만능 줄기세포'라고 합니다.

만일 이게 사실이라면, 이 젊어진 세포를 20대 수준의 젊은 피부 세포로 키워서 70세인 여러분의 피부 주름에 다시 주사한다면 주름이 전부 없어지는 일이 가능하겠지요? 또는 70세 된 피부 세포에 부분적인 재프로그래밍 처치가 가능한 주사를 투입하여 순식간에 20대 피부로 되돌아가도록 할 수 있다면, 믿으시겠는지요?

이렇게 노화로 변화된 유전자 발현 패턴을 수정란 상태의 초기 상태로 되돌리는 것을 '완전한 후성 유전적 재프로그래밍', 적당히 원하는 나이 정도 상태까지만 되돌리는 것을 '부분적 또는 일시적 후성 유전적 재프로그래밍'이라고 합니다.

일본 교토대학의 야마나카 교수는 쥐 피부 세포를 이용해서 배아 줄기세포와 비슷한 특성을 가진 유도 만능 줄기세포(iPS 세포)를 성공적으로 만들어, 나이가 든 몸의 어떤 세포도 줄기세포로 리셋할 수 있음을 입증하였습니다. 나이 든 체세포가 고정된 상태가 아니라 되돌릴 수 있는 잠재력을 가진다는 것을 증명한 기념비적인 업적으로 2012년 노벨생리의학상이 수여되었습니다. 야마나카 교수는 나이 든 세포의 모

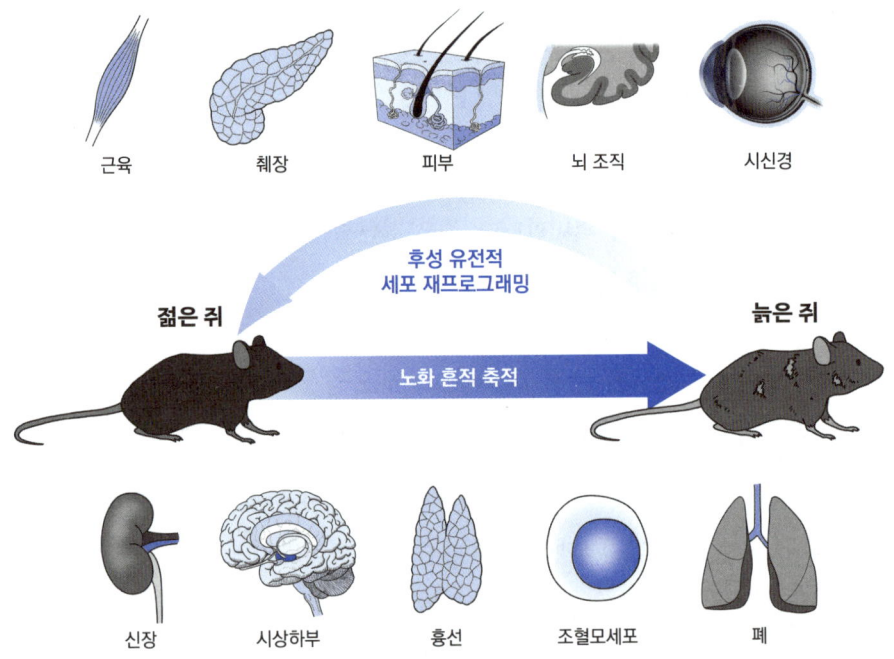

그림 12. 늙은 쥐 DNA에 새겨진 노화 흔적 후성 유전학적 세포 재프로그래밍을 하면 젊은 쥐가 된다.

든 후성 유전적 흔적들을 제거하고 유전자의 발현을 조절할 수 4가지 단백질인 Oct4, Sox2, Klf4, c-Myc를 발견하였으며 이 4가지 인자를 야마나카 인자라고 부릅니다. 그리고 우리 인간 세포에도 이 4가지 인자들이 존재합니다.

    이 발견은 단순한 과학적 혁신에 그치지 않고, 인류의 건강과 삶의 질을 개선하는 근본적인 변화를 불러왔습니다. 항노화 분야는 물론, 현재 파킨슨병, 당뇨병, 심혈관계 질환, 망막 질환 등 다양한 질병 치료 연구에 활용되고 있으며, 개인 맞춤형 의학에서도 중요한 역할을 하고 있습니다.

    특히, 환자 자기 세포를 이용해 줄기세포를 생성하고 이를 특정 조직으로 분화시키는 기술은 이식 거부 반응을 최소화하고, 안전한 재생 의학 치료를 가능하게 하는 데 이바지하고 있습니다.

    '불멸' 해파리로 알려진 불로 해파리*Turritopsis dohrnii*는 독특한 생물학적 특성을

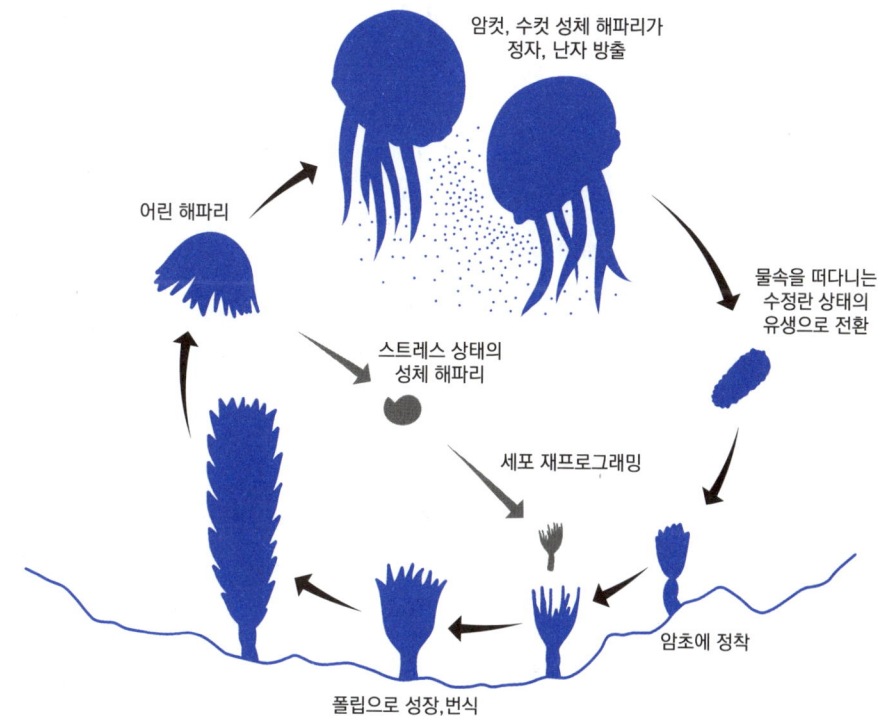

그림 13. 불로 해파리는 늙거나 병들면, 후성 유전적 재프로그래밍 단백질을 활성화하여 다시 어린 상태로 돌아간다.

가진 해양 생물입니다. 이 해파리는 성체가 성숙한 후 수명이 다되면, 번데기 같은 모양으로 변해 그 안에서 다시 세포를 형성합니다. 그리고 48시간 이내에 어린 모습으로 되돌아가서 다시 성장하는 불로장생의 기전을 가졌습니다.

이러한 불로 해파리의 불로장생은 후성 유전적 변화와 밀접하게 연결되어 있습니다. 이 해파리는 병이 들거나 스트레스를 받거나 나이가 들면, 주기적으로 나이 든 흔적들을 되돌리는 단백질 유전자(PRC2 단백질이라고 함)를 작동시켜서 불멸을 유지하고 있었습니다. 이 단백질은 인간 세포에도 존재하며, DNA의 히스톤 특정 부위를 메틸화하여 세포의 성장을 조절합니다. 그리고 이 단백질은 후성 유전적 재프로그래밍에서 야마나카 인자들 대신 사용할 수도 있습니다. 언젠가는 현재의 후성 유전적 재프로그래밍 기술이 인간을 포함한 포유류에게 생물학적 불멸을 부여할 방법을 찾게 될 것으로 예상됩니다.

테트TET 단백질을 이용한 후성 유전적 세포 시계 되돌리기

후성 유전적 세포 재프로그래밍 중에서, 위에서 말씀드린 야마나카 인자 투여 방법은 나이 든 세포 전체에 있는 후성 유전적 흔적들을 싹 다 없애서 완전히 초기 상태로 되돌리는 방법이었습니다. 예를 들면, 나이 든 심장 세포나 근육 세포가 줄기세포로 바뀐 상태이므로 원래의 정체성인 근육이나 심장 세포 성질은 없어졌고, 대신에 무슨 세포로도 될 수 있는 줄기세포가 된 것입니다.

반면, TET 단백질은 후성 유전 변화 중에서 필요 없는 메틸화만 골라 제거하는 DNA 메틸화 제거 효소입니다. 세포의 기존 특성을 유지하면서도 불필요한 유전자 억제를 풀어 줍니다.

TET 단백질은 후성 유전적 변화로 '어떤 유전자가 꺼져 있는지'와 '꺼져 있는 이유'를 스캔하는 작업이 가능합니다. 메틸기 장식이 붙어서 꺼져 버린 스위치의 위치를 감지하는 것은 물론이고, 꺼진 스위치 주변의 히스톤 변형 상태, 주변 각종 대사 물질의 농도 등 여러 변화 물질을 같이 탐지하는 기능도 있기 때문입니다. 잘못 꺼진 스위치를 찾게 되면 달려가서 메틸기를 제거하므로 눌려 있던 스위치가 다시 켜집니다.

노화된 피부 세포에 TET 단백질이 작용하면, 피부 세포의 기능은 유지하면서도 젊은 피부 세포처럼 활발한 단백질 합성과 대사를 가능하게 합니다. 암 억제 유전자의 꺼진 스위치를 찾아서 다시 켜 주는 일이 가능하므로 암 예방 효과를 기대할 수 있으며, 특정 질환의 치료도 가능하게 됩니다. 그뿐만이 아닙니다. TET 단백질은 노화가 진행되면서 축적되는 유전자 돌연변이를 줄이고 DNA 손상 복구 효율을 높이는 역할도 합니다. 정말 놀랍지요? 이는 전면적인 재프로그래밍보다 안전하고 효과적이며, 세포의 고유 기능을 유지하면서도 필요한 변화만을 유도할 수 있다는 장점이 있어서 노화·장수 분야의 주요 쟁점입니다. 또 암, 신경 퇴행성 질환, 심혈관계 질환

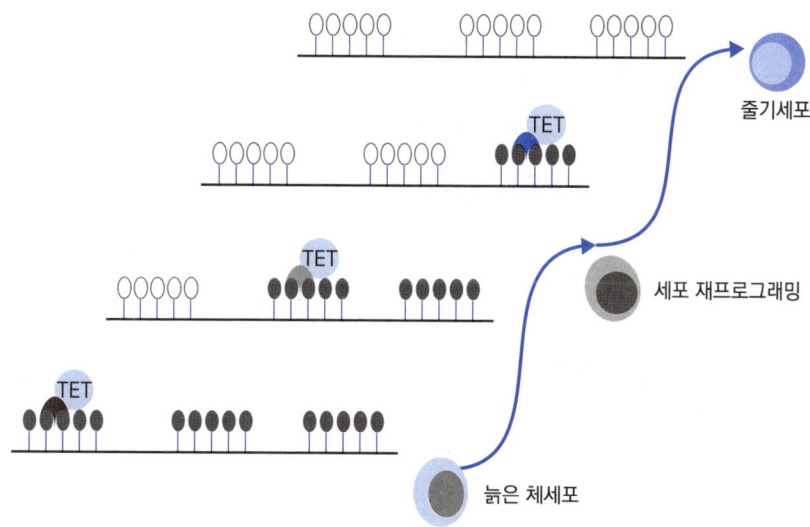

그림 14. 나쁜 결과를 초래하는 잘못 붙여진 메틸기까지만 제거하는 TET 단백질 효소

등 다양한 질병의 예방 및 치료에 활용될 수 있는 혁신적인 접근법이 TET 단백질 덕분에 돌파구가 열릴 것으로 기대됩니다.

유전자 가위로 후성 유전적 흔적 제거, 추가하기

크리스퍼(CRISPR) 기반 후성 유전적 편집 기술은 특정 유전자의 메틸화 상태 중에서 '오류가 난 부분'을 찾아내어 고치거나, 특정 위치에 후성 유전적 변화를 추가하는 역할을 합니다. 예를 들어, 잘못 비활성화된 유전자의 메틸화를 제거하거나, 과도하게 활성화된 유전자에 메틸화를 추가함으로써 유전자 발현을 정상화할 수 있습니다.

현재 크리스퍼 기술은 다양한 임상 분야에서 적용되고 있습니다. 유전성 질환 치료를 위한 유전자 편집에 사용되며, 암세포의 성장 억제를 위한 후성 유전적 조절에도 활용됩니다. 또한, 희귀 질환과 자가 면역 질환에서 비정상적인 유전자 발현을 교정하는 데 사용되고 있습니다.

최근에는 노화 연구와 관련하여, 노화로 손상된 세포의 유전자 메틸화 상태를 복원하거나 조정하는 실험이 진행되고 있으며, 이 기술은 재생 의학에서 조직 복구 및 손상된 장기 치료에도 가능성을 열고 있습니다. 이 기술은 표적 유전자의 후성 유전적 표식을 선택적으로 제거하거나 추가할 수 있어, 노화 연구와 재생 의학의 미래를 더욱 밝히고 있습니다.

후성 유전적 변화의 진단법

유전자 자체의 변화가 아니라, 후천적으로 나타난 유전자의 발현 변화를 알아볼 때는 DNA에 붙는 화학적인 꼬리표나 단백질 구조의 변화를 진단합니다. 그리고 노화와 질병의 진단과 예후를 예측하는 데 매우 유용합니다. 이제 본격적으로 다양한 진단법을 살펴보겠습니다.

DNA 메틸화 분석

- **검사 샘플** 혈액, 타액, 구강 상피 세포, 암 조직 샘플 등이 주로 사용됩니다. 혈액 검사가 가장 일반적이며 비침습적입니다. 주로 혈액 속의 백혈구와 같은 세포를 분석합니다.
- **검사 원리** DNA 메틸화는 가장 대표적인 후성 유전적 DNA 변화이며, 염기 중 하나인 시토신에 메틸기($-CH_3$)가 추가되는 변화입니다. 가장 많이 사용하는 방법은 식품 첨가물로도 사용되는 황산수소나트륨(sodium bisulfite, $NaHSO_3$)을 검사할 샘플에 넣는 방법입니다. 이 화학 물질이 들어가면, 메틸기가 붙지 않은 시토신은 우라실로 바뀌지만, 메틸화된 사이토신은 우라실로 변하지 않고 그대로 남게 됩니다.

만일 여러분의 혈액 속 백혈구의 DNA에 있는 10개의 시토신 중 7개에는 메틸기가 붙는 후성학적 변화가 존재하고 나머지 3개에는 메틸기가 붙지 않았다고 가정하면, 화학 물질을 첨가하고 나면 우라실이 3개만 나타납니다. 그러면 이것을 증폭시키는 PCR 검사법이나 직접 염기 서열을 분석하는 방법으로 70%의 메틸 변화가 있다고 진단할 수가 있습니다.

혈액 샘플이 아니라, 암 환자의 조직 세포로 검사하기도 합니다. 이때는 화학 물질 처리를 사용하지 않고 진단합니다. 메틸화되지 않은 DNA를 절단하는 특정 효소를 사용하기도 하고, 메틸화된 곳과 메틸화되지 않은 곳을 구별하여 결합하는 짧은 DNA 조각을 사용하는 분석법도 있습니다.

- **장점** 특이도와 민감도가 높아 초기 질병 진단에 유리합니다. 특히 암과 같은 질환에서 조기 발견이 가능합니다.
- **단점** 특정 질병과 관련된 메틸화 마커를 정확히 식별하지 못하면, 전체 분석 결과가 달라질 수 있습니다.
- **검사 시간 및 비용** 검사 시간은 1~2주 정도이며, 비용은 분석 샘플과 분석법에 따라서 10만 원 이상입니다.
- **실제 임상 사례** 임상에서는 각종 암의 유전자에서 메틸화 정도를 검사하거나 암 조기 진단 목적으로 혹은 치료 후 변화를 보기 위한 방법으로 사용되고 있습니다. 예를 들면, 위·대장 내시경에서 채취한 조직에서 특정 암 지표가 되는 유전자의 메틸화 변화가 정상인보다 더 많다면 암 발생 위험이 큰 것입니다. 또 다양한 샘플에서 노화와 관련된 유전자 지표에서 메틸화 정도를 분석하여 '후성 유전적 생체 나이'를 예측하는 검사로도 활용되고 있습니다. 실제 나이는 55세인데 후성 유전적 나이는 65세로 진단이 나왔다면 후성 유전적 변화로 노화가 가속되는 상태라고 예측하는 것입니다.

DNA의 메틸화 패턴 분석으로 생체 나이 예측

나이가 같아도 후성 유전적으로 습관이나 환경 노출이 다르면, 노화 정도가 다릅니다. 사람마다 다른 노화 정도를 DNA 메틸 분석을 통해 예측하는 것이 '후성 유전적 나이' 진단입니다. DNA에 생긴 메틸화의 변화에 따른 내 노화 나이를 알고 싶으면, 노화와 가장 관련성이 높은 유전자 부위에서 메틸화 정도를 검사해야 합니다. 'DNA 메틸화 후성 유전적 변화'란 후천적으로 특정 DNA에 메틸기가 붙어서 유전자의 활동 스위치가 꺼지는 것을 말합니다. 그런데 메틸기가 붙을 때 스위치와 가까운 위치에 붙을수록 스위치를 끄는 힘이 강하겠지요? 이런 부위를 DNA 가닥 중 '유전자의 활동이 시작되도록 촉진하는 부위(프로모터 영역이라 합니다)' 또는 '유전자 활동 조절 부위'라고 합니다.

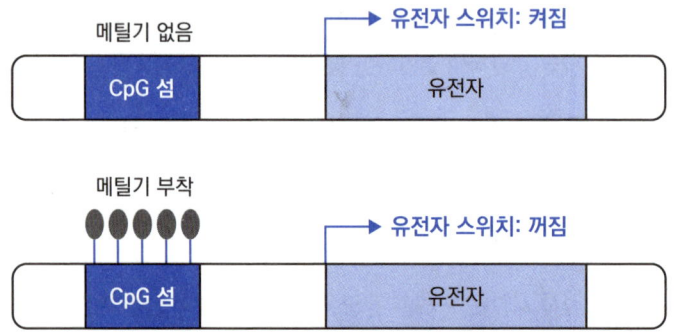

그림 15. 유전자 스위치에 염기 중 C-G 결합이 밀집된 부위(CG 섬이라는 이름이 있음)의 메틸화가 중요하다. 이 부위에 메틸기가 없으면 유전자가 작동되고, 메틸기가 붙으면 유전자 활동이 억제된다.

이렇게 유전자 스위치에 가깝게 위치하여 스위치의 작동에 영향을 주는 부위는 다른 부위와 생긴 모양이 다릅니다. DNA는 A(아데닌), T(티민), G(구아닌), C(사이토신)이라는 네 가지 염기(Base)로 구성됩니다.

이 염기들은 DNA 이중 나선 구조 안에서 A는 T와, G는 C와 수소 결합을 통해 짝을 이루며 유전 정보를 저장합니다. 그런데 유전자 스위치 조절 부위는 C와 G가 짝을 이룬 배열이 다른 곳보다 훨씬 더 밀집되어 있습니다. 바로 이 CG 밀집 부위에 메틸기가 얼마나 많이 붙어 있느냐에 따라서, 같은 나이라도 신체 기능이나 노화 정도가 다릅니다.

CG 밀집 부위에 메틸화가 어느 정도나 많이 되었느냐 하는 것은 암, 심혈관계 질환, 신경 퇴행성 질환 등 다양한 질병과 밀접하게 연관되어 있습니다. 요약하면, 후성 유전적 노화 시계 진단이란, CG 부위의 메틸화 정도를 측정해서 생물학적 나이를 예측하는 것이며 암이나 신경 질환 같은 특정 질환의 조기 진단 및 치료 표적으로 사용하기도 합니다.

히스톤 변형 분석
• **검사 샘플** 조직 샘플이나 혈액 샘플이 주로 사용됩니다.

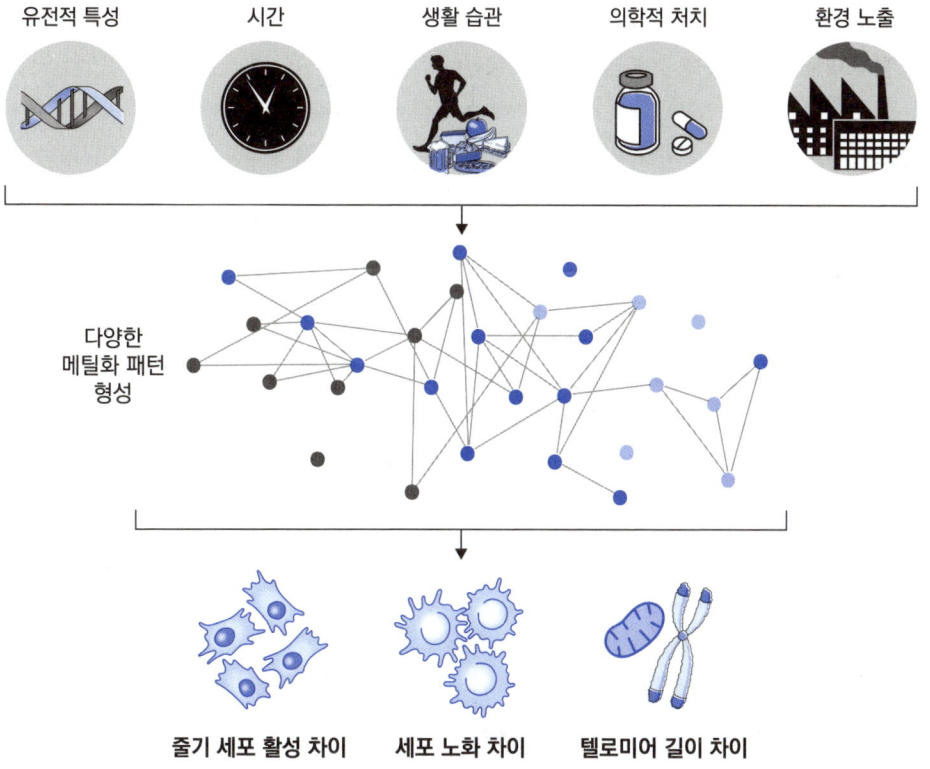

그림 16. 후천적 환경, 습관이 다르면 DNA 메틸화 패턴이 달라지고 노화 양상도 달라진다.

- **검사 원리**   히스톤은 DNA를 감싸는 단백질로, 특정 질병 상태에서는 후성 유전적 변화로 히스톤에 화학적 꼬리표인 아세틸기 또는 메틸기가 붙게 됩니다. 이런 화학적 변형 패턴을 분석하여 질병을 진단할 수 있습니다.
- **장점**   세포 수준에서 질병의 세부적인 변화를 관찰할 수 있습니다.
- **단점**   샘플 준비 과정이 까다롭고, 분석에 전문 기술이 필요합니다.
- **검사 시간 및 비용**   2주에서 3주가 소요되며, 30만 원 이상입니다.
- **실제 임상 사례**   폐암 환자 200명을 대상으로 히스톤 변형 패턴을 분석하면, 같은 폐암이라도 환자마다 암의 진행 정도와 생존율을 예측할 수 있음이 보고되었습니다. 암의 진단과 예후 예측에 사용되고 있지만, 주로 연구 단계에 있어서 임상적으로는 널리 사용되지 않습니다.

비코딩 RNA 분석

- **검사 샘플** 혈액, 타액, 소변 샘플 등이 사용됩니다.
- **검사 원리** 비코딩 RNA, 특히 micro RNA는 후성 유전적 조절에 중요한 역할을 합니다. 특정 질병에서는 특정 micro RNA의 발현 수준이 변하기 때문에 이를 분석하여 질병을 진단할 수 있습니다. 현재까지 인간에게서 발견된 마이크로 RNA의 종류는 2,000여 개 정도입니다.
- **장점** 비침습적이어서 다양한 질병에 적용할 수 있습니다.
- **단점** 특정 마이크로 RNA를 질병과 연결하는 연구가 아직 진행 중이어서 상용화가 제한적입니다.
- **검사 시간 및 비용** 검사 시간은 1주 정도이며, 비용은 20만 원 이상입니다.
- **실제 임상 사례** 아직 상용화되어 널리 임상에서 사용되지는 않았지만, 각종 암에서 관련된 특정 마이크로 RNA 존재를 분석하여 조기암 진단법으로 적용되고 있습니다.

염색질의 접근성 분석(Chromatin Accessibility Analysis: ATAC-seq)

- **검사 샘플** 조직 샘플 또는 세포 샘플이 주로 사용됩니다.
- **검사 원리** DNA를 가진 염색질 부위가 느슨하게 열려 있으면, 유전자가 활발하게 활성화됩니다. 반대로 조밀하면, 유전자 활동이 억제됩니다. 염색질 접근성 분석은 염색질이 얼마나 열려 있는지를 검사하는 방법입니다. 특정 질병마다 열린 패턴이 변화합니다.
- **장점** 유전자 발현과 연관된 후성 유전적 변화를 고해상도로 분석할 수 있습니다.
- **단점** 실험 과정이 복잡하고 고가의 장비가 필요합니다.
- **검사 시간 및 비용** 검사 시간은 3주에서 4주이며, 비용도 고가입니다.
- **실제 임상 사례** 알츠하이머병 환자 50명의 뇌 조직을 분석하여 열린 크로마틴 패턴의 변화를 발견했고, 이는 병의 진행 단계와 밀접한 관련이 있음을 확인했습니다. 현재는 연구 단계에 있으며, 암 및 신경 질환 연구에서 활용되고 있습니다.

이로운 후성 유전적 변화를 만드는 생활 습관, 음식, 약초들

나쁜 후성 유전적 변화는 후천적인 나쁜 환경 노출과 나쁜 생활 습관에 의해 DNA에 메틸기나 아세틸기가 붙어서 생긴 유전자 활성의 변화입니다. 만일 생활 습관을 다시 좋은 방향으로 고친다면, DNA에 축적된 과거의 나쁜 흔적들이 사라질까요? 이제까지의 임상 연구 결과를 보면 대답은 '그렇다'입니다. 그러면 좋은 후성 유전적 변화를 만드는 생활 습관과 음식, 약들에 관해 알아보겠습니다.

간헐적 단식과 열량 제한

40~65세, 100명의 중년 성인들을 두 그룹으로 나누어, 12주간 한 그룹에게는 16:8 방식의 간헐적 단식(16시간 단식, 8시간 식사)을, 다른 그룹은 하루 섭취량을 25% 줄이든 열량 제한 식사를 시켰습니다. 두 그룹 모두 염증 유발 유전자의 활성은 20에서 25% 줄어들고 장수 유전자인 시르투인-1에 생긴 메틸화 변화의 조절로서 시르투인-1 유전자 활성이 18%에서 22%가 증가했습니다.

지중해식 식단

평균 나이 50세인 120명의 성인에게 6개월 동안 지중해식 식단(올리브유, 견과류, 생선, 채소 중심)으로 식사를 하게 하자, 염증성 물질을 분비하는 유전자에 메틸기 부착이 22% 증가했습니다. 그 결과, 염증성 물질 분비 활동이 억제되어 실제로 혈액에서 측정된 염증성 물질 수치도 평균 30%가 줄어들었습니다.

규칙적인 유산소 운동

68명의 중년 성인(40~60세)에게 한 번에 30분씩 주 3회씩 유산소 운동을 12주 동안 하게 하자 항산화 능력을 발휘하는 SOD1이라는 유전자의 메틸화가 18% 줄어들었습니다. 유산소 운동이 메틸기가 붙어 스위치가 꺼져 있던 항산화 유전자가 다시 활동할 수 있도록 만들어 준 것입니다.

명상과 스트레스 관리

만성 스트레스를 겪는 58명의 성인에게 8주간 매일 20분씩 명상을 시행한 결과, 스트레스 호르몬 분비 기능을 하는 유전자의 메틸화가 평균 15% 증가했습니다. 명상으로 인하여, 스트레스 호르몬인 코르티솔 분비 유전자에 메틸기가 붙으면서 활동이 억제된 것입니다.

충분한 수면

70명의 건강한 성인(25~50세)에게 1주일간 매일 8시간의 잠을 자게 하자, 면역 활성 작용을 하는 유전자의 메틸화가 평균 20% 줄어들었습니다. 억제되어 있던 면역 활성 유전자의 활동이 활발해져서 면역 세포의 활성이 늘어난 것입니다.

금연과 절주

흡연자와 과음자가 포함된 150명의 성인에서 12주간 금연 및 절주 프로그램을 시행한 결과, 산화 스트레스를 이겨 내는 단백질을 만드는 유전자의 메틸화가 평균 30%가 줄어들었습니다. 메틸화의 감소로 억제되어 있던 항산화 유전자 활동이 늘어난 것입니다.

시르투인-1 활성 효과를 보이는 약초들

- **흑생강(*Kaempferia parviflora*)** 생강과의 한해살이 초본 식물이며, 활성 성분인 쿼세틴 유도체가 시르투인-1과 직접 결합하여 레스베라트롤보다 더 효과적으로 시르투인-1을 활성화합니다.

- **황련(*Coptis chinensis*)** 베르베린 함량이 매우 높은 식물 중의 하나이며, 시르투인-1 활성과 세포 내 NAD+ 증가로 인한 간접적인 시르투인-1 활성 작용이 있습니다.

- **소목나무(Sappanwood, *Caesalpinia sappan*)** 아열대 지방에 자생하는 콩과 나무인 소목나무의 목재 중심부에게 시르투인-1 활성 작용이 입증된 뷰테인이 풍부합니다.

- **호장근(*Polygonum cuspidatum* 또는 *Reynoutria japonica*)** 강력한 시르투인-1 활성제인 레스베라트롤이 가장 많이 함유되어 있으며, 천연 레스베라트롤 캡슐을 만드는 원료로 사용되는 마디풀과 여러해살이 식물입니다. 볕이 잘 드는 냇가나 산기슭에 가시면 전국 곳곳에서 볼 수 있으며, 높이가 1m 또는 그 이상으로 자랍니다.

줄기는 원기둥꼴로 속이 비어 있고, 적자색 반점이 박힌 모습이 호피와 유사해서 호장근이라고 합니다. 어린줄기는 식용하며 생으로 또는 볶음, 국 등으로 활용합니다. 어긋나는 잎은 넓은 창 모양이고, 잎과 잎자루 연결 부위가 거의 일직선인 것이 특징입니다. 호장근과 유사한 감절대는 잎이 더 둥글고 잎과 잎자루 연결 부위가 둥글게 흘러내리듯 이어진 것이 구별법입니다. 뿌리를 약용하며, 레스베라트롤 및 유사체 성분이 많아서 차로 드시면 좋습니다. 복용법은 뒤에서 설명해 드리겠습니다.

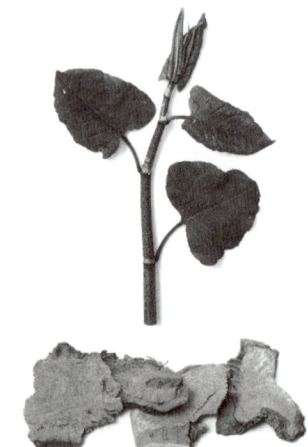

그림 17. 호피를 닮은 호장근 줄기, 약용하는 뿌리 모습

후성 유전적 변화를 조절하는 항노화 알약들

스택STAC: 장수 유전자 시르투인-1 활성제

노화 및 세포 대사에 중요한 역할을 하는 단백질 계열의 장수 유전자 중에서 가장 많은 연구가 되어 있고 중요한 것이 시르투인입니다. 1999년 효모에서 처음 발견한 단백질이며, 특정 유전자가 작동하지 않도록 '침묵시키는 조절자(Silent Information Regulator)'라는 의미의 이름입니다. 효모에서 이 시르투인이 활발해지면, 수명이 30%나 늘어납니다.

사람에게서는 SIRT1부터 SIRT7까지 총 7가지 시르투인 단백질이 확인되었습니다. SIRT1, SIRT6, SIRT7는 핵에, SIRT3, SIRT4, SIRT5는 마이토콘드리아에, SIRT2는 세포질에 위치합니다. 각각 세포핵, 세포질, 마이토콘드리아 등 자신이 자리 잡은 다양한 세포 구조에서 약간씩 다른 작용을 하며, 주요 기능은 다음과 같습니다.

- 노화 조절: 세포의 에너지 대사 및 스트레스 반응을 조절해 노화를 지연
- 염증 억제: 염증 경로를 억제하여 만성 염증을 줄이는 데 기여
- 마이토콘드리아 기능 향상: 세포의 에너지 생산을 최적화
- DNA 복구와 유전자 안정성 유지: DNA 복구를 촉진하여 세포 손상을 줄임

시르투인-1은 NAD+의 도움을 받아서, DNA의 히스톤 및 다양한 비히스톤 단백질에서 아세틸기를 제거하는 효소입니다. 후성 유전적 변화로 생긴 아세틸기를 제거해서 잘못 작동된 유전자 스위치를 정상화합니다. 다만, NAD+라는 물질이 충분히 있어야만 작용을 잘합니다(NAD+는 다른 장에서 자세히 설명해 드릴 예정입니다). 시르투인-1과 마찬가지로, NAD+의 도움이 있어야만 제대로 작용하는 효소 중에서 중요한 것이 손상된 DNA를 복구하는 파프(PARP)입니다. 시르투인-1과 파프는 경쟁적으로 NAD+를 사용하므로, 한쪽이 너무 활성화되면 다른 쪽의 기능이 감소할 수 있습니다.

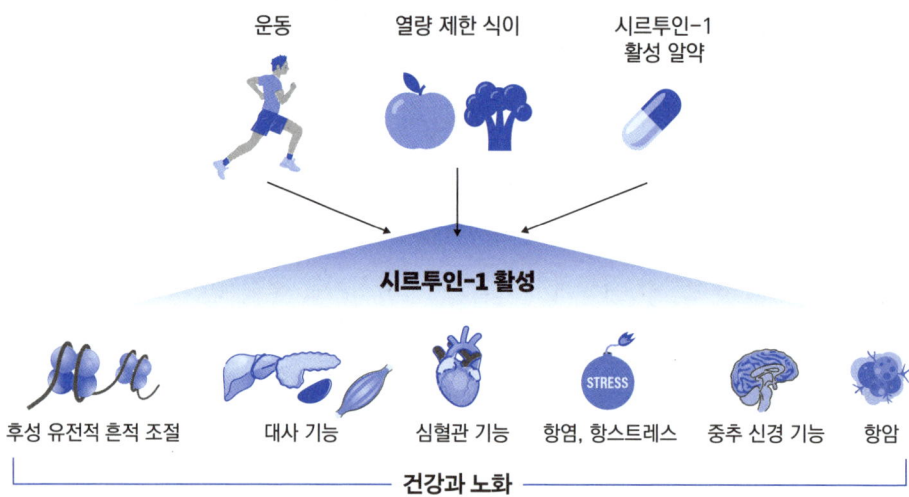

그림 18. 시르투인-1 활성 조절 효과: 후성 유전적 흔적 조절로 노화 지연, 대사 질환, 심혈관, 중추 신경계 질환 개선, 항스트레스, 항염, 항암 작용

장수와 노화에서 시르투인-1의 중요성은 다음과 같습니다.

- 첫째, 나이가 들면 시르투인-1이 매우 줄어듭니다. 그리고 다양한 종류의 동물에서 시르투인-1을 활성화해 주면, 건강이 개선되고 수명이 연장되는 것이 확인되었습니다.
- 둘째, 열량 제한 식이요법과 운동의 장수 효과가 시르투인-1 활성 작용 때문이라는 사실이 확인된 점입니다. 실제로 포유류에서 시르투인-1이 결핍되면 열량 제한과 운동을 해도 장수 효과가 사라집니다.

1999년 효모 연구에서 알게 된 '수명과 건강의 주요 조절자, 시르투인-1'의 효과는 이후 2000년 초반부터 2015년까지의 연구에서 반복적으로 확인되었으며, 수명 연장 외에도 심혈관, 대사, 신경계, 암 등에서의 이로운 효과도 추가로 확인되었습니다. 비록 대부분의 연구가 인간이 아닌 각종 생물체에서 수행되었지만, 열량 제한 식이 연구에 참여한 인간에게서 시르투인-1 수치가 늘어난 것도 확인되었습니다. 지금부터 가장 강력한 활성제인 레스베라트롤 Resveratrol부터 하나씩 알아보겠습니다.

레스베라트롤Resveratrol : 가장 강력한 시르투인-1 스택

시르투인-1을 활성화하여 항노화 효과를 나타내는 물질들을 스택(STAC)이라고 합니다. 영어의 Sirtuin Activating Compound의 약자입니다. 이제부터는 현재 우리가 복용할 수 있는 여러 스택 알약에 관해 설명해 드리겠습니다. 그중에서 첫 번째로 포도 껍질, 적포도주, 블루베리 등에서 자연적으로 발견되는 폴리페놀 물질인 레스베라트롤입니다.

    2000년 초반의 초기 연구에서 레스베라트롤은 가장 강력한 시르투인-1 활성제로 확인되었으며, 효모에서 시르투인-1을 자극하고 DNA 안정성을 높이며, 수명을 70%나 연장했다는 것이 이후 연구에서도 계속 확인되었습니다. 수명 연장, 항노화 효과 외에도 인슐린 감수성 증가, 마이토콘드리아 수 증가, 운동 기능 개선, 항비만, 좀비 세포인 SASP 억제, DNA와 RNA의 손상 방지, 인지 기능 향상, 자가 포식 촉진 작용이 보고되었습니다.

    레스베라트롤의 항노화 효과는 여러 기전을 통해 나타납니다. 그래서 특정 기전을 하나로 국한하기 어렵지만, 연구에서 가장 주목받는 주요 기전은 시르투인-1 활성화를 통한 후성 유전적 조절 및 마이토콘드리아 활성화입니다. 다음은 레스베라트롤의 주요 기전 요약입니다. 시르투인-1을 강력하게 활성화하는 것이 입증된 장수법은 열량 섭취를 제한하는 식사법입니다. 그런데 레스베라트롤을 먹으면, 소식을 하지 않고도 소식을 한 효과가 나타나므로, 식사량을 줄이지 못하는 분들에게는 정말 고마운 약입니다. 레스베라트롤의 효과는 아래와 같습니다.

• **후성 유전학적 조절** 레스베라트롤의 가장 잘 알려진 효과는 히스톤 탈아세틸화 효소인 시르투인-1(SIRT1) 활성화입니다. 특정 유전자의 DNA 가닥이 감겨 있는 히스톤에 아세틸 장식이 제거되면 DNA의 결합이 단단해지고 염색질이 촘촘하게 되므로, 잘못 활성화되어 있던 특정 유전자 활동이 억제됩니다. 이를 통해 노화를 촉진하는 염증성 유전자 활동을 억제하므로 염증 반응이 억제되어 항노화 효과가 나타납니다. 세포 대사를 조절하며, 노화와 관련된 유전자의 발현을 최적화합니다.

- **마이토콘드리아 활성화** 레스베라트롤은 마이토콘드리아 생성을 촉진하는 단백질을 활성화하여 마이토콘드리아 기능을 개선하는 데 중요한 역할을 합니다. 이는 에너지 대사와 세포 노화에 직접적인 영향을 미칩니다.

- **노쇠 세포 제거** 레스베라트롤은 노쇠 세포를 직접적으로 제거하는 세놀리틱 작용보다는 노쇠 세포가 좀비 세포로 변하지 않도록 억제하는 작용을 합니다.

- **자가 포식** 레스베라트롤은 시르투인-1 활성화와 세포 속의 에너지 센서 경로를 통해 자가 포식을 유도하며, 세포 내 손상된 구성 요소를 제거하여 세포 건강을 유지하는 데 도움을 줍니다. 이는 레스베라트롤 항노화 효과의 중요한 기전 중 하나로 간주됩니다.

- **DNA 손상 복구** 레스베라트롤로 파프1(PARP1)와 같은 DNA 복구 효소를 조절하거나 산화 스트레스를 줄여 DNA 손상을 간접적으로 줄이는 데 이바지할 수 있습니다.

임상 연구도 지난 20년 동안 약 200편이나 보고되었습니다. 대사 증후군 및 심혈관계 질환, 제1형 당뇨병, 제2형 당뇨병, 비알코올성 지방간, 동맥 경화증과 관상 동맥 질환, 고콜레스테롤혈증, 비만, 고혈압에서 각종 지표를 개선했습니다. 또 산화 스트레스, 염증, 세포 사멸을 줄이는 효과를 통하여 뇌졸중, 자궁 내막증, 자폐 스펙트럼 장애, 암, 정신 건강 문제, 알츠하이머병, 관절염 등을 개선했습니다. 현재에도 수십 개의 임상 시험이 진행 중입니다.

시르투인-1 활성에 꼭 필요한 물질
NAD+ 보충(니코틴아마이드 아데닌 다이뉴클레오타이드)

NAD+는 여러 기전을 통해 항노화 효과를 발휘하며, 특히 후성 유전적 조절과 마이토콘드리아 활성화가 가장 주된 기전으로 알려져 있습니다. 후성 유전적 조절을 통한 노화 과정 조절에 관여하며, 마이토콘드리아의 에너지 생산에 필수적인 역할을 합니다. 그리고 다음과 같은 주요 항노화 기전에 관여합니다.

- **후성 유전학적 조절** NAD+는 SIRT1, SIRT3, SIRT6과 같은 시르투인 단백질의 활성화에 꼭 있어야 하는 필수 물질입니다. 필수 물질이라는 의미는 NAD+가 없으면 시르투인이 작동하지 않는다는 의미입니다. 이는 NAD+가 항노화 효과를 발휘하는 핵심 기전 중 하나입니다.

• **마이토콘드리아 활성화** NAD+는 마이토콘드리아 생합성과 기능 개선에서 중요한 역할을 합니다. 특히 NAD+는 시르투인-1 및 마이토콘드리아 합성 촉진 단백질 경로를 통해 마이토콘드리아 대사를 활성화하며, 세포의 에너지 생산과 노화 저항성을 높여 줍니다.

• **노쇠 세포 제거(세놀리틱 효과)** NAD+ 자체는 노쇠 세포 제거에 직접적인 역할을 하지 않습니다. 그러나 NAD+ 수준이 높아지면 세포의 대사와 회복 능력이 강화되어 노쇠 세포의 형성을 억제하거나 좀비 세포(SASP)를 억제합니다.

• **자가 포식** NAD+는 시르투인-1 및 에너지 센서인 AMPK 경로를 활성화하여 자가 포식을 유도합니다. 이는 손상된 세포 구성 요소를 제거하고 세포의 재생과 기능 유지에 이바지하는 중요한 기전입니다.

• **DNA 손상 복구** NAD+는 파프1(Poly ADP-Ribose Polymerase 1)와 같은 DNA 복구 효소의 기능에 필수적입니다. 파프1은 DNA 손상 시에 이를 감지하고 복구하며, DNA 손상 복구를 촉진하고, 이를 통해 게놈 안정성을 유지하는 데 이바지합니다. 이때 NAD+가 같이 있어야 합니다.

건강 보조제로 니코틴아마이드 모노뉴클레오타이드(NMN) 또는 니코틴아마이드 리보사이드(NR)을 복용하면, 체내에서 NAD+로 전환되면서 작용합니다. NAD+의 역할은 8장에서 자세히 알려 드리겠습니다.

메트포르민, 라파마이신: 다양하고 강력한 항노화 작용을 하는 스택

노화 치료의 임상에 적용될 대표적인 알약인 메트포르민, 라파마이신도 시르투인-1 활성 작용이 있습니다. 이 외에도 아주 다양하고 강력한 항노화 작용도 같이 하는 중요한 알약이며 구체적인 것은 5장에서 설명해 드렸습니다.

피세틴Fiscetin: 노쇠 세포 제거, 자가 포식 효과도 있는 스택

노쇠 세포 제거 및 자가 포식 작용 외에 시르투인-1 활성 작용이 있는 폴리페놀입니다. 자가 포식 효과 목적으로 복용 시에는 체중 1kg당 20mg의 고용량을 2일 먹고 28일 쉬는 주기적 복용법이지만, 시르투인-1 활성화가 목적일 때는 저용량으로 매일 복용합니다.

쿼세틴 Quercetin : 노쇠 세포 제거, 자가 포식 효과도 있는 스택

폴리페놀인 쿼세틴은 노쇠 세포를 제거하는 세놀리틱 효과와 자가 포식이 주 작용이지만, 시르투인-1을 간접적으로 활성화하는 기전으로도 항노화 효과를 나타냅니다. 자가 포식 효과 목적으로 복용 시에는 500~1,000mg의 고용량을 주기적으로 섭취하지만, 시르투인-1 활성이 목적이라면, 저용량을 매일 복용합니다.

뷰테인 Butein : 항암 작용도 같이 있는 천연 스택

뷰테인은 아열대 지방에 자생하는 콩과 나무인 소목나무 Sappanwood, *Caesalpinia sappan* 의 중심부에 가장 많이 들어 있습니다. 이 부위는 나무가 더 이상 물이나 영양분을 이동시키지 않는 비활성 조직으로, 내구성이 뛰어나고 종종 독특한 화학 성분이 집중된 경우가 많습니다. 뷰테인은 특히 항산화, 항염증, 항암 효과가 동물 실험에서 입증되었습니다. 최근 연구에서는 시르투인-1 활성화를 통해 항노화 및 대사 질환 개선 효과도 보고되었습니다. 임상 연구는 제한적이지만, 항노화, 항암, 항염증 및 대사 질환 개선에 관한 잠재성이 높아 현재 연구가 진행 중입니다. 캡슐 형태의 제품도 있지만, 소목을 이용하여 차로 마시는 것도 좋습니다.

피테로스틸벤 Pterostilbene : 인도 키노나무에서 추출된 천연 스택

피테로스틸벤은 레스베라트롤과 유사한 구조의 폴리페놀로 시르투인-1 활성화와 항산화 효과가 더욱 강력하다고 평가됩니다. 시르투인-1 활성화 외에도, 에너지 센서인 AMPK 신호, 항염 신호를 활성화합니다. 아유르베다 의학에서 당뇨병, 염증, 심혈관계 질환 치료에 사용되는 인도 키노나무 *Pterocarpus marsupium* 의 심부 목재 부분에는 피테로스틸벤이 다른 식물보다 월등히 높은 농도로 함유되어 있습니다. 이 외에 블루베리, 포도에도 소량 존재합니다.

피테로스틸벤 복용의 안전성 평가를 위해 성인 60명에게 2달간 90% 피테로스틸벤 알약을 100mg씩 하루 2회 복용한 임상 시험에서 부작용이 없었으며 안전성이 보고되었습니다. 니코틴아마이드 리보사이드 1,000mg과 피테로스틸벤 200mg의 조합 형태로 만든 보충제를 사용한 임상 연구도 보고되었습니다. 지방간 환자 111명에서 간 기능 개선 작용이 보고되었으며, NAD+ 농도가 크게 줄어든 급성 신장 손상 환자의 혈액 속에서 NAD+ 수준을 37% 증가시켰습니다.

폴리다틴 Polydatin : 레스베라트롤보다 강한 항산화, 항염 천연 스택

폴리다틴은 폴리페놀 계열의 천연 화합물이며, 주로 호장근의 뿌리줄기와 뿌리에서 추출됩니다. 전통 의학에서는 염증, 감염, 황달, 화상, 고지혈증 등에 사용되었습니다. 상업적 목적의 폴리다틴은 번식력이 더 좋아 대량 생산에 적합한 일본 호장근 *Reynoutria japonica*에서 추출합니다.

폴리다틴은 레스베라트롤의 글루코사이드 유도체입니다. 글루코사이드 유도체는 레스베라트롤에 포도당 분자가 붙어 있어 복용 시 체내에서 효소로 포도당이 분리되면서 레스베라트롤로 전환됩니다. 따라서 더 안정적이고, 레스베라트롤보다 생체 이용률이 더 높습니다. 게다가 폴리다틴에는 시르투인-1 활성 작용 외에도 레스베라트롤보다 높은 항산화 및 항염 효과가 있습니다.

폴리다틴은 단독 복용보다는 천연 화합물이면서 항염, 진통 효과가 있는 팔미토일 에탄올아마이드 Palmitoyl-ethanolamide와 조합하여 복용합니다. 임상 연구에서 많이 사용된 복용량은 팔미토일 에탄올아마이드 400mg과 폴리다틴 40mg이 조합된 알약을 하루 2번 복용하는 것입니다. 이 조합은 다양한 임상 연구에서 체내 항산화 지표를 크게 향상했으며, 만성 골반 통증, 과민성 대장, 간 질환, 피부 발진 등에서 의미 있는 개선 효과가 확인되었습니다.

피세아타놀 Piceatannol : 레스베라트롤보다 생체 이용률이 높은 천연 스택

레스베라트롤은 복용 후에 금방 대사되어 생체 이용률이 매우 낮은 것이 단점입니다. 피세아타놀은 구조적으로 레스베라트롤과 동일하지만, 수산기(-OH)가 하나 더 붙은 구조입니다. 따라서 복용 후에는 레스베라트롤보다 대사적으로 더 안정적이라 오랫동안 체내에 머물러 있게 됩니다. 블루베리나 적포도 껍질에도 들어 있지만, 가장 많은 양을 함유한 호장근 뿌리와 줄기, 또는 패션프루트 씨앗에서 주로 추출됩니다. 이 식물들은 생존을 위협받는 스트레스 상황에서 생존을 위해 만들어 내는 레스베라트롤과 관련된 여러 화합물을 포함하고 있으며, 피세아타놀은 그중 하나입니다.

피세아타놀의 또 다른 장점은 시르투인-1 활성 작용은 물론이고 레스베라트롤에는 없는 다른 기전을 통해서 세포의 사멸을 막는 작용이 입증된 것입니다. 동물 모델과 세포 실험의 결과로는 레스베라트롤과 유사하거나 더 강력할 가능성이 있으며, 추가 임상 연구들에서도 입증이 된다면 레스베라트롤을 대체하는 항노화 보충제가 될 수 있어서 주목받고 있습니다.

시르투인-2104: 차세대 시르투인-1 활성제

열량 제한 효과를 모방하는 최초의 화합물인 레스베라트롤은 생체 이용률이 낮고, 레스베라트롤의 대사 과정에서 형성되는 퀴논 대사 산물은 산화 스트레스를 유발하거나 단백질과 결합하여 세포 내 구조적 손상을 초래할 가능성이 있는 것으로 알려져 있습니다. 또 레스베라트롤은 시르투인-1 활성화 외에도 세포 내 100개 이상의 다른 분자를 교란할 수도 있습니다. 이러한 문제점을 극복하여 보다 안전하고 효과적인 시르투인-1 활성제로 개발된 것이 시르투인-2104이며, 현재로서는 가장 안전하면서 강력한 시르투인-1 활성제입니다. 시르투인-2104는 시르투인-1의 항노화 작용인 '아세틸기 제거' 활성이 레스베라트롤보다 1,000배나 더 효과적인 것으로 보고되었습니다.

초기 1상 임상 연구에서 시르투인-2104는 복용 후 생체 이용률이 레스베라트롤보다 수십 배 이상 높았으며, 임상 적용에 적합한 복용량은 하루 2g으로 보고되었습니다. 식사와 함께 복용하면, 최대 4배 이상이나 높은 농도를 체내에서 유지하며 부작용은 대부분 자연적으로 없어지는 두통, 위장 반응 정도였습니다. 건강한 성인뿐 아니라 고령자에게서도 안전성과 효과가 입증되었습니다. 여러 임상 연구에서도 시르투인-2104는 신경 퇴행성 질환, 심혈관계 질환, 우울증, 건선 등 다양한 상태에서 우수한 치료 효과를 나타냈습니다. 이러한 치료 효과는 주로 강력한 시르투인-1 활성 작용으로 우리 몸의 에너지 항상성 조절, 산화 스트레스 반응, 염증 반응 조절, 자가 포식 능력이 향상되었기 때문입니다. 아직은 임상적으로 활용할 단계는 아니며 지금도 다양한 질환에서 임상 연구가 진행 중입니다.

후성 유전적 흔적을 제거하는 테트(TET) 단백질 활성제

늙은 체세포를 젊은 세포로 재프로그래밍하려면 후천적으로 생긴 후성 유전적 흔적을 제거하는 것이 필수적입니다. 이러한 획기적인 세포 재프로그래밍 방법에는 두 가지가 있습니다.

- 첫 번째는 야마나카 인자들을 투여하여 모든 후성 유전 흔적을 지우고 늙은 체세포를 배아 상태의 줄기세포로 전환하는 방법입니다.
- 두 번째는 DNA에 생긴 후성 유전적 변화 중에서 필요 없는 메틸화를 제거하는 테트(TET) 단백질을 사용하는 방법입니다. 테트 단백질은 단순히 후성 유전 흔적 제거에 그치지 않고 텔로미어 유지, DNA 복구, 유전체 안정성에서도 중요한 역할을 합니다.

비타민 C의 새로운 놀라운 효과: 테트 단백질 활성

후성 유전적으로 DNA에 생긴 메틸기를 제거하는 효소인 테트 단백질 또는 히스톤 단백질에 생긴 메틸기를 제거하는 각종 효소가 제대로 작동하려면 비타민 C가 필요합니다. 특히 테트 단백질은 산화되지 않은 상태를 유지해야 활성이 떨어지지 않는 효소이므로, 항산화 역할을 하는 비타민 C의 도움을 받아야 합니다. 건강한 성인 및 노화 관련 질환(예: 심혈관계 질환, 당뇨)을 가진 환자에게 비타민 C를 투여한 후 DNA 메틸 패턴에 기반한 후성 유전적 나이를 측정해 보면 평균 15~20% 정도로 후성 유전적 노화 속도 감소가 보고되었습니다.

히스톤의 메틸기 제거 효소 및 DNA 탈메틸화 효소인 테트 단백질의 활성을 강화하는 비타민 C의 능력은 암 치료에서도 중요한 임상적 가능성을 가지고 있습니다. 테트 단백질은 골수 줄기세포에서 DNA 메틸화의 정확성을 조절하는 중요한 역할을 하므로 테트 단백질의 기능 상실은 다양한 혈액암 발생을 유발합니다. 따라서 비타민 C가 테트 단백질의 활성을 적절하게 조절하여 DNA 메틸화의 적절한 수준을 유지하는 것은 혈액암 예방 및 치료에서 중요한 의미가 있습니다. 실제로 대부분의 급성 골수성 백혈병에서는 DNA의 특정 구역의 과다한 메틸화가 특징입니다.

백혈병의 일종인 골수형성이상 증후군 환자 치료를 위해 FDA 승인을 받은 약물인 5-아자사이티딘과 데시타빈은 DNA에 메틸기를 붙이는 효소를 억제하는 약물입니다. 이런 환자에게서 과다하게 생긴 메틸기를 제거하는 테트 단백질 활성을 강화하는 비타민 C를 같이 투여하면 암 치료 효과가 상승합니다. 교모세포종 환자에게서는 기존 치료와 함께 고용량 비타민 C 정맥 주사를 병용한 소규모 전임상 및 임상 사례 연구에서 삶의 질 향상, 무병 생존 기간 연장, 전반적인 생존율 증가가 보고되었습니다. 연구에 따르면 암 환자는 정상인보다 비타민 C 결핍을 흔히 겪습니다. 또한 이러한 결핍은 암 진행을 가속하는 것으로 나타났습니다. 그중 20~30g 정도의 고용량 비타민 C를 정맥에 투여하는 요법은 암세포의 비정상적인 메틸화 패턴을 교정하여 암 치료 효과를 높이는 데 효과적입니다. 이 사실이 밝혀지면서 고용량 비타민 C 정맥 투여 요법은 후성 유전적 암 치료 방법으로 점차 주목받고 있습니다.

암세포에 메틸기를 붙이는 효소를 억제하는 FDA 승인된 에피드러그[epidrug]와 함께 비타민 C 투여로 암세포에서 메틸기를 제거하는 테트 단백질 기능을 강화하면, 암세포의 후성 유전적 기억이 효율적으로 제거됩니다. 그 결과, 암세포가 후성 유전적 재프로그래밍이 되어서 정상 세포로 되돌아가게 됩니다.

앞으로 비타민 C는 단순히 항산화 작용을 넘어 세포 수준에서의 재프로그래밍과 후성 유전적 안정성 회복을 가능하게 하여, 노화 방지와 더불어 암 예방 및 치료에도 중요한 과학적 근거를 제공하게 될 것입니다.

테트 단백질 활성에 필요한 알파-케토글루타레이트

생체 내 TCA 회로(시트르산 회로)는 세포 내에서 에너지를 생성하는 주요 대사 경로 중 하나로 탄수화물, 지방, 단백질 대사 과정에서 생성된 중간 산물을 활용하여 ATP를 생성하는 생화학적 회로입니다. 이 과정은 마이토콘드리아에서 이루어지며 생체 대사의 중심 역할을 합니다. 이 회로에서 생성되는 중간 물질 중의 하나인 알파-케토글루타르산은 후성 유전적 DNA 메틸화 조절에 중요한 역할을 하는 테트 단백질의 보조 인자로 작용하여 활성을 높이는 작용을 합니다. 만일 알파-케토글루타르산 농도가 낮아지면 테트 단백질의 활성도 감소하여 DNA 메틸화 제거 과정이 저해될 수 있습니다. 따라서 이 물질은 세포 대사와 후성 유전학의 연결 고리로 주목받고 있으며, 항노화 및 암 연구에서 활발히 연구되고 있습니다.

18~60세 성인 52명이 하루 1g의 알파-케토글루타르산 보충제를 1년간 복용 후, 혈액 내에 DNA의 메틸기 제거 지표가 22% 증가했으며, 7달간 복용한 다른 연구에서는 DNA 메틸화에 기반한 후성 유전적 나이가 평균 8살 더 젊어졌습니다. DNA의 과도한 메틸화로 암 억제 유전자 활동이 줄어든 대장암 환자 24명가 하루 1.5g의 알파-케토글루타르산 보충제를 6달간 복용 후에 암 억제 유전자의 활성이 1.7배 증가하였으며, 일부 환자는 종양 크기도 평균 12% 정도 감소하였습니다. 만성 염증성 질환(루푸스, 류머티즘성 관절염) 환자 30명은 하루 2g의 알파-케토글루타르산 보충제를 3달간 복용한 후 염증성 물질 수치가 22%에서 30% 감소했으며, DNA 메틸화 수준의 조절로 면역 관련 유전자의 활동이 증가했습니다. 이러한 연구들은 알파-케토글루타르산이 생물학적 나이를 줄이는 노화 방지 목적과 각종 만성 질병의 보조제로 활용 가능성이 있음을 시사합니다.

알파-케토글루타르산은 음식으로는 섭취할 수 없으므로, 직접적인 보충제가 이를 섭취할 수 있는 유일한 방법입니다. 흥미롭게도, 인간의 혈액 내 수치가 40세에서 80세 사이에 약 10배 감소하는 것으로 보고되었으며, 보충제 복용 시에는 다시 늘어납니다. 또 보충제 복용과 관련된 여러 임상 연구에서 근육 성장 촉진, 상처 치유, 면역력 향상, 수술 후 빠른 회복 효과가 보고되었습니다.

다만, 알파-케토글루타르산은 대사 및 후성 유전학에 모두 관여하기 때문에 작용 기전이 복잡해서 어느 정도가 적절한 복용량인지에 관해 아직은 더 추가적인 이해가 요구되며, 장기간 고용량 복용의 안전성 및 부작용에 관한 추가 연구도 필요합니다.

2-하이드록시글루타르산(2-HG) 억제제

암세포에서 비정상적으로 높은 2-HG를 억제하여 TET 단백질의 활성을 회복시키는 역할을 합니다. 이는 비정상적인 메틸화 패턴을 교정하고 암세포의 성장 억제에 효과를 보였습니다.

주요 약초, 알약들의 권장량, 복용법, 부작용 및 주의 사항

약초와 약들을 복용할 때는 반드시 권장량과 복용법, 부작용 등을 알아 두어야 합니다. 의사와 상담이 필요할 수도 있으니 꼼꼼히 점검하시기 바랍니다.

호장근 약초차

- **특징** 레스베라트롤 함량이 가장 높은 식물입니다. 그뿐만 아니라, 시르투인-1 활성 작용이 있으면서 섭취 후 체내에서 레스베라트롤로 전환되는 물질인 폴리다틴, 피세아타놀도 풍부합니다. 적포도 껍질의 레스베라트롤 함량보다 수십 배 이상이 들어 있으므로, 호장근차 한 잔에 함유된 양은 적포도주 한 잔에 들어 있는 양과 비교도 안 될 만큼 높습니다. 전통 의학에서는 월경통, 신경통, 관절염, 간염, 고지혈증, 기관지염, 위궤양 등에 사용합니다.

- **하루 권장량과 복용법** 가을에 캔 뿌리와 옆으로 뻗는 뿌리줄기를 건조 후 5~15g, 물 1리터에 100분 정도 달여 마십니다. 처음에는 5g부터 시작하고 10g 이상 초과 시 전문가와 상담을 거친 뒤 마실 것을 권합니다. 하루 2회 정도 차처럼 마십니다. 2~3주 연속 복용 후, 1주일 정도 휴식기를 갖는 것이 좋습니다.

• **부작용과 주의 사항** 에모딘 성분의 소화기 자극으로 고용량 섭취 시 복통, 설사, 메스꺼움 등이 생기면 2~3일 중단 후 다시 소량으로 시작합니다. 드물게 고용량 또는 장기 복용하면, 간 효소 수치 상승이 보고된 바 있으므로 간 질환이 있다면 복용하지 않는 편이 낫습니다. 알레르기 증상이 나타난다면, 즉시 중단하고 심해지면 병원에 방문합니다. 항응고제, 혈압약, 항당뇨제를 복용 중이면 약물 상호 작용 가능성이 있으므로 의사와 상의합니다. 임산부와 수유 시엔 피합니다.

레스베라트롤

• **하루 권장량** 인체에서 레스베라트롤은 복용 후 낮은 생체 이용률이 단점입니다. 또, 시르투인-1은 적절히 활성화되었을 때 항노화 효과가 나타나며, 너무 과다하게 활성화되면 효과가 없거나 해로운 효과가 나타날 수 있습니다. 예를 들면, 시르투인-1이 너무 활성화되면, 종양 억제 유전자인 p53에 붙은 아세틸기를 제거해서, 종양 억제 유전자 활동이 억제되므로 암 촉진 작용이 나타납니다. 임상 연구에서 사용된 복용량은 저용량의 경우는 하루 500mg 이하이고, 고용량은 하루 2,000mg입니다. 그 중간인 750mg, 1,000mg, 1,500mg을 사용한 임상 연구도 많습니다. 결론적으로 100mg, 200mg, 250mg, 300mg, 500mg 복용 중 어느 경우에서나 항염, 항산화, 대사 질환, 당뇨, 심혈관계 질환, 알츠하이머병, 비만, 무릎 관절염 환자에서 증상 및 질병 지표가 개선되었습니다. 또한 부작용 보고는 거의 없습니다. 일단 처음 시작하실 때는 하루 100~200mg으로 시작하시는 게 좋습니다. 최근에는 하루 80mg(아침, 저녁으로 40mg씩 복용)의 저용량 복용 임상 연구도 진행 중입니다.

• **복용법** 먹자마자 간에서 신속히 대사되어 생체 이용률이 매우 낮은 게 단점입니다. 지방 함량이 높은 음식과 함께 복용하면 흡수율이 향상되며, 하루 2회로 나누어 복용하면 흡수율이 조금 더 높아집니다. 흡수율을 높이기 위하여 지질 나노 캡슐, 단백질-레스베라트롤 복합체, 신체 내부에서 서서히 방출되도록 한 폴리머 캡슐 등의 제품 개발로 흡수율이 2배에서 5배 정도 향상되었습니다. 또 다른 시르투인-1 활성 알약인 쿼세틴과 같이 먹으면 대사가 늦게 되어 생체 이용률이 조금 올라갑니다.

• **부작용과 주의점** 드물게 복통, 메스꺼움, 설사, 두통 등이 나타나기도 합니다. 그럴 때는 2~3일 정도 중단했다가 다시 소량으로 시작하면 됩니다. 알레르기 반응 시 즉시 복용을 중단하고 심해지면 병원에 방문합니다. 특정 약물과 상호 작용이 있어서, 항응고제 및 항혈소판제를 복용할 때 출혈 위험 증가에 신경 써야 합니다. 항암제와 병용 시 효과가 더 강해지기도, 변하기도 합니다. 간이나 신장에 기저 질환이 있다면, 의사와 상담 후 복용하시고, 임신 및 수유 시에는 안전성 자료

부족으로 권장하지 않습니다. 또 레스베라트롤의 대사 과정에서 형성되는 퀴논 대사 산물은 산화 스트레스를 유발하거나 단백질과 결합하여 세포 내 구조적 손상을 초래할 수 있다고 알려져 있습니다. 따라서 장기간 레스베라트롤 보충제 복용 시에는 3달마다 2주에서 4주 정도 휴약기를 두는 게 안전합니다.

- **대표 제품**
  - Luma Nutrition 고순도 레스베라트롤 캡슐: 최대 효과를 위해 98% 트랜스-레스베라트롤을 함유하고 있습니다. 한 병당 60캡슐로 30일분이 제공됩니다. 미국 내 GMP 인증 시설에서 제조되었습니다.
  - OMRE 레스베라트롤 보충제: 섭취량 당 500mg의 98% 순수 트랜스-레스베라트롤을 제공합니다. 생체 이용률을 증가시키기 위해 BioPerine으로 강화되었습니다. 품질 보증을 위해 제삼자 테스트를 거친 제품입니다.
  - ProHealth Longevity 미분화 트랜스-레스베라트롤: 흡수가 쉬운 미세 분화 트랜스-레스베라트롤을 특징으로 합니다. 높은 순도와 효능으로 알려져 있으며 건강한 노화와 심혈관 건강에 유익합니다.

피세틴

- **하루 복용량** 시르투인-1 활성을 위하여 체중 1kg당 2~5mg의 저용량으로 하루 1번, 매일 복용이 효과적이라는 연구 결과가 많습니다. 참고로 자가 포식 작용이 목적이라면, 훨씬 고용량을 사용합니다.

- **복용법** 피세틴은 지용성이므로 지방과 함께 또는 식사 후 바로 섭취하는 것이 좋습니다. 제품 구매 시에는 99% 이상의 고순도 제품을 선택하면 좋습니다. 피세틴은 고용량을 먹어도, 복용 후 2시간 정도면 소변이나 대변으로 아주 빠르게 대사되므로 우리 몸에서 효과를 발휘하는 시간이 아주 짧습니다. 그래서 이런 단점을 극복하기 위한 여러 제품이 개발 중입니다.

- **부작용과 주의점** 현재까지 보고된 부작용은 드물며, 대부분의 임상 연구에서 피세틴은 일시적인 어지럼증, 위장 장애(복부 팽만, 식욕 감소), 피로, 두통, 미열, 근육통 등 가벼운 부작용만을 보였습니다. 이 경우는 잠시 중단 후에, 더 적은 양으로 다시 시작하면 됩니다. 또한, 피세틴이 특정 약물과 상호 작용할 수 있으므로, 기존에 여러 약물을 복용 중이라면, 전문가와 상담 후 복용할 것을 권합니다.

- **대표 제품**
  - Renue by Science Lipo Fisetin: 리포솜 기술을 적용하여, 피세틴의 낮은 흡수와 생체 이용률을 증가시킨 제품입니다.
  - Neurogan Health Liposomal Fisetin: 리포솜 기술 적용으로 흡수율을 높인 제품
  - ProHealth Pure Fisetin: 오랜 역사와 GMP 인증 제조 공정
  - Life Extension Bio-Fisetin: 생체 이용률을 25배 향상한 제품

쿼세틴

- **하루 복용량** 매일 하루 250~500mg을 하루 1회
- **복용법** 아침 식사 직후 복용합니다. 최소 8주 이상은 복용합니다. 흡수율을 높인 형태의 쿼세틴 보충제(예: 쿼세틴 파이토좀)를 선택하면 좋습니다.
- **부작용 및 주의점** 일부 사람에게서 소화 불편감, 알레르기 반응(두드러기 등) 보고가 있고, 과다 복용할 때 간 기능 저하 가능성이 있습니다. 항응고제(와파린 등) 복용 중인 경우는 항응고 효과를 강화할 수 있으니 주의를 요합니다. 간 질환 환자는 간 대사 과정에 부담을 줄 수 있으므로 사용 전 주치의와 상담하시는 게 좋습니다.

- **대표 제품**
  - Thorne Research Quercetin Phytosome: 피토좀 기술을 적용하여 생체 이용률을 20배 이상 높인 제품입니다. 따라서 고용량이 아닌 하루 1캡슐(250mg)로도 효과를 볼 수 있습니다.
  - Double Wood Supplement Quercetin with Bromelain: 브로멜라인을 포함하여 흡수율를 증진한 제품
  - Now Foods Quercetin 500mg: 기본적인 쿼세틴 보충제
  - Life Extension Optimized Quercetin: 비타민 C와 카무카무 추출물을 추가하여 항산화 효과를 높인 제품
  - Do not Age Pure Quercetin: 순수 쿼세틴 고용량(800mg) 제품

폴리다틴 보충제

- **하루 권장 복용량** 일반적으로 성인을 기준으로 20~40mg씩 하루 2회 복용하는 것이 권장됩니다.
- **복용 방법** 식후에 복용하면 흡수율이 더 높아질 수 있으며, 장기적인 항노화 효과를 위해 최소 3~6개월 이상 꾸준히 복용하는 것이 권장됩니다.

- **부작용 및 주의점** 대체로 안전한 것으로 알려졌지만, 일부 드물게 복통, 메스꺼움, 설사가 나타나면 2~3일 정도 중단 후 다시 소량으로 시작하면 됩니다. 알레르기 증상이 나타난다면, 중단하고 심하면 병원에 방문합니다. 혈관 확장 효과로 혈압이 과도하게 낮아질 가능성이 있으므로 저혈압이 있으신 분들은 주의하시기를 바랍니다. 임산부나 수유부는 안전성 자료가 부족하므로 복용을 피하시는 게 좋습니다. 항응고제, 항혈소판제, 항고혈압제와 함께 복용하면, 약물 상호 작용 가능성이 있으므로 주치의와 상의하시고, 항산화 보충제(예: 비타민 C, E)와 함께 복용할 때 중복 효과를 고려해야 합니다. 간 또는 신장 질환 환자는 복용 전 반드시 의사와 상담하시고, 자가 면역 질환이 있다면, 면역 반응에 영향을 미칠 수 있으므로 신중한 사용이 필요합니다.

- **대표 제품**
  - 폴리다틴 복합 캡슐: 심장, 뇌 및 피부를 포함하는 전반적인 건강 보조, 항노화 특성이 있는 보조제입니다.
  - Polidal 75 (Ghimas): 폴리다틴 기반의 식품 보충제로, 일본잎갈나무 *Fallopia japonica* 에서 추출한 성분이며 산화 스트레스와 만성 염증 억제 작용을 합니다.
  - BSKIN Vline V5 재생 나이트 크림: 폴리다틴이 함유된 나이트 크림으로, 피부 재생 및 항노화 효과가 있습니다.

비타민 C

- **하루 권장량** 한국인 19세 이상 성인의 일반적인 하루 권장량 비타민 C 섭취량은 100mg이며, 최대 허용량은 2,000mg입니다. 항노화 목적인 경우, 임상 연구에서 사용된 하루 500~1,000mg 정도를 추천합니다. 특정 상황에서 하루 2,000mg 이상의 고용량이 사용되기도 합니다. 하지만 테트 단백질 활성화를 통한 후성 유전적 노화 감소 목적의 권장량 가이드라인은 아직 없습니다.

- **복용법** 하루 500mg로 하루 1번으로 시작하여 불편 증상이 없으면 1,000mg까지 늘립니다. 1,000mg 복용 시에는 2번으로 나누어 복용합니다. 식사 후 복용하면 위장에 미치는 부담을 줄일 수 있습니다. 지속적인 장기 복용보다는 간헐적으로 휴약 기간을 두면서 먹는 게 좋습니다.

- **간헐적 복용법** 임상 연구 결과를 기반으로 한 다음의 간헐적 복용 예를 참고하기 바랍니다.
  - 7:7 주기: 7일 복용, 7일 휴약
  - 5:2 주기: 5일 복용, 2일 휴약
  - 격일 주기: 하루 복용, 하루 휴약

10~25g의 고용량 비타민 C를 정맥으로 투여하여, 경구 복용으로는 도달할 수 없는 높은 혈중 농도에 이를 수 있는 정맥 주사 요법은 의사의 처방이 필요합니다. 캡슐, 정제, 분말 중 원하는 형태로 복용하면 되며, 흡수율은 비슷합니다. 흡수율을 높이고 혈중 농도를 안정적으로 유지하기 위해 지속형 제제를 선택할 수 있으며, 세포 흡수율을 높인 리포소말 비타민 C 제품도 있습니다.

- **부작용** 메스꺼움, 설사, 복부 불편감이 생기면 잠시 중단했다가 저용량으로 시작하면 됩니다. 장기간 고용량 섭취 시 신장 결석 위험이 증가하므로, 특히 신장 결석 병력이 있다면, 주의가 필요합니다. 아스피린이나 특정 항생제(예: 테트라사이클린)와 상호 작용할 수 있으니, 복용 전 의사와 상의하세요. 신장 질환, G6PD 결핍증, 대사성 질환, 또는 비타민 C 과민 반응 병력이 있다면, 반드시 의사와 상담 후 복용하시기 바랍니다.

- **대표 제품**
  - 고려은단 비타민 C 1000: 국내에서 가장 잘 알려진 비타민 C 제품 중 하나로, 1정당 1,000mg의 비타민 C를 함유하고 있습니다. 합리적인 가격과 높은 품질로 신뢰받는 제품
  - Doctor's Best 비타민 C 500mg with Quali®-C: 노화 방지 및 면역 기능 강화에 도움을 주는 고품질 비타민 C 제품
  - GNC 츄어블 비타민 C 500mg: 씹어 먹을 수 있는 형태로 항산화 및 면역 기능 지원에 효과적

알파-케토글루타르산

- **하루 권장량** 항노화 및 건강 보조 목적으로 1~2g이 권장됩니다. 제품의 권장량 권고량을 따르되, 복용량은 개인의 체중, 건강 상태, 목적에 따라 달라질 수 있으므로, 전문가와 상담 후 조절하기를 권합니다. 가능한 한 낮은 용량으로 시작하십시오.

- **복용법** 공복 상태에서 하루 1~2회로 나눠 복용하는 것이 일반적입니다. 소화 장애가 걱정되면, 식후에 복용하면 됩니다.

- **부작용과 주의점** 속쓰림, 복통, 설사, 메스꺼움 등 그리고 처음 복용 시에는 두통이나 어지러움이 생길 수 있습니다. 그럴 때는 2~3일 중단했다가 다시 소량으로 시작하고 식후에 복용하세요. 그러면 속이 한결 편해집니다. 신장 질환, 간 질환 또는 만성 질환이 있다면 복용 전 반드시 의사와 상담하시고, 임산부, 수유부 또는 18세 미만은 안전성에 관한 데이터가 부족하므로 복용을 삼가는 편이 좋습니다. 다른 항산화제(예: 비타민 C, E)와 함께 복용하면, 효과가 상쇄될 수 있으므로 전문가와 상의합니다. 장기 복용할 때는 혈액 검사를 통해 신장 및 간 기능을 모니터링하는 것이 좋습니다.

- **대표 제품**
  - 뉴트리코스트 알파 케토글루타르산 1,000mg 240캡슐: 고용량을 함유한 제품으로, 하루 1~2캡슐 섭취를 권장합니다. 각 캡슐당 1,000mg의 알파-케토글루타르산을 포함하고 있어 편리하게 복용할 수 있습니다.
  - 더블우드 알파-케토글루타르산 보충제: 1캡슐 1,000mg의 알파-케토글루타르산 한 병에 180 캡슐이 포함되어 있습니다. 이 제품은 글루텐 프리 제품이며 긍정적인 리뷰가 많습니다.
  - 뉴트리코스트 알파-케토글루타르산: 1회 섭취량 당 1,000mg, 한 병에 240 캡슐이 들어 있습니다. 이 제품은 비유전자변형(non-GMO), 글루텐 프리이며, GMP 인증 시설에서 제조되었습니다.

최근 연구 과제들의 동향과 전망

후성 유전적 흔적을 전부 제거하는 완전 재프로그래밍은 세포가 원래의 자기 정체성을 상실하면서 재생 능력이 복구되는 방법이므로 임상에 적용될 노화 치료에는 적합하지 않습니다. 하지만 부분 재프로그래밍은 원래의 세포 특성을 유지하면서 노화 과정을 되돌릴 잠재력이 있으므로, 이쪽 분야에 연구가 더 많이 진행되고 있습니다. 특히 소분자 화합물을 사용한 부분적 세포 재프로그래밍은 유전자를 조작하는 노화 치료법이 갖고 있는 위험 부담이 적어서 연구가 집중되고 있는 분야입니다.

이를 위해 세포 간 신호 조절제, 세포 대사 조절제, 후성 유전 변화 조절제 목적의 수많은 소분자 화합물이 계속 개발되고 있습니다. 이 중 후성 유전적 조절제인 메틸기 전이 효소 억제제, 또는 히스톤 탈아세틸화 효소 억제제는 노화뿐 아니라 암 치료 분야에서도 많은 진전을 이루었지만, 임상 적용을 위한 특이성과 안전성 개선을 위해 계속 연구가 진행 중입니다.

후성 유전학적 나이 예측 진단법은, 임상에서 수명과 질병 발생 위험을 예측하고 각종 노화 치료법 후의 변화를 평가하는 데 매우 중요한 도구입니다. 2013년에 처음으로 1세대 후성 유전적 나이 예측법이 도입되었고 2019년 이후로는 2세대 예측법이 개발되었으며 계속 임상에 활용할 수 있는 예측법들이 연구 중입니다.

후성 유전적 세포 재프로그래밍은 생명공학 산업에서도 떠오르는 분야입니다. 최근도 많은 기업이 노화 관련 질병 치료, 장수 산업 분야에 막대한 연구비를 투자하고 있습니다.

후성 유전적 노화에 관련된 요인들은 워낙 복잡하고 다양하기에 후성 유전적 조절에 따른 치료법 연구 성과는 여전히 초기 단계입니다. 가까운 미래에 인간의 건강 수명을 연장하는 것이 입증된다고 하더라도, 실제 이것을 임상에 적용하려면 많은 문제가 해결되어야 합니다. 장기적인 안정성, 윤리적 및 법적 고려 사항 등 많은 해결 과제가 있습니다. 이를 위해서 과학자와 임상 의사 외에도, 생명 윤리학자, 사회학자, 의료 정책 전문가들의 논의가 필요합니다. 아울러 수많은 노화 관련 연구 성과들을 지속적으로 통합하는 노력, 특히 노화를 질병으로 공식 분류하려는 노력이 계속 진행되면 실질적인 임상 개입 시기가 더 빨라질 것입니다.

후성 유전적 변화에 따른 노화는, 마치 컴퓨터 메모리를 복원하는 것처럼 되돌릴 수 있는 현상으로 여겨지고 있습니다. 이에 따라 후성 유전적 세포 재프로그래밍은 노화 치료의 가장 유망한 전략으로 간주하고 있습니다. 노화와 관련된 수많은 질병의 현대 의학적 치료법은 보다 근본적인 후성 유전적 조절 치료로 전환되거나 병행될 가능성도 있습니다.

야마나카 인자 활용이나 유전자 치료에 따른 세포 재프로그래밍이 임상에 적용되려면, 해결해야 할 문제가 너무 많습니다. 따라서 천연물이나 합성 화합물 약물을 사용한 후성 유전적 재프로그래밍이 가장 먼저 임상에 적용될 것입니다. 여기에 크리스퍼 유전자 편집 기술이 결합하면 특정 질병 유전자를 조기에 차단하는 것도 가능해집니다. 또 인공 지능이 탑재된 스마트폰 애플리케이션과 연동된 장치를 통해 자신의 후성 유전적 유전자 상태 변화를 실시간으로 확인하고, 그에 맞는 보조제를 선택적으로 복용하는 개인 맞춤형 후성 유전학적 치료도 가능해질 것입니다.

7장

마이토콘드리아 활성

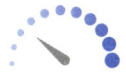

생로병사를 같이하는 세포와 마이토콘드리아의 위대한 공생

우리 몸 안에는 인간의 세포가 아닌 세균 2종류가 공생하며 같이 살아가고 있습니다. 둘 다 우리의 건강을 지키는 데 없어서는 안 될 중요한 기능을 하며, 또 둘 다 이 책에서 다루고 있는 노화 치료의 12가지 대주제에 포함되는 세균들입니다. 하나는 여러분이 잘 아는 장내 세균들이고, 또 다른 하나가 원핵 세포 생물의 일종인 알파 프로테오 박테리아에서 기원한 마이토콘드리아입니다. 장내 세균들은 여러 다양한 종류의 세균들이 집합체를 이루어 대부분 장 속에 모여 살아가지만, 마이토콘드리아는 적혈구를 제외한 우리 몸의 모든 세포 안에서 우리 세포와 공생합니다. 지구상 식물의 90% 이상도 곰팡이 균류와 공생하며 살아가므로, 우리가 이런 세균들과 함께 살고 있는 것은 하나도 이상할 것이 없습니다.

우주의 나이는 138억 년, 이 중 행성 지구의 나이는 45억 4천만 년으로 추산하고 있는데요, 지구에서 최초로 출현한 생명체는 약 38억 년 전 단세포 생물인 원핵 세포 생물에 속하는 세균 종류들입니다. 원핵 세포 생물들은 빠르게 증식하고 적응하기 위해 단순한 구조를 가지는 것이 유리하므로 핵막이 없습니다. 이분법으로 빠르게 번식해야 하는 원핵 세포들은, 세포 분열을 할 때 가장 긴 시간이 걸리는 DNA를 가능한 한 적게 지니는 것이 좋으며 핵막도 없어야 분열하기 좋기 때문입니다.

이들 중 중요한 2가지 원핵 세포는 첫째, 시아노 박테리아(청록 세균 또는 남조류)

입니다. 물을 분해하여 광합성을 하는 능력이 있으며, 식물의 엽록체로 진화한 것으로 추정하고 있습니다. 시아노 박테리아가 바닷속에서 활발하게 번식하던 시기는 약 25억 년 전 정도인데, 이 당시 지구의 대기에는 산소는 없고 질소와 이산화탄소만 존재했습니다. 하지만 시아노 박테리아의 물 분해 광합성 활동으로 생긴 산소 분자들이 바다를 통해 대기로 방출되면서 대기 중 산소 농도가 증가하여 최초로 지구는 1%의 산소가 생긴 대기 환경이 되었습니다. 그리고 이 새로운 변화에 적응한 호기성 생물이 출현하였습니다.

그중의 하나가 원핵 세포 세균이면서 마이토콘드리아의 기원으로 추정하는 알파 프로테오 박테리아이며, 이 세균은 지구에 출현한 산소를 이용해 효율적으로 에너지를 생성하는 능력을 갖추고 있었습니다. 20억 년 전에는 원핵 세포들이 세포 내 물질 대사 과정을 효율적으로 관리하기 위해서 세포막이 안쪽으로 접혀 내막 구조를 형성하면서, 초기 진핵 세포의 특징인 핵과 내막성 소기관(예: 소포체, 골지체 등)을 가진 초기 진핵 세포가 출현하였습니다. 그리고 비슷한 시기에 세포 내 공생 이론에 따르면 현재 지구상의 모든 다세포 생명체를 출현시킨 역사적인 일이 벌어집니다. 바로 초기 진핵 세포가 산소 증가 환경에 적응한 원핵 세포인 알파 프로테오 박테리아를 먹이로 잡아먹다가, 알파 프로테오 박테리아의 산소를 이용한 엄청난 에너지 생산 능력을 알게 되었습니다. 그리고 어느 날 진핵 세포는 자신이 산소 증가 환경에서 적응

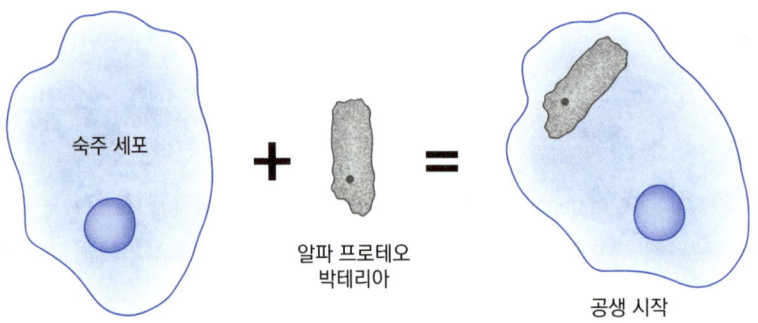

그림 1. 진화 생물학적 마이토콘드리아의 기원: 초기 원시 진핵 세포와 원핵 생물인 알파 프로테오 박테리아의 공생

력이 강해진 이유가 자신보다 10배 가까운 에너지 생성 능력을 갖춘 알파 프로테오 박테리아 덕분임을 알게 되면서 공생 관계를 형성한 사건입니다. 또 다른 공생 이유는 숙주 진핵 세포는 메탄을 생성하는 대사 과정 중에 수소 이온(H+)을 방출하는데, 이게 축적되면 산화 스트레스를 받습니다. 그런데 알파 프로테오 박테리아는 이러한 수소 이온을 에너지 대사 과정에서 활용하므로, 자연스럽게 공생하게 되었을 가능성도 있습니다.

그리고 약 15억 년 전 일부 진핵 세포는 광합성 능력을 가진 시아노 박테리아를 흡수하여 공생 관계를 형성했습니다. 이것이 엽록체로 진화되었고, 이는 식물 세포로 이어졌습니다.

약 6억 년 전에는 화산 활동으로 대기 중에 방출된 이산화탄소가 축적되면서 생긴 온실 효과로 기온이 급격하게 상승하고 빙하가 녹으면서 최적의 생존 조건을 맞이한 바닷물 속의 시아노 박테리아가 폭풍 번식을 하였습니다. 시아노 박테리아가 방출한 막대한 양의 산소로 대기의 산소 농도가 오늘날까지 이어지는 20%가 되었습니다.

마이토콘드리아를 가진 진핵 세포는 증가한 산소를 이용한 호기성 대사를 통해 더욱 효율적으로 에너지를 생성하였고, 이 에너지는 세포 간 상호 작용, 신호 전달, 분화에 필요한 생물학적 프로세스를 촉진했습니다. 독립적으로 생존하던 진핵 세포들은 에너지가 풍부해지면서 단세포 상태에서 벗어나, 세포 간 상호 작용과 협력할 수 있게 됐습니다. 마이토콘드리아가 생성한 에너지를 이용하여 세포 간 부착 단백질과 상호 신호 전달 체계가 발달했으며, 행성 지구에는 드디어 다세포 생물이 출현하고 다양하게 진화하였습니다. 그리고 그중의 하나가 바로 우리 인간입니다.

생물의 진화 역사에서 인간을 비롯한 다세포 생물이 출현하게 된 획기적인 이 공생 관계가 시작되면서, 진핵 세포 안에 공생하게 된 알파 프로테오 박테리아는 세포에 ATP(에너지)를 공급하는 역할을 담당했습니다. 그리고 ATP라는 에너지를 만드는 과정에서 부산물로 끊임없이 만들어지는 활성 산소에서 자기 DNA를 보호해야 하므로 마이토콘드리아는 꼭 필요한 고작 37개의 유전자 DNA를 빼고는 대부분의 DNA

를 진핵 세포의 핵으로 통합시키는 진화 과정을 거치게 되었습니다. 그리고 진핵 세포는 마이토콘드리아가 만들어 주는 엄청난 에너지를 이용하게 되었으므로 DNA도 점차 증가하고, 늘어난 DNA 속의 유전자 레시피에 따라 다양한 단백질들을 만들어 세포 안에 여러 소기관을 가지게 되었습니다. 계속 증가하는 DNA를 보호하기 위해 튼튼한 핵막도 가지게 되었습니다.

마이토콘드리아가 관여된 세포의 노화와 질병을 이해하려면, 이런 세포와 마이토콘드리아 간의 공생 관계를 알아야 합니다. 이걸 이해해야 망가진 마이토콘드리아 치료법도 알게 되는 것이므로 이제부터 조금 더 구체적으로 설명해 드리겠습니다.

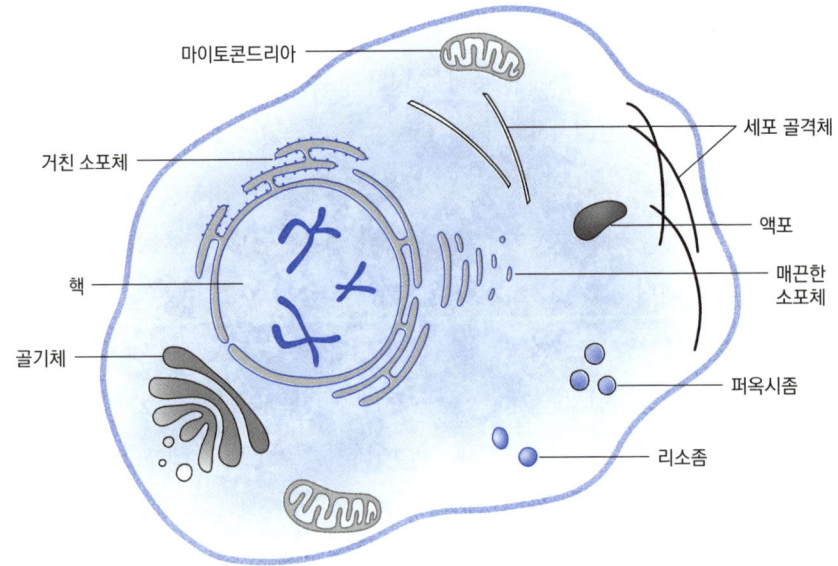

그림 2. 마이토콘드리아의 진화와 진핵 세포의 변화

생로병사를 함께하는 공생 관계: 세포와 마이토콘드리아

ATP를 만들어 내는 핵심 공장은 마이토콘드리아이지만, 세포에서 원료를 공급해 주어야만 가능합니다.

- 첫째, 마이토콘드리아는 세포와는 별개의 DNA를 가지고 있습니다. 하지만 공생하며 진화하는 과정에서 대부분의 DNA는 세포핵으로 통합되고, 마이토콘드리아는 ATP를 만들 때 필요한 아주 소수의 DNA만을 가지게 되었습니다. 따라서 마이토콘드리아가 살아가는 데 필요로 하는 대부분의 단백질은 세포가 핵의 DNA 유전 정보를 통해 만들어서 마이토콘드리아에 공급해야 합니다.
- 둘째, 음식 섭취 후 장 흡수를 거쳐 혈액으로 운반된 6탄당 포도당을 세포가 흡수하여, 3탄당인 피루브산으로 분해한 뒤 마이토콘드리아에 공급하고, 코로 들이마신 산소를 적혈구가 운반해 오면 이것을 세포가 흡수하여 마이토콘드리아에 공급해 줍니다. 이것이 세포가 마이토콘드리아에 공급해 주는 ATP의 원료입니다.
- 셋째, 세포가 공급한 피루브산, 지방산, 아미노산을 마이토콘드리아가 받아 자신이 갖고 있는 9단계의 TCA 회로 장치를 돌리고, 공급받은 산소와 함께 태양 에너지에서 기원한 전자와 결합하여 ATP를 만들게 됩니다. 이 ATP 생성 최종 단계의 마지막에 필요한 것이 여러 효소입니다. 그런데 이 효소들은 일부분은 마이토콘드리아가 자체 유전자로 만들지만, 대부분은 세포핵 속의 유전 정보로 만들어서 마이토콘드리아에 공급해 주어야 합니다.
- 넷째, 마이토콘드리아는 알파 프로테오 박테리아의 흔적을 가지고 있으므로, 이중 막으로 둘러싸여 있습니다. 외막은 오래전 진핵 세포가 알파 프로테오 박테리아를 포획할 때 사용하던 진핵 세포의 세포막이고, 내막은 원래 마이토콘드리아 자신의 막입니다. 마이토콘드리아는 이렇게 내막과 외막으로 된 자신의 막 구조를 안정적으로 유지해야 세포핵과는 독립된 자신만의 DNA를 보호할 수 있고, 물질 이동과 에너지 생성이 가능합니다. 바로 이 막의 안정 유지와 복구를 위해 필요한 지질과 인지질을 세포가 제공해 줍니다.
- 다섯째, 세포는 마이토콘드리아로 칼슘(Ca^{2+}), 인산 등 다양한 이온과 대사 산물을 전달해 줍니다. 이것은 마이토콘드리아의 에너지 생성 속도 및 신호 전달 과정에 영향을 줍니다.

- 여섯째, 세포는 마이토콘드리아가 외부 환경의 스트레스로부터 안전하게 기능할 수 있도록, 자신의 안정적인 세포질 안에 마이토콘드리아가 살아가도록 장소를 제공합니다. 예를 들어, 세포는 항산화 물질(글루타티온 등)을 통해 활성 산소로 생긴 손상에서 마이토콘드리아를 보호합니다.

그러면 세포는 마이토콘드리아가 공급해 주는 ATP를 어디에 쓰는 것일까요?

ATP는 세포의 모든 주요 생명 활동에 필수적입니다. 인간이 생각하고 계획을 짜며, 손발을 움직이고, 심장이 뛰게 하고 숨 쉬고 소화를 시키는 등 모든 생명 활동은 바로 이 ATP가 공급되어야 가능해집니다. 그리고 성인은 하루에 무려 50kg 정도의 ATP가 필요한데 이것을 전부 마이토콘드리아가 공급해 주는 겁니다.

굉장하지요? 더욱 실감 나게 말씀드리면, ATP 공급이 안 되면 심장은 1분에서 2분이면 정지하고 뇌는 4분에서 5분이면 뇌사 상태가 되며 10분을 못 넘기고 죽게 됩니다. 마이토콘드리아도 우리 세포가 아니면 못 살지만, 우리도 마이토콘드리아가 없으면 살지 못합니다. 어쨌든 ATP는 인간뿐 아니라 지구상의 모든 다세포 생명체에게서 세포의 이동, 물질 교환, 합성, 신호 전달, 성장 및 복구와 같은 생명 유지 기능을 가능하게 하는 원동력입니다. 이처럼 ATP의 활용은 세포 생존과 생명체 전체의 기능 유지에 핵심적입니다.

- 첫째, 우리 몸의 모든 세포를 네트워크로 연결하여 관리하는 신경 세포는 전기 신호를 만들어야만 제 기능을 할 수 있습니다. 이를 위해 세포막에는 이온 펌프 장치가 있으며, ATP의 도움이 있어야만 세포막 안과 밖의 각종 이온을 이동시켜 전기 신호를 만들 수 있습니다. 또 신경 세포가 만드는 각종 신경 전달 물질들은 ATP의 지원이 있어야 다른 신경 세포로 전달이 됩니다.
- 둘째, 세포는 DNA의 유전 정보를 사용하여 수많은 단백질을 계속 만들어 내야만 살아갈 수 있습니다. 그런데 DNA는 마이토콘드리아가 ATP를 공급해 주어야만 만들어집니다. 세포막을 구성하는 지질과 다당류들도 ATP가 있어야만 만들어집니다.
- 셋째, 세포가 성장하려면 계속 분열해야만 하며, 이때도 ATP가 있어야 가능합니다. 분

열 후 성장에 필요한 각종 대사 과정을 활성화하는데도 ATP가 있어야 합니다. 세포끼리 서로 신호로 소통하려면 ATP가 있어야 합니다.
- 넷째, 근육이 수축하려면 ATP가 있어야 하며, 정자가 이동할 때도 ATP가 있어야 합니다.
- 다섯째, ATP는 일부가 열로 전환되며, 이는 생물의 체온 유지에 이바지합니다. 특히 갈색 지방 조직에서 생성되는 열은 갈색 지방 조직 세포 안에 공생하는 마이토콘드리아가 만든 ATP를 사용합니다.
- 여섯째, 세포는 ATP가 있어야 손상된 자기 DNA 복구 효소를 작동시키고, 손상된 세포 소기관 및 단백질을 재활용하여 사용할 수가 있습니다.

우리 세포와 마이토콘드리아 간의 이러한 공생 관계는 단순한 공생 관계가 아닙니다. 죽어도 같이 죽고, 살아도 같이 사는 위대한 공생 관계입니다. 세포가 건강하면 마이토콘드리아도 건강합니다. 하지만 세포가 병이 들고 노쇠해지면 마이토콘드리아도 병이 들고 노쇠해져서 서로의 질병과 노화가 가속됩니다. '마이토콘드리아 기능 장애와 노화'는 마이토콘드리아에 생긴 기능 장애가 수많은 인간 질병뿐만 아니라 노화 과정의 시작과 노화 가속에 이바지한다는 관점으로 설명해 드리는 것이 이번 장의 주제입니다. 그러나 공생이란 한 방향의 원인-결과 관계가 아닙니다. 이런 긴밀한 공생 관계를 이해해야만 마이토콘드리아를 중심으로 한 노화 치료법의 방향을 올바로 잡을 수 있습니다.

마이토콘드리아의 생김새와 기능들

마이토콘드리아는 1898년 생물학자 카를 벤다가 발견했습니다. 그는 자신이 발견한 소기관이 겉모양은 낱알을 닮고 내부 구조는 마치 실을 말아 놓은 것 같은 형태라 그리스어의 실(mitos)과 알갱이(chondros)를 결합하여 마이토콘드리아라는 이름을 붙였습니다.

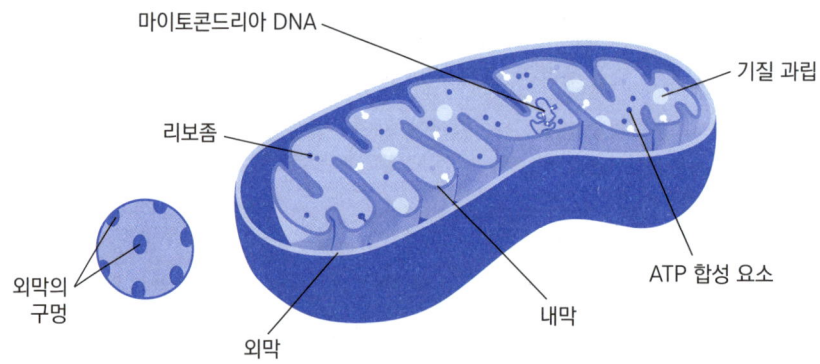

그림 3. 마이토콘드리아 구조 외막, 외막의 작은 구멍들, 주름처럼 접힌 내막, 마이토콘드리아 DNA, 리보솜, ATP 합성 효소

• **외막** 마이토콘드리아의 가장 바깥쪽 층으로, 매끄럽고 단단한 구조이면서, 작은 분자와 이온이 통과할 수 있는 작은 구멍들이 있습니다.

• **내막** 외막 안쪽에 있는 막으로 안으로 접힌 주름 모양입니다. 이것은 ATP를 만드는 효소 등 에너지 생산 장치들이 많이 들어가도록 표면적을 넓혀서 공간을 최적화하기 위한 구조이기 때문입니다.

• **막간 공간** 외막과 내막 사이의 공간인데, 내막에서 생성된 양성자(H+)를 저장하며, ATP 생산에 중요한 역할을 합니다. 이 공간에 저장된 양성자는 발전소의 댐에 저장된 물과 같습니다. 양성자들이 내막을 통과하는 것은 댐의 물이 터빈을 돌려 전기를 만드는 것과 같아 ATP 합성 효소를 가동해 에너지를 생성합니다.

• **기질** 내막 안쪽에 존재하는 젤과 같은 공간입니다. 이곳에는 첫째, 세포핵 DNA와는 별도로 복제 및 단백질 유전 정보 번역 작업을 하는 아주 작은 원형 모양의 DNA가 있고 둘째, 마이토콘드리아 DNA의 유전 정보 레시피를 이용하여 단백질을 만드는 리보솜이 있습니다. 따라서 기질은 포도당과 지방산 대사, 단백질 합성, 마이토콘드리아 DNA 복제 등 여러 생화학적 반응의 중심지입니다.

마이토콘드리아의 대사 기능들은 다음과 같습니다.

- **ATP 생성** 마이토콘드리아는 포도당, 지방산, 아미노산을 대사하여 ATP를 생산합니다. 그리고 동물, 식물, 곰팡이, 원생 생물, 세균과 같은 거의 모든 생물체는 ATP에 의존해서 살아갑니다. 탄수화물이 부족한 기아 상태에서는 간에서 생성된 케톤체를 이용하여 ATP를 공급합니다. 이는 주로 뇌와 근육 같은 조직에 ATP를 공급하는 데 중요한 역할을 합니다.

- **지방산 합성** 지방산 합성은 주로 세포질에서 이루어지지만, 마이토콘드리아도 자체적인 리포산과 긴 사슬 지방산을 합성하며, 이것은 ATP 생성에 필요한 효소 활성을 조절합니다.

- **아미노산 산화와 대사** 마이토콘드리아는 아미노산에서 대사 산물을 만들어서 근육 유지와 대사 조절에 중요한 역할을 수행합니다.

- **DNA와 RNA의 재료 합성** 특정 아미노산(세린, 글리신, 메티오닌)의 항상성을 유지하고 DNA와 RNA를 만드는 데 필수적인 뉴클레오타이드(퓨린, 피리미딘) 합성을 주도합니다.

- **산화 환원 균형을 유지** 산화 스트레스 방지와 세포의 정상적인 생리적 과정에 이바지합니다.

- **헴 합성** 헴은 마이토콘드리아와 세포질의 협력을 통해 만들어집니다. 그리고 산소와 결합할 수 있는 능력을 갖춘 철을 함유한 단백질입니다. 이 단백질은 적혈구에서는 산소를 나르는 헤모글로빈의 구성 성분이므로 문제가 생기면 산소 부족으로 빈혈, 피로감이 생깁니다. 또 ATP 생산 장치 중의 하나인 사이토크롬이라는 단백질의 구성 성분이기 때문에 헴에 문제가 생기면 마이토콘드리아에서 ATP가 제대로 생산되지 못합니다.

또한 마이토콘드리아에는 칼슘(Ca^{2+}) 조절 기능이 있습니다. 칼슘은 ATP 생성, 대사 활성화, 세포 사멸 과정에 관여하는 중요한 물질입니다. 그런데 마이토콘드리아는 세포질에 있는 칼슘 이온을 흡수도 하고 저장도 하며, 필요할 때는 다시 세포질로 방출도 할 수 있습니다. 이렇게 세포 내 칼슘 수치를 조절함으로써 세포의 항상성 유지 임무를 수행합니다. 그런데 이런 칼슘 조절 장치들이 고장 나서 마이토콘드리아에 너무 많은 칼슘이 쌓이면, 마이토콘드리아는 기능을 상실해 버립니다. 기능이 상실된 마이토콘드리아를 가지고 있는 세포도 사멸 과정을 거쳐 죽게 됩니다.

칼슘 조절 기능을 상실한 마이토콘드리아와 밀접한 관련이 있는 질병이 심혈관계 질환과 신경 퇴행성 질환이며, 칼슘 조절 기능을 회복시키는 것은 해당 질환의 주요 치료 전략입니다.

마이토콘드리아의 5가지 생존 시스템: 항산화, 시르투인, 미토파지, 분열과 융합, 이동, 증식

마이토콘드리아는 5가지 생존 시스템을 가졌습니다. 항산화 방어 시스템, 시르투인 방어 시스템, 미토파지, 분열과 융합, 이동, 증식인데요. 이것들이 어떤 의미인지 자세히 알아보도록 하겠습니다.

항산화 방어 시스템: 글루타티온

세포 안에서 생기는 활성 산소들은 다양한 경로에서 발생하지만, 마이토콘드리아가 가장 주요한 생성 장소입니다. 세포 전체 활성 산소 생성량의 약 90% 정도가 마이토콘드리아에서 만들어지는데요, 이것은 우리가 호흡으로 흡수한 산소의 대부분을 사용하는 장소가 마이토콘드리아이기 때문입니다.

진핵 세포는 마이토콘드리아와 공생하며 에너지를 얻었지만, 동시에 피해 갈 수 없는 활성 산소의 문제를 처음부터 알고 있었으므로 항산화 방어 시스템을 진화시켰습니다. 이것이 없다면 마이토콘드리아의 DNA는 손상되고 염증이 축적되어 세포가 죽게 됩니다. 항산화 방어 시스템 중 중요한 것이 마이토콘드리아의 글루타티온입니다. 이 단백질은 세포질에서 만들어지지만, 마이토콘드리아 안으로 운반되어서 ATP 생성 장치들과 마이토콘드리아 DNA를 보호합니다.

시르투인 방어 시스템: 활성 산소 감소, ATP 합성 관련 효소들의 활성

대표적인 장수 유전자인 시르투인은 인간에게서는 시르투인-1에서 7까지 총 7가지가 밝혀져 있습니다. 이 중 후성 유전학 편에서 설명해 드렸던 것은 시르투인-1입니다. 이 7가지 시르투인 유전자 중 3개(시르투인-3, 5, 7)가 마이토콘드리아 안에 자리 잡은 데는 다 이유가 있습니다. 물론 세포질에 있는 시르투인-1도, 마이토콘드리아 밖에 있지만 항산화 효소 활성 증가 및 마이토콘드리아 대사 조절 역할을 합니다. 시르투인-3은 활성 산소 생성을 줄이며, ATP 생성 효소에 붙은 아세틸기를 제거하여 ATP 생성을 증강시킵니다. 소식 같은 열량 제한 식사를 하면 시르투인-3의 활동이 늘어납니다. 시르투인-5는 ATP 합성 관련 효소들을 활성화하고, 활성 산소 생성도 줄입니다.

미토파지

자가 포식 편에서 설명해 드렸던 선택적 자가 포식의 한 형태입니다. 건강한 마이토콘드리아와 달리 손상된 마이토콘드리아에서는 다양한 손상 신호가 발생합니다. 따라서 망가진 마이토콘드리아만 포획하여 세포질의 쓰레기 재활용 공장인 리소좀에서 분해 처리할 수 있습니다. 미토파지 시스템은 마이토콘드리아의 품질 관리시스템이나 마찬가지입니다.

마이토콘드리아의 분열, 융합, 이동

마이토콘드리아는 모양, 크기, 분포를 수정하기 위해 유전적으로 조절된 프로그램에 따라 변화하는 능력을 갖추고 있습니다.

- **분열** 마이토콘드리아는 손상이 되면, 스스로 작은 단위로 쪼개져서 미토파지를 통해 제거되기 쉽게 됩니다. 이게 잘 안되면, 망가진 조각들이 축적되는 것이므로 폐 질환, 신경 퇴행성 질환의 발생 요인이 될 수 있습니다.

- **융합** 손상된 마이토콘드리아를 건강한 마이토콘드리아와 재결합시켜서, 손상으로 생기는 나쁜 영향을 줄입니다. 때로는 융합을 통해서 손상된 부위를 복구하고 더 크고 건강한 마이토콘드리아를 만들기도 합니다. 이 과정이 제대로 이루어지지 않으면, 망가진 조각들이 쌓이므로 폐 질환, 신경 퇴행성 질환 발생 요인이 될 수 있습니다.

- **이동** 우리 몸에 세균이 들어오거나 암세포가 생기면 면역 세포들이 발생 지점으로 모여듭니다. 같은 이치로, 마이토콘드리아도 자신을 필요로 하는 부위로 이동하는 능력이 있습니다. 이동할 필요성이 생기게 되면 자동차 엔진 역할을 하는 모터 단백질을 사용하여 세포 안에서 세포 골

격 필라멘트라고 하는 미세한 통로를 따라 전진 혹은 후진을 하며 움직일 수 있습니다. 놀랍지요? 더욱 놀라운 점은 다른 세포로도 이동할 수 있다는 것입니다. 주변에 스트레스를 많이 받는 세포가 있으면, 세포끼리 접촉하여 건강한 세포 속의 마이토콘드리아가 스트레스를 받는 세포 안으로 이동합니다.

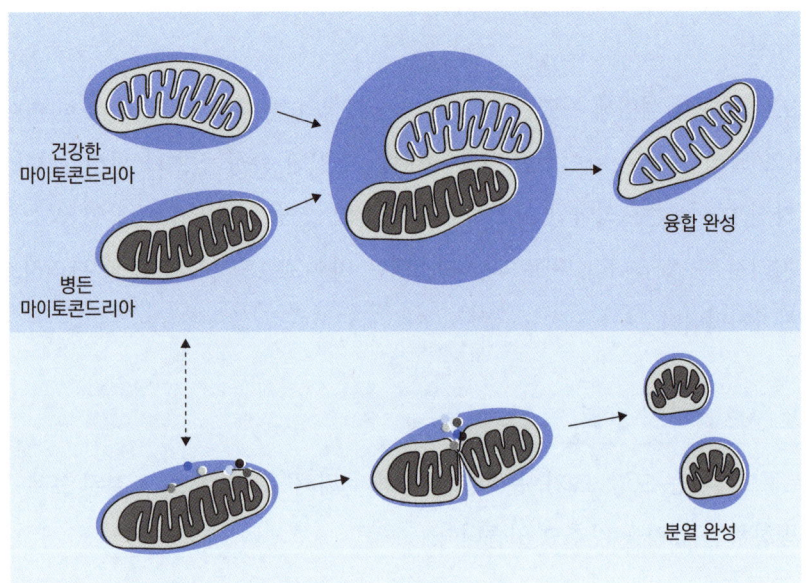

그림 4. 마이토콘드리아의 융합(위), 분열(아래)

마이토콘드리아의 증식

적혈구를 제외한 모든 세포에는 세포 1개당 평균 약 100~3,000개의 마이토콘드리아가 있습니다. 록펠러대학에서 제정한 '시인의 경지에 이른 과학자상The Scientist as a Poet'의 첫 번째 수상자인 토마스 루이스Lewis Thomas의 명저서인 '세포라는 대우주The Lives of a Cell'에 따르면, 성인 몸에서 수분을 뺀 건조 상태 몸무게의 무려 절반이 마이토콘드리아입니다.

그런데 세포마다 들어 있는 마이토콘드리아의 숫자는 일정한 것이 아닙니다. 숫자를 늘릴 필요성이 생기면, 새로운 마이토콘드리아가 만들어집니다. 마이토콘드리아를 늘려야 하는 상황인지는 세포핵에서 판단합니다. 만일 그럴 필요가 있다고 판단되면, 세포핵의 조절 단백질이 마이토콘드리아에 신호를 보냅니다. 그러면 마이토콘드리아 DNA가 복사되고 복제되어 숫자가 늘어나게 됩니다.

마이토콘드리아 기능 장애 시 노화와 질병이 생기는 이유

마이토콘드리아가 손상되면 세포에 과다한 면역 반응 유발

마이토콘드리아는 원래 세균이므로, 인간 세포와는 다른 세균의 특성을 보존하고 있습니다. 건강한 마이토콘드리아는 우리의 면역계를 자극하지 않지만, 손상된 마이토콘드리아 성분들은 세포질로 빠져나오므로 면역계를 자극하여 처리되도록 합니다. 또 바이러스 감염 시 항바이러스 물질인 인터페론의 생성을 촉진하기도 합니다.

- 예를 들면, 손상된 마이토콘드리아 DNA 특정 조각, 특정 펩타이드 성분, 마이토콘드리아의 내막을 구성하는 지질 성분인 카르디올리핀 등은 세균의 특성을 가지고 있으므로, 세포질로 나오면 염증 경보 장치가 켜져서 염증을 유발하고 선천 면역 반응이 활성화됩니다. 이것을 미토파지로 처리해 버리거나 적당하게 일어나면 괜찮지만, 지나치면 염증 반응이 심해져서 사멸 과정을 거쳐 세포가 죽게 됩니다.

마이토콘드리아 기능 장애의 최종 결과는 세포 죽음

• **세포 사멸(apoptosis)**   마이토콘드리아가 손상되면, 손상된 물질 일부가 세포질로 빠져나오게 됩니다. 그런 물질 중의 하나가 사이토크롬 c라고 하는 단백질입니다. 이 단백질은 건강한 마이토콘드리아에서는 세포질로 빠져나오지 않지만, 손상이 된 마이토콘드리아에서는 세포질로 빠져나올 수 있습니다. 마이토콘드리아 손상이 복구가 안 되고 계속되면, 빠져나오는 사이토크롬 c도 점차 늘어납니다. 문제는 사이토크롬 c가 단백질을 분해하는 효소인 카스파아제라는 효소를

활성화합니다. 이 때문에 세포 안에 있던 DNA를 포함한 단백질로 구성된 거의 모든 소기관이 분해되므로 세포가 죽습니다. 이렇게 죽은 세포는 대식 세포가 포획해서 분해 후 재활용됩니다. 이 과정은 주변 조직에 염증 반응이나 손상 없이 조용히 진행되므로 몸의 항상성을 유지하는 데 이바지합니다. 아무리 멀쩡하고 건강한 세포라도 그 안의 마이토콘드리아에 이상이 생기면 결국은 죽게 되므로, 마이토콘드리아가 스스로 주도하여 주변에는 아무런 문제가 없는 죽음으로 세포를 이끄는 것입니다.

• **세포 괴사(Necrosis)** 마이토콘드리아가 손상되는 과정에서, ATP 생산이 감소하면 세포가 에너지 고갈 상태에 빠집니다. 손상이 된 마이토콘드리아에서 활성 산소가 너무 많이 생기면, 마이토콘드리아 막을 망가뜨리고 세포질로 방출되어서 세포에 엄청난 염증을 일으킵니다. 망가진 마이토콘드리아 막으로 손상된 마이토콘드리아 성분들이 마구 빠져나오면 활성 산소들이 더 생기고 염증은 더 심해져서 세포가 죽게 됩니다. 염증이 심해져서 죽은 것이니 괴사라고 합니다. 괴사한 세포는 주변에 염증 물질을 방출하므로 주변도 전부 염증이 생기게 됩니다.

마이토콘드리아 기능 장애는 세포 노화의 주요 원인

마이토콘드리아의 기능 이상은 세포 노화(senescence)를 촉진하는 주요 요인 중 하나입니다. 마이토콘드리아에 이상이 생기면, 세포 내 에너지 대사, 산화 스트레스 조절, 신호 전달에 영향을 미쳐 세포가 노화되고 노화 관련 질환을 유발할 수 있습니다. 다음은 마이토콘드리아 변화가 세포 노화를 유발하는 주요 기전들입니다.

• **마이토콘드리아 DNA 손상과 후성 유전 변화** 마이토콘드리아 DNA는 손상에 매우 취약하며 돌연변이도 잘되는 데다가 복구 효율도 낮습니다. 따라서 시간이 지나면 점차 축적됩니다. 돌연변이가 생긴 마이토콘드리아 DNA를 많이 가진 생쥐는 다른 쥐보다 조기 노화 현상이 더 자주 나타납니다. 마이토콘드리아 DNA에도 후성 유전 변화로 메틸기가 붙으면 노화 속도에 영향을 줍니다.

• **활성 산소종 과다 생성** 활성 산소의 생성은 마이토콘드리아 DNA, ATP 생성 단백질, 미토파지의 산화적 손상을 초래합니다. 그러나 활성 산소는 나이로 생기는 스트레스에 대응하여 증식과 생존에 관여하는 신경 경로를 활성화하는 데 중요한 역할을 합니다. 따라서 활성 산소로 생긴 손상은 복구 능력을 초과할 정도로 과다하게 생성되었을 때 나쁘게 작용하는 것입니다. 이에 따라 마이토콘드리아 손상이 가속되고 더욱 늘어난 활성 산소가 세포 DNA에 손상을 계속 주어 세포 노화가 일찍 유발됩니다.

- **마이토콘드리아 동역학 이상** 마이토콘드리아는 끊임없이 융합과 분열을 반복하는 매우 복잡하고 역동적인 세포 소기관입니다. 마이토콘드리아의 분열과 융합 불균형이 지속되면 기능이 저하된 마이토콘드리아가 세포 안에 증가하여 세포 노화를 유발합니다. 분열과 융합 불균형 중 노화와 관련 있는 것은 분열의 증가입니다. 동물 연구에 따르면, 분열된 마이토콘드리아가 증가하면 세포 항상성과 신호 전달을 방해하며, 궁극적으로 노화를 초래합니다.

- **미토파지 장애** 미토파지는 수명을 연장하는 데 중요한 세포 과정입니다. 자가 포식 경로 이상으로 손상된 마이토콘드리아를 제거하지 못하면, 손상된 마이토콘드리아의 구성 조각들이 방출되어 세포 노화가 촉진됩니다. 또 노화된 세포는 자가 포식 기능이 떨어져 미토파지가 효율적으로 작동하지 못하므로 악순환이 계속됩니다. 동물 연구에서는 미토파지 장애가 장수와 밀접한 관련이 있음이 입증되었습니다. 또 미토파지를 회복시킨 쥐에게서는 신경 퇴행성 질환이 의미 있게 개선되었습니다.

- **ATP 생산 감소** ATP 부족은 세포의 대사 활동 저하 및 노화를 촉진합니다.

- **마이토콘드리아 신호 전달 이상** 손상된 마이토콘드리아가 방출하는 신호 질(예: 마이토콘드리아 DNA)은 세포핵으로 전달되어 세포가 성장을 정지시킵니다. 그 결과, 세포 노화를 야기합니다. 노화 세포로 변하게 만듭니다.

마이토콘드리아 기능 장애와 관련된 질병들

마이토콘드리아 기능 장애는 에너지 부족, 활성 산소의 과다 생성, 자가 포식 실패, 염증 유발 등으로 생겨납니다. 이 중 어떤 마이토콘드리아 경로가 손상되었느냐에 따라 생기는 질병이 다르므로, 치료법도 달라집니다.

- **심혈관계 질환** 활성 산소가 과다 생성되면 심장 조직 손상이 생기고, ATP 고갈로 심근 세포 기능이 줄어듭니다.

- **신경 퇴행성 질환(알츠하이머병, 파킨슨병 등)** 마이토콘드리아의 분열, 융합의 비정상과 자가 포식의 실패로 손상된 마이토콘드리아가 축적되는 것이 특징입니다. 물론 ATP가 부족해지고 활성 산소도 증가하여 염증과 신경 세포 죽음이 일어납니다.

- **패혈증** 세균이나 바이러스 감염으로 마이토콘드리아의 손상된 DNA 조각이나 활성 산소가 대량 방출되면, 염증성 사이토카인 폭풍이 생기고 여러 장기가 한꺼번에 망가집니다.

- **폐 질환(만성 폐쇄성 폐 질환, 폐섬유증 등)** 활성 산소 증가와 ATP 부족이 폐 조직 염증 및 섬유화를 촉진하며, 자가 포식 장애가 있는 마이토콘드리아가 축적됩니다.

- **대사 질환(비만, 당뇨병 등)** 마이토콘드리아의 에너지 대사 장애는 지방산 산화 및 포도당 대사 손상을 유발하고, 활성 산소 과잉과 염증 반응은 인슐린 저항성을 악화시켜 대사 질환을 일으킵니다.

- **근육 및 에너지 대사 관련 질환** 마이토콘드리아의 ATP 생산 장애가 근육 약화 및 피로를 유발하며, 산화에 따른 스트레스와 칼슘 조절 이상이 세포 손상을 가속합니다.

마이토콘드리아 기능 장애의 주요 원인들

마이토콘드리아 DNA는 핵 DNA보다 복구 메커니즘이 제한적이어서 여러 원인에 노출되면 손상에 더 취약합니다. 또 ATP 생산을 위해 필연적으로 활성 산소가 생기는 것도 특징입니다.

외적 요인 중에서 활성 산소의 생성을 촉진하는 주요인은 환경 오염, 자외선, 흡연, 과도한 운동 등입니다. 살충제, 중금속(수은, 납 등), 공해 물질 등은 마이토콘드리아 효소의 기능을 방해합니다. 마이토콘드리아는 에너지 대사를 위해 비타민 B군, 코엔자임 Q10, 마그네슘과 같은 미량 영양소가 필요합니다. 만일 이런 영양소가 부족하면 ATP 생성이 줄어듭니다. 마이토콘드리아는 수면 중에 회복과 재생이 촉진됩니다. 따라서 만성적인 수면 부족은 손상 복구를 방해합니다. 적당한 운동은 마이토콘드리아 생성을 촉진하지만, 과도한 운동은 손상을 유발할 수 있습니다.

내적 원인은 유전적, 생리적 또는 세포 내에서 발생하는 요인들로 마이토콘드리아의 구조와 기능을 직접적으로 훼손합니다. 마이토콘드리아 DNA는 핵 DNA보다 돌연변이에 민감하며, 이 중에는 유전되는 질환도 있습니다.

나이가 들수록 마이토콘드리아 수는 줄어들고 DNA 손상 축적과 ATP 생성 능력 저하가 진행됩니다. 특정 자가 면역 질환(예: 전신 홍반성 루푸스, 류머티즘 관절염 등)은 마이토콘드리아를 공격하는 항체를 생성합니다. 또 갑상샘 호르몬, 인슐린, 코르티솔의 불균형은 마이토콘드리아의 에너지 대사를 방해합니다.

마이토콘드리아 기능 장애의 진단법

마이토콘드리아 DNA 분석
- **검사 샘플** 혈액 또는 조직 샘플
- **검사 원리** 마이토콘드리아는 고유의 DNA를 가지고 있습니다. 차세대 염기 서열 분석을 통해 전체를 분석할 수도 있고, 중합 효소 연쇄 반응(PCR)을 사용하여 특정 유전자를 증폭하는 방식으로 돌연변이 분석도 가능합니다.
- **장점** 마이토콘드리아 관련 질환의 유전적 원인을 밝혀낼 수 있는 신뢰도 높은 검사입니다.
- **단점** 조직 샘플이 필요한 경우 침습적일 수 있습니다.
- **검사 시간 및 비용** 2~3주이고 30만 원 이상입니다.
- **실제 임상 사례** 만성 피로와 근육 약화를 호소한 35세 남자의 마이토콘드리아 DNA 분석을 시행한 결과, 특정 돌연변이가 발견되어 마이토콘드리아 근병증으로 진단되었습니다.

독일 막스 플랑크 진화인류학 연구소장 스반테 페보는 4만 년 된 뼛조각에서 나온 마이토콘드리아를 분석했습니다. 그리고 '멸종된 네안데르탈인과 현대 인류의 유전체 비교 분석' 업적을 남겨 2022년 노벨생리의학상을 받았습니다. 그의 연구는 고유전체학이라는 완전히 새로운 과학 분야를 탄생시켰으며, 현생 인류와 멸종된 네안데르탈인의 유전적 차이를 밝혀냈습니다. 이 연구는 네안데르탈인과 현대 인류 간의 유전적 차이가 면역 반응, 감염병 감수성, 대사 질환 등에 미치는 영향을 이해하는 데 이바지하였습니다. 일부 네안데르탈인 유전자 변이가 코로나 바이러스 중증 위험 증가와 관련됨을 알게 되었고, 특정 네안데르탈인 유전자 변이는 면역 반응을 강화하는 효과가 있다는 사실도 알게 되었습니다. 이는 마이토콘드리아 DNA를 통해서 인간의 적응과 질병의 진화적 원인을 이해하는 데 이바지한 획기적인 업적입니다.

호흡 사슬 효소 활성도 검사
- **검사 샘플** 근육 조직 또는 피부 섬유아세포
- **검사 원리** 마이토콘드리아의 호흡 사슬을 구성하는 각 효소의 활성도를 분광 광도법 또는 HPLC(고성능 액체 크로마토그래피)를 사용하여 측정합니다. 효소 활성이 저하되면 마이토콘드리아 기능 장애로 판단합니다.
- **장점** 마이토콘드리아의 기능적 상태를 직접 평가할 수 있고, 다양한 질환의 진단에 활용할 수 있습니다.
- **단점** 조직 생검이 필요하여 침습적이며, 전문적인 실험실이 필요합니다.

- **검사 시간 및 비용**   소요 시간은 약 1주일이고, 비용은 50만 원 이상입니다.
- **실제 임상 사례**   한 소아 환자가 발달 지연과 저혈당 증상을 보여 검사를 시행한 결과, 호흡 사슬 복합체의 결핍이 확인되어 마이토콘드리아 대사 장애로 진단되었습니다.

젖산 및 피루브산 비율 측정

- **검사 샘플**   혈액
- **검사 원리**   마이토콘드리아는 에너지를 생성하는 과정에서 젖산과 피루브산을 생성합니다. 젖산과 피루브산의 비율은 마이토콘드리아 대사 이상을 반영하는 중요한 지표입니다. 혈액 샘플에서 이 두 물질의 농도를 정밀하게 측정한 후, 비율을 계산합니다. 정상 범위에서 벗어나면 마이토콘드리아가 효율적으로 에너지를 생산하지 못한다는 신호일 수 있습니다. 이 과정은 대사 장애나 특정 질환을 조기에 발견하는 데 유용합니다.
- **장점**   비교적 간단하고 비침습적이며, 대사 장애를 조기에 감지할 수 있습니다.
- **단점**   특정 질환에 관한 진단 정확도가 낮을 수 있습니다. 결과에 영향을 미치는 외부 요인도 많습니다.
- **검사 시간 및 비용**   소요 시간은 12일, 비용은 수십만 원 이상입니다.
- **실제 임상 사례**   만성 두통과 피로를 호소하는 환자의 젖산과 피루브산 비율이 상승하여 마이토콘드리아 기능 장애를 발견하고 추가 검사를 통해 치료 방향을 설정했습니다.

산소 소비율 분석(Oxygen Consumption Rate)

- **검사 샘플**   생체 조직 또는 세포
- **검사 원리**   세포가 산소를 소비하여 에너지를 생성하는 속도를 측정합니다. 먼저 세포를 특정 환경에 배양한 뒤, 산소 소비량을 직접 측정하는 장치를 사용하여 진행됩니다. 형광 물질로 세포 내부의 산소 농도 변화를 시각적으로 확인할 수 있으며, 호흡 분석기는 세포가 소비한 산소의 양을 실시간으로 정밀하게 측정합니다. 이를 통해 마이토콘드리아가 얼마나 효율적으로 에너지를 생산하는지 평가합니다.
- **장점**   마이토콘드리아 대사의 실시간 평가가 가능합니다.
- **단점**   실험 장비가 고가이며, 전문 인력이 필요하고 임상 적용은 제한적입니다.
- **검사 시간 및 비용**   약 10만 원 이상
- **실제 임상 사례**   한 신경 퇴행성 질환 환자의 세포에서 산소 소비율 분석을 시행한 결과, 에너지 대사 효율이 낮음이 확인되었고, 이는 마이토콘드리아 기능 장애가 관련되어 있음을 시사합니다.

마이토콘드리아 막전위 측정(Membrane Potential Analysis)

- **검사 샘플**   세포 샘플
- **검사 원리**   마이토콘드리아의 막전위는 에너지를 생산하는 데 중요한 지표입니다. 그리고 마이토콘드리아 내외의 이온 농도 차이에 의해 형성됩니다. 이 막전위를 측정하기 위해 형광 염료(예: JC-1 또는 로다민 123)를 세포에 첨가합니다. 형광 염료는 마이토콘드리아의 막전위에 따라 색상이 변하는 특성이 있어, 형광 현미경이나 유세포 분석기를 통해 막전위 변화를 정량적으로 분석합니다. 예를 들어, 막전위가 낮아지면 염료의 색상 변화가 감소하게 되는데, 이는 마이토콘드리아 기능 저하를 의미할 수 있습니다.
- **장점**   비침습적이며 신속하며, 마이토콘드리아의 상태를 실시간으로 평가할 수 있습니다.
- **단점**   기술적 숙련도가 필요하고 검사 결과가 세포 손상이나 외부 요인의 영향을 받을 수 있습니다.
- **검사 시간 및 비용**   약 2~3시간, 비용은 20만 원 이상입니다.
- **실제 임상 사례**   암 환자의 종양 세포를 분석한 결과, 막전위가 비정상적으로 높게 나타났으며 이것은 마이토콘드리아 대사 조절에 이상이 있다는 의미입니다.

마이토콘드리아 활성 비약물 요법 2가지: 열량 제한과 운동

열량 제한은 영장류의 수명을 현저히 연장하고 암, 심혈관계 질환, 고혈압과 같은 만성 질환의 발생을 늦추는 노화 치료법입니다. 본 책에서 기술된 대부분의 주요 노화 현상을 개선하는 효과가 있으며, 열량 제한이 수명을 연장하는 주요 메커니즘에는 마이토콘드리아 기능 개선도 있습니다.

- 첫째, 마이토콘드리아의 생합성이 촉진되어 양이 늘어납니다. 동물 연구에서는 30%의 열량 제한 후 뇌, 심장, 간, 지방 조직에서 마이토콘드리아 증가가 확인되었고, 이것은 마이토콘드리아를 새로 합성하는 유전자 활동이 촉진되었기 때문입니다. 숫자가 늘어나므로 당연히 ATP 생성도 늘어납니다.
- 둘째, 장수 유전자인 시르투인-1을 활성화하여 마이토콘드리아 기능이 향상됩니다.

- 셋째, 다양한 조직에서 활성 산소의 생성량은 줄어들면서도 ATP 생성의 속도가 늘어납니다. 특히 뇌, 골격근, 갈색 지방 조직에서 이런 효과가 더 뚜렷합니다.

규칙적인 유산소 운동이나 고강도 인터벌 운동도 마이토콘드리아 기능을 크게 개선한다는 사실이 많은 연구에서 입증되었습니다.

- 첫째, 유산소 운동은 마이토콘드리아의 모든 작동 회로(TCA 회로, 전자 전달, ATP 합성)에 관여하는 효소들을 증가시켜서 ATP 생성을 늘립니다.
- 둘째, 마이토콘드리아의 양을 약 40~50%까지 증가시키면서 활성 산소 생성은 오히려 줄입니다.
- 셋째, 비정상적인 마이토콘드리아를 제거하는 미토파지를 촉진하여 건강한 마이토콘드리아로 교체시켜 줍니다.

구체적인 열량 제한 식이법과 운동법은 5장에서 설명해 드렸습니다. 열량 제한 식사법이나 규칙적인 운동은 상당한 생활 습관의 변화를 요구하지만, 장기 복용 시에 부작용이 생길 수 있는 약물 치료보다 안전하다는 점이 가장 큰 장점입니다.

마이토콘드리아 활성 약초들

마이토콘드리아 활성화 작용이 임상 연구에서 입증된 약초들을 말씀드리겠습니다.

- **홍경천** 히말라야, 유럽 및 아시아 고지대 산악 지역에 사는 돌나물과 식물입니다. 강력한 항산화, 항염 작용으로 마이토콘드리아 손상을 방지하고, 새로운 마이토콘드리아를 만들고 ATP 생성을 증가시킵니다. 이미 손상된 마이토콘드리아 기능은 회복시키며, 망가진 마이토콘드리아를 제거하는 미토파지 작용도 있습니다. 마지막으로 홍경천의 특기할 만한 효과는 스트레스 호르몬인 코르티솔을 감소시켜서 마이토콘드리아의 손상을 추가로 억제하는 작용입니다.

- **아슈와간다** 중앙아시아 건조한 지역에서 자생하는 식물입니다. 잎, 줄기, 열매도 약용하지만, 뿌리가 가장 중요합니다. 인도 인삼이라고 합니다. 산스크리트어로 아슈와간다는 '말의 냄새'라는 뜻인데요, 생뿌리에서 말의 냄새가 난다고 해서 붙여진 이름입니다.

아슈와간다는 강력한 항산화 작용을 하여 마이토콘드리아 손상을 막고, 새로운 마이토콘드리아를 만드는 유전자를 활성화합니다. 또한, 효소 활성 작용으로 ATP 생성을 늘려 줍니다.

- **인삼** 전 세계에서 매우 많이 팔리는 허브 중의 하나로 가공 절차에 따라 4가지 종류가 있습니다. 4년생 이하의 생인삼, 4~6년생 뿌리의 껍질을 제거 후 건조한 백삼, 6년생 뿌리를 수확 후 찌고 건조한 홍삼 그리고 발효 인삼입니다. 참고로 같은 속 인삼 중에는 미국 인삼(Panax quinquefoilus, American ginseng)도 있습니다.

진세노사이드는 에너지를 만드는 핵심 과정인 전자 전달계의 기능을 활성화하므로 ATP 생성이 늘어납니다. 손상된 마이토콘드리아를 제거하는 미토파지 신호를 활성화시켜서 건강한 마이토콘드리아 비율 또한 높힙니다. 강력한 항산화 작용으로 마이토콘드리아 손상을 방지하며 새로운 마이토콘드리아 생성이 촉진됩니다. 또 마이토콘드리아 기능 조절에 중요한 칼슘 이동을 조절해 주며 마이토콘드리아의 사멸을 억제해 줍니다.

- **황기** 콩과 여러해살이 식물의 뿌리입니다. 주산지는 중국, 내몽고, 시베리아 동부 지역이고 국내에서는 주로 재배합니다. 전통 의학에서 기력 회복과 장수를 얘기할 때 빠져서는 안 될 중요한 식물이며 실제 현대 의학 연구로도 증명이 되었습니다.

인삼이 기운을 북돋는 약초로 유명한 것은 마이토콘드리아 활성 작용 때문입니다. 반면에 황기는 너무 많이 망가진 마이토콘드리아를 자가 포식이라는 작용으로 제거해 버립니다. 망가진 마이토콘드리아 말고도, 세포 속 찌꺼기들도 같이 제거하며, 이것들을 또 재활용해서 새로운 것을 만드는 데 사용합니다. 조금 손상된 마이토콘드리아는 그 구조를 회복시키고, 마이토콘드리아 합성 단백질과 DNA 복제율을 증가시켜서 새로운 마이토콘드리아를 만들어 냅니다. 또한 마이토콘드리아 내막 기능을 유지·향상하여 에너지인 ATP 생성을 증가시켜 줍니다.

마이토콘드리아 활성 알약들

마이토콘드리아 표적 항산화제

일반적인 항산화제는 주로 세포질이나 세포막에서 작용하지만, 마이토콘드리아 표적 항산화제는 마이토콘드리아 내막에 선택적으로 축적되어 활성 산소를 효과적으로 제거하는 데 특화된 항산화제입니다.

- **미토Q(Mitoquinone)** 미토Q는 코엔자임 Q10의 유도체로, 마이토콘드리아 내막에 선택적으로 축적되어 활성형으로 계속 재활용되면서 마이토콘드리아의 활성 산소를 강력히 중화합니다. 이렇게 마이토콘드리아 내에서 반복적으로 활성 산소를 제거할 수 있는 특성을 가진 것을 촉매형 항산화제라고 합니다. 반면, 일반 항산화제는 일회성으로 작용하며, 활성 산소를 제거한 후에는 소모되어 더 이상 기능하지 못합니다.

마이토콘드리아에서 과도하게 생성된 활성 산소는 노화 관련 혈관 기능 장애의 주요 원인입니다. 45세 이상의 중장년 남성 23명에게 미토Q 80mg을 1번만 복용하고도 1시간 후에 혈관 내피 기능이 향상되었습니다. 이번에는 혈관 내피 기능이 저하된 노인 20명에게 6주 동안 미토Q(20mg/일)를 복용토록 하였는데, 팔 동맥의 확장 능력이 42%나 증가했습니다.

미토Q는 심혈관 기능도 개선합니다. 중등도 강도의 자전거 운동과 함께 6주간 미토Q(20mg/일)를 복용한 52세 남성으로 구성된 그룹이 운동만 한 같은 조건의 그룹보다 수축기 및 이완기 혈압이 감소했고, 심장 초음파상에서 심장 기능 지표의 개선이 의미 있게 나타났습니다.

미토Q는 운동 능력을 향상하며, 과다한 운동으로 생긴 부작용도 감소시켜 줍니다. 평균 나이 44세의 23명이 10일간 MitoQ(20mg/하루) 복용 후, 근력의 최대 힘이 증가했습니다. 이 연구에서는 근육 조직 검사까지 시행했는데 미토Q 복용 그룹의 골격근에서 마이토콘드리아 증식과 관련된 단백질이 증가했습니다.

고강도 운동은 골격근의 마이토콘드리아 DNA에 손상을 유발합니다. 24명의 건강한 남성 참가자에게 최대 심박수의 90~95% 강도로 4분 × 4세트의 운동을 하도록 하고, 21일간 운동 하기 1시간 전에 MitoQ 20mg을 복용하도록 하였습니다. 그 결과 미토Q를 복용한 그룹에서만 근육 조직과 혈액 속 림프구의 생긴 마이토콘드리아 DNA 손상이 줄어들었습니다.

코로나 바이러스 등에 관한 예방 효과도 있습니다. 미토Q 20mg을 14일간 복용한 군에서는 40명 중 12명(30%)이 SARS-CoV-2에 감염되었지만, 대조군에서는 40명 중 30명(75%)이 감염되었습니다.

이 외에도 만성 신장 질환 상태 개선, C형 간염에도 긍정적 효과를 보였으나, 파킨슨병의 신경 퇴행을 늦추는 데는 실패했습니다. 대부분의 임상 연구에서 사용된 하루 20mg은 부작용이 거의 없었으며, 고용량인 100~160mg의 미토 Q를 건강한 성인 32명에 투여한 경우에도 부작용은 관찰되지 않았습니다.

- **이데베논(idebenone)** 코엔자임 Q10(CoQ10)의 합성 유도체로 항산화 및 마이토콘드리아 기능 개선 효과를 지닌 약물입니다. 마이토콘드리아에서 발생하는 활성 산소를 제거하여 산화적 손상을 줄이고, 마이토콘드리아 기능 향상으로 ATP 생성을 촉진해 줍니다. 지용성이라 뇌로 침투할 수 있으며, 신경 세포 내 칼슘 조절, 신경 전달 신호 개선 효과가 있어 주로 뇌와 신경계 문제 시에 사용됩니다. 특히 유전성 시신경 병증, 프리드리히 운동 실조증 등과 같은 신경계 질환에서 임상적 유효성이 입증되었습니다. 근이영양증 치료제로서의 가능성도 보고되었습니다.

이데베논의 효과는 특정 질환을 대상으로 한 연구 결과이므로 일반적인 마이토콘드리아 활성 목적의 복용량에 관해서는 명확한 지침이 없습니다. 따라서 이데베논 보충제를 복용하기 전에 전문의와 상담하여 개인에게 적합한 용량과 복용법을 결정하는 것이 중요합니다.

- **미토 비타민 E(Mitovitamin E)** 마이토콘드리아 막을 통과할 수 있도록 비타민 E에 양이온 물질을 결합하여 만든 비타민 E 유도체입니다. 일반적으로 비타민 E는 강력한 항산화제로 세포막을 보호하는 역할을 하지만, 미토 비타민 E는 마이토콘드리아 내에서 산화 스트레스를 직접적으로 억제하여 에너지 대사와 세포 기능을 최적화합니다. 최근 노화, 만성 질환, 대사 질환 등에 관한 예방 및 치료제로 주목받고 있지만, 아직 임상 연구는 부족합니다.

- **미토 템포(MitoTEMPO)** 마이토콘드리아에 특이적으로 작용하는 항산화제로, 마이토콘드리아 내에서 생성되는 슈퍼 과산화물$_{superoxide}$을 선택적으로 제거합니다. 항산화제인 피페리딘 니트록사이드와 지용성 양이온을 결합하여 마이토콘드리아로 침투할 수 있게 만든 약물이라 미토 템포라고 합니다. 동물 연구에서는 특히 급성 간 손상에 관한 보호 효과가 보고되었으나 임상 연구는 아직 제한적입니다.

- **안구 건조증에 사용하는 플라스토퀴논 데실-트리페닐포스포늄 브로마이드(SkQ1)** SkQ1은 마이토콘드리아 막에 침투되어 내부 층에 천 배 이상 축적되는 항산화제이며, 점안액용으로 사용됩니다. 안구 건조증 환자 91명 대상으로 29일 투여한 연구와 240명 환자 대상으로 6주간 사용한 연구에서 모두 눈물막 안정성을 향상하고 각막 손상을 줄이는 등 각막의 기능 상태를 유의미하게 개선했습니다. 또한 주 증상인 건조감, 화끈거림, 이물감, 시야 흐림 등의 증상도 완화되었습니다.

마이토콘드리아 내막 안정제: 엘라미프레타이드(elamipretide)

마이토콘드리아 내막의 주요 인지질인 카르디올리핀$_{cardiolipin}$에 선택적으로 결합하여 마이토콘드리아의 구조와 기능을 안정화합니다. 내막이 안정된 마이토콘드리아는 ATP 생성 효율이 높아지고 활성 산소 생성도 억제됩니다. 또 마이토콘드리아 융합을 촉진하기도 합니다. 원발성 마이토콘드리아 근병증 같은 마이토콘드리아 질환에서 치료적 잠재력이 보고되었으며, 추가적인 대규모 임상 연구가 필요한 상태입니다. 또 마이토콘드리아 막의 주요 성분인 카르디올리핀 합성에 관여하는 유전자의 돌연변이로 발생하는 드문 유전 질환인 바스Barth 증후군 임상 시험에서도 긍정적 결과를 보였습니다.

마이토콘드리아의 에너지 생산 조절제: 피오글리타존(pioglitazone)

세포 안 핵에는 세포가 에너지를 생성하고 저장하는 방법을 결정하는 일종의 '스위치' 역할을 하는 페르옥시솜 증식체 활성화 수용체(PPAR)라는 단백질이 있습니다. 이 단백질은 마이토콘드리아와 상호 작용하여 마이토콘드리아의 에너지 생산을 조절하고, 산화 스트레스를 완화하며, 생합성을 촉진하는 역할을 합니다. 대표적인 약물이 피오글리타존pioglitazone이며, 현재 인슐린 저항성을 개선해 제2형 당뇨병 치료에 사용되고 있습니다. 국내에서 사용되는 상품명은 액토스정, 피오글리타존정, 피오맥스정, 팩토스정, 피오글정입니다.

미토파지 활성제: 유로리틴 A(Urolithin A)

석류의 씨와 과육에 함유된 엘라그산과 엘라기타닌이 장내 미생물로 대사되어 생성되는 화합물입니다. 오래되고 기능이 저하된 마이토콘드리아를 제거하는 미토파지 활성 작용이 있습니다. 근육 기능을 향상하며, 노인의 마이토콘드리아 합성을 촉진하는 작용도 보고되었습니다.

40세에서 64세 사이의 중년 성인 88명이 4개월 동안 매일 유로리틴 A 보충제인 '미토퓨어'를 섭취한 경우, 근력이 평균 12% 향상되었으며, 마이토콘드리아 기능 지표에서도 유의미한 개선이 관찰되었습니다. 또 65~90세 성인 66명을 대상으로 한 연구에서는 유로리틴 A 1,000mg을 매일 4개월간 복용한 그룹의 손과 다리 근육 지구력이 유의미하게 개선되었습니다.

마이토콘드리아 기능 개선 보충제: L-카르니틴

마이토콘드리아 내에서 지방산 대사와 에너지 생산에 중요한 역할을 하는 물질입니다. 지방산을 마이토콘드리아 내로 운반하여 산화를 통해 에너지를 생성하는 데 도움을 주는 물질입니다. 우리 몸의 뇌, 간, 신장에서 만들어지는 물질인데, 나이가 들수록 체내 합성 능력이 감소하여 약 20~30%까지 줄어들 수 있습니다. 따라서 고령자에게는 외부 보충이 권장되기도 합니다. 실제 노화된 남성과 고령자를 대상으로 한 임상 연구에서도 긍정적 효과가 확인되었습니다. 또 다른 연구에서는 노인뿐 아니라, 젊은 나이에서도 35일 이상 보충을 한 경우에는 근육의 회복을 더 빠르게 개선하고 피로를 줄이는 효과가 나타났습니다. 이는 카르니틴 보충이 성별과 나이에 관계없이 유익하다는 것을 보여 줍니다.

열량 제한 효과를 발휘하는 특정 화합물들

메트포르민, 레스베라트롤, 라파마이신, NAD+ 전구체인 니코틴아마이드 모노뉴클레오타이드(NMN) 보충은 전부 마이토콘드리아 활성을 포함한 열량 제한 식이 때 나타나는 다양한 노화 치료 및 장수 효과를 발휘하는 중요한 약들입니다. 이들 모두 중요하므로, 다른 장에서 구체적으로 설명해 드리도록 하겠습니다.

마이토콘드리아를 이식하는 항노화 및 질병 치료

마이토콘드리아는 필요시에 세포 간 이동을 하는 특성도 있음을 설명해 드린 바 있습니다. 가까운 거리에 있는 세포 사이에 나노 튜브를 통해서 다른 세포로 이동할 수 있습니다. 멀리 떨어진 세포로 이동할 때는 마이토콘드리아를 작은 주머니에 포장하여 혈관으로 방출할 수도 있습니다. 밀접한 세포에서는 연결 단백질로 만들어진 구멍을 통해 다른 세포로 마이토콘드리아가 이동할 수 있습니다. 이런 마이토콘드리아의 이동 특성을 이용한 것이 마이토콘드리아 이식입니다.

　최근 몇 년간, 자가 마이토콘드리아 이식은 특히 대사, 신경계, 심장 질환 치료에서 치료적 효과를 입증했습니다. 토끼의 건강한 심장 조직에서 세포 분쇄와 원심 분리 같은 기술을 사용하여 분리한 마이토콘드리아를 허혈이 생긴 심근 부위에 주입하자, 심근 괴사가 현저히 줄어들고 심장 기능이 크게 개선되었습니다. 돼지 모델에서도 자가 마이토콘드리아의 1회 및 연속 이식 후 모두 심근경색 크기가 현저히 줄어들었습니다. 2023년 연구에서는 심정지 후 즉시 마이토콘드리아 이식 시 생존율이 크게 향상되었음이 보고되었었습니다.

　심장 개선 외에도 마이토콘드리아 이식의 치료적 잠재력은 다른 장기에서도 확인되었습니다. 지방간 질환 모델에게 마이토콘드리아를 주입하자 간세포 기능이 회복되었으며, 폐 질환 모델에게서도 폐 기능이 개선되었습니다.

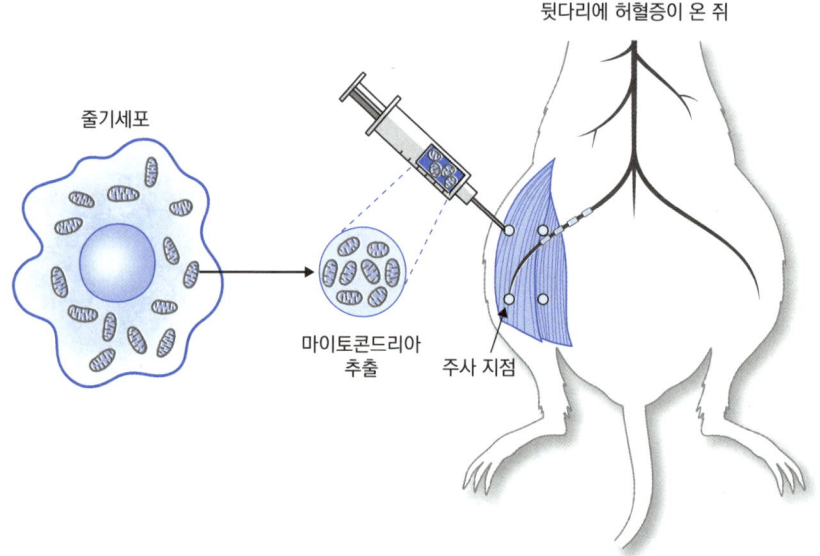

그림 5. 줄기세포에서 마이토콘드리아만 추출한 후 허혈증이 온 근육에 주사

동물 모델 외에도 마이토콘드리아 이식은 인간 임상 연구에서도 효과가 확인되었습니다. 첫 임상 적용은 2017년에 이루어졌으며, 건강한 골격근에서 채취한 건강한 자가 마이토콘드리아를 허혈성 심근 기능 장애를 겪는 5명의 소아 환자에게 주입했습니다. 수술 후, 환자 중 누구도 부정맥을 겪지 않았으며, 5명 중 4명의 심장 기능이 개선되었습니다. 이후 2020년, 동일한 연구 그룹은 더 많은 소아 환자를 대상으로 한 연구에서 자가 마이토콘드리아 이식의 성공을 보고했습니다.

노화된 마이토콘드리아를 건강하고 돌연변이가 없는 마이토콘드리아로 대체하는 것은 획기적인 항노화 치료법이 될 가능성이 있습니다. 실제 젊은 쥐에게서 분리한 건강한 마이토콘드리아를 노화된 쥐의 정맥에 주사한 후 뚜렷한 변화가 나타났습니다. 활성 산소 생성이 줄어들고 ATP 함량이 많이 증가했으며, 대사 개선뿐만 아니라 학습 및 기억 능력, 운동 능력이 모두 좋아졌습니다.

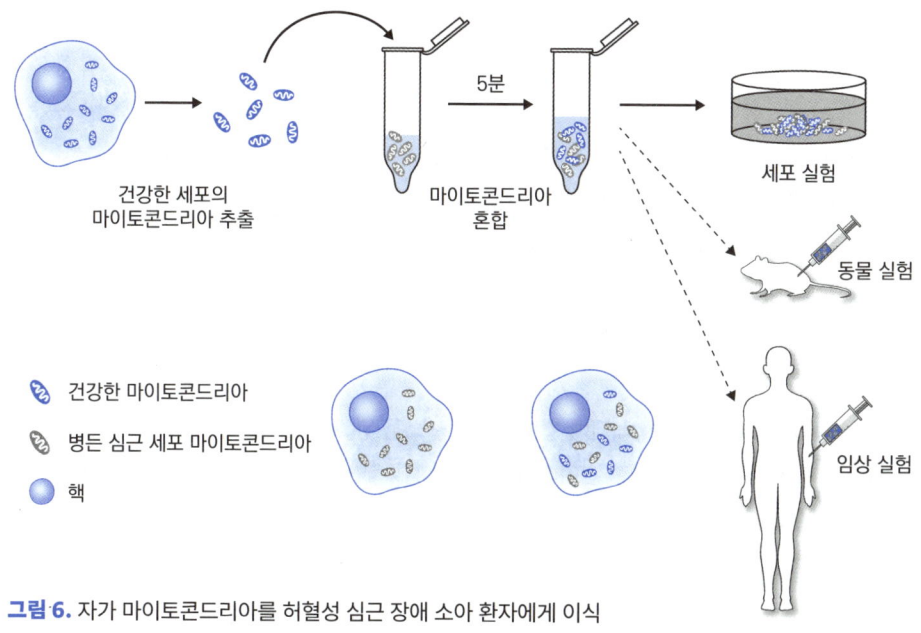

그림 6. 자가 마이토콘드리아를 허혈성 심근 장애 소아 환자에게 이식

주요 약초, 알약들의
권장량, 복용법, 부작용 및 주의 사항

마이토콘드리아 활성화를 위해 할 수 있는 일 중에는 약초차 요법과 보조제 섭취도 있습니다. 어떤 것들이 있는지 함께 알아보겠습니다.

홍경천차

- **하루 권장량과 복용법** 물 1리터에 건조 뿌리 5~15g을 넣고 100분 정도 달이면 하루 분량입니다. 5g부터 시작하는 게 좋습니다. 식사와 관계없이 하루 2회 차처럼 드시면 됩니다.

- **부작용과 주의 사항** 알레르기가 나타나면 복용을 일단 중단하고 심하면 병원에 방문하세요. 자극 증상으로 불면증이 생길 수 있으므로 자기 전에는 마시지 않습니다. 초조, 흥분, 두통, 어지러움, 구강 건조 증상이 생기면 일단 중단 후, 소량으로 재시작하시고 혈당 강하 작용이 있으므로 저혈당 증상 시 일단 중단합니다. 주의점으로, 임산부, 수유 시는 아직 안정성 자료가 부족하므로

피하고, 정신 건강 장애(예: 불안 또는 양극성 장애), 심혈관계 질환 또는 자가 면역 장애 등 기존 질병이 있다면, 사전에 의사와 상의합니다. 약물 중 특히 항우울제의 효과를 향상해 부작용이 증가할 수 있습니다. 특히 신경계 세로토닌의 과활성으로 정신 상태 변화와 자율 신경 과다 및 신경 근육의 이상 증상을 보이는 세로토닌 증후군이 발생할 수 있음을 알고 있어야 하며, 이런 경우 일단 중단하셔야 합니다. 혈압, 혈당 수치에 영향을 미칠 수 있으므로 혈압약, 당뇨약을 복용하고 있다면 주의를 요합니다. 복용 중 혈압과 혈당을 점검하시고 불면증을 예방하기 위해, 저녁보다는 아침과 이른 오후에 복용하는 게 좋습니다.

아슈와간다 약초차

- **하루 권장량과 복용법** 물 1리터에 건조 뿌리 2~6g을 넣고 100분 정도 달이면 하루 분량입니다. 10g까지 사용 시에도 안전한 편이지만, 2g부터 시작하는 게 좋습니다. 식사와 관계없이 하루 2회 차처럼 드시면 됩니다. 항스트레스 효과를 위해 저녁보다는 오전이나 이른 오후 시간 복용을 권장합니다.

- **부작용과 주의 사항** 위장 문제가 생겼을 때는 복용 2~3일 중단 후 다시 소량으로 시작하고, 알레르기가 나타나면 복용을 일단 중단하고 심하면 병원에 방문합니다. 불면증 개선 효과가 있으므로 당연히 졸린 증상이 생길 수가 있습니다. 이때는 복용량을 줄이면 됩니다. 혈당 강하 작용이 있으므로 저혈당 증상이 나타나면 복용을 중단하세요. 부정맥이나 저혈압, 호흡 장애 같은 증상이 나타나도 복용을 멈추어야 합니다. 임산부, 수유 시에는 아직 안정성 자료가 부족하므로 피하고, 면역계를 자극할 수 있으므로, 자가 면역 질환(류머티즘, 루푸스 등)이 있는 경우는 의사와 상의합니다. 또 면역 억제제, 수면제, 갑상샘약, 당뇨약, 고혈압 약 복용 시에는 주치의가 알고 있어야 합니다.

인삼 약초차

- **하루 권장량과 복용법** 생수 1리터에 건조 인삼 절편 3~10g을 넣고 100분 정도 달인 후, 매일 차처럼 마십니다. 건조 절편의 일반 용량은 3~10g이지만 최대 30g까지 사용합니다.

- **부작용과 주의 사항** 일시적인 맥박수 증가, 소화기 장애, 변비, 신경과민, 흥분 증상이 나타나면 2~3일 중단 후 다시 소량으로 시작하고, 불면증이 있으신 분은 취침 전에는 복용 금지입니다. 고혈압을 많이 걱정하시는데요, 실제 대부분의 임상 연구에서는 혈압이 의미 있게 높아진 예는 없었습니다. 하지만 고혈압 환자는 혈압을 점검하는 게 좋습니다. 호르몬 변화는 아주 드물지만, 생

리 주기 변화나 유방 압통이 생길 수 있으며, 2~3일 중단 후 다시 소량으로 시작하면 됩니다. 알레르기가 생기면 즉시 중단, 심하면 병원에 방문합니다. 항혈소판제, 항응고제, 항우울제, 항당뇨제 복용하고 있다면, 반드시 사전에 주치의와 상의하는 편이 좋습니다.

황기 약초차

• **하루 권장량과 복용법** 물 1리터에 건조 뿌리 15~30g을 넣고 100분 정도 달인 후에 하루 2~3회 차처럼 마십니다. 공복이나 식간에 마시면 흡수가 더 잘됩니다. 가능한 한 소량으로 시작해서 차차 증량해야 합니다.

• **부작용과 주의 사항** 위장 문제(설사, 복통)는 복용 2~3일 중단 후 다시 소량으로 시작하시고, 알레르기가 나타나면 복용을 일단 중단하고 심하면 병원에 방문하세요. 어지러운 증상이 있으면 양을 줄입니다. 임신 중이거나 수유하고 있다면, 아직 안정성 자료가 부족하므로 피하고, 면역계를 자극할 수 있으므로 자가 면역 질환(류머티즘, 루푸스 등)이 있는 경우는 의사와 상의합니다. 또 면역 억제제, 당뇨약, 고혈압 약 복용 시에도 의사와 상의하시는 편이 좋습니다.

미토Q

• **하루 권장량과 복용법** 미토Q의 일반적인 권장 복용량은 하루 1회, 5mg에서 10mg입니다. 임상 연구에서는 하루 20mg을 사용한 연구도 많아서 20mg을 복용하기도 합니다. 매일 같은 시간에 섭취하는 것이 좋습니다. 식사와 함께 또는 식후에 복용하면 위장의 부담을 줄일 수 있습니다.

• **부작용과 주의 사항** 미토Q는 일반적으로 안전한 것으로 알려져 있으나, 메스꺼움, 복통, 설사 등의 증상이 드물게 보고되었습니다. 그럴 때는 2일에서 3일 정도 복용을 중단했다가 다시 소량으로 시작하면 됩니다. 알레르기가 나타나면 복용을 일단 중단하고 심하면 병원에 방문합니다. 간 또는 신장에 기저 질환이 있는 분들은 복용 전에 전문의와 상담하기를 바랍니다. 임신 및 수유 중인 분들은 안전성에 관한 충분한 연구가 없으므로 피하는 게 좋습니다.

• **대표 제품**
미토Q: 제품마다 1캡슐에 5mg, 10mg, 20mg 제품이 있습니다.

유로리틴 A(Urolithin A)

• **하루 권장량 및 복용법** 하루 250mg에서 500mg 범위에서 섭취하며, 임상 연구에서는 1,000mg까지도 사용하였습니다. 지방이 포함된 식사와 함께 복용하면 흡수율이 높아집니다.

- **부작용과 주의 사항** 현재까지 안전성과 잠재적인 부작용에 관한 연구는 제한적입니다. 일부 개인은 위장 불편감, 설사 또는 배변 습관 변화와 같은 부작용을 경험할 수 있습니다. 유로리틴 A는 간에서의 약물 대사에 영향을 미칠 수 있으므로, 현재 다른 약물을 복용 중이면 보충제 사용 전에 의료 전문가와 상담하는 것이 중요합니다. 알레르기 증상이 나타난다면, 즉시 중단하고 심하면 병원에 방문합니다. 임신 및 수유 중 사용은 안전성에 관한 정보가 제한적이므로, 사용 전에 의료 전문가와 상담해야 합니다.

- **대표제품**
  - 미토퓨어 타임라인 뉴트리션: 마이토콘드리아 건강에 중점을 둔 선도적인 브랜드로, 최초의 임상 테스트를 거친 유로리틴 A 보충제입니다.
  - 엘리시움 헬스 유로리틴 A: 고품질의 보충제
  - 트루 니아겐 유로리틴 A: NAD+ 전구체와 유로리틴 A를 결합한 제품

L-카르니틴

- **하루 권장량 및 복용법** 일반적으로 성인의 경우 하루 500mg에서 2,000mg의 L-카르니틴 섭취가 권장됩니다. 운동 성능 향상을 목적으로 할 경우, 운동 전 30분에서 1시간 전에 1,000mg에서 2,000mg을 복용하는 것이 일반적입니다. 일상적 건강 증진을 위해서는 매일 아침 500mg에서 1,000mg을 복용하는 것이 좋습니다. 식사와 함께 섭취하면 흡수율이 높아집니다. 특히, 탄수화물과 함께 섭취하면 효과적입니다. 식사와 함께 복용하면 위장 장애가 적습니다.

- **부작용과 주의 사항** 일반적으로 하루 2g 이하의 L-카르니틴 복용은 부작용이 없지만, 과다 섭취 시 메스꺼움, 헛배부름, 설사, 복통 등과 같은 소화기 문제가 발생할 수 있으며, 2~3일 정도 중단 후 소량으로 다시 시작하면 됩니다. 기저 질환이 있거나 다른 약물을 복용 중이라면, L-카르니틴을 섭취하기 전에 의사와 상담하세요. 특히, 심장 질환, 고혈압, 당뇨병을 앓고 있는 환자라면 주의가 필요합니다. 임산부와 모유 수유 중인 여성은 L-카르니틴을 복용하기 전에 반드시 의사와 상의해야 합니다.

- **대표 제품**
  - Doctor's Best L-카르니틴: 고품질의 L-카르니틴을 함유한 베지테리언 캡슐
  - 뉴트리코스트 L-카르니틴 타르트레이트 1,000mg 캡슐: 고용량의 L-카르니틴을 함유한 제품
  - 슬림 플래닛 엘카르니틴 2000mg 엑서사이즈: 국내에서 판매되는 순수 100% 카르니틴 성분

최근 연구 과제들의 동향과 전망

현재까지 마이토콘드리아 치료법에 따른 노화 치료는 동물 실험 단계이거나 초기 임상 연구 단계입니다. 이 중 임상 적용 단계에 있는 치료법은 마이토콘드리아 표적 항산화제입니다. 뇌졸중 및 근위축성 측삭 경화증에서는 FDA 승인을 받은 약물도 있습니다. 또 파킨슨병, 알츠하이머병, 동맥 경화증, 만성 심부전, 당뇨병 등 다양한 질환에서 임상 연구 중입니다. 천연물 성분의 항산화제 외에, 엘라미프레타이드(SS-31), 세륨 산화물 나노 입자 등의 잠재적 합성 항산화제도 연구 중입니다.

미토파지 강화 치료의 경우, 현재까지의 연구 결과에 따르면 수명을 연장하는 데 중요한 치료법으로 보입니다. 노화에서 미토파지의 역할이 계속 규명됨에 따라, 미토파지 강화법은 건강한 노화를 촉진하고 나이와 관련된 질병의 영향을 완화할 수 있는 잠재적 치료 목표로 주목받고 있습니다. 마이토콘드리아 분열 억제제도 파킨슨병 같은 신경 퇴행성 질환 치료 효과를 보였으며 계속 연구가 필요합니다.

마이토콘드리아 생체 에너지와 대사 항상성에 간여하는 각종 단백질을 조절하는 약물들도 긍정적 결과가 확인되었으며, 임상 연구가 진행 중입니다. 마이토콘드리아 복제를 촉진하는 마이토콘드리아 생합성 증강 약물들도 장수와 건강 수명 연장 가능성을 보여 주고 있습니다. 나이가 들면서 감소하는 물질 중 마이토콘드리아 DNA에서 만들어지는 미세 단백질인 휴머닌의 유사체 투여도 항노화 치료법 가능성이 있어 연구 중입니다.

자신의 건강한 마이토콘드리아를 채취하여, 병든 조직에 주입하는 자가 마이토콘드리아 이식도, 채취한 마이토콘드리아를 생명공학적으로 처리하여 재투입하는 연구도 진행 중입니다.

마이토콘드리아 기능 장애는 노화 및 노화 관련 대사 질환의 중요한 유발 요인으로 확인되었습니다. 그러나 마이토콘드리아 기능 장애, 노화 및 노화 관련 질환 간의 상호 관계와 그 작용 기전을 규명하여 항노화 치료를 위한 새로운 표적을 발견하기 위해서는 더 많은 연구가 필요합니다.

8장

나이가 들면 급격히 감소하는 NAD+의 보충

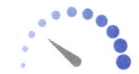

NAD+란?
400개 이상의 반응에 필요한 조효소

니코틴아마이드 아데닌 다이뉴클레오타이드(NAD+)는, 비타민에서 유래된 유기물입니다. NAD+는 체내에서 만들어지고 작용하는 조효소이며, 전자를 받아들이고 전달하는 일을 합니다. 우리 몸의 거의 모든 대사 과정에는 에너지가 있어야 하는데, 그래야만 단계마다 무언가 새로운 것이 만들어지면서 다음 단계 반응으로 진행이 됩니다. 이 에너지는 이동하는 전자에서 생긴 에너지를 사용합니다. 인간의 일상에 없으면 안 되는 전기 에너지도 이동하는 전자에서 생기는 것입니다.

지구상에 존재하는 전자가 가진 에너지의 기원은 태양 에너지입니다. 태양 에너지를 품은 전자를 이동시키려면 운반체가 있어야 하는데, 가장 대표적인 운반체가 바로 NAD+입니다. 항상 전자를 받아들여서 운반할 준비를 하는 NAD+는 세포 내에서 무려 약 400~500개 이상의 생화학 반응에 필요한 물질입니다. 수많은 화학 반응의 반응물 또는 생성물로 작용하는 물과 거의 모든 세포 기능에서 필수적으로 작용하는 ATP를 제외하면, 아마도 NAD+가 그다음으로 많은 반응에 관여한다고 볼 수 있습니다. NAD+의 수백 가지 관여하는 역할 중에서 가장 중요한 역할 2가지만 꼽으라면 다음과 같습니다.

- 첫째, 세포와 마이토콘드리아에서 ATP를 만들 때 NAD+가 있어야 합니다. NAD+가 부족하면 당연히 에너지도 덜 만들어집니다.

- 둘째, DNA 유전자의 스위치를 조절하여 세포 생존, 수명 조절, 염증 조절, 세포 사멸을 조절하는 데 필요하며, 손상된 DNA를 복구할 때도 필요합니다.

이 2가지 역할만 봐도 NAD+가 얼마나 중요한 물질인지 이해하셨을 것입니다. 세포에서 에너지 생성에 문제가 생기면 세포 기능이 떨어지므로 신체 기능도 감소하여 노화가 오고 질병도 생기게 됩니다. 또 유전자 조절에 문제가 생기고 손상된 DNA를 복구하다가 고장이 난 DNA가 축적되므로, 이 역시 노화가 생기는 중요한 원인이 됩니다.

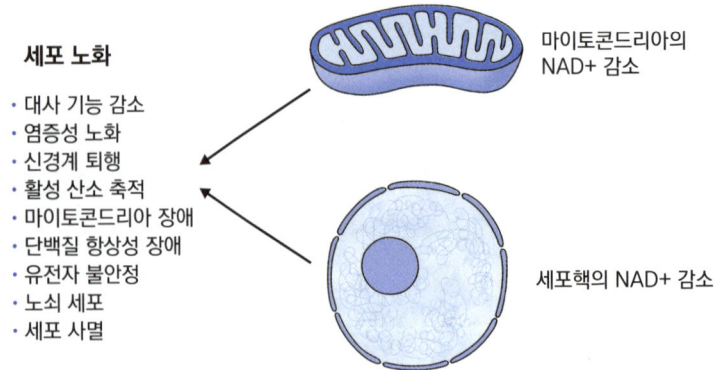

그림 1. 세포핵과 마이토콘드리아 NAD+ 감소 결과로 다양한 세포 노화 현상 발생: 대사 기능 감소, 염증성 노화, 신경계 퇴행, 활성 산소 축적, 마이토콘드리아 장애, 단백질 항상성 장애, 유전자 불안정, 세포 노쇠, 세포 사멸

NAD+를 처음 발견한 시기는 무려 100년도 넘은 1906년입니다. 발견된 이후 100여 년 동안 주목을 받지 못하던 NAD+는 2천년대 초반 이후에 장수 유전자인 시르투인 작용의 필수 물질이라는 것이 밝혀지며 주목을 받게 되었습니다. 또한 NAD+ 고갈이 여러 질병에서 공통으로 나타나는 문제라는 점, NAD+ 증강 물질을 복용하여 NAD+를 보충하면 이러한 상태를 개선할 수 있다는 연구 보고가 계속 발표되면서 최근까지도 집중적으로 주목받고 있는 물질입니다.

나이 들면 급격히 감소하는 NAD+

연구에 따르면, NAD+는 나이가 들면서 정말 뚜렷하게 줄어듭니다. 혈액 속 세포에서도 줄고, 피부, 뇌, 심장, 간 등 모든 장기의 세포에서 줄어듭니다. 벌레, 초파리, 쥐, 인간 모두의 공통적인 현상이며, 이는 종을 초월하여 보존된 노화의 특징으로 보입니다.

인간에게서는 개인의 건강 상태, 생활 습관, 유전적 요인 등에 따라 차이가 있을 수 있지만 20대 기준 수치를 100%라고 하면, 40대가 되면 반이 줄고, 60대에서 70대가 되면 약 75%가 줄어들며 80대가 되면 약 90%가 줄어듭니다. 나이가 들면 제일 먼저 느끼는 변화가 체력 저하이고, 여기저기서 무언가 기능이 줄어든 것을 느끼게 되는 공통 요인이 바로 NAD+ 수치의 감소와 관련이 있습니다.

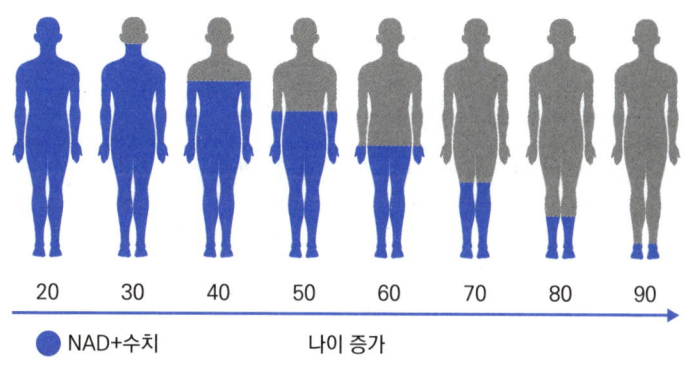

그림 2. 나이 증가에 따른 NAD+ 수치의 감소

NAD+는 어떻게 만들어지나?

세포 내 NAD+ 수치는 합성과 소모 간의 균형을 통해 엄격히 조절됩니다. 우선 NAD+는 3가지 방법으로 만들어져서 세포에 공급됩니다.

- 첫째, 식이를 통해 섭취해야 하는 필수 아미노산인 트립토판에서 NAD+가 만들어집니다. 트립토판은 육류, 생선, 달걀, 콩류, 견과류 등에서 얻을 수 있으며, 섭취량이 부족할 때는 NAD+ 수치가 감소할 수 있습니다.
- 둘째, 비타민 B3(니아신)로부터도 만들어집니다. 니아신은 육류 살코기, 생선, 조개류, 새우, 유제품, 견과류와 씨앗, 밀 맥아, 밀 제품, 콩류, 푸른잎 채소 등에 풍부하며, 섭취가 부족하면 NAD+ 수치가 줄어듭니다. 이 경우, 니아신 보충제는 이 경로를 통해 효과를 발휘합니다.
- 셋째, 세포 내에서 사용된 NAD+를 재활용하여 다시 NAD+로 전환해서 계속 공급되도록 하는 경로입니다. NAD+를 재활용할 수 있도록 해 주는 핵심 역할을 하는 것이 니코틴아마이드 포스포리보실트랜스퍼라제(Nicotinamide Phosphoribosyltransferase, 약자로 NAMPT)라는 효소이며, 이 효소 능력이 저하되면 노화 및 대사 질환이 가속될 수 있습니다.

NAD+를 주로 소모하는 중요한 효소들

우리 몸에서 NAD+가 소모되는 상황은 아래와 같습니다.

에너지 생산, 대사 조절 반응 시에 소모

몸속의 포도당, 지방, 단백질들이 적절하게 대사되려면 NAD+가 필수적으로 사용됩니다. 또 마이토콘드리아에서 ATP를 생성하는 과정에서도 NAD+가 필요합니다.

장수 유전자 시르투인(Sirtuins, SIRTs) 작동 시마다 소모

수명을 조절하는 주요 메커니즘에 관여하는 장수 유전자 중의 하나가 시르투인입니다. 후성 유전적 변화로 단백질에 생긴 아세틸기를 제거하는 효소이며, 시르투인의 다른 이름은 'NAD+ 도움을 받아서 단백질의 아세틸기를 제거하는 효소'입니다. 시르투인은 세포의 에너지 상태가 변화할 때마다 적절하게 반응하여 대사를 조절하는 역할을 하는데, NAD+가 꼭 있어야 합니다. 시르투인은 세포 대사 및 노화와 관련된 치료 표적으로 주목받고 있으며, 이 중에서도 중요한 시르투인-1은 6장의 상세 설명을 참고하시기 바랍니다.

손상된 DNA 복구 효소인 파프(PARP)가 작동 시마다 소모

DNA가 손상되면, 파프는 손상 부위를 인식하고 NAD+를 사용하여 DNA 복구 단백질을 모집하여 손상 부위를 복구합니다. 이 과정은 세포 내 유전체 안정성을 유지하고, 암 및 노화와 관련된 문제를 예방하는 데 중요하며, NAD+가 부족할 때는 문제가 생깁니다.

세포 내 칼슘 신호 전달 시마다 소모

세포 내 칼슘 이온의 이동 조절은 세포 주기 활동, 인슐린 신호 전달, 면역 반응에 중요합니다. 이 과정에도 NAD+가 필요합니다.

NAD+ 부족이 초래하는 노쇠 세포 축적과 질병들

NAD+ 합성과 분해 간의 균형은 세포 내 NAD+ 항상성을 유지하는 데 필수적입니다. 따라서 합성이 부족해지거나, 소모가 많이 되는 상황이 지속되면 세포 내 NAD+ 수치가 감소하게 됩니다.

NAD+ 합성 부족으로 생긴 인류의 첫 번째 질환이 펠라그라병입니다. 설사, 피부염, 치매, 결국 사망을 초래하는 병으로 초기에는 전염병으로 여겨졌으나 실제로는 식이 섭취 부족으로 인한 NAD+ 결핍이 원인인 질환입니다. 현대에는 적절한 영양 공급과 보충제로 매우 드문 질환이 되었습니다.

노화와 NAD+ 결핍은 매우 밀접한 관련이 있습니다. 노화 세포에서는 NAD+를 재활용하는 효소 활성이 줄어들어 당연히 NAD+도 줄어듭니다. 수치가 줄어든 상태인데도, 소모는 더 늘어납니다. 왜냐하면 노화가 진행될수록 세포는 더 자주, 더 많이 복구해야 하기 때문입니다. 나이가 들면 NAD+소모가 많아지지만, 공급은 감소하니 더욱 문제가 생깁니다. 결국 NAD+ 감소는 DNA 손상과 마이토콘드리아 기능 장애를 유발하고 DNA 손상이 축적되어 유전자 불안정이 가속되면 세포는 성장 주기를 멈추고 노쇠 세포로 변하게 됩니다. 노쇠 세포는 염증성 신호 물질을 분비하여 면역 세포에게 위치를 알려서 제거해 주도록 요청합니다. 이때 면역 세포에서 NAD+가 또

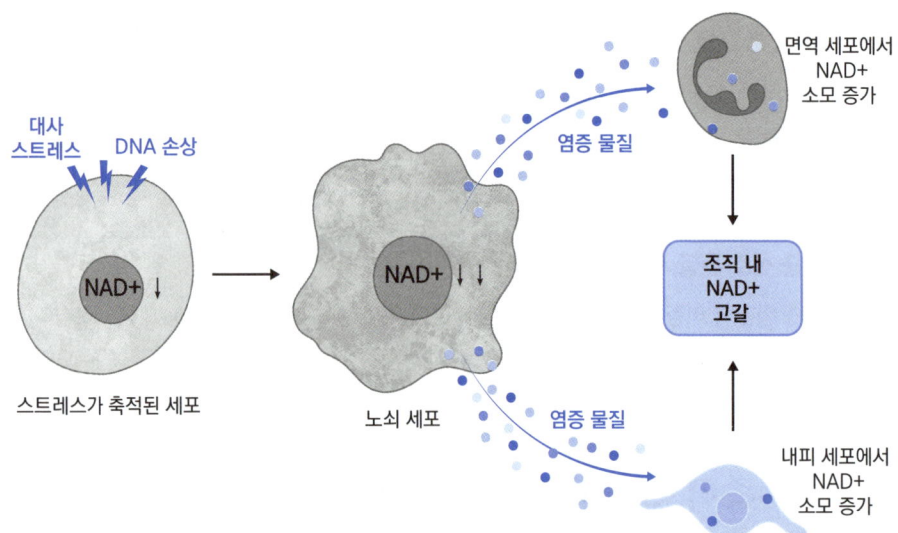

그림 3. NAD+ 부족으로 생기는 노쇠 세포, 노쇠 세포 제거 역할을 하는 면역 세포에서 또 NAD+ 소모, 염증이 생긴 혈관 내피 세포에서 또 NAD+ 소모

소모가 되어 더욱 수치가 줄어들며, 혈관 내피에서 염증이 증가하면 또다시 NAD+가 소모되므로, NAD+의 고갈은 악순환이 계속됩니다. 이러한 문제로 생기는 질환은 아래와 같습니다.

- **동맥 경화증과 허혈 심장 질환**   혈관 내피 세포endothelial cells에서 염증이 계속되면 NAD+를 고갈시키고, NAD+가 고갈된 내피 세포는 기능이 줄어듭니다. 줄어든 NAD+는 시르투인-1 활성을 감소시켜 세포 산화 스트레스를 증가시킵니다. 염증과 산화 스트레스로 손상된 DNA를 복구하느라고 NAD+는 더욱 소모가 됩니다. 결국 심혈관 세포의 조기 노화와 세포 사멸을 초래하게 됩니다. 실제로 줄어든 NAD+를 보충해 주고, NAD+의 소모를 억제하는 약물 치료법들은 심혈관계 질환을 개선하는 것으로 보고되었습니다.

- **암**   암세포는 산화 스트레스 및 DNA 손상에 관한 저항성을 증가시키기 위해서 더 많은 NAD+가 필요합니다. 이를 위해서 포도당 흡수도 증가시키는 등, NAD+가 많이 공급되도록 하는 환경을 만들어 냅니다. 암세포의 이런 NAD 대사 변화를 무력화하는 것은 또 다른 잠재적 항암 치료 전략으로 연구되고 있습니다.

- **대사 질환** 비만과 인슐린 저항성 상태에서는 NAD+ 수치가 줄어듭니다. 특히, 인슐린이 제대로 분비되고 작동하려면, NAD+가 있어야 합니다. 실제로, 식이요법, NAD+ 전구체 보충, NAD+ 소모 억제 같은 치료법은 비만 및 인슐린 저항성 상태에서 기능 개선에 긍정적 결과를 보였습니다.

- **신경 퇴행성 질환** 알츠하이머병, 파킨슨병, 헌팅턴병, 근위축성 측삭 경화증 등 대부분의 신경 퇴행성 질환의 정확한 원인은 완전히 밝혀지지 않았으나, NAD+ 부족과 대사 이상이 중요한 역할을 한다는 증거가 점차 늘어나고 있습니다. 따라서 NAD+ 대사의 핵심 요소를 표적으로 하는 치료법은 신경 퇴행성 질환의 새로운 치료법으로 주목을 받고 있습니다.

- **섬유증** 섬유증은 간경변, 폐섬유증 등 다양한 만성 질환에서 공통으로 나타나는 단백질의 과도한 축적으로 발생하며, 이는 결국 장기 기능 장애와 장기 부전으로 이어집니다. 최근 NAD+가 관여되는 효소가 섬유증의 발병 및 진행에 중요한 역할을 하는 것이 알려지면서 섬유증 감소 치료법의 가능성이 보고되었습니다.

- **텔로미어 단축** 텔로미어 단축은 노화의 주요 특징 중 하나로, 텔로미어가 점진적으로 짧아지는 현상을 의미합니다. 그런데 텔로미어가 짧아지면 NAD+ 소모가 증가하여 NAD+ 부족을 증가시킵니다. 이런 경우 NAD 전구체 보충은 텔로미어 손상과 연관된 세포 과정을 복원하는 데 효과적이라는 것이 보고되었습니다.

NAD+ 이상의 진단법

NAD+ 수치 측정

- **검사 샘플** 혈액, 혈장, 세포 추출물, 조직 샘플, 소변
- **검사 원리** 채취한 샘플에 반응 효소를 추가하며 NAD+ 또는 NAD+가 전자(e-)와 수소(H+)를 받아들여 환원되면서 생성되는 NADH의 양을 추정합니다. 측정된 수치는 10대나 20대의 평균 수치와 비교하게 되며, 대개 50 μM 전후이면 정상 범위로 간주합니다. 또는 소변에서 NAD+ 대사물을 측정하기도 합니다.
- **장점** 간단하고 저비용이며, 고속 처리가 가능하여 대규모 샘플에 적합합니다.
- **단점** 특이성이 낮은 점이 단점입니다. 이 단점 극복을 위해 액체 크로마토그래피-질량 분석법으로 NAD+와 NADH를 분리한 후 측정하기도 합니다.

- **검사 시간과 비용**　1시간에서 3시간 정도 걸리며, 몇만 원 정도입니다.
- **임상 적용 예**　NAD+ 수치 측정법은 간단하고 비용 대비 효율적이며, NAD+ 수준과 관련된 연구 및 치료 반응 평가에 유용합니다. 예를 들어 NAD+ 전구체 보충제 복용 전후의 수치 변화에 사용됩니다.

NAD+ 대사 이상 진단법

- **검사 샘플**　혈액, 조직(근육, 간 등), 체액(뇌척수액)
- **검사 원리**　NAD+ 대사에 관련된 여러 효소의 활성 측정, 또는 NAD+ 대사에 관련된 유전자 돌연변이 확인 및 단백질 발현 분석 또는 NAD+와 관련된 대사 산물의 전체적인 변화를 평가합니다.
- **장점**　NAD+ 대사 경로에 관한 포괄적 정보를 제공하며, 특정 질병의 병리적 기전을 확인할 수 있습니다.
- **단점**　고도의 기술 및 데이터 분석이 필요하며 비용이 많이 들어서 주로 연구 목적으로 사용합니다.
- **검사 시간과 비용**　검사 방법에 따라 수 시간에서 수 주가 걸리며 비용도 고가입니다.
- **임상 적용 예**　NAD+ 대사 이상 진단법은 더 정교한 정보를 제공하며, 특정 질병의 병리학적 기전 및 맞춤형 치료 전략 개발에 적합합니다.

줄어든 NAD+를 보충하는 방법

NAD+ 보충의 수많은 효과

NAD+ 부족은 세포 노화를 유발하고 노화 관련 질환의 발생 원인이 되며, 또 반대로 노화가 되면 NAD+ 수치가 뚜렷하게 줄어듭니다. 이렇게 줄어든 NAD+는 다양한 노화 현상 및 질병 유발의 공통 요인이므로 적절한 NAD+ 수치를 유지하는 것은 세포 기능 손실을 최소화하여 건강을 유지하고 노화 속도를 떨어뜨리는 방법입니다. 더구나 보충해 주면 NAD+ 수치가 젊은 나이 시기로 회복이 되는 수정 가능한 요소라는 점은 각종 노화 치료법 중에서도 아주 중요한 장점입니다.

NAD+ 보충법으로 가장 많이 연구된 것은 니코티나미드 모노뉴클레오타이드(NMN)와 니코티나미드 리보사이드(NR) 복용입니다. 이 두 물질은 복용 후에는 체내로 흡수되어 세포 안에서 NAD+로 전환되므로, NAD+ 전구체라고 합니다.

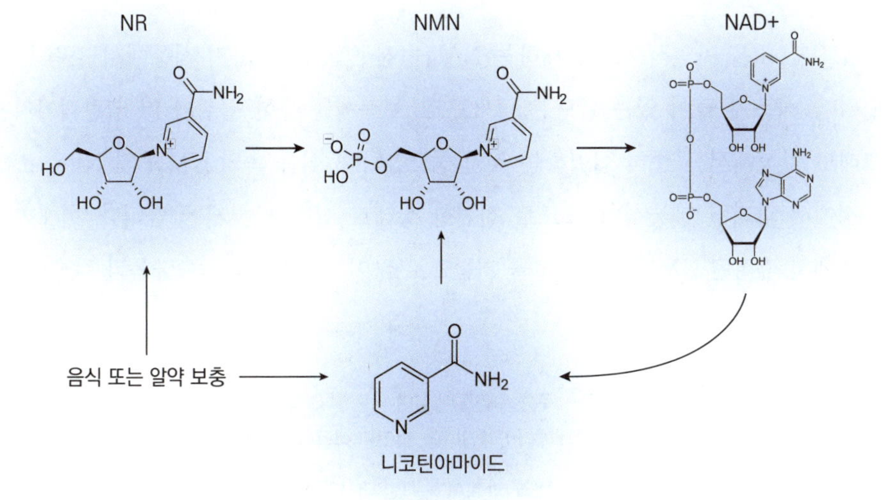

그림 4. 음식 또는 알약으로 복용한 NR, NMN은 NAD+로 전환되어 사용된다.

NR 또는 NMN 보충의 효과는 효모에서 포유류에 이르는 다양한 생물에서 입증되었습니다. 인슐린 감수성과 포도당 대사가 개선되고, 지방간 개선, 근육에서 마이토콘드리아 기능 향상, 근육 감소를 억제하고 운동 수행 능력을 향상, 나이 든 쥐의 혈관 기능을 개선하고 동맥 경화 진행 억제, 당뇨병 및 당뇨병성 신경병증을 완화, 알츠하이머병의 다양한 병리적 특징 감소, 신경 세포를 산화 스트레스로부터 보호, 인지 기능 개선, 항염, 텔로미어 연장, 수명 연장 및 건강 증진에 유익한 약리학적 효과를 나타냈습니다. 단지 NAD+ 한 가지만으로도 이렇게 다양한 효과가 나타나는 것은 NAD+가 그만큼 수많은 생명 유지 반응에 필요한 물질이기 때문입니다.

임상 연구에서도 NAD+ 보충제 복용은 줄어든 NAD+ 수치를 증가시키며, 체력 향상, 항염, 신경 보호, 심혈관 기능 개선 등의 효과가 입증되었습니다. 구체적인 임상 연구 결과를 보충제별로 설명해 드리겠습니다.

NMN, NR의 음식 보충법

NMN과 NR은 자연적으로 존재하는 NAD+ 전구체로, 몇 가지 식품에서 소량 발견됩니다. 식품에 들어 있는 함량은 낮으므로, 보충제를 통한 섭취가 더 일반적이지만 그래도 일상에서 꾸준히 섭취하는 것이 중요합니다. 식품 속의 NMN 및 NR은 조리 과정에서 파괴될 가능성이 크므로 신선한 상태로 섭취하는 게 좋습니다. 현재까지 식품에서 측정된 NMN, NR 보고를 기준으로 많이 함유된 식품은 다음과 같습니다.

에다마메(풋콩)	풋콩은 껍질째 삶아 먹는 덜 여문 콩인데, 일본식 이름이 에다마메입니다. 보고된 식품 중 NMN 함량이 가장 높습니다.
아보카도, 브로콜리, 양배추	NMN과 NAD+ 관련 대사 물질 포함
토마토	NMN 및 니아신이 함유
느타리버섯	버섯 중에서 느타리버섯에서 높은 NMN 함량 보고
우유	NR 함량이 높은 대표적인 음식입니다.
수제 맥주	발효 과정에서 효모에 의해서 NMN, NR이 생성됩니다.
커피	커피콩 및 추출액에서 NR이 소량 발견됨
생선 (참치, 연어)	NR과 NAD+ 전구체가 포함

⚠️ **발효 식품의 중요성:** 우리 몸의 NAD+ 수치에 이바지하는 또 다른 요인이 장 세균총입니다. 장내 미생물은 NMN을 NAD+로 전환해 주며, NMN과 NR은 장내 미생물에 유익하게 작용하여 장 세균총 불균형을 회복하는 효과가 있습니다. 이런 점에서 발효 식품 섭취는 NAD+ 보충 면에서도 아주 중요합니다.

NMN 보충제와 NR 보충제

NMN 보충제는 인체에 안전한가?

NMN 복용의 최초 임상 시험은 2016년에 시행되었으며, 10명의 남성이 최대 500mg 섭취했으나 특이한 부작용은 없었습니다. 이후 장년층 대상으로 가장 낮은 용량은 하루 250mg을 3달 복용, 가장 높은 용량은 하루 두 번 1,000mg을 14일간 투여하는 등 여러 건의 임상 연구에서도 안전한 약으로 보고되었습니다. 이후 현재까지 진행된 임상 시험에서도 명확한 부작용은 보고되지 않았습니다.

가장 최근인 2025년까지의 보고된 12편의 대조군 임상 연구에서 사용된 용량은 매우 다양합니다. 가장 적은 용량은 하루 250mg 복용이며 가장 높은 용량은 하루 1,200mg 복용입니다. 복용 기간은 짧게는 6주 길게는 6달까지입니다. 의미 있는 효과가 보고된 것은 텔로미어 길이 증가, 신체 기능·운동 능력·심폐 기능·지구력 향상, 당뇨·인슐린 감수성·고지혈증·비만 개선입니다. 그러나 인지 기능, 동맥 경직도에서는 의미 있는 개선 효과가 없었습니다.

NMN 보충제의 임상 연구는 지금도 계속 진행 중이며, 최적 용량과 안전한 용량, 복용 기간은 좀 더 연구가 되어야 하지만 전문가의 지도하에서는 현재도 복용할 수 있습니다.

참고로, 현재는 소비자가 마음대로 NMN 보충제를 구매하는 것이 어려워진 상태입니다. 왜냐하면, 미 FDA는 처방 신약으로서의 NMN에 관해 심사 중이며, '연방 식품, 약품 및 화장품법'을 적용하여, 신약으로 조사 중인 물질은 식이 보충제로 판매할 수 없다는 견해를 밝혔기 때문입니다. 이에 관해 시민 단체들이 반발하고 의회까지 개입된 상태이며 향후 이 문제를 해결하기 위해 법적 및 정치적 논의가 진행 중입니다.

NR 보충제는 인체에 안전한가?

NMN보다 임상 연구 수도 많고, 대규모 연구도 꽤 있습니다. 이런 연구들에서 다양한 복용량(하루 100mg에서 1,000mg) 사용 시 대부분 안전성이 확인되었습니다.

2025년까지 발표된 35편의 임상 연구가 보고되었습니다. 연구 대상도 건강인, 노인, 비만인 당뇨 환자, 말초 동맥 질환 환자, 만성 폐 질환 환자, 심장병 환자, 파킨슨병 환자, 지방간 환자 등 매우 다양하며 복용한 최저 용량은 하루 100mg, 최고 용량은 2,000mg이었고 복용 기간은 7일에서 6달까지입니다.

DNA 메틸화 변화 효과로 후성 유전적 나이 감소, 만성 폐쇄성 폐 질환에서 염증 지표의 뚜렷한 감소, 하지 말초 동맥 질환에서 보행 능력 개선, 파킨슨병 환자 증상 개선, 마이토콘드리아 및 단백질 분해 경로 활성화, 혈압과 동맥 경직도 개선, 고령 성인의 근력과 피로 해소에 잠재적 효과가 보고되었습니다. 반면에 심부전, 비만, 인슐린 저항성, 마이토콘드리아 기능, 근육 대사, 운동 능력 등에는 유의미한 변화가 없었습니다.

NR 보충제의 임상 연구는 지금도 계속 진행 중이며, 최적 용량과 안전한 용량, 복용 기간은 좀 더 연구가 되어야 하지만 전문가의 지도하에서는 현재도 복용할 수 있습니다.

또 다른 NAD+ 보충법: NAD+ 소모 줄이기

CD38은 대사 활동을 할 때 NAD+를 필요로 하는 대표적인 효소입니다. 이 효소는 면역 세포의 표면에 존재하는 당 단백질이며 세포 접착, 신호 전달, 칼슘 신호 전달, 세포 복구, 면역 반응에 간여하여 세포 대사를 조절합니다.

그런데 나이가 들수록 몸 안에는 노쇠 세포가 축적되어 가고 축적된 노쇠 세포는 염증 물질을 분비하여 주변에 염증 반응을 일으키는 좀비 세포로 변합니다(4장 참고). 좀비 세포가 염증 물질을 분비하면, 면역 세포 표면에 있던 효소인 CD38의 활성이 늘어납니다. 활성이 늘어난 CD38은 NAD+를 더욱 많이 소모하게 되며 면역 반응도 강해져서 염증 반응이 더 가속됩니다. 이런 기전으로 노화가 가속되는 것을 일명 '염증성 노화'라고 합니다. 이 때문에 노쇠 세포가 축적되어 가는 노인에게서는 NAD+수치가 더욱 줄어들고, 노화와 관련된 NAD+ 고갈의 주요 원인 중 하나로 작용합니다.

이렇게 줄어든 NAD+ 수치를 증가시키는 방법은 앞서 말씀드린 NAD+ 보충제를 복용하는 방법도 있지만, NAD+를 자꾸 소모하는 효소인 CD38을 억제하는 것도 방법이 됩니다. 따라서 CD38 억제제는 노쇠 세포가 늘어난 노인의 CD38 효소의 활성을 억제하여 NAD+ 소모를 줄이고 체내 NAD+ 수치를 유지합니다. 이를 통해 세포 에너지 대사, 항산화, 노화 관련 염증 반응 감소 등의 효과를 기대할 수 있습니다.

동물 연구에서는 CD38 활성이 높은 쥐는 NAD+ 수치가 낮았으며, CD38 억제를 통해 NAD+ 수치를 회복시켰습니다. 인지 기능 및 대사 건강이 개선됨도 확인되었습니다. 천연물 중에서 플라보노이드의 일종인 아피제닌은 천연 CD38 억제제로 작용하며, 노화 쥐를 대상으로한 실험에서 NAD+ 보존 및 대사 기능 개선 효과를 입증했습니다.

임상 연구로는, 원래는 다발성 골수종 치료제로 개발된 약인 다라투무맙Daratumumab이 CD38 억제를 통해 NAD+ 손실을 회복시키는 효과가 보고되었습니다. 일부 연구에서는 CD38 억제와 NR 또는 NMN 보충제를 병용 시 NAD+ 증가 효과가 상승하는 것을 보고하였습니다.

NAD+보충과 세놀리틱을 병합하는 노화 치료법

나이 증가에 따른 노화는 NAD+ 감소의 중요 요인입니다. 따라서 NAD+가 감소하면, 노인의 노화는 더욱 가속됩니다. 가속된 노화 현상의 대표적인 결과 중의 하나가 세포 주기를 멈춘 노쇠 세포의 축적입니다. 축적된 노쇠 세포의 양이 면역 세포가 처리할 능력을 초과할 만큼 많아지면, 염증 물질을 분비하는 좀비 세포로 변합니다. 좀비 세포로 변한 노쇠 세포는 주변을 염증성 상태로 만들고, 이 때문에 면역 세포 표면에 있는 효소들이 NAD+를 더욱 소모하여 NAD+ 감소가 더욱 심해집니다.

이런 경우에, NMN이나 NR 같은 보충제로 줄어든 NAD+ 수치를 증가시켜 주면서, 동시에 NAD+ 소모를 촉진하는 노쇠 세포를 제거하는 세놀리틱을 병용하면 더욱 크게 상승 효과가 나타날 것입니다. 이와 관련된 연구들도 진행하고 있습니다.

암세포의 NAD+ 사용을 차단하는 항암 치료법

NAD+는 손상된 DNA를 복구할 때 꼭 필요합니다. 왜냐하면 손상된 DNA를 복구하는 효소인 파프(PARP)가 작동되려면 NAD+가 있어야 하기 때문입니다. 파프(PARP)는 손상된 DNA를 발견하면, NAD+를 사용해서 손상 부위를 수리할 수 있는 각종 단백질 수리공을 불러 모으는 일을 합니다.

특히 암세포는 파프(PARP)를 이용해서 항암제 등으로 손상된 자기 DNA를 빠르게 복구합니다. 이때 파프(PARP) 억제제를 사용하면 암세포는 손상된 DNA 복구를 못 하므로 항암제 효과가 더욱 크게 나타납니다. 이때 동시에 억제된 파프(PARP)는

NAD+ 소모를 하지 못하므로, 파프 억제제를 복용한 암 환자의 체내 NAD+도 보존이 됩니다.

실제 암 환자 임상 연구에서 올라파립, 니라파립 같은 파프 억제제의 암 치료 효과가 확인되었습니다. 그러나 일반 노인의 파프 억제제 투여 효과로 생긴 NAD+ 보존이 염증 감소, 항산화 효과로 노화 관련 질환에 도움이 될 가능성에 관해서는 아직 초기 임상 단계입니다.

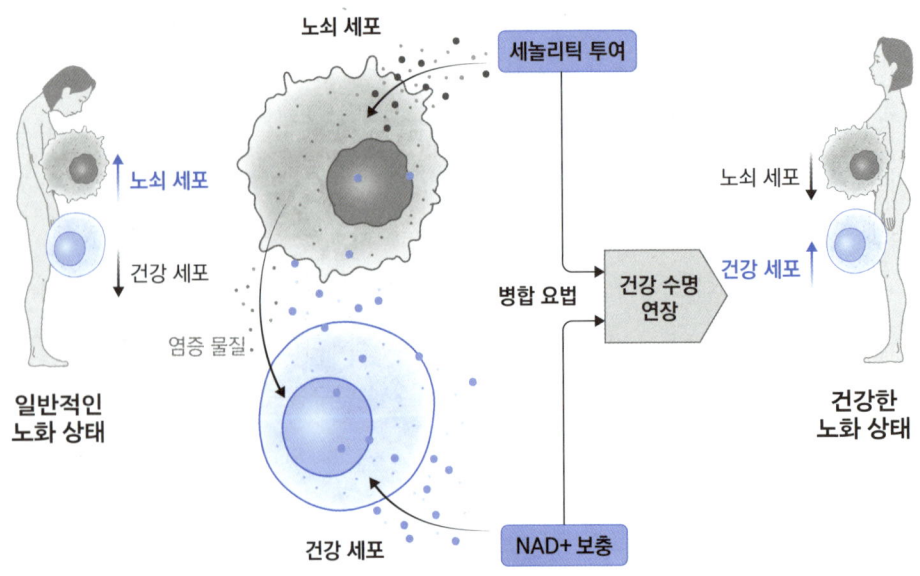

그림 5. NAD+ 보충제와 세놀리틱을 같이 사용하는 노화 치료

주요 NAD+ 보충제의 권장량, 복용법, 부작용 및 주의 사항

NMN 보충제

- **하루 권장량과 복용법** 임상 시험 기준으로 하루 250mg에서 600mg 정도가 권장됩니다. 처음 복용하시는 분은 하루 250mg을 권장하고, 반응을 보면서 차차 증량합니다. 고용량 섭취를 원하는 경우는 전문가의 지도를 받는 게 좋으며 최대 1,200mg까지입니다. 공복 상태에서 복용하면 흡수율이 더 높아질 수 있습니다. 500mg 이상 복용 시에는 하루 복용량을 나누어 아침과 점심에 복용하는 것이 권장됩니다. 레스베라트롤과 병행하면 시너지 효과가 있을 수 있습니다.

- **부작용 및 주의점** 대부분의 임상 시험에서 안전하고 내약성이 좋은 것으로 보고되었습니다. 그러나 고용량 복용 시에는 소화 불편(복통, 설사, 구역감), 두통 또는 피로감을 느낄 수 있습니다. 이런 경우는 2일에서 3일간 중단 후 다시 소량으로 시작합니다. 일부 동물 연구에서 신경 세포 손상이나 암세포 성장 가능성을 높일 수 있다는 보고가 있으므로 더 연구가 필요합니다.

주의점으로 만성 질환 환자(당뇨, 심혈관계 질환, 간 질환) 또는 암 이력이 있는 사람은 복용 전에 의사와 상담이 필요합니다. 항암제 또는 면역 억제제 복용 중일 경우에도 의사와 상의합니다. 임신 및 수유 중인 여성은 안전성 연구가 부족하므로 복용을 권하지 않습니다. 장기 복용 안전성도 아직 연구가 더 필요합니다. 따라서 3개월 복용 후 1개월 휴식하는 식으로 주기적인 휴식 기간을 두는 것이 좋습니다.

- **대표 제품**
    - Wonderfeel Youngr NMN: 하버드 의학 박사인 앤드루 솔츠먼 Andrew Salzman이 개발한 제품으로, 1회 제공량당 900mg의 NMN을 포함하고 있습니다. 높은 순도와 품질, 항산화 성분도 함께 함유되어 있습니다.
    - ProHealth Longevity NMN Pro 300: 순수 NMN 300mg을 제공하며, 독일 제조 공정을 통해 높은 품질을 지녔습니다.
    - Elysium Basis: NMN과 NR을 함께 함유한 제품으로, NAD+ 수치를 효과적으로 증가시킨다고 알려져 있습니다.

NR 보충제

• **하루 권장량 및 복용법** 대부분의 연구와 제조사 권장에 따르면, 하루 250~300mg이 일반적입니다. 일부 경우, 고용량(500~1,000mg)이 사용되기도 하지만, 의사와의 상담 후 결정해야 합니다. 공복 상태 또는 식사 중 복용이 가능하며, 하루 한 번 또는 두 번으로 나누어 복용할 수 있습니다. 예를 들어, 300mg을 복용할 거라면, 아침과 저녁에 각각 150mg씩 나누어 복용하면 됩니다.

• **부작용 및 주의점** 가벼운 위장 장애(속쓰림, 메스꺼움), 두통, 피부 홍조 또는 가벼운 가려움증이 드물게 생길 수 있습니다. 하지만 용량을 줄이면 대부분 완화되는 경우가 많습니다. 지나치게 고용량을 복용하면, 간 기능 이상 가능성이 보고된 사례가 있으므로 권장 용량을 초과하지 않는 것이 중요합니다. NR은 비교적 안전한 것으로 알려져 있으나, 장기적인 안전성에 관한 연구는 제한적입니다. 따라서 3개월 복용 후 1개월 휴식하는 식으로 주기적인 휴식 기간을 두는 것이 좋습니다.

임신 및 수유 중인 경우는 안전성이 충분히 확립되지 않았으므로 의사와 상의가 필요합니다. 간 질환, 신장 질환, 또는 당뇨병과 같은 만성 질환을 앓는 경우, 복용 전에 전문의 상담이 필수입니다.

• **대표 제품**
  ○ Thorne Research ResveraCel: NR과 트랜스-레스베라트롤, 쿼세틴, 베타인을 함유한 것이 특징입니다. 하루 복용량에 포함된 NR은 415mg입니다.
  ○ Life Extension NAD+ Cell Regenerator™ 및 Resveratrol: NR 300mg과 생체 이용률이 높은 트랜스-레스베라트롤을 결합한 제품
  ○ ChromaDex Niagen: NR의 원천 공급 업체로서, 순수한 니코틴아마이드 리보사이드를 제공하는 보충제입니다.

최근 연구 과제들의 동향과 전망

식단 변화, 식이 제한, 운동, 단식 등은 부작용 없이 안전하게 건강 수명을 늘릴 수 있는 최선의 비약물 노화 치료법입니다. 이들의 이점과 효과가 계속 보고되고 강조되는데도 실제 오래된 생활 습관을 바꾸어야 하는 어려움 때문에 실천하는 사람들은 그

리 많지 않습니다. 하지만 이번 장에서 다룬 NAD+보충법은 임상적 연구가 뒷받침된 실천하기 쉬운 노화 치료법이라는 장점이 있습니다. 게다가 이 단순한 보충만으로 DNA 손상 복구 회복, 텔로미어 유지, 노쇠 세포 예방, 자가 포식 증가, 마이토콘드리아 활성에 이르기까지 정말 대부분의 노화 현상에 작용하여, 건강한 노화를 촉진하고 나이와 관련된 많은 질병의 발병을 지연할 가능성이 아주 큽니다.

NAD+ 보충 또는 NAD+ 소모의 억제와 노화 관련 연구가 진행 중이지만, 해결해야 할 여러 흥미로운 질문이 남아 있습니다. NAD+ 촉진 전략은 항상 긍정적으로만 작동하지 않을 가능성도 있기에 이를 해결해야 합니다. 일부 동물 연구에서는 암 진행 및 치료 중에 NAD+ 수치가 상승하면 염증을 촉진하고 방사선 및 화학 요법에 관한 저항성을 증가시켜 암 발달에 해로운 영향을 미칠 가능성도 보고되었습니다. 실제 일부 연구에서는 NAD+ 수치가 상승하면 오히려 노쇠 세포의 염증 분비 활동이 늘어나기도 하였습니다. 대규모 임상 연구를 통해 이런 문제들을 더 명확히 규명해야 합니다. 노화 과정에서 NAD 대사와 노화 간의 연관성에 관해서도 더 연구가 필요합니다. 또 다른 노화 치료법과 병합한 치료에 관한 연구도 더 필요합니다.

이미 시장에서는 NAD+ 보충의 효과가 과장되어 수많은 사람이 복용하고 있습니다. 따라서 NMN, NR 보충제의 장기적인 안전성 문제는 시급히 해결되어야 합니다. 특정 부작용이 극소수의 사람들에게만 나타날 수 있기 때문에 더 크고 다양한 인구 집단을 대상으로 연구해야 합니다. 이와 더불어, 보충제의 유익한 효과가 특정 그룹에만 국한되었는지, 일반 인구에도 적용될 수 있는지 확인해야 합니다. 이런 연구의 결과에 힘입어, 건강 수명을 늘리고 노화 관련 질환을 예방해 주는 적절한 NAD+ 활용법이 임상에 적용될 것으로 보입니다.

9장

―

줄기세포 고갈의 해결

―

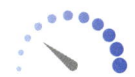

줄기세포 3총사:
배아 줄기세포, 유도 만능 줄기세포, 성체 줄기세포

누구나 나이가 들면, 몸이 예전 같지 않다고 말합니다. 물론 저도 그렇습니다. "이제는 확실히 기능이 떨어진 것 같아" 혹은 "재생 능력이 젊었을 때와는 다른 걸 느껴"라고 말합니다. 걸음걸이가 느려지고 근육량은 점점 줄고 근력이 떨어져 가는 것이 느껴지며, 금방 피곤해집니다. 심장 기능 감소로 숨도 쉽게 잘 차고, 뇌세포 간 연결 신호도 감소해서 학습 능력과 기억력도 줄어듭니다.

우리 몸 세포 중에서 피부 세포는 약 2~3주마다 교체되고, 장 점막 세포는 약 4~5일마다 새 세포로 교체됩니다. 적혈구는 약 120일마다, 골격근 세포는 몇 년에 걸쳐 천천히 새롭게 재생됩니다. 전체적으로 보면, 매분 약 3억 개의 세포가 죽고, 동일한 수의 새로운 세포가 생성되므로, 이는 하루 약 4,300억 개의 세포가 사라지고 재생된다는 계산이 나옵니다. 이런 과정 중에 생기는 노쇠 세포의 출현은, 암세포로 변하지 않게 하기 위한 세포의 희생적인 자기방어 메커니즘이므로, 신규 세포로 교체가 안 되어서 쌓여 가는 것이 노화의 가장 큰 특징입니다. 그런데 그 중심에는 줄기세포의 고갈이 있습니다.

새로운 세포로 교체도 되지 않고, 재생 능력이 줄어든 것이야말로 노화의 가장 큰 특징이며, 이것은 재생과 복구를 담당하는 줄기세포의 수와 기능이 감소했기 때문입니다. 만일 나이가 드는데도, 기능 저하가 딱히 느껴지지 않는다면, 그것은 몸속에 남아 있는 줄기세포의 노화가 덜 되었기 때문입니다. 이번 장에서는 줄기세포를 본격적으로 다뤄 볼 텐데요, 우선 줄기세포 3총사인 배아 줄기세포, 유도 만능 줄기세포, 성체 줄기세포부터 알아보기로 하지요.

모든 장기 세포의 원천 줄기세포 1: 배아 줄기세포

줄기세포라는 말은 다들 들어 보셨지요? 하지만 이것이 하는 일을 정확히 아는 분은 많지 않을 겁니다. 줄기세포 3총사는 배아 줄기세포, 유도 만능 줄기세포, 성체 줄기세포입니다. 이 중에서 인간 발달 초기 단계인 수정 후 약 4~5일의 세포는 어떤 세포로든 변할 수 있는 능력을 갖춘 '원천 세포'입니다. 배아의 세포이므로 이름을 '배아 줄기세포'라고 부르고, 이 세포들은 우리 몸의 다양한 세포로 변신할 수 있는 특별한 능력을 지니고 있습니다. 피부, 근육, 심장, 심지어 뇌세포로도 변화할 수 있습니다. 그래서 전지전능한 변신 능력을 갖췄다고 해서 전분화능Pluripotency 세포라고도 합니다. 배아 줄기세포는 자라면서(이걸 분화라고 합니다) 각 장기 세포로 변하고 나면(이때가 성체 세포입니다), 여러분의 몸에 이러한 배아 줄기세포는 더 이상 존재하지 않습니다.

모든 장기 세포의 원천 줄기세포 2: 유도 만능 줄기세포

배아 줄기세포를 이용한 난치병 치료 소식을 종종 매스컴에서 본 적이 있으실 겁니다. 이것은 실험실에서 인위적으로 수정란을 만든 뒤 배아 줄기세포를 채취하여 파킨슨병, 척수 손상 같은 난치병에 사용하는 치료인데, 윤리적인 문제가 한계점입니다. 배아 줄기세포가 분화하여 성체 세포가 된 후 이것을 다시 인위적으로 거꾸로 되돌려서 배아 줄기세포처럼 전능한 변신 능력을 갖춘 줄기세포로 바꾼 것을 유도 만능 줄기세포라고 합니다. 이 내용은 6장에서도 소개해 드렸는데요, 배아 줄기세포처럼 어떤 세포도 될 수 있으므로 난치병 치료에 사용되며 줄기세포 치료 분야에서 가장 활발하게 연구가 진행 중인 분야입니다.

그런데 배아 줄기세포가 이렇게 각 장기에서 성체 세포로 변한 뒤에도, 장기마다 줄기세포가 일부 계속 존재합니다. 손상된 조직을 복구하고 유지하는 역할을 해야 하기 때문입니다. 이때의 줄기세포를 성체 줄기세포라고 합니다. 배아 줄기세포는 '모든 장기 세포의 원천 줄기세포'라 할 수 있고, 성체 줄기세포는 '유지와 복구의 전문 줄기세포'라고 요약할 수 있습니다.

재생과 복구가 전문인 줄기세포: 성체 줄기세포

성체 줄기세포는 보통 때는 활동하지 않고 쉬고 있지만, 필요할 때는 활성화되어 스스로 복제하여 새롭게 유지할 수 있습니다. 예를 들면 간 성체 줄기세포 1개는, 2개의 간 성체 줄기세포로 복제되어 스스로 외에 유지하는 능력이 있습니다. 성체 줄기세포 1개에서 2개가 만들어졌으므로 이것을 자가 재생 능력이라고 합니다. 또 다른 능력은 자기가 속해 있는 장기가 필요로 하는 세포를 만들어 내는 능력입니다. 이것을 분화 잠재력이라고 합니다. 피부, 근육, 혈액, 뼈, 뇌, 간세포들이 계속 새롭게 유지되는 것은 바로 성체 줄기세포 활동 덕분입니다.

그런데 성체 줄기세포의 이러한 재생 및 복구 능력인 자가 재생 능력과 분화 잠재력은 줄기세포 유형에 따라 크게 다릅니다. 소화기와 피부에 있는 성체 줄기세포는 평상시에도 아주 빠르고 활발하게 활동하면서 소화기 점막과 피부 조직을 계속 유지하고 복구합니다. 그러나 근육과 신경의 성체 줄기세포는 평상시에는 거의 활동을 안 하다가 조직 손상이나 세균 감염 같은 외부 자극이 있을 때만 활동하여 손실된 조직을 복구합니다.

자기가 속한 장기의 유지와 복구를 담당하는 성체 줄기세포에는 또 다른 능력이 하나 더 있습니다. 자기가 속한 장기 세포로 변하는 것 말고도, 일부 다른 장기 세포로 변하는 능력이 있습니다. 예를 들어, 지방 조직에 있는 성체 줄기세포는 지방 조직 말고도, 피부 세포로도 변할 수 있습니다. 골수에 있는 성체 줄기세포는 연골 세포로도 변할 수 있습니다. 성체 줄기세포의 이런 능력을 다분화 능력 Multipotency이라고 합니다. 이런 성체 줄기세포의 다분화 능력을 이용한 성체 줄기세포 치료에 관해서도 들어 보신 적 있으실 겁니다. 자기 지방 조직을 채취하여, 성체 줄기세포를 추린 후 이것을 피부 주름에 주사하거나, 골수에서 성체 줄기세포를 뽑아 무릎 연골 손상 부위에 주사하는 치료가 바로 자가 성체 줄기세포 치료입니다.

나이가 들어도 계속 재생과 복구 능력을 유지하는 성체 줄기세포의 이런 능력은 어떻게 생기는 걸까요? 그것은 바로 성체 줄기세포 주위에 존재하면서 성체 줄기세포를 관리해 주는 관리자가 있기 때문입니다. 이 관리자의 이름을 니치 niche라고 하는데요, 틈새라는 의미입니다. 성체 줄기세포들의 틈새마다 모여 있어서 그런 이름이 붙었지요. 다른 말로 풀어 쓰면 '성체 줄기세포 틈새마다 존재하는 세포들이 모여서 만들어진 미세하고 특별한 환경'이라고 할 수 있습니다. 이 틈새 미세 환경에 있는 세포들이 성체 줄기세포에게 활동을 할지 말지 신호를 보내서 성체 줄기세포의 기능을 조절합니다. 니치는 성체 줄기세포가 언제 활동해야 하고 언제 쉬어야 할지를 조정하며, 줄기세포가 평생 재생 능력을 유지할 수 있도록 돕는 중요한 환경입니다.

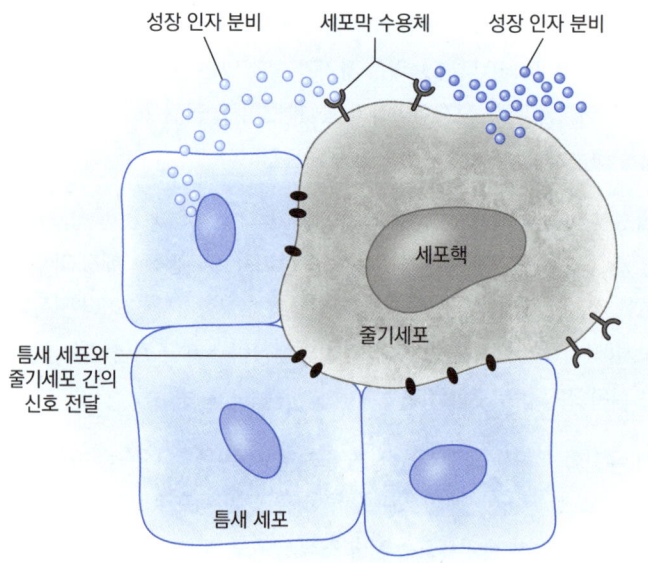

그림 1. 성체 줄기세포 주변의 틈새 세포들이 줄기세포에 붙어서 활동 신호를 보내는 모습

위 그림을 한 번 살펴보겠습니다. 니치는 줄기세포의 '휴게소' 같은 곳으로, 줄기세포가 잘 쉬고, 회복하고, 필요할 때 활동하도록 관리해 주는 특별한 장소입니다. 예를 들어, 피부나 소화기 같은 곳에 있는 니치는 성체 줄기세포가 활발히 일하면서 손상된 조직을 바로 복구하도록 신호를 보내지만, 뇌나 근육 성체 줄기세포 주변의 니치들은 대부분의 시간 동안 성체 줄기세포가 쉬도록 하다가 큰 손상이 생길 때만 활동하라는 신호를 보냅니다.

이렇게 성체 줄기세포는 각 장기에서 관리자의 관리를 받으며 나이가 들어도 활동을 유지하지만, 다른 세포들의 노화 과정처럼 시간이 지남에 따라 손상이 축적되어서 숫자와 기능이 줄어듭니다. 실제로 고령이 되면 성체 줄기세포의 수는 조직에 따라 크게 줄어듭니다. 예를 들어 70세 이상에서는 피부와 간 성체 줄기세포가 약 50% 이하로 줄어들고, 신경 성체 줄기세포는 30% 이하로 남는 경우가 일반적입니다. 초기에는 활발하게 작동하던 성체 줄기세포도 나이가 들면서 피로해지고, 마치 배터리가 방전되듯 점점 힘을 잃게 됩니다. 이는 우리가 노화하고, 다양한 질병에 취약해지는 주요 원인 중 하나이며, 이것을 '줄기세포 소진 혹은 줄기세포 고갈에 따른 노화'라고 부릅니다.

나이가 들어도 몸 곳곳에 남아 있는 성체 줄기세포의 재생 잠재력을 최대한 보존하고 증진해 노화 중에도 기능을 유지할 수 있는 전략을 이해하려면, 성체 줄기세포 노화의 기저 메커니즘을 알아야 합니다. 그래서 이제부터는 장기별로 줄기세포의 노화 특성을 설명해 드리겠습니다.

피부 줄기세포의 노화 메커니즘과 노화 치료

피부는 표피층, 진피층, 피하층으로 구성되어 있습니다. 이 중에서 지속적으로 재생 활동을 하는 줄기세포가 주로 있는 곳은 표피층입니다. 종류는 머리카락 모낭 줄기세포, 상피 줄기세포, 멜라닌 세포 줄기세포입니다. 피부 표피가 손상되면, 상피층 가장 밑의 기저막층 바로 위에 있는 상피 줄기세포들의 활동이 증가하여 새로운 상피 세포를 만들어 냅니다. 머리카락 모낭 줄기세포는 평생 모발 성장을 유지하는 활동을 하므로 계속 머리카락이 새로 자라게 됩니다. 멜라닌 세포 줄기세포는 자극을 받으면 색소를 생성하는 멜라닌 세포를 만들어 냅니다.

피부는 외부 환경에 지속적으로 노출되기 때문에 나이가 들면서 줄기세포의 기능이 빠르게 줄어듭니다. 또한, 줄기세포 DNA 손상, 마이토콘드리아 기능 저하, 후성 유전적 변화(예: 히스톤 변형, DNA 메틸화)로 노화가 점점 진행됩니다. 눈에 보이는 구조적 변화인 표피의 얇아짐, 진피의 위축, 모발 탈색 및 탈모가 전부 피부 성체 줄기세포의 감소 때문입니다. 기능적으로는 콜라겐 생성이 감소하고, 한 번 상처가 나면 낫는 데 오래 걸리고 흔적도 오래 남습니다.

줄기세포 기능 감소로 생기는 대표적인 변화가 콜라겐 생성 감소입니다. 상피 세포와 줄기세포가 위치하는 표피층과 진피층을 연결하는 기저막은 피부 안정성과

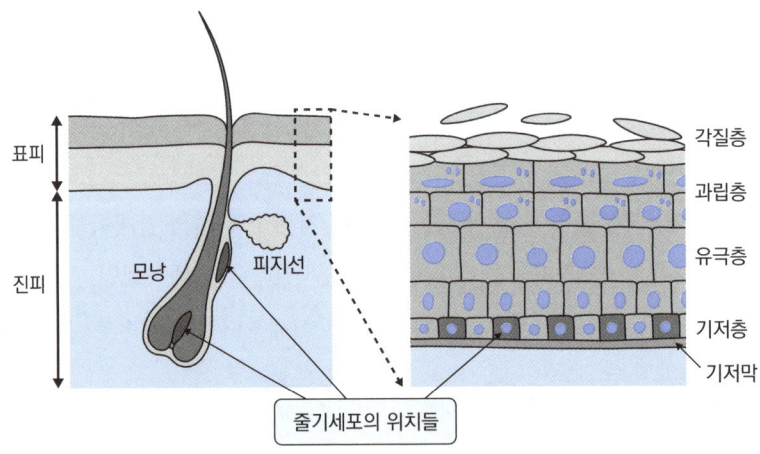

그림 2. 표피층의 가장 밑에 있는 상피 줄기세포: 표피층과 진피층 사이의 기저막 바로 위에 상피 줄기세포들이 있다.

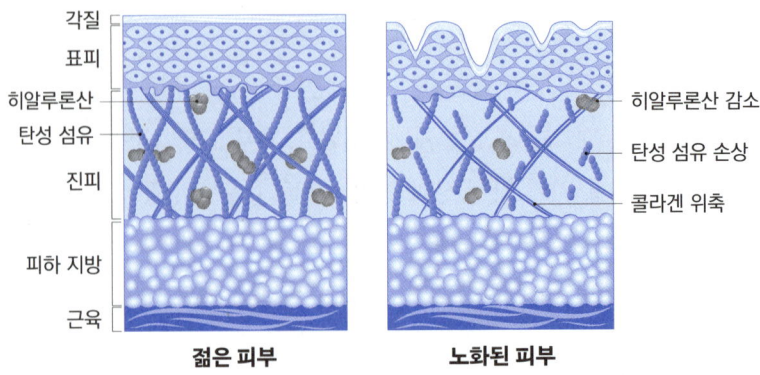

그림 3. 표피와 진피를 연결하는 기저막이 콜라겐 감소로 약해지면, 상피 줄기세포가 불안정해진다.

재생에 매우 중요한 역할을 합니다. 콜라겐은 기저막을 안정시켜서 피부 줄기세포가 기저막에 단단히 부착되도록 돕는 단백질입니다. 이게 감소하면 상피 세포가 기저막에 제대로 붙어 있지 못해 피부 구조가 약해지고, 기저막과의 연결이 약해지면서 줄기세포가 니치niche에서 벗어나거나 사라집니다. 그러면 표피는 더욱 얇아지고, 주름, 피부 탄력 저하와 같은 피부 노화도 가속됩니다. 그뿐만 아니라 줄기세포 소실로 세포 재생과 손상 복구 능력이 저하되면서 암 발병 위험이 커질 수 있습니다.

피부 줄기세포에는 재생과 복구 활동을 조절하는 유전자 단백질 스위치와 활동 신호를 전달하는 전깃줄 같은 경로들이 있습니다. 이것들이 줄어들면 피부 줄기세포의 노화가 빨라집니다. 이 스위치 작동과 활동 신호 전달 경로를 활발하게 해 주면 줄기세포도 활발해집니다.

이처럼 줄기세포 니치는 줄기세포가 자가 재생과 분화를 조율하는 데 필요한 미세 환경입니다. 니치 환경이 손상되면 줄기세포 기능이 떨어져 노화가 가속되므로, 이를 개선하면 줄기세포 기능이 회복되어 얇아진 피부 두께와 줄어든 탄력 회복에 효과가 있습니다. 다음은 줄기세포 니치 환경 개선을 통한 피부 줄기세포 노화 치료법들이며 임상에서 활발하게 적용되고 있습니다.

콜라겐 복원

콜라겐은 줄기세포가 기저막에 부착되도록 돕는 주요 단백질로 줄기세포 니치의 안정성을 유지합니다. 콜라겐 생성을 촉진하는 약물 또는 생체 활성 화합물 중 임상 연구를 통해 효과와 안전성이 입증되어 임상에서 적용할 수 있는 주요 화합물은 다음과 같습니다.

- **저분자 콜라겐 펩타이드(Low Molecular Weight Collagen Peptide, LMWCP)** 피부 진피의 섬유아세포를 자극하여 콜라겐과 엘라스틴 등의 세포외기질 합성을 촉진합니다. 또, 최종 당화 산물의 축적을 억제하여 피부 노화를 방지하는 데 도움을 줍니다. 경구 섭취 형태의 보충제로 사용되며, 피부 탄력 개선과 주름 감소를 위해 활용됩니다.

- **신소재 펩타이드** 인간 섬유아세포에서 콜라겐 합성을 촉진하고, 콜라겐 분해 효소의 활성을 억제하여 피부 노화 방지와 주름 개선에 이바지합니다. 국소 도포 형태의 화장품 성분으로 사용되며, 피부 주름 예방 및 개선에 효과적이라는 사실이 확인되었습니다.

- **식물 유래 펩톤** 완두콩 및 밀에서 추출한 펩톤은 콜라겐 생합성을 유도하고, 피부 주름 개선에 도움을 줍니다. 대개 4주 정도 피부에 바르면 피부 자극 없이 주름 개선 효과가 나타납니다.

- **천연 유래 화합물** 약용 식물인 구릿대의 뿌리, 백지(白芷) 등의 한약재로부터 추출한 프랑게니딘(prangenidin), 8-하이드록시베르가프텐(8-hydroxybergapten), 잔토톡솔(xanthotoxol) 등의 유효 성분은 콜라겐 생성을 촉진하여 피부 주름을 개선하는 데 기여합니다.

• **유전자 치료**　콜라겐을 생성하는 유전자 활동을 촉진하거나 손상된 유전자를 교정하는 치료는 연구 단계입니다.

성장 인자 기반 치료

성장 인자 기반 생체 활성 화합물도 니치 환경을 조절하여 줄기세포의 재생과 증식을 촉진합니다. 다음은 임상 연구를 통해 효과와 안전성이 입증되어 임상에서 적용할 수 있는 주요 성장 인자 기반 화합물들입니다. 일부는 나노 기술 기반 전달 시스템으로 성장 인자를 표적 조직에 효과적으로 전달하도록 해 줍니다.

• **재조합 인간 혈소판 유래 성장 인자(rhPDGF-BB)**　세포 증식과 혈관 신생을 촉진하여 상처 치유를 가속합니다. 예를 들어, 당뇨병성 족부 궤양 치료에 사용되는 Regranex®(becaplermin) 젤은 이 성장 인자가 주성분이며 임상 연구에서 상처 치유 속도를 유의미하게 향상했습니다.

• **재조합 인간 상피 성장 인자(rhEGF)**　상피 세포의 증식을 촉진하여 상처 치유와 피부 재생을 도와줍니다. 국내에서 개발된 Easyef® 크림이 대표 제품입니다.

• **재조합 인간 섬유아세포 성장 인자(rhFGF)**　섬유아세포의 증식과 콜라겐 합성을 촉진합니다. 중국에서 개발된 rhFGF 스프레이는 화상 환자를 대상으로 한 임상 연구에서 상처 치유 시간을 줄이는 데 효과를 보였습니다.

• **재조합 인간 인슐린 유사 성장 인자-1(rhIGF-1)**　세포 성장과 분화를 촉진하여 조직 재생에 기여합니다. RhIGF-1을 함유한 점안액은 각막 상처 치유를 촉진하는 것으로 나타났으며, 안과 분야에서 임상 적용이 진행되고 있습니다.

• **재조합 인간 케라티노사이트 성장 인자(rhKGF)**　각질 세포 증식을 촉진하여 구강 점막 및 피부의 재생을 돕습니다. 팔리페르민$_{Palifermin}$은 화학 요법 및 방사선 치료로 생긴 구강 점막염 예방 및 치료에 사용되며, 임상 연구에서 점막 손상 감소에 효과적이었습니다.

항염증 치료

피부 줄기세포 니치가 노화되면 염증성 물질이 늘어나 줄기세포 기능을 떨어뜨립니다. 따라서 니치 환경 내 염증을 줄이면, 줄기세포 활성이 어느 정도는 회복이 됩니다. 항염증 약물, 천연 항염증제(예, 커큐민, 레스베라트롤 등), 사이토카인 차단제 등이 사용됩니다.

세포외기질(ECM) 강화 기반 치료

세포외기질이란 세포와 세포 사이의 공간 간에 있는 구성 물질들이므로, 니치를 구조적으로 안정시키고 줄기세포 활동 신호가 잘 전달되게 하는 역할을 하며 탄력과 보습도 개선됩니다. 이 기질이 손상되면 니치 환경 불안정을 초래합니다. 임상 연구를 통해 효과와 안전성이 입증되어 임상에서 적용할 수 있는 주요 화합물은 다음과 같습니다.

- **세라마이드(Ceramide) 기반 액정 에멀션** 세라마이드는 피부 지질의 주요 구성 요소로, 피부 장벽을 강화하고 수분 손실을 방지합니다. 액정 에멀션 형태로 적용 시 피부에 유사한 구조를 형성하므로, 일반 에멀션 크림보다 흡수율과 보습 효과를 높입니다.

- **세포외기질 유래 바이오 액티브 펩타이드** 피부 세포외기질 구성 요소를 보강해 주므로, 세포 부착, 이동, 증식을 촉진하여 조직 재생과 상처 치유를 촉진합니다. 여러 임상 연구가 진행 중입니다.

- **히알루론산(Hyaluronic Acid)** 히알루론산은 세포외기질의 주요 성분으로, 수분을 끌어당겨 피부의 보습과 탄력을 유지합니다. 히알루론산을 함유한 주사제나 국소 도포제는 피부 보습과 주름 개선을 위해 임상에서 널리 사용되고 있으며, 다양한 연구를 통해 그 효과가 입증되었습니다.

엑소좀(Exosome) 치료

엑소좀은 세포가 분비하는 지름 30~150nm 크기의 작은 소포체로, 세포 간 신호 전달에 중요한 역할을 합니다. 이들은 성장 인자 등의 단백질, 지질, 사이토카인, 마이크로 RNA 등을 포함하고 있어, 주변 세포에 전달되는 신호를 발생시켜서 다양한 생리적 변화를 유도할 수 있습니다. 또한, 엑소좀에 포함된 생리 활성 물질은 손상된 세포의 재생을 촉진하고, 콜라겐 생성 등을 유도, 항염 작용과 면역 조절 등 피부 탄력과 주름 개선에 이바지합니다. 엑소좀의 피부 항노화 효과에 관한 다양한 임상 연구가 진행되고 있으며, 이를 기반으로 한 피부 도포나 주사제 치료법이 개발되고 있습니다.

열량 제한, 줄기세포의 장수 유전자 활성, 마이토콘드리아 활성

대표적인 노화 치료 장수법인 열량 제한 식이법, 열량 제한 식이 효과를 발휘하는 약물(레스베라트롤, 메트포르민, 라파마이신 등), 마이토콘드리아 기능 개선제(NAD+ 전구체인 NMN, NR)들은 피부 줄기세포의 노화를 늦추는 효과가 있습니다.

이들 외에도 피부 줄기세포의 증식, 생존, 복구를 조절하는 각종 유전자 단백질 스위치와 활동 신호를 조절하는 약물들에 관해서도 많은 연구가 진행 중입니다.

온몸에 영향을 주는
장 줄기세포의 노화 메커니즘과 노화 치료

장 점막은 음식물과 접촉하여 흡수를 담당하는 융모가 있는 부위와 융모 사이사이의 깊은 구조인 크립트라는 구조가 반복되어 있습니다.

미세하고 깊은 주름 구조인 장 크립트crypt 하나를 확대해 보면 제일 바닥에 장 줄기세포가 있으며, 분열과 분화를 통해 장 세포를 지속적으로 재생합니다. 줄기세포 사이사이에는 파네트 세포라는 세포가 있는데, 성장 인자와 항미생물 물질을 분비하여 줄기세포를 보호하고 장 줄기세포의 활성 상태를 유지하는 줄기세포 니치 환경을 만들어 줍니다. 이 구조는 장 줄기세포의 항상성과 재생을 유지하며, 장내 질병 예방에 필수적인 곳입니다.

장 점막 조직 구조의 특징은 반복된 크립트-융모 구조이며, 지속적이고 빠른 세포 교체와 영양 흡수를 동시에 수행하며, 각종 독소를 방어하는 장벽 역할도 합니다. 그런데 장 줄기세포에는 아주 신기한 능력이 있습니다. 크립트에 쭉 배열된 줄기세포들은 위치마다 만드는 장 세포가 다릅니다.

즉, 소장 후방에 있는 크립트에 존재하는 줄기세포들은 영양소를 흡수하는 장 세포enterocytes와 호르몬을 분비하는 장 내분비 세포를 만들어 냅니다.

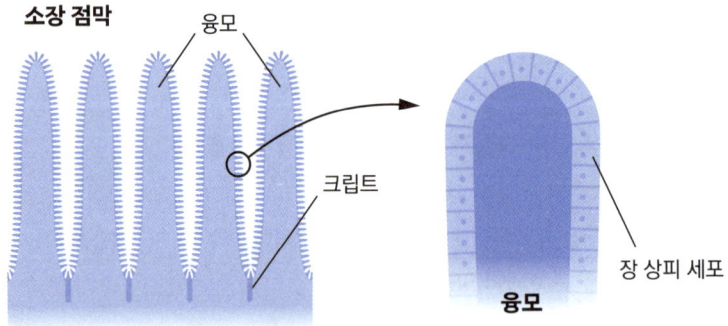

그림 4. 융모와 크립트가 반복된 장 점막 구조

장 내분비 세포에서 만드는 호르몬이 하는 일은 다음과 같습니다.

- 첫째, 혈당을 조절하고 인슐린 분비를 촉진하는 아주 중요한 글루카곤 유사 펩타이드-1(GLP-1)를 만듭니다. 이 성분으로 만든 비만 및 당뇨 치료 주사제가 위고비이며, 먹는 알약도 있습니다.
- 둘째, 장 운동과 면역 반응, 기분 조절에 큰 영향을 주는 세로토닌을 만들며 체내 전체 세로토닌 양의 약 90%이상을 차지합니다. 장 외부에서 세로토닌이 생성되는 주요 장소는 뇌신경 세포이며 통증, 기분, 수면, 식욕 등을 조절하는 데 매우 중요한 역할을 합니다. 실제 임상에서 많이 처방되는 항우울제나 통증 치료제는 세로토닌이 주성분입니다. 장에서 생성된 세로토닌은 혈액 뇌 장벽(BBB)을 통과할 수 없으므로, 장에서 생성된 세로토닌과 뇌에서 생성된 세로토닌은 서로 독립적으로 기능합니다.
- 셋째, 위산 분비를 조절하는 가스트린gastrin을 분비합니다. 이 가스트린을 차단하여 위산 과다 분비를 억제하거나 조절하는 약이 바로 궤양 치료제입니다.

소장의 시작 부위, 특히 십이지장과 가까운 곳에 있는 장 줄기세포에서는 장 세포 외에 구리 이온 대사에 관여하는 구리 세포copper cells를 생성합니다. 구리 세포는 구리 이온의 흡수, 저장 및 활용을 조절하며 효소 활성화와 항산화 작용에 중요한 역할을 합니다. 이 외에도 면역 세포, 장 점막 보호 세포, 점액 분비 세포goblet cells 등 다양한 세포를 생성하여 장 기능 유지와 병원체 방어에 이바지합니다.

만일 장 줄기세포 기능이 노화로 망가진다면, 위에 설명해 드린 모든 기능이 작동을

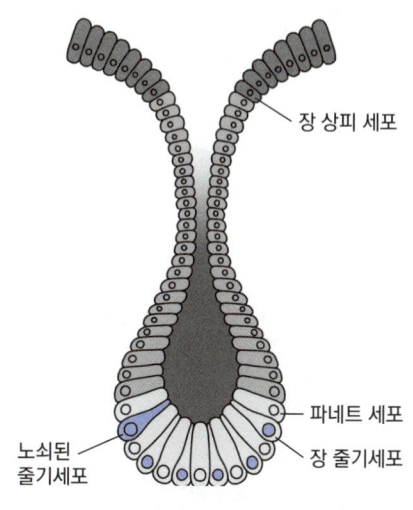

그림 5. 장 주름의 제일 깊은 곳에 있는 장 줄기세포와 사이사이에 있는 니치 역할을 하는 파네트 세포

안 하는 셈이니, 정말 건강이 엉망진창이 될 것입니다.

장 크립트와 줄기세포는 노화가 되면 여러 변화가 옵니다. 크립트 수는 줄어들고 크립트의 길이와 폭이 증가하여 염증 노출에 취약해지고 융모의 길이 증가로 흡수 효율성이 줄어듭니다. 장 줄기세포는 재생 능력이 줄어들고 증식되는 숫자도 줄어듭니다. 그리고 다음의 2가지 활동을 합니다.

- 첫째, 손상 발생 시에는 빠르게 증식하고 분화하여 조직 회복을 촉진해야 하며, 이것을 담당하는 줄기세포는 '회복 줄기세포revival stem cells'입니다.
- 둘째, 평상시에는 일상적인 유지와 재생을 담당하는 장 줄기세포가 활동합니다. 즉, 장 줄기세포가 일상적인 재생을 유지하는 동안, 회복 줄기세포는 손상 시 신속히 활성화되어 재생 과정을 보조합니다.

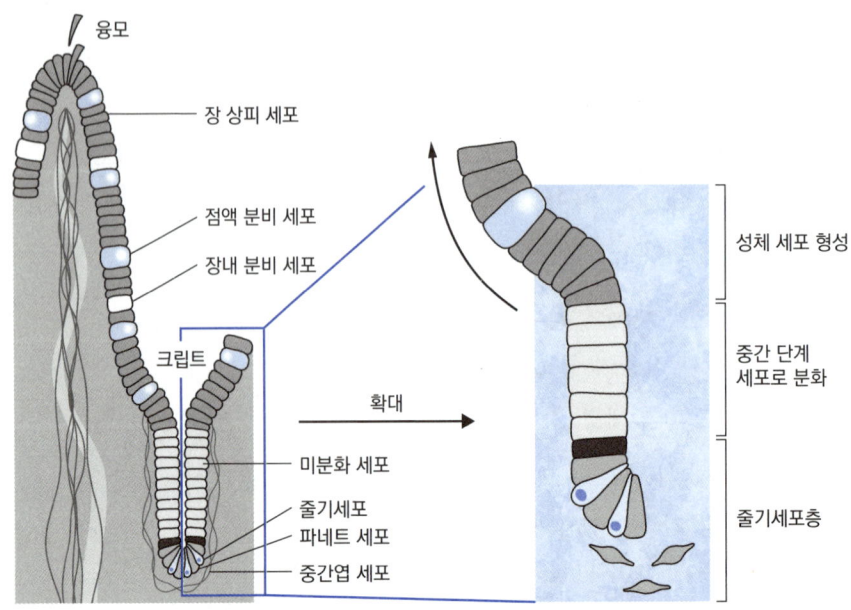

그림 6. 장 줄기세포는 중간 단계 세포를 만든 후, 차차 위로 이동하면서 장 세포, 장 내분비 세포, 점액 분비 세포들을 계속 만든다.

장 줄기세포의 노화 치료법

이렇게 중요한 역할을 하는 장 줄기세포의 노화를 막는 방법을 몇 가지 알려 드리겠습니다.

열량 제한 및 간헐적 단식

장 줄기세포 노화 예방 전략 중, 가장 많이 연구된 것은 비약물 요법인 열량 제한입니다. 열량 제한 식사를 하면, 줄기세포로 성장 촉진 인자와 항균 물질을 방출하여 주변 세포 환경을 보호하고, 줄기세포가 효율적으로 재생 활동을 수행할 수 있도록 지원하는 파네트 세포가 활발해집니다. 활발해진 파네트 세포는 줄기세포로 전달하는 신호를 강화해서 장 줄기세포가 건강해집니다.

고지방 식사 절제

장 줄기세포에 나쁜 영향을 주는 식사는 고지방 식사입니다. 동물성 기름이 많은 식사를 하면 장 속에 지방산이 늘어납니다. 이렇게 늘어난 지방산은 효소가 분해하여 장 줄기세포에 필요한 에너지를 생성하고, 이 에너지는 줄기세포가 정상적인 대사와 증식 활동을 수행하는 데 핵심적 역할을 합니다. 하지만 너무 많은 지방산 공급으로 과다한 에너지가 생성되므로 장 줄기세포는 손상 회복보다 과도하게 증가한 에너지 처리를 우선시하게 되어서 줄기세포의 증식 및 분화 능력이 저하됩니다. 이때 지방산 분해 효소를 약리학적으로 억제하거나 유전적으로 제거하면 지방산 대사를 제한하고 과도한 에너지 스트레스를 완화함으로써 줄기세포 기능을 보호할 수 있습니다.

프로바이오틱스 및 프리바이오틱스

장내 미생물 균형을 건강하게 조절하면, 장 줄기세포의 활동이 늘어납니다. 특히 장 세균들이 만들어 내는 지방산은 장 줄기세포 활동에 필요한 중요한 에너지 공급원입니다.

레스베라트롤 및 NAD+ 보충제

시르투인-1이 활성화되므로, 장 줄기세포의 산화 스트레스가 줄어들며 생존력이 늘어납니다. 실제 생쥐 실험에서 레스베라트롤을 투여하자 장 줄기세포의 노화가 지연되었고, 장 조직 재생 속도가 증가했습니다.

체외 간섭 RNA 및 유전자 편집 기술

장 줄기세포의 노화 속도를 늦추려면, 줄기세포를 조절하는 메커니즘을 밝혀야 합니다. 지금까지 밝혀진 줄기세포 노화의 유지, 증식 및 분화를 조절하는 주요 세포 신호 전달 경로는 윈트Wnt 및 노치Notch 신호 경로입니다. 실험적으로 윈트 신호를 제거하면 장 줄기세포가 급속하게 손실되며, 윈트 신호를 자극하면 장 줄기세포 성장이 촉진됩니다.

체외 간섭 RNA 기법이란, 체외에서 만들어진 특정 RNA를 장 줄기세포에 주입하는 것이 바로 체외 간섭 RNA 기법입니다. 이 기법을 쓰면, 세포 내에서 이것이 목표로 한 유전자에 결합하여 유전자 활동을 억제하게 됩니다. 목표로 한 유전자 활동을 방해하는 셈이므로 간섭 RNA라고 합니다. 이 기법을 통해 윈트 신호를 조절하거나 줄기세포의 노화 관련 경로를 수정하는 기술입니다. 또 줄기세포의 손상된 DNA 복구 촉진에도 사용되며, 아직은 연구가 초기 단계입니다.

이 외에, 노화된 장 줄기세포를 재활용하는 자가 포식 활동이 원활하면, 장 줄기세포 활동도 활발해집니다.

뇌신경 줄기세포의 노화 메커니즘과 노화 치료

성체 신경 줄기세포가 존재하는 곳으로 지금까지 밝혀진 부위는 해마와 측뇌실 부위 두 군데입니다. 해마에 있는 줄기세포는 기억 형성과 학습 능력에 중요한 역할을 하며, 측뇌실에 있는 줄기세포는 후각과 관련된 학습 및 감각 신경망 유지에 관여합니다.

신경 줄기세포는 평상시에는 비활성 상태로 대기하다가, 특정 자극(예: 손상, 염증)에 반응하여 활동합니다. 특히 2가지 활동이 중요한데요, 그 내용은 다음과 같습니다.

첫째, 스스로 증식하는 자가 재생 능력으로 줄기세포의 일정한 숫자들이 줄지 않도록 유지합니다.

둘째, 여러 다른 세포로 변할 가능성이 있으므로, 기본 신경 세포인 뉴런neurons, 신경 세포를 보조하는 신경교세포인 별아교세포astrocytes, 희소돌기아교세포oligoden

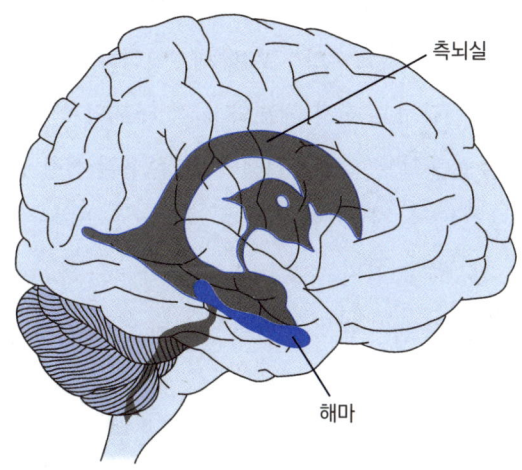

그림 7. 신경 줄기세포의 위치: 측뇌실과 해마 부위

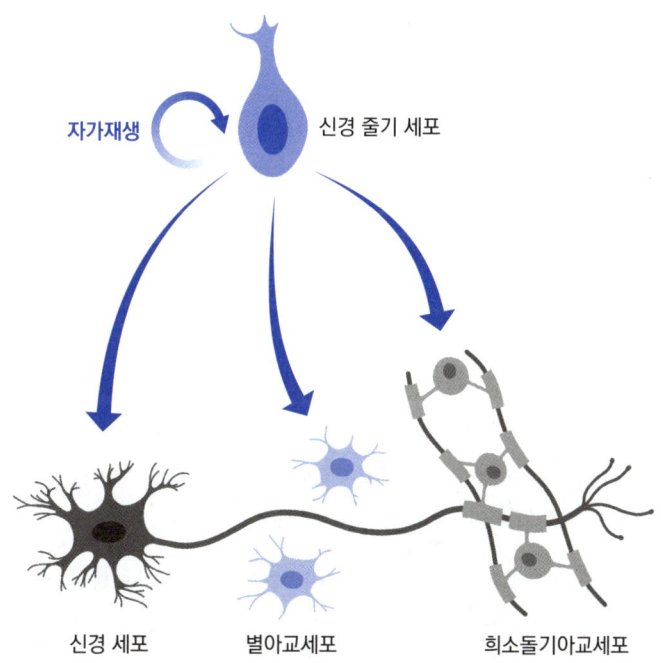

그림 8. 신경 줄기세포: 자신도 복제되며, 다른 중간 세포가 되었다가, 신경 세포, 별아교세포, 희소돌기아교세포 등으로 변합니다.

9장 줄기세포 고갈의 해결

drocytes로 변하여 신경계 네트워크 기능을 유지합니다.

이 중 별아교세포는 뇌신경 세포의 지원병 세포입니다. 즉 신경 세포와 혈관 사이에서 영양소와 산소를 전달하고 신경 세포와 신경 세포의 연결 부위를 안정시키며, 이온 농도와 신경 전달 물질의 균형을 조절해 주며, 손상된 신경 조직을 복구시킵니다.

희소돌기아교세포는 중추 신경계에서 신경 섬유를 둘러싸는 미엘린 수초를 형성합니다. 이것은 마치 전깃줄을 감싸는 고무와 같은 기능을 하는 물질이며, 신경을 통과하는 전기 신호가 옆으로 새지 않도록 하는 절연체 역할을 해서 전기 신경 신호 전달의 속도와 정확성을 높여 줍니다.

노화가 되면 염증이 늘어나고, 세포 내 비정상적인 단백질들이 엉겨 붙으며, DNA 손상은 축적되고 후성 유전 변화로 DNA에 메틸화 변화 등이 나타납니다. 그 결과 신경 줄기세포의 수와 활성도가 줄어들며, 자가 재생 및 분화 변신 능력이 떨어집니다.

뇌신경 줄기세포의 노화 치료법

다른 성체 줄기세포 노화 치료법과 공통으로 신경 줄기세포에도 적용되는 공통적인 노화 치료법은 열량 제한과 간헐적 단식, 운동, NAD+ 보충과 시르투인 활성, 프로바이오틱스와 장 세균 균형 유지. 항염 등입니다. 이 외에 최근 연구되고 있는 중요 전략들은 다음과 같습니다.

• **신경 줄기세포의 스위치를 끄는 단백질을 억제**   신경 줄기세포가 활동을 안 하고 계속 휴면 상태에 있도록 촉진하는 단백질 효소를 억제하면, 잠에서 깨어나 활동을 하게 되므로 신경 재생 속도가 빨라집니다. 이 효소의 억제제로 개발된 이매티닙imatinib을 투여한 중년 생쥐 뇌에서 신경 재생 능력을 향상하는 효과가 확인되었으며, 임상 연구는 초기 단계입니다.

• **후성 유전적 조절, 테트 단백질 활성제**   6장에서 나이가 들면서 DNA에 늘어난 흔적들을 되돌리는 물질인 테트 단백질에 관해 설명해 드린 적 있습니다. 신경 줄기세포에서도 테트 단백질을 활성화하는 소분자인 테아플라빈(theaflavin 3-gallate)이 개발되었습니다. 생쥐의 해마에서 줄기세포 노화 변화를 조절하여 인지 기능이 향상된 결과를 보고하였으며 임상은 아직 초기 단계입니다.

• **신경 줄기세포 신호 활성제**　IGF-1(인슐린 유사 성장 인자-1)은 주사 형태로 임상 사용되고 있으며, 주로 성장 호르몬 결핍증 치료나 근육 손실 및 신경 질환에서 연구되고 있습니다. 그런데 이 물질이 신경 줄기세포의 활동 경로를 자극하여 신경 줄기세포 생존율이 증가하는 것이 확인되었습니다. 임상은 아직 초기 단계입니다.

후각, 청각 신경 줄기세포의 노화 메커니즘과 노화 치료

후각 신경 줄기세포는 후각의 재생과 유지를 담당하며, 신경계 중에서 독특하게 재생이 가능한 세포입니다. 우리가 일상에서 후각이 둔해진다고 느껴지는 경우는 주로 감기에 걸렸을 때지만, 나이가 들어 후각 줄기세포가 고갈되면 후각이 매우 둔해집니다. 후각 신경 줄기세포 중 가장 중요한 세포는 후각 신경 상피 재생에서 가장 중심적 역할을 하는 기저 세포입니다. 다능성이 있어서 후각 감각을 담당하는 신경 세포도 만들고 주변을 지지하는 세포도 만듭니다. 이렇게 만들어진 후각 신경 세포는 후각 망울을 통해 후각을 느끼는 뇌와 연결됩니다.

　후각 신경 줄기세포는 정상 상태에서는 느린 증식을 유지합니다. 그러다가 분열할 필요가 있으면, 활성화됩니다. 또한 성인이 되어서도 지속적으로 분열 및 분화하여 손상된 후각 신경 세포를 대체합니다. 외부로 노출되어 있어서, 바이러스 감염 또는 알레르기 등에 따른 반복적 만성 염증에 의한 DNA 손상 축적이 후각 신경 줄기세포 노화의 주원인입니다. 노화가 되면, 재생 능력이 떨어져 후각이 점차 둔해지게 됩니다.

　청각을 담당하는 세포는 내이 속에 있는 유모 세포hair cell입니다. 청각에서는 유모 세포를 만드는 줄기세포의 존재가 명확히 밝혀지지 않았습니다. 손상된 청각 유모 세포를 대체할 수 있는 잠재력을 가진 줄기세포들이 존재할 것으로 추정하지만, 분명치 않습니다. 따라서 손상이 되면 활동을 하여 재생하는 후각 줄기세포와는 달리 청각의 유모 세포가 손상되면 다시 재생되지 않습니다.

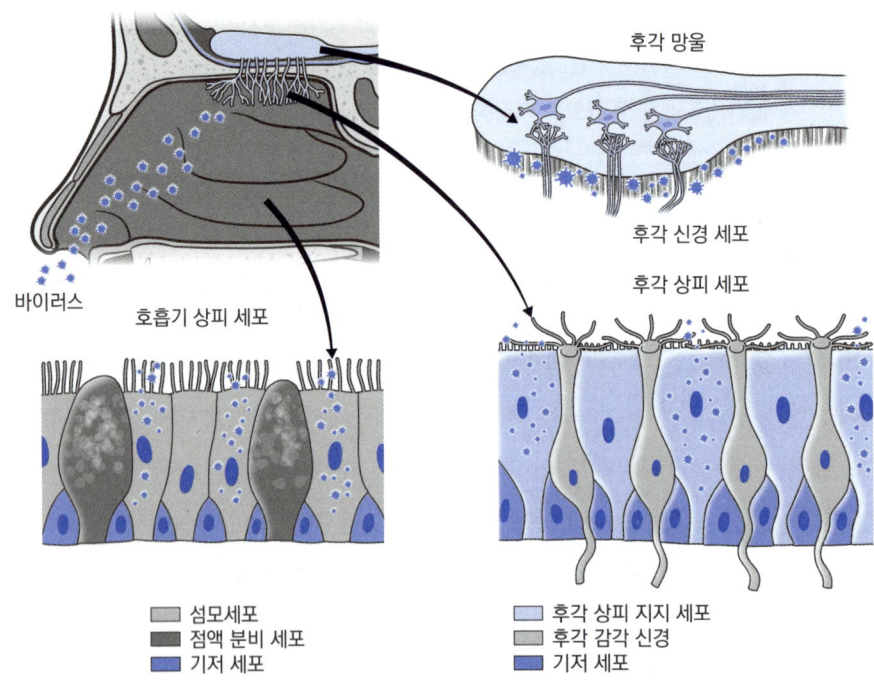

그림 9. 후각 상피층의 기저 세포(파란색)가 줄기세포 기능을 하며, 외부로 노출되어 있어서 바이러스에 감염되면 염증으로 손상되지만, 재생 능력이 있어서 후각 기능이 살아납니다.

후각, 청각 신경 줄기세포의 노화 치료법

후각 신경 줄기세포의 노화를 늦추려면 염증 손상이 안 되도록 해 주어야 합니다. 대기 오염에 노출이 안 되도록 마스크를 사용하고, 면역력을 강화해서 감염이 안 되도록 해 주는 것이 중요합니다. 후각을 완전히 상실했을 때는 후각 상피에 건강한 줄기세포를 이식하여 손상을 복구하는 줄기세포 기반 치료가 연구 중입니다.

노화 관련 청력 손실의 특징은 고음에 관한 민감도 감소와 소음 속에서 말소리를 이해하는 능력 저하인데, 주요인은 달팽이관 청각 세포의 노화입니다. 청각 세포는 후각 세포와 달리, 손상이 되면 새로 재생되지 않습니다. 그러나 앞으로 줄기세포 기반의 치료들이 계속 발전되면 청각을 회복할 수 있는 치료법이 현실화할 것입니다.

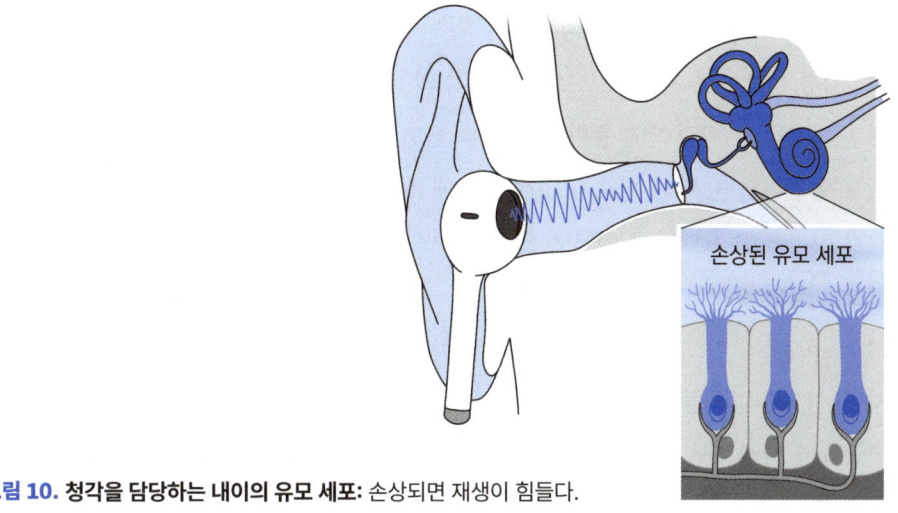

그림 10. 청각을 담당하는 내이의 유모 세포: 손상되면 재생이 힘들다.

근육 줄기세포의 노화 메커니즘과 노화 치료

골격근은 신체 활동을 가능하게 하고 뛰어난 재생 능력을 지니고 있지만, 이 재생 능력은 노화와 함께 줄어들며 특히 손상 후 현저히 저하됩니다. 그리고 나이가 들어 골격근 기능이 감소하는 주된 이유는 근육 줄기세포의 기능 상실 때문입니다.

골격근에는 2종류의 세포가 있습니다. 첫째가 골격근 세포인데, 흔히 수축하고 이완하는 세포가 바로 이 세포입니다. 가늘고 긴 원기둥 모양으로 생겼기 때문에 근섬유라고도 부르며 여러 개의 핵과 마이토콘드리아를 가지고 있습니다. 그리고 근육 세포 사이사이에는 근육 줄기세포인 위성 세포가 있습니다.

바로 이 위성 세포가 근육의 줄기세포입니다. 생긴 모양은 방추형인 세포이고, 평상시에는 휴식 상태에 있으며 안정적인 세포 집단으로 존재하면서 근육 조직의 항상성 유지에 이바지합니다. 그러다가 근육 손상이나 염증 같은 생리적 자극이 생기면 활성화되어 세포 분열을 시작해서 근섬유로 변합니다. 이 과정을 통해 근육을 재생시킵니다. 나이가 들면서 위성 세포는 노화의 영향을 받지만, 운동을 하면 위성 세포의 기능과 숫자가 늘어납니다. 그러니 운동으로 얻을 수 있는 중요한 근육 줄기세포 활성 작용을 절대 잊지 마시기 바랍니다.

위성 세포는 혼자 단독으로 활동하지 않고 주변 면역 세포들과 협동하여 줄기세포 니치 환경을 만들어 활동합니다. 예를 들면, 근육을 재생해야 할 필요 신호를 면역 세포가 감지하면, 면역 세포가 위성 세포에 신호를 다시 보내고, 위성 세포가 활동을 시작합니다. 쥐 모델에서 면역 세포의 기능을 억제하면, 근육의 재생 능력이 정상 생쥐보다 훨씬 줄어듭니다.

노화된 위성 세포는 재생 능력이 약화되며, 숫자도 점점 줄어듭니다. 따라서 점차 근섬유가 줄어들다가 결국 소실되어 근감소증이 옵니다. 또 활성 산소 등에 따른 염증에 민감해져서 쉽게 손상이 되고 에너지 대사 기능도 줄어듭니다. 근육 줄기세포인 위성 세포 노화의 주요 원인은 다음과 같습니다.

- 반복된 염증: 염증 반응에 계속 노출되면 줄기세포의 활성화가 줄어듭니다.
- DNA 손상이 쌓이고, 비정상적인 단백질 찌꺼기가 세포 안에 쌓이면 노화가 빨라집니다.
- 마이토콘드리아 기능이 감소하면 줄기세포의 기능 감소가 가속됩니다.
- 후성 유전적 메틸화 변화가 쌓이면 위성 세포의 유전자 기능 조절 능력이 나빠집니다.
- 손상된 세포, 비정상적 단백질 등을 재활용하는 자가 포식 시스템은 특히 건강한 근육 줄기세포 유지에 아주 중요합니다. 자가 포식 기능이 감소하면 줄기세포의 노화가 더욱 빨라집니다.

근육 줄기세포의 노화 치료법	
운동	유산소 운동과 근력 운동 모두 근육 위성 세포의 자가 재생 능력을 증가시킵니다.
자가 포식 촉진제	5장에서 설명해 드린 자가 포식을 강화하는 약물이나 영양소는 건강한 줄기세포 집단을 유지하는 데 필수적입니다.
후성 유전적 조절	DNA 메틸화 또는 히스톤 변형 조정을 통해 노화된 근육 줄기세포의 재생 과정 단계들을 건강하게 복구할 수 있습니다.
마이토콘드리아 기능 활성	마이토콘드리아 활성은, 에너지 생성 증가 그리고 활성 산소의 감소를 통해서 근육 줄기세포를 활발하게 유지합니다.

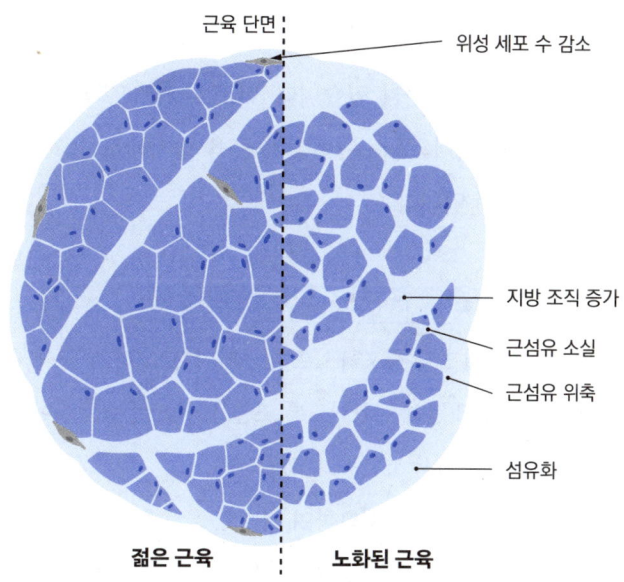

그림 11. 근섬유를 구성하는 골격근 세포, 골격근 세포 사이사이에 있는 위성 세포(노란색)

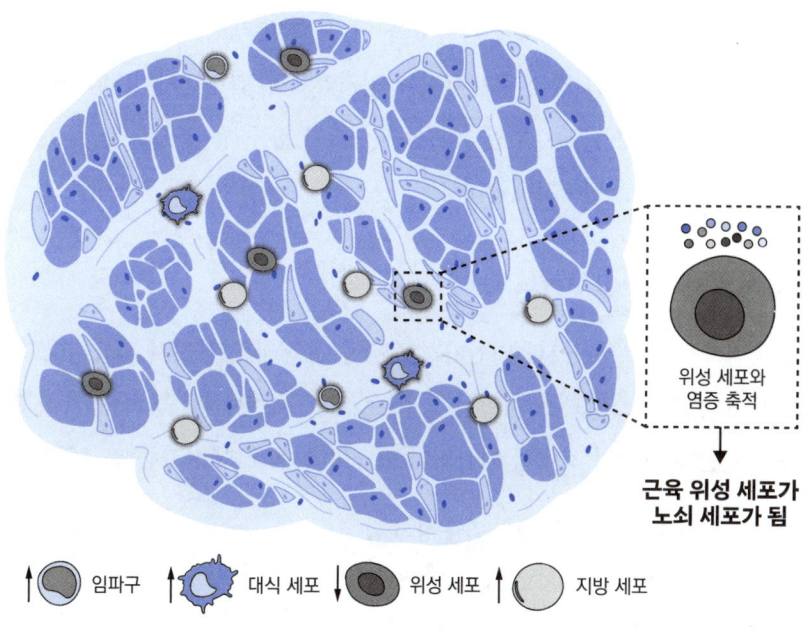

그림 12. 위성 세포는 면역 세포의 상호 작용으로 근육 재생 활동을 한다.

또 다른 장수 유전자, 폭소FOXO 유전자

여기서 또 한 가지 주목할 유전자가 있습니다. 바로 줄기세포의 휴식과 활동을 조절하는 폭소(FoxO) 단백질입니다. 폭소 단백질이 근육 줄기세포 유지에 중요한 이유는 다음과 같은 일을 하기 때문입니다.

줄기세포의 휴식과 활동을 조절하는 폭소 신호 조절

- 첫째, 이 단백질은 줄기세포의 세포핵으로 이동합니다. 그리고 근육 줄기세포가 휴지 상태에서 활성화 상태로 적절히 전환되도록 조절합니다. 이 단백질이 작동하지 않으면, 줄기세포가 너무 활성화되어서 고갈될 수 있습니다.
- 둘째, 자가 포식 관련 유전자를 활성화하여 건강한 줄기세포 풀을 유지합니다.
- 셋째, 항산화 유전자를 활성화해 산화 스트레스 방어를 강화합니다.
- 넷째, DNA 복구 관련 유전자를 활성화해 줄기세포의 유전자 안정성을 유지합니다.

동물 실험에서는 폭소 신호를 강화했을 때, 노화된 생쥐의 근육 재생 능력이 개선되고 손상 회복 속도가 빨라지는 것이 확인되었으며, 관련 약물 개발 연구가 진행 중입니다. 폭소 유전자는 시르투인-1과 함께 중요한 장수 유전자로, 잘 알아 두실 필요가 있으니 잠시 짚고 넘어가겠습니다.

폭소 유전자를 활성화시키는 방법

FOXO 유전자는 시르투인-1과 마찬가지로 장수 유전자로 알려져 있습니다. 폭소 단백질은 세포의 생존, 스트레스 저항성, 노화 조절에 중요한 역할을 하며, 특히 FOXO3 유전자는 인간의 장수와 강하게 연관되어 있습니다. 폭소 유전자는 총 4종입니다.

- FOXO1: 포도당 대사 및 인슐린 감수성 조절
- FOXO3: 노화 및 수명 연장과 가장 밀접한 관련
- FOXO4: 세포 노화(senescence) 및 암 억제

- FOXO6: 신경 기능 및 기억력 조절

이 중에서 FOXO3는 수많은 연구에서 인간의 장수와 연관이 있다고 밝혀졌으며, 특히 장수한 노인들의 유전체에서 FOXO3 유전자의 특정 변이가 높은 빈도로 발견되었습니다. FOXO 유전자가 장수 유전자인 이유는 총 네 가지입니다.

- 세포 보호 및 스트레스 저항성을 증가시켜 줍니다. 산화 스트레스, DNA 손상, 단식 등에 반응하여 항산화 유전자 및 DNA 복구 유전자의 발현을 촉진합니다. 특히, FOXO3가 활성화되면 항산화 효소가 증가하여 세포 손상을 막아 줍니다.
- 시르투인-1과 협력하여 노화 지연 작용을 합니다. 시르투인-1이 활성화되면, FOXO3의 항산화 및 스트레스 저항성 능력이 활성화됩니다.
- 자가 포식을 촉진하여, 노폐물들이 안 쌓이도록 하므로 노쇠 세포가 생기는 것을 줄입니다. 5장에서 말씀드린 것처럼, 자가 포식 증강은 노화 지연의 핵심 요소입니다.
- 세포 노화와 사멸을 조절하므로, 노쇠 Senescence를 억제합니다.

그렇다면 폭소 유전자를 어떻게 하면 활성화할 수 있을까요? 시르투인-1을 활성화하는 가장 좋은 방법은 NAD+의 보충이지만, 폭소 유전자는 약을 먹을 필요가 없이 비약물 요법으로 활성화할 수 있습니다. 물론 NAD+를 보충하면 시르투인-1이 활성화되고, 활성화된 시르투인-1이 폭소 유전자를 활성화해 주기는 합니다. NAD+외에 시르투인-1을 활성화하는 레스베라트롤, 쿼세틴, 녹차도 마찬가지입니다.

폭소 유전자 활성화의 대표적인 방법은 첫째, 열량 제한 식이나 간헐적 단식, 둘째, 유산소 운동과 고강도 인터벌 운동, 근력 운동 모두 활성화에 도움이 됩니다. 셋째, 사우나(온열 요법)와 냉찜질은 폭소-3의 활성을 증가시킵니다.

시르투인-1과 폭소-3은 핵심적인 장수 유전자로서 상호 보완적으로 작용하며, 동시에 활성화하면 더욱 효과적인 노화 방지 전략이 될 수 있습니다.

힘줄, 인대 줄기세포의 노화 메커니즘과 노화 치료

힘줄에는 조직 유지와 재생의 근원인 성체 줄기세포가 있고, 성체 줄기세포에서 한 단계 분화되어 조직 복구를 담당하는 힘줄 세포로 변할 전구 세포가 같이 존재합니다. 이들은 힘줄에서 힘줄 조직의 콜라겐 섬유들 사이, 힘줄과 근육 연결 부위, 힘줄이 뼈에 연결되는 부위에 주로 있습니다. 이 세 곳에는 줄기세포 외에 힘줄 세포도 같이 존재합니다.

이 세포들은 세포 분열을 통해 자신을 복제하여 줄기세포 풀을 유지하며, 물리적인 힘(운동이나 스트레칭 자극 시)을 받거나 손상 시에는 염증 반응 신호로 활성화됩니다. 그리고 힘줄 세포를 만들어 조직을 복구합니다. 또 콜라겐 생성을 조절하여 힘줄 조직의 재생과 강도 유지에 이바지합니다. 또 다른 특성은 힘줄 세포가 아닌 다른 세포인 연골 세포나 지방 세포로도 변화할 다능성입니다. 만일 힘줄에 있는 줄기세포가 필요한 힘줄 세포로 변하지 않고 지방 세포로 변한다면, 힘줄에 퇴행성 질환이 생기는 원인이 되기도 합니다.

힘줄은 근육과 뼈를 연결하는 조직이지만, 인대는 뼈와 뼈를 연결하는 조직입니다. 또 인대는 다른 조직보다 혈류가 매우 빈약한 조직이어서 산소가 적은 곳입니다. 하지만 인대 줄기세포들은 이런 저산소 환경에 잘 적응되어 있습니다. 인대에도 힘줄 세포처럼 조직 유지와 재생의 근원인 성체 줄기세포가 있고, 성체 줄기세포에서 한 단계 분화되어 조직 복구를 담당하는 인대로 변할 전구 세포가 같이 존재합니다. 이들은 본체 조직의 콜라겐 섬유들 사이, 인대와 뼈가 만나는 부위, 인대 주위 혈관 주변에 주로 있습니다.

손상 시에 인대 줄기세포는 성장 인자나 염증 신호에 민감하게 반응 및 증식하여 인대 복구를 돕습니다. 또 콜라겐 및 엘라스틴 합성을 통해 조직 강도와 탄성을 유지합니다. 인대 줄기세포도 다능성 성질이 있어서 인대 세포 외에 연골 세포나 뼈 세포로 변할 수 있습니다. 만일 필요한 인대 세포가 아니라, 뼈 세포로 변하면 석회화되어 인대의 탄력이 대폭 감소합니다. 그 때문에 더욱 손상되기 쉽습니다. 간혹 병원에서

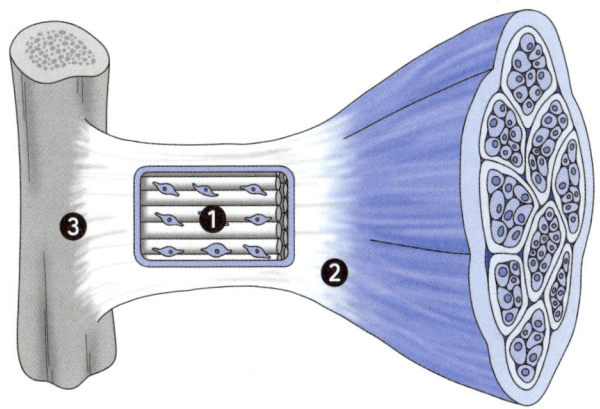

그림 13. 힘줄 줄기세포의 위치: ❶ 힘줄 조직의 콜라겐 섬유 사이, ❷ 힘줄과 근육 연결 부위, ❸ 힘줄이 뼈에 연결되는 부위

X-ray 검사를 받다 보면, 이런 인대 석화화가 발견됩니다.

힘줄과 인대 줄기세포 노화 원인은 유사하며, 세포 내 및 외부적 요인들의 복합적 결과입니다. 주요 원인은 DNA 손상과 텔로미어 단축, 만성적인 저강도 염증, 세포 대사 변화, 히스톤 변형 및 DNA 메틸화와 같은 후성 유전적 변화의 축적입니다.

이런 복합적인 요인으로 노화가 되면, 힘줄 또는 인대 줄기세포의 증식 및 분화 능력이 감소하여 손상된 힘줄, 인대의 재생 속도가 느려지며, 성장 주기가 정지된 노쇠 세포가 늘어납니다. 콜라겐, 엘라스틴 등 세포외기질의 조절 장애로 힘줄, 인대의 구조적 강도가 약화하며, 염증 반응의 축적으로 인대, 힘줄의 섬유화가 진행됩니다.

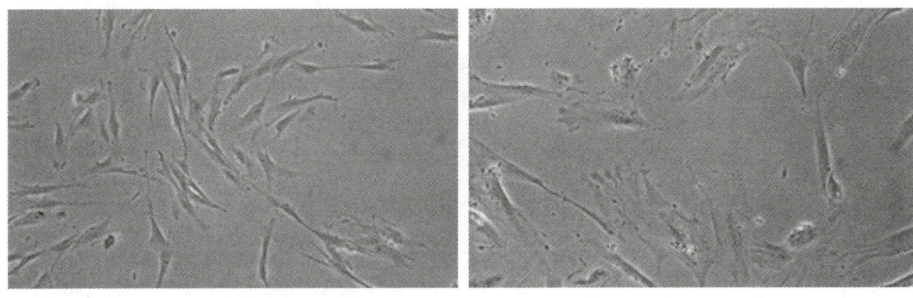

그림 14. 정상 힘줄 줄기세포(좌)와 노화된 줄기세포(우)

힘줄, 인대 줄기세포의 노화 치료법

콜라겐 및 히알루론산 기반 보조제 주사를 통한 줄기세포 주위의 세포외기질 구조 회복, 자가 성체 줄기세포 주입, 자가 말초 혈액에서 원심 분리로 얻은 성장 인자가 풍부한 혈소판 풍부 혈장(PRP: Platelet rich plasma)을 이용한 치료 등이 가장 효과가 빠른 방법입니다. 그리고 가까운 미래에는 세포외기질과 힘줄 줄기세포를 함께 배양하여 바이오 프린팅 기술 기반 인공 힘줄이나 인대 이식도 가능하게 될 것입니다.

간 줄기세포의 노화 메커니즘과 노화 치료

성인의 일반 간세포는 대개 약 300~500일에 한 번 교체되지만, 간 성체 줄기세포는 휴면 특성이 있어서 평소에는 거의 분열하지 않았다가, 간이 손상될 때 빠르게 활성화됩니다. 간이 심각한 손상(예: 간염, 섬유화, 알코올성 또는 비알코올성 간 질환)을 입었을 때는 손상된 조직을 빠르게 재생해야 하므로, 1~2일 간격으로 빠르게 분열하고 증식합니다. 다분화 능력도 있어서 간 줄기세포에서는 간세포와 담관 세포가 만들어집니다.

하지만 반대로 DNA 손상, 반복 염증, 마이토콘드리아 기능 저하, 텔로미어 단축, 후성 유전 변화가 축적되면, 간 줄기세포는 노화가 됩니다. 자가 재생 능력은 물론 손상 후 복구 능력도 줄어들고 노쇠한 간세포가 증가하며, 세포외기질의 조합 변화로 간 섬유화도 발생합니다.

간 줄기세포 노화 치료법

NAD+ 수준을 증가시켜 마이토콘드리아의 기능을 복원하고, 자가 포식 작용을 강화하는 후성 유전적 조절법은 간 줄기세포의 노화 개선에 중요합니다. 머지않아 손상된 간 줄기세포를 체외에서 젊은 상태로 재프로그래밍하여 다시 주입하거나 건강한 간 줄기세포를 손상된 간 조직에 주입하는 치료들이 현실화할 것입니다. 또 줄기세포를 이용한 3D 바이오 프린팅 기법으로 간 조직 재생을 위한 인공 간 제작도 가능해질 것입니다.

조혈모 줄기세포의 노화 메커니즘과 노화 치료

조혈모 줄기세포란 혈액 속의 모든 세포를 만드는 줄기세포인데, 혈액 속에 존재하는 것이 아니고 골수 속에 위치합니다. 평상시에는 골수에서 휴지 상태로 존재합니다. 그러다가 외부 신호(예: 사이토카인, 성장 인자, 염증 신호 등) 분자들이 혈류를 통해 골수 내로 들어와서 줄기세포 수용체에 결합하면 활동을 시작하게 됩니다. 조혈모 줄기세포가 활동을 시작하면 크게 2가지의 중간 단계 세포를 만듭니다. 그중 하나가 림프구계 중간 단계 세포이며, 이것으로 T 세포와 B 세포, NK 세포가 만들어집니다. 또 다른 하나는 골수계 중간 단계 세포입니다. 이것으로 적혈구, 단핵구(수지상 세포와 대식 세포), 중성구, 호산구, 호염기구, 혈소판이 만들어집니다.

조혈모 줄기세포의 주요 노화 원인은 다음과 같습니다.

- 첫째, 건강한 마이토콘드리아 기능은 조혈모 줄기세포가 활동하는 데 필수 요소입니다. 따라서 조혈모 줄기세포의 노화 원인 중 가장 중요한 것은 줄기세포 내 마이토콘드리아의 기능 장애와 그로 인한 과다한 활성 산소 방출입니다. 이에 따라 DNA 손상이 축적된 조혈모 줄기세포에서는 T 세포와 B 세포, NK 세포는 덜 만들어지고, 대식 세포 계통은 많이 만들게 되어 면역 불균형이 오게 됩니다.
- 둘째, 고장 난 마이토콘드리아를 재활용하는 미토파지 기능이 저하되어 줄기세포 노화가 더욱 가속됩니다.
- 셋째, 후성 유전적 변화로 생긴 DNA 메틸화 변화 및 히스톤 변형도 줄기세포 기능 저하의 요인입니다.
- 넷째, 조혈모 줄기세포 노화는 클론 선택과 관련이 있습니다. 클론 선택이란 여러 줄기세포 중에서 특정 일부 세포가 DNA 돌연변이로 더 많이 증식하거나 우세해지는 과정

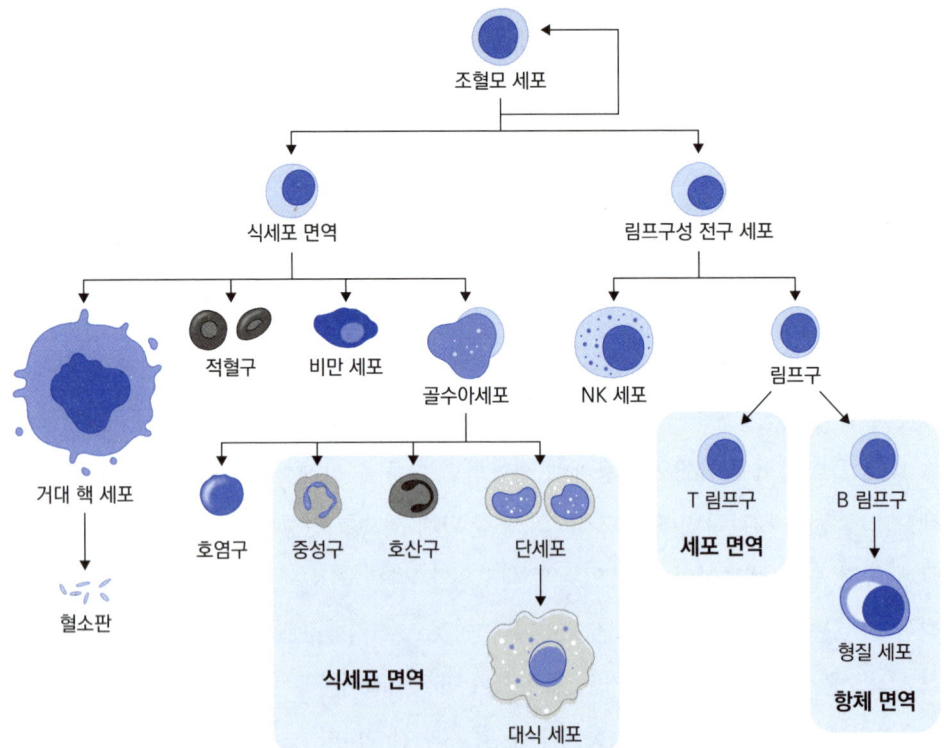

그림 15. 골수 조혈모 줄기세포에서 골수 전구 세포와 림프 전구 세포로 변화된 후, 각각에서 적혈구, 단핵구(수지상 세포와, 대식 세포), 중성구, 호산구, 호염기구, 혈소판, T 세포와 B 세포, NK 세포가 만들어진다.

을 말합니다. 결과적으로, 균형이 깨진 줄기세포가 지나치게 증식하면서 정상적인 혈액 세포 생성을 방해받습니다. 그 때문에 면역 체계가 약화하거나 빈혈 같은 문제가 생길 수 있습니다.

조혈모 줄기세포의 노화 치료법

• **활성 산소 억제 및 마이토콘드리아 활성법** 7장에서 설명해 드린 방법과 같습니다. 조혈모 줄기세포 노화의 가장 큰 요인인 마이토콘드리아 기능 장애를 회복하면, 줄기세포 노화도 지연됩니다.
• **자가 포식 강화법** 5장에서 설명해 드린 방법과 같습니다. 특히 고장 난 마이토콘드리아를 재활용하는 미토파지를 강화하면 건강한 조혈모 줄기세포 풀을 유지하게 됩니다.

• **후성 유전적 조절** 6장에서 설명해 드린 방법과 같습니다. 골수 조혈모 줄기세포에서 DNA 메틸화 패턴 복구를 통해 기능 저하를 회복하는 연구들이 진행 중입니다.

그 외에 염증 신호 억제, 클론 선택 억제 등의 방법도 연구 중입니다.

모든 성체 줄기세포 노화에 적용되는 공통된 2가지 노화 치료법

지금까지는 장기별로 성체 줄기세포의 노화 기전과 노화 치료법을 말씀드렸습니다. 이제부터는 장기에 국한하지 않고, 우리 몸에 있는 모든 줄기세포에 적용되는 공통된 2가지 노화 치료법을 말씀드리겠습니다.

첫째, 노화되고 있는 줄기세포 자체는 그대로 둔 채 비약물 요법이나 약물 요법을 하는 방법입니다. 즉 생활 습관, 음식, 천연 성분, 알약들을 투여하여 줄기세포의 DNA 손상을 최소화하면서 복구를 활성화하고, 짧아진 텔로미어를 연장해 주고, 후성 유전적으로 줄기세포에 생긴 DNA의 흔적들을 조절해 주고, 이미 노화돼 버린 줄기세포는 세놀리틱으로 제거하거나 자가 포식 시스템을 강화해서 재활용하는 방법, 노화된 줄기세포 안의 마이토콘드리아 기능을 건강하게 회복시켜 주는 방법, NAD+를 보충하는 방법들입니다. 그리고 이런 노화 치료법의 구체적인 방법들에 관해서는 각 해당 편에서 설명을 이미 드렸으며, 줄기세포에도 똑같이 적용됩니다.

둘째, 노화되고 있는 줄기세포 자체를 건강한 다른 줄기세포로 교체하는 방법입니다. 난치병 치료와 항노화 치료법 중에서 가장 오래전부터 주목을 받아 온 치료법이며, 현재와 미래에도 뜨거운 연구 분야입니다. 주사 몇 번 맞는 것으로 마치 젊음을 찾을 수 있을 듯한 가장 확실한 노화 치료법으로 과대 포장되어 온 게 문제지만, 가까운 미래에는 난치성 퇴행성 질환에서 가장 큰 비중을 차지할 치료가 될 것입니다. 항노화 치료법으로도 계속 비중이 커지리라 봅니다. 따라서 지금부터 줄기세포 이식 치료에 관해 말씀드리겠습니다.

배아 줄기세포 치료법과 치료제

배아 줄기세포는 생명의 초기 단계에서 발견되는 특별한 세포이며, 줄기세포는 몸을 구성하는 모든 종류의 세포로 분화할 수 있는 능력을 갖추고 있습니다. 배아 줄기세포 치료란 이러한 다능성을 활용하여 정맥이나 근육 내 주사 또는 외과적 이식 때로는 공학적 기술과 결합하여 손상되거나 병든 조직을 재생하거나 교체하는 치료법을 말합니다.

예를 들어, 신경계 손상, 심장병, 당뇨병 등 여러 질환의 치료에 사용될 가능성을 제시합니다. 그러나 그 가능성만큼이나 윤리적, 기술적 도전도 해결해야 합니다. 줄기세포 연구 분야는 1998년 인간 배아 줄기세포의 등장으로 획기적인 변화가 왔습니다. 우리가 필요로 하는 다양한 세포 유형으로 분화할 수 있는 능력은 현재 치료법으로는 불가능한 손상된 조직을 복구하거나 대체할 수 있는 희망이며 지난 20년 동안의 연구 성과로 볼 때 그 가능성이 점점 커지고 있습니다.

수정란 세포를 이용하는 배아 줄기세포의 기술적, 윤리적 문제를 대체할 유도 만능 줄기세포(IPSC)가 등장했음에도, 배아 줄기세포 치료는 특히 유전 질환 및 인간 세포 발달의 메커니즘을 규명할 수 있게 해 주는 장점이 있습니다. 이제부터 배아 줄기세포가 실질적으로 임상에 어떻게 적용되었는지 알아보겠습니다. 첫 번째 임상 시험 등록은 2002년에 이루어졌으며, 이후 2023년까지 가장 많은 연구가 진행된 나라는 미국이고 중국이 2위이며, 한국, 영국, 이스라엘이 공동 3위입니다. 황반 변성이 해당 치료법을 가장 많이 적용한 질병이며, 그다음이 제1형 당뇨병입니다.

안과 난치성 질환: 황반 변성

심각한 시력 손상이나 실명을 초래하는 황반 변성의 현재 치료법은 질병의 진행을 늦추는 데 초점을 맞추지만, 실질적인 시력 개선은 안 됩니다. 예를 들어, 레이저 요법은 초기 단계에서 유용하지만 진행된 질환에서는 별 도움이 안 됩니다. 이런 황반 변성에서 배아 줄기세포 이식 치료가 가장 먼저 시도된 것은 다음과 같은 특별한 이유가 있습니다.

- 첫째, 눈은 해부학적으로 고립된 조직이어서, 배아 줄기세포를 이식하면 면역 거부 반응 위험이 낮으므로 치료 성공 가능성이 큽니다.
- 둘째, 눈의 고립된 구조 덕분에 이식한 줄기세포가 신체 다른 부위로 확산할 위험이 적습니다.
- 셋째, 망막 세포에는 신경 신호 전달을 위한 복잡한 회로가 없어서 이식된 줄기세포가 기존 세포와 잘 연결되어 정착될 가능성이 큽니다.
- 넷째, 눈의 투명성 덕분에 주입한 줄기세포를 광학 단층 촬영 등으로 추적할 수 있습니다.

임상 연구가 가장 많이 된 것은 배아 줄기세포에서 만든 망막 색소 상피를 이식하는 치료입니다. 세포 증식 또는 면역 거부 반응과 같은 부작용이 없었고, 교정 시력 개선과 삶의 질 향상이 보고되었습니다. 4명의 참가자를 대상으로 한 다른 연구에서도 부작용이 없었으며, 한 명은 시력이 개선되었고 나머지 세 명은 시험 기간 동안 안정적인 시력을 유지했습니다. 수술 후 1년간 부작용이 없었지만, 시력 개선은 보이지 않는 보고도 있으며, 일시적으로 시력이 좋아지다가 장기적으로 시력이 줄어든다는 보고도 있습니다.

신경계 난치 질환: 파킨슨병, 근위축성 측삭 경화증, 척수 손상, 다발성 경화증

가장 최근에 주목받는 분야입니다. 세계 최초의 배아 줄기세포 성분의 치료제가 적용된 분야는 척추 손상이며, 10년간 추적한 결과에 따르면 5명의 참가자가 뇌 실질 내 주사로 투여받은 후 심각한 부작용이 없었고, 80%의 환자에게서 세포들이 결합해 새로운 조직 구조를 형성하는 것이 MRI를 통해 확인되었습니다. 목등뼈 척수 손상을 가진 25명의 환자를 1년간 추적 조사 해 본 결과, 참가자 96%의 신경 기능 수준이 최소 1단계 향상되었습니다. 파킨슨병도 현재 1상 임상이 진행 중이며, 안전성과 잠재적 효과를 보였습니다.

근위축성 측삭 경화증은 운동 신경이 퇴화하여서 근육이 점진적으로 마비되는 심각한 신경 퇴행성 질환입니다. FDA 승인 치료제인 릴루졸riluzole은 생존 기간 연장에 일부 효과를 보였습니다. 또 다른 치료제인 아스트로알엑스AstroRx는 척추강 내 주입 후 3개월 동안 임상적으로 유의미한 효과가 나타났습니다. 또 배아 줄기세포에서 분화시킨 신경 줄기세포를 이식받은 만성 뇌졸중 환자들의 운동 능력은 매우 개선되었습니다.

제1형 당뇨병

배아 줄기세포로 만든 췌장 베타 세포를 이식하는 치료법입니다. 초기 임상에서는 이식하거나 제거하는 외과적 절차와 면역 억제제 투여로 나타나는 부작용이 있었습니다만 이후 차차 개선되었습니다. 특히 배아 줄기세포에서 만든 췌장 세포에 유전자 가위를 적용함으로써 면역 거부 부작용을 어느 정도 해결하였습니다. 7건의 임상 연구가 진행 중이며, 일부 환자에서 성공적으로 인슐린 생성 능력이 회복되었습니다.

심부전 및 허혈 심장병

허혈성 심장 좌심실 기능 환자 대상으로 배아 줄기세포에서 만든 심근 전구 세포를 이식 후 환자의 증상 개선이 확인되었습니다. 최근에는 심근경색 후 발생한 만성 좌심실 기능 장애 환자 대상으로 임상 연구가 진행 중이며 많은 주목을 받고 있습니다.

배아 줄기세포 치료는 엄청난 가능성을 내포하고 있으며, 기술 발전을 통해 임상 적용의 현실화에 성큼 다가섰습니다. 하지만 수많은 윤리적, 법적, 규제적 도전 과제와 얽혀 있습니다. 또 이런 과제들은 국가마다 크게 다릅니다. 지속적인 연구와 협력을 통해 이 놀라운 기술이 현실로 다가오길 기대해 봅니다.

유도 만능 줄기세포 치료법과 치료제

유도 만능 줄기세포(induced pluripotent stem cells, iPSCs)는 성체 세포(예: 피부 세포 등)를 특정 유전자로 조작하여, 배아 줄기세포처럼 다양한 세포로 분화할 수 있는 능력을 갖추게 한 세포입니다. 2006년과 2007년에 각각 쥐와 인간의 체세포로 줄기세포를 만든 성과가 보고되었으며 현재는 재생 의학에서 가장 뜨거운 분야입니다. 우선 쉽게 어떤 과정으로 하는 치료인지 설명해 드리겠습니다.

- 첫째, 제일 먼저 난치병 환자의 체세포(예: 피부 세포)를 채취합니다.
- 두 번째, 특정 유전자를 주입해서, 체세포를 유도 만능 줄기세포로 전환합니다.
- 세 번째, 유도 만능 줄기세포에서 환자에게 필요한 세포를 만듭니다. 예를 들면 심장 세포, 신경 세포, 간세포 등입니다. 또는 원하는 장기를 만들 수도 있습니다. 이때 유전자 돌연변이가 발견되면 크리스퍼 유전자 가위 기법으로 유전자를 교정해 줍니다.
- 네 번째, 환자의 복구가 필요한 부위에 이식합니다.

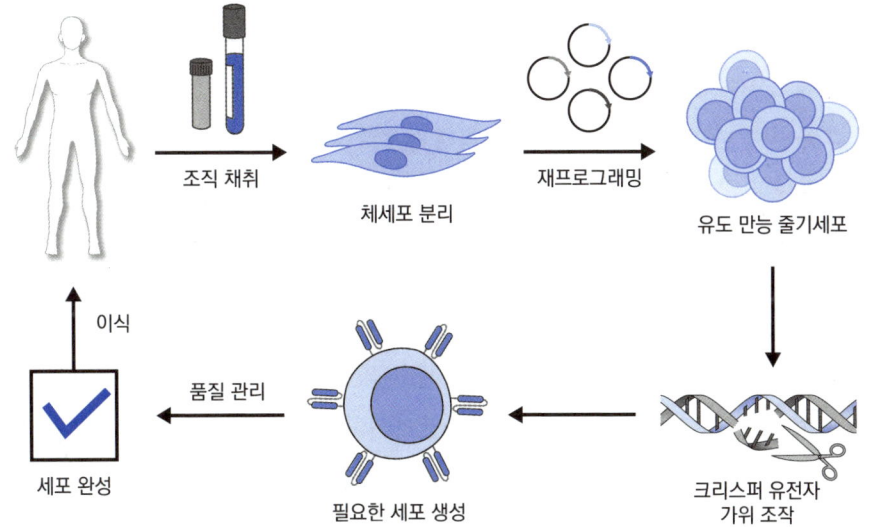

그림 16. 자가 유도 만능 줄기세포 치료법: 자기 체세포 채취 후에 유도 만능 줄기세포로 바꾼다. 만일 이때 유전자 돌연변이가 발견되면 크리스퍼 유전자 가위 기법으로 유전자를 교정해 준다. 그리고 원하는 세포로 분화시켜서 환자에게 다시 이식한다.

자기 세포로 만든 유도 만능 줄기세포를 이용한 치료는 맞춤 치료이므로, 면역 거부 반응에 따른 부작용이 최소화되지만, 비용 면에서 대량 생산된 치료제가 아니므로 고가입니다. 이것을 해결한 치료법이 여러 사람의 세포에서 만든 많은 양의 유도 만능 줄기세포에서 만들어진 특정 세포를 대량 생산하여 주입하는 치료법입니다. 다른 사람의 세포를 이식하는 치료이므로, 면역 거부 반응이 나타났을 때 해결하는 단계가 추가됩니다.

- 첫 번째, 가장 먼저 여러 사람에게 충분한 양의 체세포를 채취합니다.
- 두 번째, 체세포들을 유도 만능 줄기세포로 전환합니다.
- 세 번째, 면역 거부 반응을 유발하는 관련 유전자들을 전부 교정합니다. 교정된 유도 만능 줄기세포가 면역 반응을 유발하지 않는 것을 확인합니다.
- 네 번째, 면역 거부 반응 요인들을 제거한 유도 만능 줄기세포에서 환자에게 필요한 세포를 만듭니다. 예를 들면 심장 세포, 신경 세포, 간세포 등입니다. 또는 원하는 장기를

만들 수도 있습니다. 이때 유전자 돌연변이가 발견되면 크리스퍼 유전자 가위 기법으로 유전자를 교정해 줍니다.
- 다섯 번째, 이렇게 제조 공정을 거쳐 특정 세포로 전환한 세포들을 상품화하여 보관합니다.
- 여섯 번째, 필요한 세포를 그때그때 환자에 따라서 보관된 세포 중에 선택하여 이식합니다.

유도 만능 줄기세포를 이용하여 만든 세포들은 질병의 원인을 밝히고 새로운 치료법을 찾는 데 활용합니다. 예를 들어, 알츠하이머병 치매 환자의 피부 세포를 유도 만능 줄기세포로 만든 후 이것을 다시 신경 세포로 만들었다고 가정해 보겠습니다. 그런데 이 신경 세포는 정상인 세포에서 만든 신경 세포가 아니라, 알츠하이머병 환자의 세포에서 만든 신경 세포이므로, 이 세포를 분석해 보면 치매가 어떻게 발생하는지를 연구할 수 있습니다.

2014년 세계 최초로 일본에서 황반 변성 환자에게 망막 색소 상피 세포를 사용하여 첫 임상이 적용되었으며 안전성이 확인된 이후로, 현재 일본, 미국, 유럽을 중심으로 30편 이상의 초기 임상 시험이 활발히 진행 중입니다. 심장 질환, 파킨슨병 환자에게서는 초기에 부분적 개선이 보고되었습니다. 혈액 질환에서는 유도 만능 줄기세포로 만든 조혈모세포를 겸상 적혈구 빈혈증에 투여한 임상이 진행 중입니다. 또 중증 화상 환자를 대상으로 각질 세포를 만들어서 피부 재생 효과가 나타나는지에 관한 연구도 초기 임상 시험 단계입니다. 이 외에도 뇌졸중, 척수 손상, 혈소판 감소증, 백혈병, 허혈 심장병, 호흡 부전증, 코로나 바이러스 감염 후 저산소 혈증, 전신성 홍반성 루푸스, 각종 고형암 등을 앓는 환자에게 임상 연구가 진행 중입니다.

유도 만능 줄기세포 기술은 개발된 지 20년도 채 되지 않았지만, 과학적 발견과 치료 개발의 새로운 지평을 열어 주었습니다. 물론 해결 과제도 많습니다. 환자 맞춤형으로 개발되더라도 세포 분화 과정에서 유전적 변이와 암이 발생할 수 있는 문제, 대량 생산의 가능성, 고비용, 이식된 세포가 얼마나 오래 생존하는지에 관한 장기적

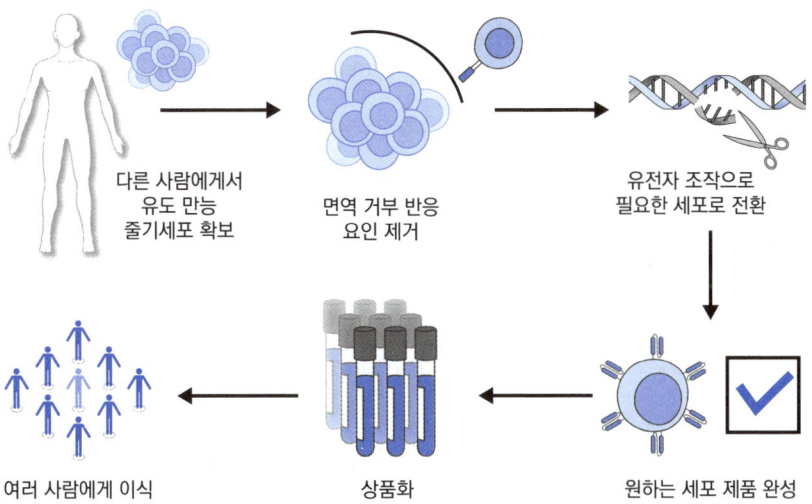

그림 17. 이종 유도 만능 줄기세포 이식 치료

평가, 국제 표준과 규제 기준, 윤리 문제도 논의가 필요합니다.

그래도 난치성 질환과 희귀 질환 치료에서 새로운 돌파구를 열게 될 치료법임에는 분명하며, 유전자 편집 기술과의 결합하여 치료 효율이 향상될 것입니다. 가까운 미래에 유도 만능 줄기세포 치료는 재생 의학의 중심축이 되리라고 전망됩니다.

지방 성체 줄기세포 치료법과 치료제

지방 유래 성체 줄기세포는 말 그대로 우리 몸의 지방 조직에서 추출한 성체 줄기세포입니다. 복부나 엉덩이 등에 있는 백색 지방을 지방 흡입술로 채취해서 원심 분리를 하면 지방 조직에 들어 있는 세포들이 밑으로 가라앉는데, 이 세포들을 전문 용어로 기질 혈관 분획(SVF)이라고 합니다. 이 세포층에는 한 종류의 세포들만 있는 것이 아니고 지방 세포, 연골 세포, 조골 세포, 혈구 세포, 혈관 내피 세포, 평활근 세포, 피부 세포, 신경 세포 등으로 변할 수 있는 다양한 줄기세포들이 존재합니다. 성체 줄기세포를 지방 흡입술로 제거된 지방에서 쉽게 얻을 수 있다는 점이 장점이며, 2001년에 처음으로 알려지게 되었습니다. 다양한 세포로 분화할 수 있는 능력을 갖추고 있어 재생 의학과 치료 분야에서 가장 주목받는 성체 줄기세포입니다.

그렇다면 지방 유래 성체 줄기세포는 어떤 특성을 가졌을까요?

- 첫째, 지방에 존재하는 줄기세포는 특별히 중간엽 줄기세포 특성이 있습니다. 중간엽이란 말이 생소하실 테니 잠깐 설명해 드리겠습니다. 수정란에서 생긴 배아 줄기세포는 각 장기 세포가 되기 전에 크게 3종류의 세포 그룹을 형성합니다. 이것을 외배엽, 중배엽, 내배엽이라고 합니다.

  외배엽 그룹에서는 피부, 감각 기관, 신경 세포들이 됩니다. 내배엽 그룹에서는 창자, 간, 췌장, 폐 같은 장기들이 됩니다. 중배엽 그룹에서는 골격근, 골격, 진피, 결합 조직, 순환계 조직들이 생깁니다. 지방에 있는 줄기세포들은 이들 3 그룹 세포 중에서 중간 배엽성 줄기세포의 특성이 있는 줄기세포입니다. 스스로 분열하여 동일한 줄기세포를 생성할 수 있는 능력이 있고, 지방 세포는 물론이고 뼈를 만드는 조골 세포, 연골을 만드는 연골 세포로도 변할 수 있습니다. 특정 조건에서는 혈관의 내피 세포, 신경 세포, 간세포, 근육 세포로 변하기도 합니다.

- 둘째, 중간엽 줄기세포는 제대혈, 골수, 말초 혈액, 양수에도 있지만, 지방에 가장 많습니다. 그리고 지방 유래 줄기세포는 다른 성체 줄기세포보다 분열과 증식 속도가 빠릅니다. 이 말은 적은 양의 지방에서 많은 줄기세포를 얻을 수 있다는 뜻입니다.

- 셋째, 중간엽 줄기세포에는 접착 분자가 있어서 플라스틱 표면에 달라붙는 성질이 있습니다. 시험관에서 플라스틱 표면에 붙지 않고 떠다니는 세포는 주로 백혈구 같은 비부착성 세포입니다. 이러한 특성은 중간엽 줄기세포를 분리하고 확인하는 중요한 기준으로도 활용됩니다.

- 넷째, 손상된 부위로 귀소(homing 효과)하는 특성이 있습니다. 예를 들어 정맥으로 투여된 중간엽 세포는 손상된 조직에서 방출하는 염증 신호, 면역 반응 신호들을 탐색하여 찾아가는 효과가 있습니다.

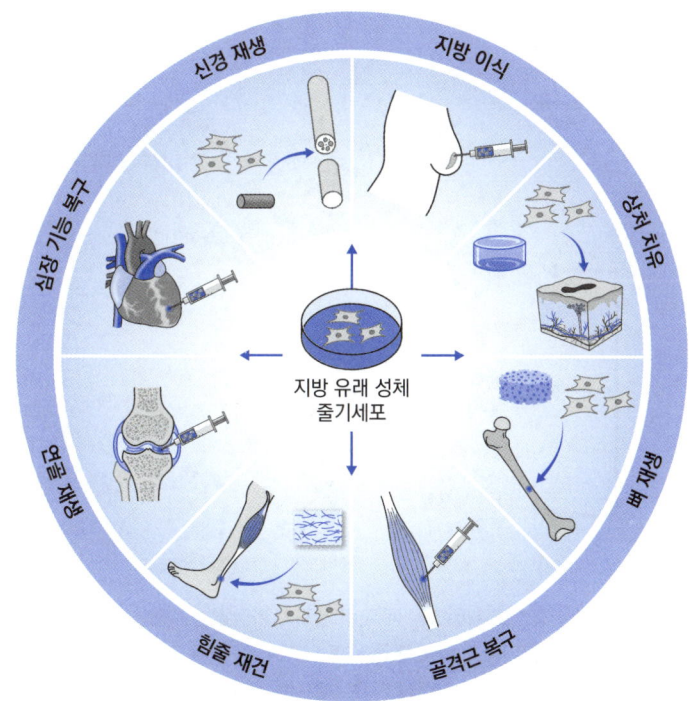

그림 18. 지방 유래 성체 줄기세포: 여러 세포로 분화할 수 있는 능력이 있으며, 임상 시험에서 지방 이식, 상처 치유, 뼈 재생, 골격근 복구, 힘줄 재건, 연골 재생, 심장 복구, 신경 재생 등 다양한 치료적 가능성이 입증되었으며 혈관 신생 촉진, 세포 사멸 억제, 면역 조절에 관여하는 특성, 윤리적 논란이 없다는 점점 덕분에 재생 의학에서 중요한 세포입니다.

- 다섯째, 중간엽 줄기세포의 표면에는, 다른 줄기세포와는 다른 특별한 표면 단백질이 있습니다. 이 단백질을 검사하면 채취한 세포가 중간엽 줄기세포인지 알 수 있습니다. 참고로 지방 줄기세포가 갖고 있는 표면 단백질 이름은 CD105, CD90, CD73이고, 지방 줄기세포에 없는 표면 단백질은 CD34, CD14, CD45, CD31 등입니다. 또 중간엽 줄기세포는 면역 거부 반응이 상대적으로 낮으므로, 다른 사람의 것을 투여해도 면역 거부 부작용이 적습니다. 하지만 면역 반응을 더욱 최소화하기 위해 세포를 면역 억제 환경에서 배양하거나, 면역 조절 기능을 강화한 방식으로 처리하면 더욱 안전하게 치료가 이루어질 수 있습니다.

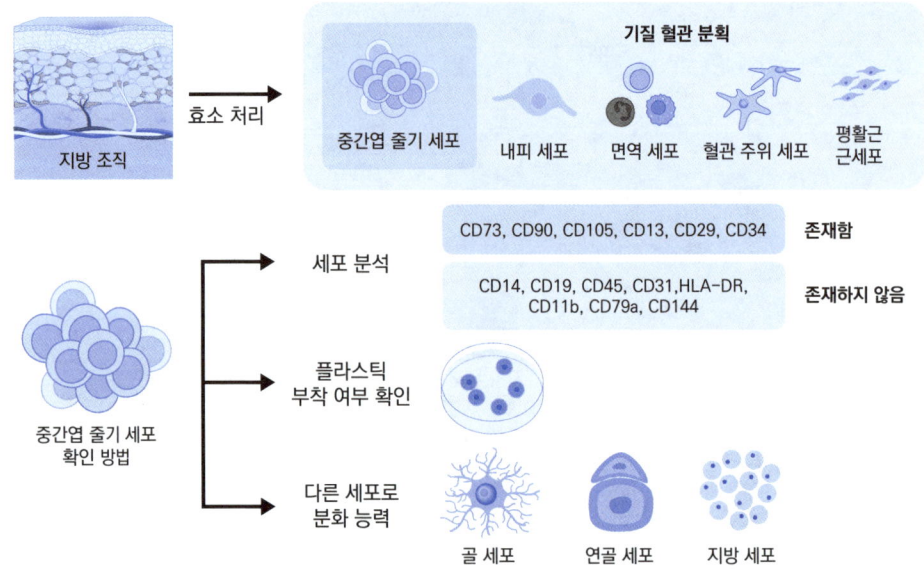

그림 19. 채취한 지방 조직을 효소로 처리했을 때 여러 세포가 가라앉는 부분을 기질 혈관 분획(SVF)이라고 하며, 이 안에는 중간엽 줄기세포 외에 면역 세포, 내피 세포, 평활근 세포, 혈관 주위 세포가 포함되어 있습니다. 이 세포 중에서 표면 단백질 검사로 CD 13, 29, 34, 73, 90, 105를 가지고 있으면서, CD 11, 14, 19, 31, 45, 79, 144가 없으면 중간엽 줄기세포입니다. 중간엽 줄기세포는 배양 접시에 들러붙는 특성이 있으며 지방 세포, 연골 세포, 골 세포로 분화할 수 있습니다.

- 여섯째, 지방 줄기세포의 잠재력은 노화된 줄기세포를 대체해 주는 데 국한되지 않습니다. 사이토카인, 항산화 인자, 케모카인, 다양한 성장 인자 등 여러 생체 활성 분자를 분비해서 혈관 신생 촉진, 세포 사멸 억제, 면역 조절 등 여러 치료 효과를 나타냅니다. 또한, 인슐린 유사 성장 인자-1(IGF-1) 및 엑소좀을 분비합니다. 아마 엑소좀이라는 말을 어디선가 들어 보신 적이 있을 겁니다. 엑소좀은 세포 간 정보 전달에 중요한 역할을 하는 작은 주머니 형태의 물질인데 다양한 생체 활성 물질을 포함하고 있습니다. 세포 내부에 있다가 차차 세포막으로 이동한 후에는 세포 밖으로 방출됩니다. 이렇게 방출된 엑소좀은 다른 세포와 상호 작용하며 세포 재생을 촉진하고 염증을 완화하며 조직 손상을 억제하는 데 핵심적인 역할을 합니다. 또 새로 재생된 조직을 보호하며, 항세포 사멸 효과를 발휘합니다.

- 일곱째, 면역 조절은 지방 줄기세포의 또 다른 치료 메커니즘입니다. 과도한 염증은 조직 재생을 방해할 수 있습니다. 그런데 지방 줄기세포는 면역 세포의 일종인 수지상 세포의 분화 억제, 면역 글로불린 합성 억제, T 세포, 자연 살해 세포(NK)의 증식 억제를 통해 염증을 완화하고, 대식 세포 활성화와 조절 T 세포 증식을 촉진함으로써 면역 체계를 조절해 줍니다.

지방 줄기세포가 방출하는 엑소좀 치료

앞서 지방 줄기세포 특징에서 언급한 바와 같이, 노화된 줄기세포를 대체해 주는 효과 외에 추가로 활성 물질을 포함한 엑소좀을 이용한 치료도 있습니다. 채취한 지방 줄기세포를 배양하는 과정 동안, 줄기세포는 다양한 생체 활성 인자를 배양 배지에 방출합니다. 이것의 장점은 종양 발생 가능성, 저장 문제의 단점이 없으며, 더 안정적이고 면역 반응이 적어 이식 및 상업적 활용에 적합합니다.

그런데 지방 줄기세포는 왜 이런 물질을 방출할까요? 지방 줄기세포는 주변에서 단백질, 지질, 유전 물질(DNA, RNA) 등을 섭취합니다. 이런 것들을 처음 섭취하려면, 일단 세포막을 안쪽으로 접어야 합니다. 마치 먹이 사냥을 위해서 땅을 파는 것처럼요. 이것을 초기 엔도솜이라고 합니다. 초기 엔도솜은 점차 성숙 엔도솜이 되며, 다소포체라고 불리는 작은 주머니를 만듭니다. 다소포체는 세포막과 융합하여 세포 밖으로 방출되는데, 이때를 엑소좀이라고 합니다. 세포가 엑소좀을 방출하는 이유는 손상된 조직의 재생을 돕거나, 염증 반응을 조절하고, 주변 다른 세포와 정보를 교환하기 위해서입니다. 이를 통해 세포는 환경에 적응하고, 조직 복구와 같은 생리적 기능을 최적화할 수 있습니다. 엑소좀 안에는 다음과 같은 단백질 및 유전 물질이 들어 있습니다.

- **테트라스파닌(Tetraspanins)** 지방 줄기세포 표면에 존재하는 단백질 그룹으로, 엑소좀의 구조를 안정화하고 세포 간 신호 전달에 중요한 역할을 합니다.
- **생성 관련 단백질** 엑소좀의 방출을 조절하고, 세포 간 신호 전달 및 조직 재생에 중요한 기여를 하는 단백질입니다.
- **열 충격 단백질(HSPs)** 세포가 스트레스에 대응하도록 돕는 중요한 단백질 그룹입니다. 즉, 세포가 스트레스를 받을 때도 잘 견디면서 조직 재생과 염증 반응 조절 일을 하고 줄기세포 간 신호 전달을 강화하는 데 중요한 역할을 합니다.
- **유전 물질** DNA, 메신저 RNA, 마이크로 RNA, 리보좀 RNA
- **미세 소포** 지방 줄기세포 세포막의 분열로 생기는 작은 소포이며, 엑소좀과 유사하게 단백질 및 유전 물질을 전달해 조직 재생을 촉진합니다.

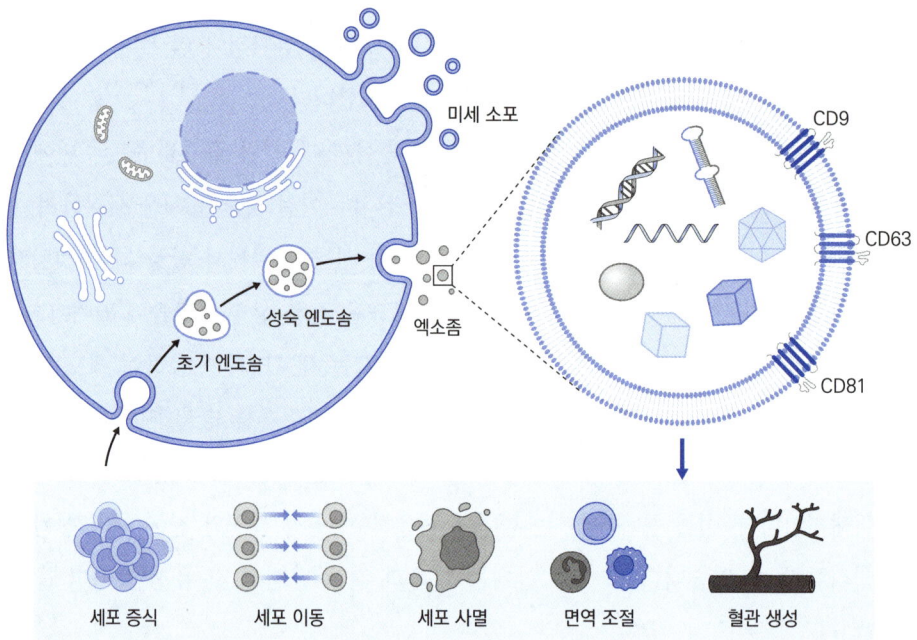

그림 19. 초기 엔도솜이 세포 안에서 쌓여 성숙한 다소포체가 되면, 세포막과 융합하면서 엑소좀으로 방출된다. 엑소좀 안에는 세포 간 소통 역할을 하는 테트라스파닌, 생성 관련 단백질, 열 충격 단백질 그리고 유전 물질이 들어 있는데, 엑소좀은 세포 증식, 세포 이동, 혈관 신생 촉진, 면역 조절 참여, 세포 사멸 억제 효과를 발휘한다.

엑소좀을 통해 이러한 물질이 방출되는 이유는 세포 간 의사소통을 원활히 하고, 손상된 조직의 재생을 촉진하며, 염증 반응을 조절하기 위함입니다. 예를 들어, 마이크로 RNA는 특정 유전자의 발현을 조절하여 조직 복구와 같은 생리적 과정을 돕습니다. 실제로 현재까지 상처 치유, 골 재생, 연골 복구, 심근 보호, 신경 재생 등 다양한 분야에서 재생 효과가 입증되었습니다.

엑소좀 치료는 장점도 있지만, 세포가 포함되지 않으므로 효과를 유지하려면 주사를 여러 번 맞아야 합니다. 그리고 아직 더 연구가 필요한 재생 의학 분야입니다.

지방 줄기세포를 이용한 오가노이드 생체 장기

오가노이드organoid란, 줄기세포를 성장시켜 바이오 프린팅을 통해 만들어진, 생체 장기와 유사한 기능과 구조를 가진 장기입니다. 지방 줄기세포를 이용하여 각막, 귀 등을 제작하며, 현재 동물 연구가 진행 중입니다.

지방 줄기세포의 임상 적용: 퇴행성 또는 난치성 질환들

그렇다면 지방 유래 줄기세포는 현재 어디에 적용되고 있을까요? 지방 유래 중간엽 줄기세포를 기준으로 하면, 2024년 기준으로 121건의 임상 연구가 완료된 상태입니다. 이 중 효과가 확인된 몇 가지 분야를 살펴보겠습니다.

지방 줄기세포를 혼합한 지방 이식 유방 재건

2006년, 지방 줄기세포를 쥐 피하에 이식한 결과, 기존 지방 이식과 비교해서 생착률이 훨씬 높았으며 새로운 혈관도 재생되었음이 확인되었습니다. 이후, 얼굴 항노화와 미용적 유방 확대에 사용했습니다. 다른 많은 임상 연구에서 대조군보다 지방 생착률이 더 높았으며, 심각한 부작용은 나타나지 않았습니다. 암 발생 우려가 아직은 있지만, 현재까지는 암 재발 위험을 높인다는 증거가 없습니다. 유방암 수술 환자 169명을 대상으로 한 최근 임상 시험에서도 최소 5년간의 추적 관찰 동안 모두 암 재발률을 높이지 않는 것으로 나타나 안전성이 입증되었습니다.

피부 재생, 주름 개선과 상처 치유

지방 줄기세포는 피부 상처 부위로 이동하여 내피 세포, 진피 섬유아세포, 각질 형성 세포로 분화할 수 있습니다. 국소 주사, 정맥 주사, 근육 내 주사를 비교한 한 연구에서는 투여 방법과 관계없이 상처 회복을 가속하는 것으로 나타났습니다. 정맥 주사로 투여된 지방 줄기세포가 상처 부위에서는 거의 검출되지 않았지만, 줄기세포에서 방출하는 활성 물질 효과 때문에 상처 치유가 촉진되었습니다. 또한 주름 개선과 같은 미용 시술에서도 사용되고 있습니다. 당뇨병성 족부 궤양, 화상 환자에게서도 대조군보다 훨씬 높은 치유율이 확인되었습니다.

결손된 뼈 재생

표준 방법은 자가 골 이식이지만, 뼈 세포로 변환된 지방 줄기세포를 이용할 수도 있습니다. 채취한 지방 줄기세포에 고주파 진동 자극, 덱사메타손, 아스코르브산, 인산염, 비타민 D3 등 다양한 첨가물을 추가하여 배양하면 뼈 세포로 분화되도록 유도할 수 있습니다. 두개 안면뼈 결손 환자를 대상으로 한 연구에서는, 13명 중 10명에게서 단기적으로는 성공적인 골 재생이 관찰되었습니다.

골격근, 힘줄 재생: 근육 손상, 회전근개, 테니스 엘보

지방 줄기세포는 골격근 세포로도 분화됩니다. 항문 조임근 결손 환자를 대상으로 한 임상 시험에서, 줄기세포 주입과 수술을 병행한 그룹에서는 수술만 한 환자 그룹보다 더 많은 근육이 재생되었고 수축 기능 향상도 확인되었습니다.

어깨 회전근개 손상이나 테니스 엘보에도 적용됩니다. 힘줄은 혈관 분포가 매우 적은 조직이라 수술로 복구했어도 손상 전 기능을 완전히 회복하지 못할 때가 많습니다. 또한, 퇴행성 변화와 재손상 위험이 커집니다. 회전근개 파열 환자가 수술과 병행하여 자가 지방 줄기세포 주사를 같이 맞았을 때 재파열률이 의미 있게 감소했습니다. 수술 없이 자가 지방 줄기세포 주사만 맞았을 때도 힘줄 복구가 촉진되었습니다.

퇴행성 관절염과 연골 재생, 퇴행성 디스크

지방 줄기세포는 연골 세포로도 분화될 수 있습니다. 지방 줄기세포는 피하 지방에서 많이 채취하지만, 연골 재생이 목적이라면, 채취 장소가 달라집니다. 이럴 때는 무릎 슬개골 밑에 있는 지방층 줄기세포의 연골 분화 잠재력이 더 높은 편입니다. 일본에서는 조인트스템(JointStem)이라는 자가 지방 유래 중간엽 줄기세포 치료제가 2015년 퇴행성 관절염 치료를 위해 승인되었습니다.

퇴행성 관절염 환자들을 대상으로 한 연구에서, 지방 중간엽 줄기세포 또는 기질 혈관 분획(SVF)을 관절 안에 주사하거나 관절경을 통해 줄기세포가 연골에 잘 부착되도록 하여 치료합니다. 혈소판 농축 혈장(PRP)과 병용하여 관절에 주사하기도 합니다. 결과는 대부분 통증이 줄어들고 관절 기능이 개선되었으며, 일부 연구에서는 연골 재생도 관찰되었습니다. 특히 무릎에서는 줄기세포가 연골에 잘 부착되도록 하기 위해 하이드로겔 막 등 조직 공학적 방법도 개발 연구 중입니다.

디스크 질환에서도 디스크 내 주사로 6개월 추적 관찰에서 안전성과 함께 유연성 개선 및 통증 감소가 확인되었습니다.

심장 근육 재생: 허혈 심장병

특히 심근경색 같은 허혈성 질환에 적용되었습니다. 허혈성 심부전 환자 10명에게 심근경색이 생긴 경계 부위에 주사 후 6달 추적한 연구에서 심장 박출과 운동 능력이 향상되었으며, 부작용은 나타나지 않았습니다. 난치성 협심증 환자 40명을 대상으로 한 심근 내 주사 후에도 심장 증상 개선이 관찰되었습니다.

신경 재생: 척수 손상, 만성 뇌졸중, 근위축성 측삭 경화증

외상이나 수술 합병증으로 신경 손상이 생겼을 때도 지방 줄기세포를 적용할 수 있습니다. 하지만 지방 줄기세포는 신경 세포로 잘 분화되지 않으므로 특별한 환경을 만들어 주어야 합니다. 예를 들면, 전기 자극이나 화학 자극을 주거나 유전자 조작으로 지방 줄기세포의 신경 영양 유전자를 활성화해 주면 신경 세포로 분화가 됩니다. 임상 연구로는 척수 손상 환자 대상 4건의 연구에서 지방 줄기세포를 척추강 안으로 또는 정맥 주사로 주입하여 신경 기능이 부분적으로 개선된 보고가 있습니다.

알츠하이머병, 파킨슨병 같은 신경계 질환에서도 지방 유래 줄기세포가 연구되고 있습니다. 2022년 발표된 임상 연구에 따르면, 줄기세포 치료를 받은 알츠하이머병 환자의 인지 기능이 일부 개선된 사례가 있습니다. 만성 뇌졸중 환자 대상으로 척추강 내 주입 또는 정맥 주사 투여 2건의 임상 시험에서도 일부 증상 개선이 보고되었습니다. 근위축성 측삭 경화증 환자의 척수강 안에 줄기세포를 투여한 연구에서는 가벼운 부작용(일시적 요통 및 방사통) 외에는 안전성이 확인되었으며 효과는 더 연구가 필요합니다.

면역 질환: 류머티즘 관절염, 제1형 당뇨병, 전신 경화증, 크론병

류머티즘 관절염: 지방 유래 중간엽 세포의 면역 조절 효과에 관해, 류머티즘 관절염 환자의 정맥에 투여한 2건의 임상 연구에서는 관절 기능이 개선된 긍정적 결과가 보고되었습니다.

- **제1형 당뇨병** 6개월 추적 관찰에서 부작용 없이 인슐린 요구량 감소와 우수한 혈당 조절, 베타 세포 기능 유지가 확인되었습니다.
- **전신 경화증** 원인이 명확하지 않은 희귀 자가 면역 질환으로, 면역 반응 이상, 혈관 손상, 진행성 섬유화가 특징이며, 피부, 폐, 심장, 위장관에 영향을 미쳐 장기 부전으로 이어질 수 있습니다. 지방 유래 기질 혈관 분획(SVF)을 투여 후 6개월 뒤에 손 궤양 회복 및 항섬유화 효과를 보였다고 보고되었습니다.
- **크론병** 중간엽 줄기세포 주사 후 104주까지 재발이 없음이 보고되었습니다. 유럽에서는 관련 치료제 알로피셀이 승인되어 있습니다. 또 크론병 환자에게서 발생한 항문 주위 누공에서 중간엽 줄기세포 국소 주사는 의미 있는 효과를 보입니다.

코로나 바이러스 감염 합병증, 중증 폐렴 개선

코로나 바이러스 환자는 심장, 간, 신장, 소화 기관 등 여러 장기 기능이 손상될 수 있으나, 중증 호흡기 손상이 주된 사망 원인입니다. 폐 감염으로 전신 염증성 사이토카인 폭풍을 유발하여, 폐 조직 부종, 급성 호흡 곤란 증후군, 2차 감염, 심지어 사망에 이르기도 합니다. 지방 줄기세포는 항염증성 사이토카인을 방출하고 면역 조절을 통하여 염증성 상태를 항염증성 상태로 전환해 주는 효과가 있습니다. 그 결과, 폐 미세 환경이 좋아지고 예후가 좋아질 수 있습니다. 이런 이유로 지방 줄기세포는 코로나 바이러스에 관한 잠재적 치료 도구로 주목받고 있습니다. 실제로 중환자실에서 호흡기계에 의존하는 13명의 성인 코로나 바이러스 환자에게 정맥 주사로 지방 줄기세포를 투여한 결과, 염증 지표 감소, 임상적 개선이 9명에게서 관찰되었으며, 부작용은 없었습니다. 또 환자 7명에게 흡입용 엑소좀을 5일 투여한 치료의 안전성과 효능도 입증되었습니다.

골수 및 제대혈 줄기세포 치료법

지방 유래 줄기세포 외에, 난치병 치료에 사용되는 성체 줄기세포는 골수와 제대혈 줄기세포입니다.

인간의 제대혈은 한때 폐기물로 간주되었지만, 1988년 난치성 빈혈을 앓는 어린이에게 최초의 인간 제대혈 이식이 성공적으로 시술된 이후 전 세계적으로 많은 공공 및 민간 제대혈 은행이 설립되었습니다. 제대혈은 윤리적 문제와 면역 거부 반응의 우려가 적으며, 세포가 젊고 증식력이 높지만, 세포 수가 제한적이며 출생 시에만 채취할 수 있습니다. FDA가 승인한 유일한 인간 제대혈 제품인 미국의 알로코드Allocord, 클리브코드Clevecord, 듀코드Ducord, 헤마코드Hemacord가 있습니다. 전부 코드란 단어가 붙어 있는 것은 제대혈이 코드 혈구 세포cord blood cell이기 때문입니다. 한국에는 카티스템Cartistem이라는 제품이 있습니다.

최초의 자가 골수 줄기세포 이식은 1958년, 유고슬라비아 핵 연구소에서 고선량의 방사선에 노출된 다섯 명의 작업자에게 시술되었으며 모든 작업자가 생존했습니다. 이후 치료 제품이 나올 정도로 발전했습니다. 골수는 전통적인 중간엽 줄기세포 소스이며, 풍부한 임상 데이터와 높은 분화 능력이 있지만, 세포 수가 적고 채취 과정이 고통스러울 수 있습니다. 최근에는 국소 마취와 전문 키트를 사용하여 채취하므로 시간도 더 단축되었습니다. 골수 유래 줄기세포 제품은 일본의 스테미락Stemirac, 인도의 스템퓨셀Stempeucel, 캐나다의 프로카이멀Prochymal, 뉴질랜드의 렉슬레메스트로셀Rexlemestrocel이 있습니다.

피하 지방은 골수나 제대혈보다 높은 세포 수와 증식 능력을 가진 중간엽 줄기세포의 주요 공급원입니다. 하지만 지방 흡입 과정이 다소 침습적일 수 있습니다. 골수보다 훨씬 많은 줄기세포를 포함하는 대표적인 지방 유래 줄기세포 제품으로는 미국의 리포젬스Lipogems, 당뇨성 족부 궤양 치료제인 한국의 알로-ASCALLO-ASC 등이 있습니다.

골수나 제대혈 줄기세포의 구체적인 설명은 생략하고, 3가지 중간엽 줄기세포의 장·단점 정도만 비교하기로 하겠습니다.

채취 부위	특징	중간엽 줄기세포 수	장점	단점
피하 지방	- 조직 채취가 비교적 용이, 높은 증식력	높은 숫자	- 비교적 간단한 채취 방법 (지방 흡입술 등) - 풍부한 세포 수 - 우수한 증식 및 분화 능력 - 염증 조절 효과	- 지방 채취 과정이 침습적 - 환자마다 세포 특성이 다를 수 있음
골수	- 전통적으로 중간엽 줄기세포를 추출하는 주요 소스 - 분화 능력 우수	낮은 숫자	- 다양한 세포 계열로 분화하는 능력 - 풍부한 임상 연구 데이터 - 면역 조절 및 항염 효과	- 낮은 세포 수 - 채취 과정이 침습적 - 고령자의 경우 줄기세포 기능 및 수가 감소
제대혈	- 신생아 제대혈에서 추출 - 면역 거부 반응이 적음 - 초기 중간엽 줄기세포 특성을 잘 유지	중간	- 비침습적이고 윤리적 문제 최소화 - 면역 조절 능력 우수 - 냉동 보관 가능 - 높은 증식력	- 채취 가능 시기가 출생 시로 제한 - 세포 수 제한적 - 분화 능력이 성인보다 낮을 가능성이 있음

줄기세포 정맥 주사, 국소 주사로 노쇠, 노화 치료

쇠약해진 신체 기능을 개선하고 건강 수명을 늘릴 목적에서는 지방, 골수, 제대혈 등에서 채취한 중간엽 줄기세포가 가장 유망한 치료법 후보입니다. 다양한 세포 계통으로 분화할 수 있는 놀라운 능력을 가지고 있을 뿐 아니라, 조직 복구, 면역 조절, 활성 물질 신호 전달이라는 효과를 넘어, 노화와 관련된 분자 생물학적 현상을 개선하는 데도 관여합니다.

사이토카인과 성장 인자를 분비하여 혈관 형성 촉진, 항염증 작용, 세포 자멸사 억제를 통해 항노화 효과도 발휘합니다. 그뿐 아니라, 엑소좀을 방출하여 이웃 세포와 원거리 세포에 영향을 미치므로 줄기세포 간의 소통 신호 기능을 복원하여 건강하고 활기찬 세포 항노화 과정을 회복시키는 엄청난 잠재력을 지니고 있습니다.

이전 장에서 노화가 오는 가장 근원적인 이유는 이미 설명해 드렸습니다. DNA의 손상과 회복력 감소, 마이토콘드리아 기능 장애, 노쇠 세포 축적, 만성 염증 지속, 세포 간 소통 능력 감소, 세포외기질의 약화, 노화 쓰레기를 재활용하는 자가 포식 능력 감소, 줄기세포 유지 관리 환경 악화 등이 바로 노화의 핵심 요인들입니다.

그런데 중간엽 줄기세포에서 방출하는 활성 물질들이 노화 현상을 개선하는 것이 동물 연구에서 반복적으로 입증되었습니다. 정맥 주사나 국소로 투여된 중간엽 줄기세포 및 그 분비 활성 물질들은 줄어든 세포 간 소통을 활성화하고, 만성 염증과 과도한 면역 반응을 조절하여 DNA를 손상에서 보호하는 효과가 있습니다. 마이토콘드리아 기능도 개선하며 세포 노화 과정을 조절하여 세포의 분열 및 기능 상실을 막아 노쇠 세포가 축적되지 않도록 돕습니다. 세포 외 기질들을 재구성해 세포와 조직의 구조를 안정화하며, 성체 줄기세포가 있는 곳에서는 주변 환경을 건강하게 유지하여 성체 줄기세포 풀이 고갈되지 않게 유지해 줍니다. 상처가 나고 퇴행성 변화가 진행되는 곳에서는 새로운 혈관이 생기도록 하고 조직의 손상을 치유합니다. 노쇠하고 망가진 세포 구성 성분들은 자가 포식으로 재활용하여 세포 재생을 촉진합니다. 아마도 그 어떤 약물도 이처럼 다양한 성분과 효과를 발휘하는 중간엽 줄기세포를 흉내 내지 못할 것입니다.

이전 내용에서는 노화된 세포들을 새로운 줄기세포로 대체하여 난치병, 퇴행성 질환들을 치료하는 효과에 관해서 설명해 드렸지만, 지금부터는 정맥 주사 등으로 전신 투여된 줄기세포와 줄기세포에서 방출된 활성 물질들이 어떤 항노화 효과를 발휘하는지 조금 더 구체적으로 설명해 드리겠습니다.

정맥 주사 중간엽 줄기세포 치료의 메카니즘

정맥으로 투여된 줄기세포가 안 좋은 부위, 손상 부위로 스스로 이동하여 세포 분화를 통해 재생에 이바지한다는 개념을 귀소 효과 또는 호밍 효과 Homing effect 라고 합니다. 아직 많은 부분이 명확히 규명되지는 않았지만, 현재까지 밝혀진 경로는 다음과 같습니다.

1단계: 탐사 및 굴림
혈관으로 투여된 줄기세포가 혈관을 벗어나서 조직으로 이동하려면, 일단 혈관에서 벗어나야 합니다. 이것을 돕는 신호가 혈관 내피 세포의 셀렉틴 selectin 신호입니다. 이 신호를 찾을 수 있는 단백질을 가진 중간엽 줄기세포는 혈관 벽의 내피 세포에 가까이 접근하여 천천히 몸을 굴려서 이동합니다.

2단계: 활성화
혈관 내피 세포 가까이 굴러가며 이동하던 줄기세포는, 내피 세포 중에서 유도 신호가 많이 발생하는 곳에서 멈춥니다. 그리고 거기에서 더욱 활성화가 되면서 혈관 벽 내피 세포에 들러붙을 준비를 합니다.

3단계: 부착
염증 신호가 많이 발생하는 곳에서 부착 단백질을 이용하여 결합합니다.

4단계: 혈관 내피 세포 벽 통과
중간엽 줄기세포는 분해 효소를 방출하여 혈관 벽을 녹이면서 통과합니다.

5단계: 손상 부위로 이동
정맥 주사로 혈관에 투입된 중간엽 줄기세포는 손상 부위에 발생하는 여러 신호를 따라, 혈관에서 손상이 있는 세포 부위로 이동합니다. 자가 줄기세포 정맥 주사를 맞은 분들이 가장 많이 얘기하는 것 중의 하나가 어깨나 무릎 등 아픈 곳이 신기하게 좋아진 경험입니다. 그것은 염증 신호가 발생하는 부위로 줄기세포 또는 엑소좀이 이동하여 작용했기 때문입니다.

그런데 문제가 있습니다. 정맥에 투여된 줄기세포의 생존 시간이 너무 짧은 탓에 호밍 효과로 손상이 있는 부위로 이동하는 줄기세포의 수가 매우 적습니다. 실제로, 전신 투여 후 1주일 내 1% 미만입니다. 그러니 투여된 줄기세포가 살아서 조직 재생 효과를 발휘할 가능성은 아주 적으리라 추측됩니다. 동물 실험에서는 정맥 주사로 투여된 중간엽의 90% 이상이 폐 모세 혈관에 갇히고, 세포 생존 반감기인 하루가 지나면 대식 세포가 전부 제거합니다. 인간을 대상으로 한 연구 보고는 극히 적습니다. 한 연구에서는 심근경색 환자의 관상 동맥 안에 주사로 투여한 중간엽 줄기세포의 1.5%만이 2시간 뒤에 손상된 심근에 축적되었음을 보고했습니다. 전립선암 환자를 대상으로 한 연구에서는 정맥 주사 후 종양 부위로 이동한 증거를 발견하지 못했습니다.

이러한 결과는 정맥에 주사로 투입한 줄기세포가 세포 자체보다는 분비된 활성 물질과 다른 세포에 관한 자극 효과를 통해 작용할 가능성을 시사합니다. 최근의 연구들은 정맥 투여된 중간엽 줄기세포의 주 효과는 성장 인자, 사이토카인, 각종 활성 물질을 함유한 엑소좀의 분비 유도라고 보고했습니다. 이런 활성 물질들은 정맥 내 투여 후에 반감기가 더 길고, 염증 조직과 종양의 신호

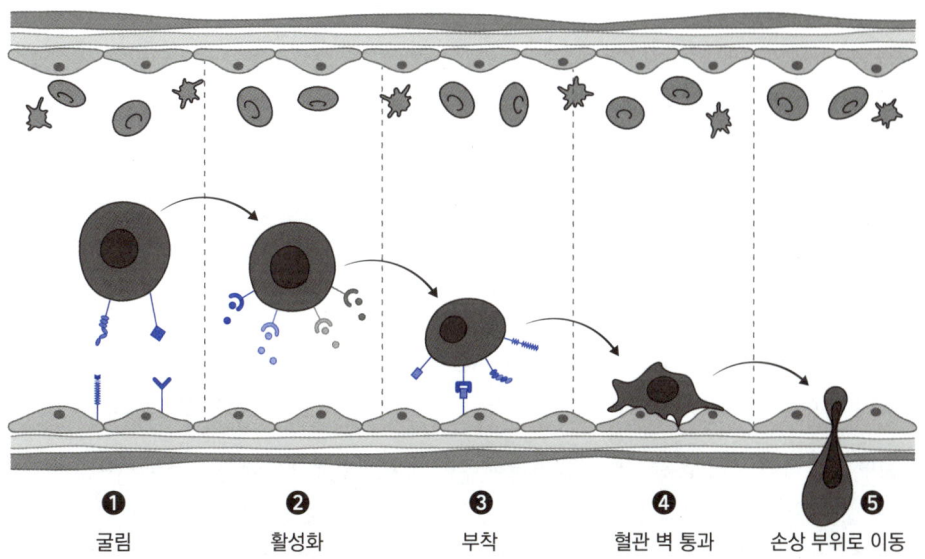

그림 20. 중간엽 줄기세포의 5단계 Homing: ❶굴림: 혈관 내피 세포와 상호 소통을 통해 가까이 이동 ❷활성화: 내피 세포 중에서 유도 신호가 많이 발생하는 곳에서 멈추고 들러붙을 준비 시작 ❸부착: 부착 단백질을 이용하여 혈관 내피 세포에 결합 ❹혈관 벽 통과: 기질 단백 분해 효소를 방출하며 혈관 벽 통과 ❺다양한 염증 신호를 감지하여, 손상이 생긴 부위로 이동

를 찾아가는 능력, 혈액-뇌 장벽 통과 능력이 있는 점도 장점입니다.

정맥 투여 외에도 복강 투여가 더 나은 조직 귀소 효과와 염증 억제 효과가 있다는 보고도 있습니다. 근육 내 주사의 경우는 주입된 줄기세포 자체는 가장 오랫동안 유지되는 경향(100일 이상)이 있지만, 정맥 투여보다 방출 활성 물질이 전신으로 빠르게 작용하지는 못합니다. 그 외에 뇌 속 및 척수강 안, 비강 흡입 경로로 투여한 경우, 긍정적 결과가 관찰된 동물 연구 보고가 있습니다.

- **항염 효과 및 과도한 면역 활성 조절 효과** 중간엽 줄기세포가 분비하는 활성 물질에는 염증을 억제하고 과다한 면역 활성을 조절하는 수십 가지 활성 물질이 들어 있습니다. 비정상적으로 과다해진 면역 세포 때문에 발생하는 질환이 자가 면역 질환인데, 중간엽 줄기세포 활성 물질들은 과도해진 T 세포와 대식 세포를 안정시켜 줍니다. 또 이 물질들은 세포 성장과 분화를 조절하고 세포 자멸사 방지, 상처 치유 촉진 역할도 같이 합니다.

- **강력한 항산화 유전자 활성 작용** 중간엽 줄기세포는 항산화 효소인 글루타티온, SOD, 카탈라아제(CAT) 등의 항산화 효소 유전자를 활성화합니다. 또 장수 유전자인 시르투인과 열 충격 단백질도 활성화합니다. 그 덕분에 세포 실험에서는 면역 세포, 섬유아세포, 골격근 세포, 내피 세포, 심근 세포, 신장 세포, 간세포, 췌도 세포, 교세포, 신경 세포를 보호하는 것이 확인되었으며, 임상 시험에서도 노화, 허혈 손상, 당뇨병, 위장 염증, 감염, 방사선 및 화학 요법에 따른 손상 보호가 입증되었습니다.

- **항염 및 DNA 손상 보호** 중간엽 줄기세포가 방출하는 활성 물질들은 항염 작용, 산화 스트레스 감소, 세포 증식 유전자 조절 효과로 세포 증식 및 분화 능력을 향상시킨 것으로 보고되었습니다.

- **노쇠 세포, 좀비 세포 억제, 자가 포식 강화** 중간엽 줄기세포의 엑소좀은 노쇠 세포의 축적을 방지하고 좀비 세포 활동을 억제하며, 자가 포식 활성 지표도 개선하는 것으로 보고되었습니다.

- **혈관 신생 촉진** 중간엽 줄기세포 정맥 투여 후에 새로운 혈관 내피 세포의 재생이 확인되었는데, 이것은 투여된 줄기세포가 생존하여 활동한 결과가 아니라 엑소좀의 효과로 보고되었습니다. 즉 엑소좀이 이미 체내에 존재하던 노화된 혈관 내피 전구 세포에 작용하여, 활성을 증가시킨 결과로 새로운 내피 세포가 재생된 것입니다.

- **항암 효과** 간혹 암 환자들에게 줄기세포 주사를 시술할 때도 있는데, 전혀 근거가 없지는 않습니다. 중간엽 줄기세포가 방출하는 다양한 사이토카인과 엑소좀은 유방암 세포, 방광암 세포, 난소암 세포의 종양 성장을 억제하며, 분비 활성 단백질들은 암세포의 전이성을 줄일 수 있습니다.

- **항섬유화 효과** 기질을 분해하는 효소와 혈관 형성을 촉진하여 세포 외에 비정상적인 단백질의 축적에 따른 섬유화를 방지하는 효과가 있습니다.

- **정맥 줄기세포 주사 부작용** 인체에서도 가장 작은 폐 모세 혈관 직경은 중간엽 줄기세포보다 작으므로, 줄기세포가 통과하지 못하고 좁은 폐 모세 혈관망에 걸릴 가능성이 큽니다. 그리고 48시간 내에 대식 세포가 줄기세포를 처리합니다. 이 과정에서 염증성 사이토카인이 분비되어 급성 염증 반응이 나타나므로 환자는 일시적 발열, 두통, 근육통 같은 전신 증상을 느낄 수 있으며, 심한 경우 혈압 저하나 쇼크와 같은 증상이 나타날 수 있습니다. 따라서 이러한 반응을 모니터링하고 적절히 관리하는 것이 중요합니다. 드물지만, 폐색전증 위험도 있습니다.

쇠약해진 신체 노화 치료 목적의 성체 줄기세포 치료

그렇다면, 성체 줄기세포에는 건강 수명을 연장하고 노쇠한 신체 기능이 좋아지는 효과가 있을까요? 노화는 성인 줄기세포의 재생 능력 감소와 밀접한 관련이 있으므로 줄기세포 치료는 중요한 역할을 합니다. 줄기세포 기반 치료가 노화 치료에 유망한 이유는 다음과 같습니다.

- 동물 및 인간 연구에서 줄기세포는 나이가 들수록 자가 재생 및 조직 재생 능력이 줄어듭니다.
- 동물 연구에서는 줄기세포 치료가 수명을 늘리며, 동물의 건강 수명은 줄기세포의 재생 능력에 크게 좌우된다는 것이 확인되었습니다.
- 임상에서는 노화된 근골격계의 재생 효과가 확인되었으며, 노화로 나타난 쇠약함을 개선하면 건강한 수명이 연장됩니다.

최근 노화 치료를 위한 성체 줄기세포의 효능과 안전성을 평가하는 임상 시험이 여러 국가에서 시작되면서, 노화 및 노화 관련 질환에 유망한 치료법으로 자리를 잡아 가고 있습니다. 노화 치료를 위해 사용되는 줄기세포는 주로 중간엽 줄기세포입니다.

- **노화와 노쇠 치료 목적** 지방, 골수, 제대혈 유래 중간엽 줄기세포의 정맥 주사 투여, 또는 골수에서 방출된 신선한 냉동 혈장fresh frozen plasma 수혈

- **얼굴 항노화 목적** 자가 지방 추출 중간엽 줄기세포, 엑소좀의 국소 투여

노쇠 치료 목적의 중간엽 줄기세포 정맥 주사는 현재 11개의 임상 연구가 진행 중이며, 정맥 주사 투여 목적으로 사용된 줄기세포는 동종 인간 골수 중간엽 줄기세포, 동종 인간 제대 중간엽 줄기세포, 자가 지방 유래 중간엽 줄기세포 또는 줄기세포가 포함된 혈장 수혈입니다.

로미셀-B_{Lomecel-B}는 건강한 젊은 성인(18~45세)에서 얻은 동종 인간 골수 중간엽 줄기세포 배양 제제이며, 신체적 허약 분야에서 가장 주목받는 치료제입니다. 이를 허약해진 신체 기능 개선, 염증 감소, 삶의 질 향상을 목표로 정맥 주사 투여 임상 연구가 진행 중입니다.

평균 연령 78.4세인 고령자에게 정맥으로 투여된 중간엽 줄기세포는 숫자 기준으로 2천만, 1억, 2억 개 3억 개, 투여 그룹으로 나누어 진행되었습니다. 면역 거부 반응은 없었으며, 3달에서 6달 후에 모두 보행 거리가 매우 의미 있게 늘어났고 염증 물질 수치도 줄어들었습니다. 특히 1억 개 줄기세포 투여 그룹에서 가장 효과가 좋게 나타났다는 것은 고용량 세포를 주사하는 일이 해로울 수 있음을 시사합니다.

또 다른 연구인 평균 연령 75.5세, 30명 대상의 임상에서도 전반적 신체 기능이 의미 있게 개선되었으며, 그 개선 정도는 같은 나이 평균 보행 거리 수치를 훨씬 초과하는 결과였습니다. 노화를 가속하는 염증 지표가 줄어든 것도 의미 있는 결과입니다. 150명의 고령자 대상의 다른 연구에서는 염증 수치가 줄어들고 혈관 내피 세포 기능 장애를 유발하는 효소의 수치가 감소하였습니다. 65~85세 고령자 대상의 다른 임상 연구도 진행 중입니다.

제대혈 줄기세포를 이용하여, 1달 간격으로 2회 정맥 주사 또는 3달 간격으로 2회 주사 또는 1회 주사의 효과를 검증하는 연구도 진행 중이며 연구 완료일은 2025년 말로 예상됩니다.

에너지 손실로 생긴 피로로 활동 또는 업무 수행에 제약이 있는 40에서 90세의 사람들 대상으로 지방 중간엽 줄기세포 정맥 주사 투여에 관한 임상도 진행 중입니다.

과립구 집락 자극 인자(G-CSF) 성분 주사제를 피하에 맞으면, 골수에서 줄기세포 생성이 증가해 혈액으로 방출됩니다. 이 원리를 이용하면, 말초 혈액으로도 줄기세포를 채취하여 수혈하는 것처럼 정맥 투여할 수 있습니다.

이 방법을 이용하여 젊고 건강한 기증자로부터 채취한 신선 냉동 혈장 제제도 있습니다. 55세에서 95세의 허약증을 호소하는 사람들에게 매달 1번씩 1년간 주사하여 2년간 추적 관찰하는 연구도 진행 중입니다.

얼굴 피부의 회춘

피부 줄기세포 노화에서 설명해 드린 바와 같이, 엘라스틴과 탄성 섬유의 분해, 콜라겐 생성 감소, 수분 감소로 피부 탄력이 줄어들고 주름이 생깁니다.

지방 흡입으로 채취한 지방을 콜라겐 분해, 여과, 원심 분리를 거쳐 밑으로 가라앉은 세포층을 기질 혈관 분획(SVF)이라고 합니다. 기질 혈관 분획은 지방 조직 부피의 약 10%를 차지하며, 중간엽 줄기세포 외에도 지방 세포 전구체, 섬유아세포, 내피 세포, 혈관 평활근 세포, 그리고 다양한 면역 세포들이 들어 있습니다. 평균 연령 35.4세 여성 50명의 얼굴에 기질 혈관 분획을 주사한 지 6개월 후 얼굴 전체 볼륨이 대조군보다 의미 있게 높아졌습니다. 그리고 주름과 피부결 개선이 뚜렷하였습니다. 또 다른 연구에서는 얼굴 한쪽에 자가 기질 혈관 분획 주사를, 반대쪽에 생리 식염수를 주입했는데 결과는 아직 공개되지 않았습니다. 이 외에도 유사한 임상 연구들이 진행 중입니다. 또 지방 유래 중간엽 줄기세포에서 분비되는 물질의 얼굴 주사 연구, 얼굴의 햇빛 유발 노화 치료 효과를 검증하기 위한 골수 중간엽 줄기세포의 정맥 주사 투여 연구도 진행 중입니다. 지방 중간엽 세포에서 분비된 엑소좀을 얼굴에 투여하여 콜라겐 및 엘라스틴 합성 촉진 여부를 평가하는 연구도 진행 중입니다.

최근 연구 과제들의 동향과 전망

줄기세포는 인간을 포함하여 포유류 조직의 항상성과 재생력 유지에 필수적입니다. 나이가 들면 줄기세포의 수가 줄어들고 재생 및 분화 능력도 떨어집니다. 그런데도 줄기세포가 노화되어 가는 동안에도 조직의 재생력을 유지하는 데 중요한 역할을 합니다. 재생 의학 및 난치병 치료 분야에서 계속 주목받으리라고 봅니다.

새로운 줄기세포 대체 없이, 몸속에 존재하는 줄기세포의 노화를 억제하고 기능을 복구하는 연구는 아직 초기 단계입니다. 그리고 다양한 노화의 분자 기전에서 연구가 필요합니다. 줄기세포를 대체하는 분야에서는 분리 및 배양 기술 개선, 투여된 줄기세포를 표적 부위로 이동하도록 유도하는 기술 개발, 대량 생산 가능 여부와 비용 효율적인 기술 개발이 더 이루어져야 합니다.

앞으로는 줄기세포 노화 치료가 단순히 노화된 줄기세포를 복구하는 데 그치지 않고, 예방적 치료를 통해 조기 노화를 방지하는 방향으로 발전할 가능성이 큽니다. 유전자 편집 기술의 활용으로 노화와 관련된 특정 경로(SIRT1, FOXO, mTOR 등)를 표적화하여 치료 효과를 극대화할 가능성도 있습니다. 환자의 유전적, 환경적 요인을 고려한 개인 맞춤형 줄기세포 치료법도 개발되면 치료 효과를 극대화하고 부작용을 줄이는 데 기여할 것입니다.

줄기세포 치료의 대안으로 줄기세포가 분비하는 엑소좀이 주목받고 있으며, 노화 방지, 조직 재생 적용 가능성이 큽니다. 또 인공 지능(AI)과 빅 데이터를 통해 노화와 관련된 세포 및 유전자 데이터를 분석하여 치료 전략을 개선하고, 줄기세포의 배양 조건 및 임상 적용을 최적화할 수 있습니다. 줄기세포 치료에 관한 윤리적 문제와 규제는 여전히 중요한 이슈입니다. 하지만 국제적 가이드라인과 규제 완화를 통해 연구와 임상 적용이 촉진될 것입니다.

10장

면역 노쇠의 개선

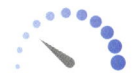

면역 노쇠란 무엇인가?

건강한 수명이 길어진다는 것은, 특히 중장년기 이후에 살아가는 대부분의 생애에서 몸이 아플 일이 거의 안 생긴다는 말과 같습니다.

장년기 이후 몸이 아픈 원인 중에서 수명을 줄이는 가장 중요한 원인은 감염병입니다. 실제로 감염병으로 사망하는 사람의 90% 이상은 60세 이후의 노인입니다. 더 정확히 말하면, 60세 이후 노년층 중에서도 면역 기능에 노화가 온 사람들입니다. 면역 노쇠란 면역 체계가 나이를 먹으면서 점점 약해지고, 비정상적으로 변해 가는 과정을 말합니다.

면역 노쇠는 단순히 나이와 함께 자연스럽게 찾아오는 과정이 아닙니다. 우리가 매일 겪는 작은 손상들이 쌓인 결과입니다. 면역 노쇠가 진행되면 백신의 효과가 줄어들고, 일반적인 감염조차 치명적인 질환으로 이어질 수 있습니다. 코로나 바이러스 팬데믹 당시 고령층의 높은 사망률이 이를 보여 주는 대표적인 사례입니다. 또 노화된 면역 세포는 암 줄기세포를 효과적으로 제거하지 못하므로 암 발생 위험도 커집니다.

흔히들 면역 기능을 얘기할 때 면역력이란 말을 많이 사용합니다. 그런데 오해하지 말아야 할 것은 건강한 면역력이라는 것은 면역의 힘이 강한 것을 뜻하는 말이 아닙니다. 면역은 힘이 세다고 좋은 것이 아닙니다. 강하게 면역 반응을 만들어 내야 할 때는 강하게 작동하고, 또 반대로 쓸데없이 예민하고 과도하게 반응할 때는 적절히 조절해서 낮출 수 있는 능력이 바로 건강한 면역력입니다. 건강한 면역력의 반대가 면역 노쇠입니다. 따라서 면역 노쇠가 오면, 강하고 빠르게 반응해야 하는 능력이 줄어들어 감염병에 잘 걸리고, 과도하게 늘어난 면역 반응을 적절히 제압하여 조절하는 능력도 줄어들어 자가 면역 질환에도 잘 걸리게 됩니다.

많은 연구자가 면역 노쇠를 늦추거나 되돌릴 수 있는 다양한 방법을 탐구해 왔으며, 이번 장에서는 대표적인 면역 노쇠 치료법에 관해 설명해 드리려고 합니다.

면역 장기의 노화: 흉선, 골수, 비장, 점막

• **흉선과 골수 줄기세포의 노화**   우리 몸의 모든 장기는 노화를 겪습니다. 기능은 떨어지고 고령이 되면 약간 크기도 위축됩니다. 그런데 우리 장기 중에서 특이하게도 10대 후반부터 급격히 위축되어 70대 이후가 되면 거의 사라지는 장기가 있습니다. 바로 면역 세포 훈련소인 흉선입니다. 10대 후반에서 20대 초반부터 흉선 활동이 감소하며, 30대 이후로는 흉선 위축이 시작되어 점차 지방 조직으로 대체됩니다.

예를 들어, 흉선의 크기는 신생아는 약 25g, 사춘기 전후 약 35g으로 최대 크기에 도달하며, 25세 이후 약 15g, 60세 이후에는 평균적으로 5g 이하로 줄어듭니다. 이러한 흉선 위축은 면역 노화 중 가장 극적이고 보편적인 변화 중 하나입니다. 그리고 이때부터는 새롭게 훈련된 T 세포의 방출 숫자가 점차 줄어들고, 노화된 T 세포가 점점 축적되며, 때로는 면역 과민 반응도 발생하여 자가 면역 반응을 늘리기도 하는 면역 노쇠 현상이 시작됩니다.

T 세포를 비롯하여 NK 세포, B 세포 등 다양한 면역 세포를 계속 만들어 내는 곳은 골수의 조혈모 세포들인데, 9장에서 설명해 드린 바와 같이 골수가 노화하면 줄기세포의 재생력도 줄어들어 면역 노쇠에 영향을 끼칩니다. 골수에는 조혈모 세포와 비조혈모 세포가 포함되어 있습니다. 이 중 조혈모 세포는 자가 재생 능력을 지닌 세포로 나이가 들수록 줄어듭니다. 노쇠한 조혈모 세포는 DNA 손상이 증가하며 기능이 떨어집니다. 특히 T 세포 생성이 가장 줄어듭니다.

골수에서 막 만들어진 T 세포는 내 몸 세포와 외부 세포를 구별할 줄 모릅니다. 적군과 아군을 구별할 줄 모르는 T 세포를 받아들여서, 적군과 싸울 수 있는 훈련을 시켜 말초 혈액으로 방출시키는 곳이 흉선입니다. 흉선에서 막 방출된 T 세포는 아직 한 번도 바이러스 등과 싸워 본 경험이 없는 T 세포이기 때문에 영어로 미숙하다는 의미의 나이브$_{Naive}$ T 세포라고 합니다. 그러다가 A라는 바이러스가 들어오면 최초로 전투 경험이 생기게 되며 다음에 또다시 A라는 바이러스가 들어오면 바로 알아보고 싸우게 됩니다. 이렇게 계속 산전수전 겪으면서 여러 적군을 바로 알아보는 기억 능력이 생긴 T 세포를 기억 T 세포라고 합니다. 기억 T 세포도 세포이므로 결국 노화가 됩니다. 그래서 신선한 나이브 T 세포가 계속 공급이 되어야 하지만 흉선이 위축되면 점점 나이브 T 세포가 공급이 안 되고, 늙은 기억 T 세포만 점점 쌓여 가는 면역 노쇠가 발생합니다.

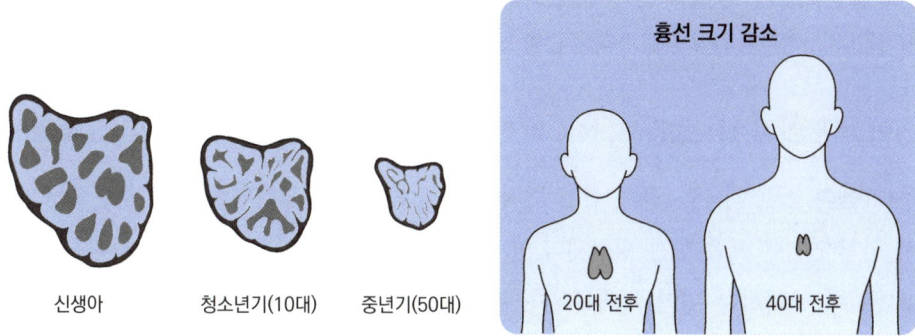

그림 1. 10대 후반부터 흉선은 급속히 위축되어 작아진다.

- **림프절의 노화** 우리 몸에는 약 300~500개의 림프절이 있으며, 총 무게는 약 100g입니다. 림프절은 우리 몸 곳곳에 있는 작은 방어 기지로, 외부에서 들어온 세균, 바이러스, 암세포 같은 위험 요소를 탐지하고 걸러 내는 역할을 합니다. 림프절은 면역 세포들이 만나는 장소로 T 세포와 B 세포 같은 면역 세포들이 모여서 정보를 교환하고, 공격할 대상을 결정하고 항체를 만들어 내게 됩니다. 그런데 나이가 들어 림프절의 내부 구조가 약해지면, 이곳에 모여 소통하며 활성화되던 T 세포와 B 세포의 항상성도 약해집니다.

- **비장의 노화** 비장은 T 세포, B 세포, 대식 세포 같은 면역 세포를 저장하고, 필요할 때 방출하여 감염에 대처하는 장소입니다. 또 비장의 혈액 순환을 통하여 오래되거나 손상된 적혈구를 제거할 뿐 아니라, 세균, 바이러스 등을 탐지하고, 이를 제거하기 위해 면역 반응을 유도하기도 합니다. 비장 안에서는 B 세포가 활성화되어 항체를 생성하기도 합니다. 이런 기능이 노화되면 비장의 구조와 기능이 위축되므로 면역 노쇠가 생기게 됩니다.

- **점막 관련 림프 조직의 노화** 장, 호흡기, 비뇨 생식기, 눈의 결막 등 점막에 있는 림프 조직은 외부 환경과 직접 접촉하는 신체 부위에 있습니다. 따라서 공기나 음식을 통해 들어오는 세균, 바이러스, 독소 같은 외부 병원체를 감지하고 제거하며, T 세포와 B 세포 같은 면역 세포를 활성화해 신속한 면역 반응이 일어나게 도와줍니다. 특히 항체 중에서 IgA 항체를 생산해서 점막 표면을

보호하고, 병원체가 점막을 뚫고 들어오지 못하게 막습니다. 이전에 감염된 병원체에 관한 면역 기억을 저장해 같은 병원체가 침입하면 더 빠르고 강력하게 대응합니다.

노화가 되면 점막에 있는 T 세포와 B 세포의 수와 기능이 줄어들며, 특히 IgA 항체 생성이 줄어들어 점막 표면 방어력이 약해집니다. 노화와 함께 장내 미생물 불균형이 생기면, 병원성 세균이 늘어나 장 점막의 면역 기능이 더욱 약해집니다. 호흡기 점막에서도 흡입된 병원체에 관한 방어력이 줄어듭니다. 이러한 점막 림프 조직의 면역 노쇠가 생기면, 감염 후 회복 속도가 느려집니다.

면역 세포의 노화: 호중구, NK 세포, 단핵/대식 세포, 수지상 세포, B 세포

우리 몸의 면역 기능은 크게 선천 면역과 후천 면역 기능 2가지로 나뉩니다. 그중에서 선천 면역은 처음 보는 병원체나 암세포를 최전방에서 바로 알아보고 즉각적으로 제거하여 방어하는 면역 체계입니다. 반면 후천 면역은 특정 병원체에 관한 기억을 바탕으로 작동하며, 항체 생성 및 더 정교하고 지속적인 방어를 제공합니다.

선천 면역 방어를 담당하는 세포는 NK 세포, 단핵구, 대식 세포, 호중구, 수지상 세포 등입니다. 호중구는 선천성 면역의 첫 번째 방어선으로, 병원체가 체내에 침입하면 가장 빨리 즉시 손상 부위로 이동해 병원균을 삼켜 버리고 활성 산소를 뿜어서 병원체를 파괴합니다. 호중구는 짧은 수명을 가지고 있지만, 필요할 때 대량으로 생성되어 염증 부위로 이동하므로 급성 감염 시 가장 먼저 도착합니다. NK 세포가 야전 사령관이라면 호중구는 전투병들 같습니다. 호중구에 면역 노쇠가 오면, 이동도 느려지고 활성 산소 생성 능력이 크게 줄어 미생물 제거 능력이 약해집니다.

NK 세포는 바이러스 감염 및 암세포 제거에서 중요한 역할을 하는 야전 사령관입니다. 면역 노화가 생기면 노화된 NK 세포 비율이 젊은 NK 세포보다 더 많아집니다. 적군이 왔을 때 빠르게 숫자를 늘리는 반응이 줄어들며, 개별 NK 세포의 적군 살상 능력도 줄어듭니다. 병원균이나 감염된 세포를 먹어 치우고 조직 복구와 상처 치유에 관여하는 단핵구와 대식 세포도 텔로미어가 짧아지고 노쇠해 포식 기능이 떨어집니다.

수지상 세포는 적군을 찾아내서 처리하여, 후방 사령관인 T 세포에 전달하는 감시병 역할을 합니다. 그래서 다른 말로 항원 제시 세포라고 합니다. 노화된 수지상 세포는 이동 능력과 탐색 능력이 줄어들며 항원 제시도 느려져서, 노인인 경우 백신 반응도 줄어듭니다.

B 세포는 혈액과 림프액에서 항체를 분비하여 병원체를 제거합니다. 병원체에 따라 IgM, IgG, IgA, IgE 등 다양한 항체를 생성합니다. 예를 들면 IgA는 점막 방어, IgG는 혈액 내 병원체 제거, IgE는 알레르기 반응에 관여합니다. 또 B 세포 표면에는 T 세포에게 자신이 발견한 적군을 알려 줄 수 있는 장치가 있어 T 세포가 만반의 준비를 하도록 해 줍니다. 또 병원체와의 첫 번째 접촉 후에는 기억을 저장했다가 동일한 병원체가 다시 침입했을 때 신속하고 강력한 면역 반응을 작동시킵니다. 면역 노화가 생기면, 자극의 반응도가 떨어져서 항체 생산량이 줄어듭니다. 또 한 번 싸웠던 적군에 관한 기억 능력도 감소해서 같은 균에 재감염되는 일이 많아집니다.

T 세포는 면역 시스템의 후방 총사령관과 같습니다. 종류도 한 가지가 아니고 여러 가지의 T 세포들이 있습니다. 우선 바이러스에 감염된 세포나 암세포를 직접 파괴하는 T 세포를 세포 독성 T 세포라고 합니다. 도움 T 세포는 전방에서 싸우는 B 세포와 대식 세포들을 후방에서 지원하고 조절하는 역할을 합니다. 젊은 T 세포 중에서 나이브 T 세포는 많은 적군을 기억하고 있는 늙은 T 세포가 알아차리지 못하는 새로운 적군이 침입했을 때 이를 기억하여 다음 감염 시 빠르고 강력하게 대처합니다. 조절 T 세포는 과도한 면역 반응을 억제하여 염증을 조절하고, 자가 면역 질환을 예방합니다.

T 세포의 노화: 염증 노화, 면역 노쇠, 자가 면역 질환의 악순환

첫째, T 세포는 산전수전 겪으면서 수많은 적군과 전투한 경험 기억들을 세포막 표면에 있는 장치에 저장하는 능력이 있습니다. 그런데 노화가 되면, 이미 알고 있던 적군에만 반응할 뿐 새로운 적군을 알아차리는 능력이 점점 줄어듭니다. 또 이미 알고 있던 적군이라도 조금만 모습을 바꾸면, 못 알아봅니다. 이런 현상을 'T 세포 수용체의 다양성 감소'라고 합니다. 이런 현상 때문에 나이가 들면, 코로나 바이러스 같은 처음 겪어 보는 바이러스에는 대응하지 못합니다.

둘째, 적군을 알아차리는 능력이 점점 줄어들면, 면역 체계가 오작동하여 자기 세포나 조직을 병원체로 잘못 인식해 공격함으로써 염증과 손상을 유발합니다. 그 결과가 자가 면역 질환입니다.

셋째, 또 몸속에 오래 잠복하고 있는 지속적인 바이러스에 관해서는 불필요하게 과잉 증식되기도 합니다. 면역 체계는 평생 다양한 병원체와 항원에 노출되어 싸우면서 차차 지쳐 갑니다. 매년 걸리는 각종 감기 바이러스에다가 주기적으로 오는 독감 바이러스만 계산해도 수십 번의 전투를 거치게 되면서 점차 노화가 됩니다. 반복적인 항원 자극은 면역 세포를 피로하게 하며, 특히 T 세포의 숫자와 기능을 줄입니다. 바이러스 중에서는 일단 우리 몸에 들어온 이후로는 아예 몸속에 잠복해 있으면서 평생 몸이 안 좋을 때마다 잠깐씩 활동하여 면역 세포를 자극하는 거대 세포 바이러스가 있습니다. 아마도 여러분 중 적게는 50%, 많게는 90% 이상이 거대 세포 바이러스를 갖고 계실 겁니다. 대부분은 큰 문제 없이 단순히 보균 상태로 지내게 되며, 몸이 안 좋을 때마다 잠깐씩 면역 세포를 자극하여 특히 기억 T 세포를 자극하게 됩니다. T 세포는 자극을 받을 때마다 증식되어 숫자가 늘어나므로, 결국 노화된 기억 T 세포는 숫자가 점점 늘어나게 됩니다. 이런 경우는 숫자가 많다고 좋은 게 아닙니다. 젊은 T 세포가 활동하여 증식되어야 하는데 그러하지 못한 채 많은 항원에 대항해 반복적인 전투를 겪다가 지친 늙은 기억 T 세포만 늘어났기 때문입니다.

넷째, 노쇠한 T 세포는 자극을 받으면 좀비 세포처럼 염증성 물질을 주변에 방출하므로, 염증 노화를 가속하게 됩니다. 4장에서 설명해 드린 바와 같이, 노쇠 세포가 축적되면 좀비 세포처럼 변하여 주변에 염증 물질을 계속 방출합니다. 고령자에게서 이렇게 만성적이고 저강도이며 전신적인 만성 염증이 지속되면, 염증 반응 예민도가 증가하여 노화가 촉진되는데, 이를 염증 노화라고 합니다. 좀비 세포의 활동은 염증 노화를 유발하는 아주 중요한 원인입니다. 그런데 노쇠한 T 세포가 좀비 세포처럼 되면 염증이 더 심해지고, 자연히 면역 노쇠도 더 빨라집니다. T 세포가 노쇠해 면역적으로 약해진 상태인데 염증까지 유발하는 늙은 T 세포가 점차 축적됩니다. 백 세까지 산 사람들의 특징 중의 하나가 비교적 잘 보존된 젊은 T 세포를 갖고 있다는 사실만 보아도 면역 노쇠는 단순히 면역 기능의 문제에서 끝나지 않고 건강 수명에도 영향을 줍니다.

자가 포식은 세포 내 노폐물 제거와 세포 건강 유지에 필수적입니다. 면역 노쇠가 심해지면 자가 포식 시스템도 억제됩니다. 따라서 노화된 세포들이 재활용 처리되지 못하고 쌓여 갑니다. 그리고 노화된 T 세포 축적, 마이토콘드리아 기능 장애, 염증 노화 등의 악순환이 이어져 계속 나빠집니다. 이런 이유로 좀비 세포 억제제나 세놀리틱 약물들, 자가 포식 강화 약물들이 염증 노화 및 면역 노쇠를 늦추는 치료법으로 주목받고 있습니다.

면역 노쇠를 유발하는 다양한 메카니즘들

면역 노쇠는 단지 면역 기능 감소에서 그치는 것이 아니라는 점이 중요합니다. 면역 노쇠는 마이토콘드리아 기능 장애, 활성 산소 증가, 포도당 대사의 이상 같은 대사 이상을 동반합니다. 노화된 면역 세포는 기본 영양소 대사(포도당, 지질, 아미노산) 기능도 줄어들며 염증을 유발하여 면역 노화를 가속합니다. 또 면역 세포 외의 다른 세포들의 노화도 가속합니다. 노화되어 과민해진 면역 세포는 성체 줄기세포를 고갈시킵니다. 또한, 면역 노쇠와 염증 노화는 심혈관계 질환, 신경 퇴행성 질환, 자가 면역 질환, 대사 질환, 암 등 노화 관련 질환의 높은 이환율 및 사망률과 강력한 연관이 있습니다.

면역 세포도 일반 체세포의 노화 현상과 공통적인 노화 현상이 나타납니다. 예를 들면 DNA 손상, 텔로미어 단축, 후성 유전적 변화, 세포 간 소통 장애, 장내 미생물 불균형 등은 전부 면역 노쇠에서 나타나는 현상들입니다. 또 자가 포식의 억제는

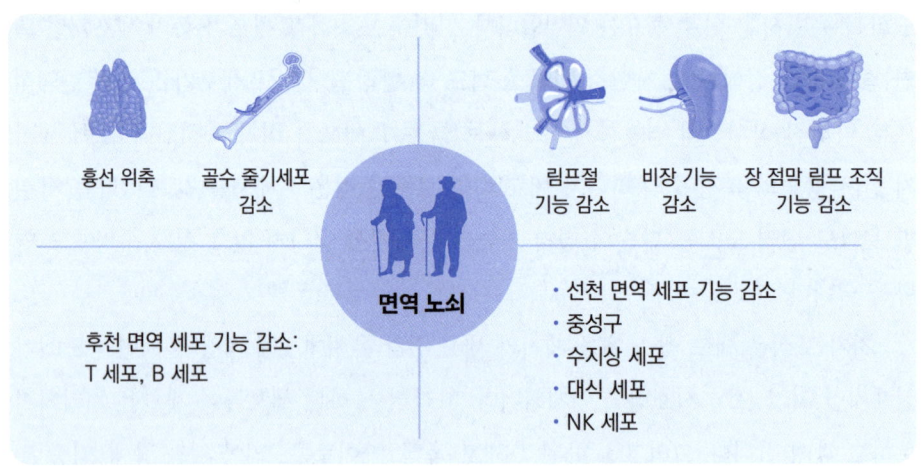

그림 2. 면역 노쇠 전체: 중추 면역 장기(흉선, 골수), 말초 면역 장기(림프절, 비장, 점막 림프), 선천 면역 세포, 후천 면역 세포의 총체적인 면역 노쇠 변화

면역 노쇠의 특징적인 요소이며, 마이토콘드리아 기능 장애는 더 많은 활성 산소가 축적되게 하여 면역 노쇠 가속의 악순환을 초래합니다. 노화된 면역 세포의 기능 장애가 생긴 마이토콘드리아에서 방출하는 활성 산소는 염증 노화와 면역 노쇠의 원인이 됩니다. 단백질, 지질, DNA 등을 손상해 면역 세포 기능을 떨어뜨리기 때문입니다. 특히 면역 세포를 생성하는 중요한 세포인 골수의 조혈모 세포는 활성 산소가 축적되면 점차 재생 능력이 떨어집니다.

이 중에서 특히 면역 노쇠에 중요한 영향을 주는 것은 후성 유전적인 면역 세포 DNA의 변화입니다. 예를 들어, 면역 세포 DNA에 메틸기가 붙으면 면역 활동과 관련된 유전자 활성이 억제되어 면역 세포의 활동이 약해집니다. 사람마다 다른 후성 유전적 변화 분석을 하면, 개인별 면역 노쇠 패턴을 파악하고 맞춤형 치료 전략을 개발할 수 있게 됩니다.

면역 노쇠의 전체적인 세부 기전은 아직 덜 규명된 것이 많으며 계속 연구가 진행 중입니다. 면역 노쇠가 오는 근원적인 핵심 기전을 밝혀야만, 면역 노쇠를 어떻게 치료해야 하는지 통찰이 생기기 때문입니다.

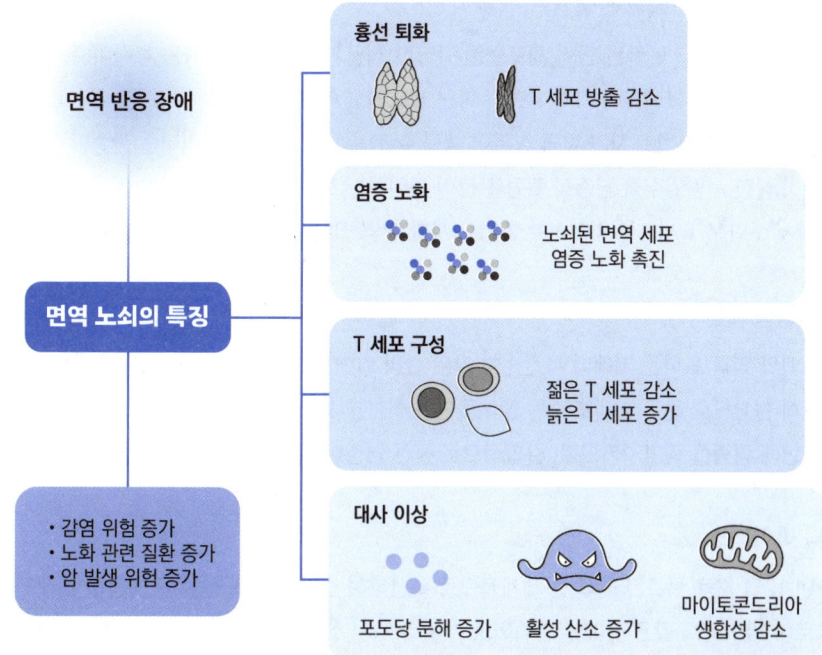

그림 3. 면역 노쇠의 특징들: ❶흉선의 퇴화로 새로운 T 세포 방출 감소, ❷노화된 기억 T 세포 증가, 새로운 T 세포 감소, ❸노화된 면역 세포에서 염증성 물질 방출로 염증 노화 유발, ❹포도당 대사 이상, 활성 산소 증가, 마이토콘드리아 장애 동반 → 그 결과 면역 반응 저하와 노화 관련 질환 발생 증가(심혈관, 신경 질환, 대사 질환, 자가 면역 질환, 암)

면역 노쇠와 밀접한 질환들

심혈관계 질환

심혈관계 질환은 면역 노쇠와 밀접하게 연관되어 있으며, 노년층에서 발병률이 높고 주요 사망 원인 중 하나입니다. 관상 동맥 질환 및 급성 심근경색 환자에게서는 늙은 T 세포가 증가하며, 염증성 노화를 촉진합니다. 이 때문에 만성 염증이 지속되면 혈관 내피 세포 손상을 유발하며, 손상된 세포 부위로 면역 세포 기능을 하는 세포가 모여듭니다. 여기에 지질까지 가세하고 대식 세포들이 모여들면 혈관 벽에 플라크가 생성되고 동맥 경화증이 발생하며 협심증이나 심근경색 같은 심혈관계 질환이 생기게 됩니다.

자가 면역 질환, 류머티즘 관절염

텔로미어가 짧아지고 노화된 면역 세포들은 다양한 적군과 아군을 구별하는 능력이 떨어집니다. 동시에 인식 오류가 발생하여 자기 자신인 아군 세포에도 예민하게 반응하기도 합니다. 따라서 자기 몸 세포도 공격하므로, 자가 면역 질환이 생길 수 있습니다. 실제로 류머티즘 관절염 환자 중에서 증상이 심한 사람일수록 염증성 물질을 많이 분비하는 노화된 T 세포를 더 많이 가지고 있습니다. 따라서 노화된 T 세포를 억제하는 방법은 자가 면역 질환의 치료법이 될 수 있습니다.

신경 퇴행성 질환

면역 노쇠와 염증 노화는 치매나 파킨슨병 같은 신경 퇴행을 가속합니다. 알츠하이머병 환자들은 면역 노쇠 현상으로 젊은 T 세포 수는 줄어들고 노쇠한 T 세포는 늘어납니다. 노쇠한 T 세포는 뇌 신경 주변에 염증을 증가시키므로, 결과적으로 신경 염증이 촉진됩니다.

코로나 바이러스

2019년 12월 처음 보고된 이후 전 세계적으로 확산하여 인간의 삶에 정말 큰 영향을 초래했습니다. 코로나 바이러스 같은 균에 감염되어도 개인의 기저 질환, 염증 상태 등 건강 상태에 따라 무증상, 경증, 중증, 치명적인 형태로 다양하게 나타납니다. 면역 노쇠가 있으면, 면역 기능 감소 및 조절 장애로 인하여 중증인 경우가 많고 합병증도 더 많습니다.

암 발생 촉진

면역계는 누구나 '암을 막아 주는 방패'라고 생각합니다. 물론 맞는 말입니다. 면역계는 일반적으로 암세포를 제거하는 역할을 합니다. 예를 들어, 자연 살해 세포는 암세포를 공격하고, T 세포는 비정상적인 세포를 제거합니다. 그러나 아이러니하게도 이 면역 시스템이 때때로 암 발생을 촉진할 수도 있습니다. 더 정확하게 얘기하면, 건강한 면역은 암을 억제하지만, 노쇠가 온 면역은 암이 잘 자라는 환경을 만들어 주므로 암 발생 요인이 됩니다.

- 첫째, 세포외기질은 우리 몸의 세포를 둘러싸는 미세한 구조물입니다. 마치 건물의 철근 뼈대처럼 세포를 올바른 위치에 고정해 구조적으로 안정시켜 주는 조직입니다. 그뿐만 아니라 세포들이 서로 소통할 수 있는 신호 전달 통로 역할도 합니다. 쉽게 말해, 세포외기질은 세포와 세포를 연결해 주는 다리 같은 존재입니다. 그러나 면역 노쇠로 염증이 지속되면, 세포외기질을 구성하는 콜라겐과 엘라스틴 같은 성분들이 손상됩니다. 이렇게 되면 암세포가 생겨나기 좋은 환경이 됩니다.

- 둘째, 세포외기질은 세포의 이동 통로와 물리적 장벽 역할을 하지만 손상이 점점 더 심해지면 기질 세포가 정상적으로 배열되지 않고 흐트러져서 마치 잘못 쌓인 벽돌처럼 구조적 안정성을 잃습니다. 그 결과, 암세포가 자라기 좋은 환경이 만들어집니다.
- 셋째, 면역 노쇠로 염증이 계속되고, 골수 노쇠가 동반되면 골수에서 염증에 반응하여 특정 세포들이 과다하게 만들어집니다. 이 세포들의 이름은 '골수 유래 억제 세포'라고 합니다. 억제 세포라는 이름이 생긴 이유는 면역을 억제하기 때문입니다. 이 억제 세포들이 방출하는 물질들은 면역 체계의 균형을 깨뜨리며, 종양의 성장을 돕는 방향으로 작용하게 됩니다. 쉽게 말해, 정상적인 면역 세포의 활동을 방해하는 '방해꾼 세포'라고 볼 수 있습니다. 이 세포들은 암세포를 공격해야 할 면역 반응을 억제하여, 암세포가 더 빠르게 성장할 수 있도록 돕는 환경을 만듭니다.
- 넷째, 면역 노쇠로 대식 세포, 수지상 세포, NK 세포, T 세포의 암세포 공격력이 줄어듭니다.
- 다섯째, 노쇠한 면역 세포가 축적되면 좀비 세포처럼 되어, 여러 종류의 염증성 물질들을 분비하는데, 이 물질들은 암의 진행과 종양 진행과 전이를 촉진합니다. 또 세포외기질을 분해하는 효소가 방출되어 기질 구조가 무너지면 암세포 침입과 확산에 아주 유리한 환경이 됩니다.

'면역력이 강해야 암이 안 생기고, 면역력이 약해지면 암이 생길 수 있다'는 사실은 누구나 알고 있습니다. 이제부터는 여기에 한 가지를 더 추가해서 기억하고 계시면 좋겠습니다. '면역 노쇠가 오면, 오히려 암 발생을 촉진한다'입니다.

그럼, 이렇게 중요한 면역 노쇠를 어떻게 판단할 수 있는지 몇 가지 검사법도 살펴보도록 하지요.

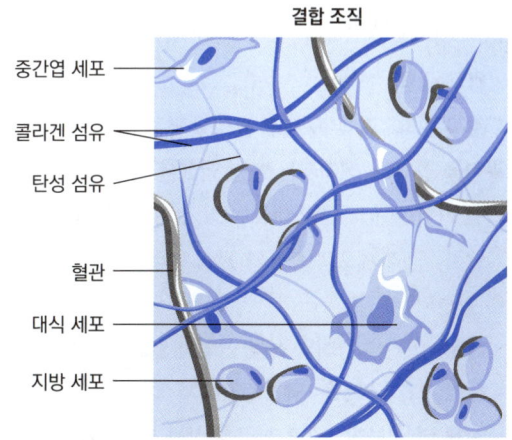

그림 4. 세포외기질: 면역 노쇠로 생긴 염증 때문에 세포외기질이 손상되면 암세포가 잘 생긴다.

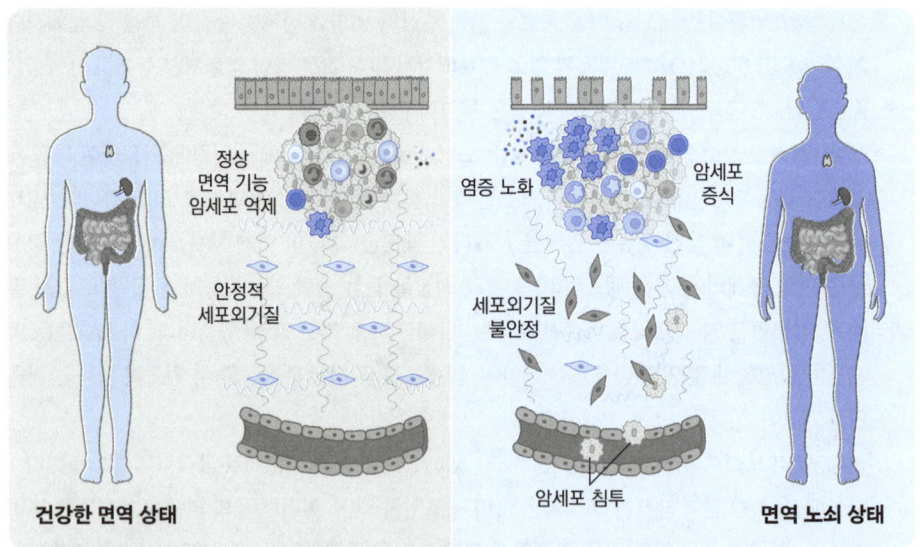

그림 5. 왼쪽: 면역 체계 정상 가동, 세포외기질 단단하고 조밀, 오른쪽: 면역 노쇠로 암 성장 환경 조성, 면역 노쇠와 좀비 세포 활동으로 염증 노화 가속, 면역 억제 세포 침투, 세포외기질 구조 손상

면역 기능, 면역 노쇠의 진단법

면역 세포 분석(유세포 분석: Flow Cytometry)

- **검사 샘플** 혈액
- **검사 원리** 혈액 속 세포 혼합물에 형광 라벨이 붙도록 한 후 노즐을 통해 흘려보내면서 레이저 광선을 쏩니다. 레이저는 형광 염료를 자극하여 빛을 방출하게 하며, 이 빛의 강도와 특성을 검출기로 파악하여 각 면역 세포의 크기, 구조, 기능적 상태를 분석할 수 있습니다.
- **장점** 면역 세포의 종류와 활성 상태를 세밀하게 분석하므로, 면역 노쇠 정도를 수치로 측정할 수 있습니다.
- **단점** 고가의 장비와 전문 인력이 필요하고 분석 결과 해석에 시간이 걸릴 수 있습니다.
- **검사 시간 및 비용** 약 2시간에서 3시간 정도 걸리며, 비용은 약 10만 원 이상입니다.
- **실제 임상 사례** 면역 치료를 하는 60세 환자에게 치료 전 검사를 시행하였으며, T 세포 중에서 도움 T 세포, 세포 독성 T 세포, 활성 T 세포, 노화 T 세포의 비율을 알 수 있었으며, NK 세포에서도 노화된 NK 세포와 활성화된 NK 세포 비율을 파악하였습니다.

면역 세포 종류	분포도(%)	
T 림프구 세포	7.6	평균
– CD28+ 활성 T 세포	9.6	낮음
– CD57+ 노화 T 세포	0.0	낮음
– CD4+ 도움 T 세포	4.5	낮음
– CD45RO-CD197+ 나이브 T 세포	43.6	평균
– CD8+ 세포 독성 T 세포	3.2	낮음
– CD4/CD8 비율	1.0	낮음
NK 자연 살해 세포	0.0	낮음
– CD27+ 활성 NK 세포	0.0	낮음
– CD57+ 노화 NK 세포	0.0	낮음

그림 6. 실제 검사 결과지

NK 세포 활성도 검사(Natural Killer Cell Activity Test)

• **검사 샘플** 혈액

• **검사 원리** 혈액 샘플에서 NK 세포를 분리한 후 특정 자극 물질을 사용해 NK 세포를 활성화합니다. 그 후, 암세포 또는 표적 세포와 상호 작용할 때 방출되는 물질(예: 인터페론 감마)을 분석하여 활성도를 평가합니다.

• **장점** NK 세포의 활성도를 빠르게 측정할 수 있고, 치료 시 변화를 관찰할 수 있는 지표입니다. 정상인의 면역 관리부터 질환자의 모니터링에까지 활용할 수 있습니다.

• **단점** 특정 질환과의 연관성을 직접적으로 밝히기는 어려워서 비정상 수치가 나왔을 때 다른 검사법으로 원인을 파악해야 합니다.

• **검사 시간 및 비용** 약 2시간에서 3시간 정도 걸리며, 비용은 10만 원 이상입니다.

• **실제 임상 사례** 한 연구에서는 NK 세포 활성이 낮은 고령 환자들의 암 발병률이 높다는 것을 발견했습니다. 이를 통해 조기 면역력 강화 치료를 받을 수 있었습니다.

염증성 사이토카인 분석(Cytokine Profiling)

- **검사 샘플** 혈액, 혈청
- **검사 원리** 염증성 사이토카인(예: IL-6, TNF-α, IL-1β)의 농도를 효소 결합 면역 흡착법(ELISA) 또는 다중 분석법을 통해 수치로 확인합니다. ELISA는 특정 항체와 항원의 결합을 이용해 농도를 측정하며, 다중 분석법은 한 번의 검사로 여러 사이토카인을 동시에 분석할 수 있는 기술입니다.
- **장점** 간단한 혈액 검사로 염증 상태 확인이 가능하고 염증 관련 질환(염증 상태, 면역 반응, 자가 면역 질환, 감염 등) 위험 평가에 효과적입니다.
- **단점** 사이토카인 수치는 외부 요인(스트레스, 감염 등)으로 변할 수 있고, 염증의 정확한 원인 파악은 다른 검사를 병행해야 합니다.
- **검사 시간 및 비용** 1일에서 2일 정도 걸리며, 20만 원 이상입니다.
- **실제 임상 사례** 한 연구에서는 IL-6 수치가 높은 노인 환자들이 낮은 수치를 보이는 환자들보다 암과 심혈관계 질환에 걸릴 위험이 크다는 사실을 발견했습니다. 이를 통해 위험 요인을 조기에 파악하고 적절한 치료 전략을 수립할 수 있었습니다. 임상에서 흔히 검사하는 사이토카인 종류는 다음과 같습니다.

  - 종양 괴사 인자 알파(TNF-α: Tumor Necrosis Factor-alpha): 염증 반응에서 중요한 역할을 하는 사이토카인으로 염증성 질환 및 자가 면역 질환에서 높게 나타날 수 있습니다. 류머티즘 관절염, 염증성 장 질환, 심혈관계 질환, 감염(특히 세균 감염) 등에서 상승할 수 있습니다. 또한, 과도한 분비는 세포 사멸을 유도할 수 있으며, 암 성장과도 연관이 있습니다.
  - 인터류킨-6(IL-6: Interleukin-6): 급성 염증 반응에서 중요한 역할을 하며, 다양한 염증성 및 감염성 질환에서 상승할 수 있습니다. 또한, 만성 염증 상태에서 증가하여 심혈관계 질환 및 대사 질환의 위험을 높일 수 있습니다. 감염, 자가 면역 질환, 암, 만성 염증 상태에서 수치를 확인하는 데 사용됩니다. 최근에는 코로나 바이러스와 관련하여 급격한 증가가 중증도를 예측하는 지표로 사용되었습니다.
  - 인터류킨-1 베타(IL-1β: Interleukin-1 beta): 염증 반응에서 중요한 역할을 하며, 특히 급성 염증 및 면역 반응에서 활발히 작용합니다. 류머티즘 관절염, 알츠하이머병, 심혈관계 질환, 감염 등에서 상승할 수 있으며, 염증을 유발하고 조직 손상을 촉진할 수 있기에 이들의 모니터링에 중요합니다.
  - 인터류킨-10(IL-10: Interleukin-10): 항염증성 사이토카인으로, 면역 반응을 억제하고 염증을 완화하는 역할을 합니다. 일반적으로 염증이 과도하게 활성화되는 것을 조절하는 기능을

합니다. 자가 면역 질환, 만성 염증 질환, 면역 억제 상태에서 측정됩니다. 염증 반응의 균형을 맞추는 데 중요한 역할을 하므로, 면역 조절이 필요한 상황에서 분석됩니다.
- 인터류킨-4(IL-4: Interleukin-4): 알레르기 반응에 중요한 역할을 하는 도움 T 세포 2형 세포에서 분비합니다. 알레르기 질환, 천식, 아토피, 면역 과민 반응 관련 질환에서 중요합니다.
- 인터류킨-17(IL-17: Interleukin-17): 도움 17-T 세포에 의해 분비되며, 만성 염증 및 자가 면역 질환과 밀접하게 관련되어 있습니다. 류머티즘 관절염, 건선, 다발성 경화증 등에서 높은 수치가 관찰되며, 자가 면역 질환의 경과를 평가하는 데 유용합니다.
- CRP(C-Reactive Protein): 간에서 합성되는 단백질로, 염증 반응으로 혈중 농도가 상승합니다. 사이토카인 중 주로 인터류킨-6과 염증 괴사 인자 알파에 자극받아 수치가 늘어납니다. 염증성 질환(감염, 심혈관계 질환 등), 류머티즘 질환, 암 등에서 염증 수준을 모니터링하기 위해 임상에서 자주 사용됩니다.
- 혈관 내피 성장 인자(VEGF: Vascular Endothelial Growth Factor): 혈관 신생을 촉진하는 중요한 인자로 암의 성장과 전이, 심혈관계 질환에서 중요한 역할을 합니다. 암, 심혈관계 질환, 당뇨병성 망막병증 등에서 수치를 측정하여 질환의 진행 상황을 평가할 수 있습니다.
- 전환 성장 인자(TGF-β: Transforming Growth Factor-beta): 세포의 형질을 전환하는 데 영향을 끼칠 수 있는 사이토카인이며 염증 조절, 세포 성장 억제, 조직 복구 및 섬유화 과정에 중요한 역할을 합니다. 염증성 질환, 섬유화, 자가 면역 질환 등일 때 측정합니다. 또한, 암의 진행 및 전이 과정과도 관련이 있습니다.

이 외에도 장내 미생물 분석이나 3장에서 설명해 드린 텔로미어 길이 측정 검사를 할 수 있습니다. 또 면역 시스템에서 중요한 항체 검사도 있습니다. 임상에서 자주 사용하는 항체인 면역 글로불린(Ig) 검사는 IgG(주로 감염 후 장기적인 면역을 제공하며, 재감염에 관한 방어를 담당), IgM(감염 초기 단계에서 가장 먼저 나타나는 항체로, 급성 감염의 지표), IgA(주로 점막에서 면역 반응을 담당하며, 호흡기 및 소화기 질환에서 중요), IgE(알레르기 반응에서 중요한 역할을 하는 항체)입니다. 또 노쇠한 T 세포가 늘어나도록 하는 주요 이유라고 설명해 드렸던 거대 세포 바이러스(CMV: Cytomegalovirus) 항체 검사도 있습니다.

100세 이상 노인 면역 체계의 특별한 특징

나이가 들면 새로운 면역 세포 생성이 줄어들지만, 면역계는 나이에 따른 변화에 적응하여 대부분의 병원체로부터 신체를 보호합니다. 하지만 면역 기능은 고령에서 점진적으로 줄어들며, 이는 노인의 질병 발생률과 사망률 증가로 이어질 수 있습니다. 그런데 모든 노인이 이런 면역 노쇠 과정을 겪는 것은 아닙니다. 이제부터는 면역 기능 진단법에 따라, 백세인(100세 이상 노인) 면역 체계의 특징을 말씀드리겠습니다. 여러분 주변의 누군가가 이런 특징을 계속 유지하고 있다면 건강하게 오래 살 가능성이 매우 큽니다.

- 첫째, 백세인은 몸속에 염증성 분자들도 증가해 있습니다. 하지만 일반 노인과 다른 점은 항염증 성질을 가진 물질도 많이 갖고 있기에 염증성 노화가 가속되지 않습니다.
- 둘째, 백세인은 텔로미어 길이와 텔로머라아제 활성이 상대적으로 높아 면역 노쇠가 지연됩니다.
- 셋째, T 세포 중 다른 면역 세포가 면역 반응을 일으키도록 유도하는 기능을 하는 도움 T 세포가, 일반 노인보다 백세인에게 더 많습니다.
- 넷째, T 세포 중 암세포나 이상 세포를 직접 공격하여 제거하는 세포 독성 T 세포가 일반 노인보다 더 활성화되어 있습니다.
- 다섯째, 백세인의 B 세포는 전체적으로는 숫자가 줄어들지만, 일반 노인보다 젊은 B 세포가 더 많습니다.
- 여섯째, 백세인의 NK 세포 활성은 젊은 사람과 유사할 정도이며, 공격 무기인 인터페론 감마 생성도 활발하여 암세포나 질병과 싸우는 데 더 유리합니다.
- 일곱째, 면역의 최전선에서 침입한 세균을 찾아 이동하는 호중구의 움직임이 일반 노인보다 더 빠릅니다.

따라서 만일 지금 혈액을 채취하여, 항염증 작용을 하는 물질들의 농도, T 세포

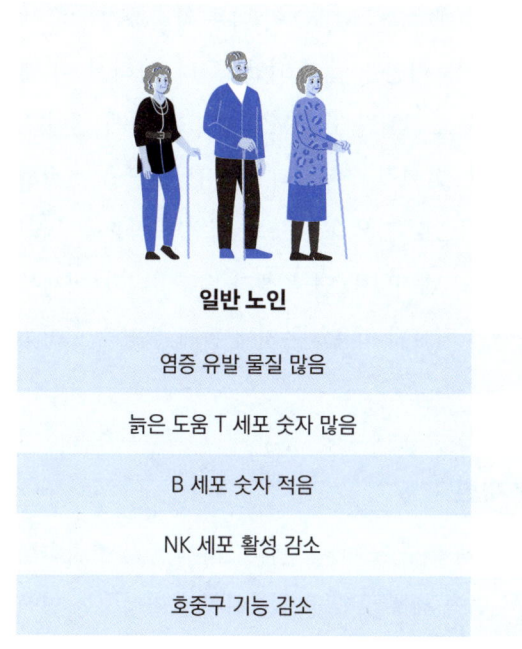

그림 7. 백세인의 면역 세포의 주요 4가지 특징: ❶ 항염증 물질이 몸에 많다. ❷ 활발하고 젊은 도움 T 세포와 B 세포의 숫자가 많다. ❸ NK 세포의 활성이 보존되어 있다. ❹ 호중구의 능력도 우수하다.

나 B 세포 중에서 늙은 세포와 젊고 활발한 세포의 숫자 비율 등을 검사해 보면, 100세 노인의 특징을 가졌는지 아니면 급속도로 노화하는 노인의 특성이 있는지 예측할 수 있습니다.

면역 노쇠 개선에 기반한 암 면역 치료의 발전

현재까지의 항암 면역 요법이라는 개념은 암 환자의 면역 시스템을 활성화하여 암세포를 공격하도록 하는 요법을 말합니다. 그런데 면역 노쇠라는 현상이 왜 오는지에 관한 구체적인 메커니즘들이 규명되면서 새로운 개념의 항암 면역 요법 시대가 시작되었습니다.

예를 들면, 특정 염증 신호 전달 단백질(예: p38 MAPK)이 너무 활발해져서 T 세포를 계속 피곤하게 하고 노쇠해지게 한다는 기전을 알게 되었습니다. 따라서 이 염증 전달 단백질을 억제하면 피로로 지치고 노쇠해진 T 세포가 활기를 찾게 됩니다. 활기를 찾은 T 세포는 당연히 암세포와 더 잘 싸우게 됩니다. 장 미생물군을 조절하여 면역 노쇠를 개선하거나 흉선 재생 요법으로 젊은 T 세포의 생성과 방출을 늘리는 치료를 시도하는 것도, 전부 면역 노쇠의 메커니즘 연구 성과 덕분입니다. 이제부터 면역 노쇠의 여러 개선법을 어떻게 항암 치료에 적용하는지에 관해 설명해 드리겠습니다.

면역이 억제되는 나쁜 세포 환경을 개선

면역 세포는 골수에서 만들어집니다. 그런데 염증 노화나 면역 노쇠가 생겨서 지속적인 염증성 스트레스가 생기면 골수에서 면역 세포를 만들기는 하지만 미성숙한 면역 세포를 많이 만들어서 방출하게 됩니다. 정상 상태에서는 미성숙한 면역 세포들이 제대로 성숙하여 면역 기능을 하는 중성구, 대식 세포, 수지상 세포 등으로 자라나지만, 몸에 염증성 스트레스가 있는 상황에서는 성숙하지 않은 상태로 방출이 됩니다. 그런데 문제는 이런 미성숙한 세포들이 강력한 면역 억제 작용을 한다는 것입니다. 이런 이유로 이 세포들 이름을 '골수 유래 면역 억제 세포'라고 부릅니다. 면역 억제 세포들이 많아지면 당연히 암 발생이 촉진됩니다. 반대로 면역 억제 세포가 덜 생기게 하거나, 성숙한 세포로 변하도록 해 주거나, 면역 억제 활동을 차단해 주면, 면역 노쇠가 개선되면서 원래의 항암 작용을 하는 환경으로 되돌아갑니다.

현재까지 천연물 중에서 면역 억제 세포들을 억제하는 효과가 입증된 물질은 플라보노이드, 테르페노이드, 레티노이드, 커큐민, 베타글루칸 같은 식물성 화합물들입니다. 이들은 면역 억제 세포 활동을 억제하기도 하고, 미성숙한 상태를 성숙한 상태로 바꾸어 주는 효과가 확인되었습니다.

이미 FDA에서 승인되어 사용되는 치료 약물 중에도 아시티닙, 수니티닙 같은 알약들은 면역 억제 세포들이 암 조직 안으로 침투되는 것을 차단하여 항암 효과를 발휘하는 표적 치료제의 일종입니다.

위에서 설명해 드린 '골수 유래 면역 억제 세포' 외에 면역 억제 작용을 하는 또 다른 세포가 조절 T 세포입니다. 조절 T 세포는 정상 상태에서는 우리 몸을 보호하는 아주 중요한 일을 합니다. 즉, 비정상적으로 과다하게 증가한 면역 반응을 억제하여 자가 면역과 염증으로부터 세포를 보호하는 중요한 역할을 합니다. 하지만 암 환자에게서는 이들의 면역 억제 기능이 오히려 암세포를 보호하고 암의 성장을 돕는 부작용을 일으킵니다.

따라서 환자의 면역을 억제하는 세포가 된 조절 T 세포를 억제하는 것은 항암 치료법이 될 수 있습니다. 현재 이미 승인되어 사용 중인 항암제도 있고 임상 연구 중인 약물도 있습니다. 암 환자의 조절 T 세포를 억제할 목적으로 활용할 수 있는 천연물은 레스베라트롤, 커큐민, 녹차 추출물인 에피갈로카테킨 갈레이트입니다.

면역 체크포인트(면역 관문) 억제제

면역 체크 포인트Checkpoints는 면역 시스템의 과도한 활성화를 방지하고, 자가 면역 질환과 같은 부작용을 막기 위해 T 세포 표면에 붙어서 면역 활성을 조절하는 단백질입니다. 과도해진 면역 상황을 점검해서 억제하는 작용을 한다는 의미이며, 면역 관문이라고도 합니다. 다른 면역 세포나 암세포가 와서 T 세포 표면에 있는 이 체크 포인트에 붙으면, 스위치가 켜지면서 면역을 억제하는 활동을 시작합니다. 예를 들어, 암세포가 내 몸 안에 있는 T 세포의 표면에 있는 체크 포인트 단백질에 붙으면, T 세포 활동이 억제되므로 면역력이 떨어지는 환경으로 전환됩니다. 따라서 암세포는 더욱 활발하게 증식할 수 있습니다. 이럴 때 이 체크 포인트를 억제하는 약을 투여하면 면역 억제 상황에서 면역 활성 상황으로 바뀌어 암세포 입장에서는 항암 치료법이 됩니다. 암 환자가 아닌데도 T 세포에 면역 체크 포인트 단백질이 많이 생긴다면, 면역 노쇠 상태가 된 T 세포 때문입니다.

현재까지 밝혀진 대표적인 T 세포 표면에 생기는 면역 체크 포인트 단백질 2가지는 PD-1(Programmed Death-1) 단백질, CTLA-4(Cytotoxic T-Lymphocyte Associated Protein 4) 단백질입니다. 둘 다 암 환자가 아니라면, 과도한 면역 활성을 억제해서 염증을 줄이고 조직을 보호하는 작용을 합니다. 하지만 암세포가 T 세포 표면에 있는 이 면역 억제 단백질 스위치가 켜지도록 해서 자신에게 유리한 환경을 만들게 됩니다. 바로 이런 경우에 사용되는 항암 면역 치료제가 '면역 체크 포인트 억제제'입니다. 이미 다양한 약물(펨브롤리주맙, 니볼루맙, 아테졸리주맙, 더발루맙, 이필리무맙, 코블리무맙)이 FDA 승인되어서 표적 치료제로 사용되고 있습니다.

T 세포 표면에 나타나서 과다한 면역을 억제하는 체크 포인트 단백질들은 특히 면역 노쇠가 온 노인들에게 더 많이 생기므로, 면역 체크 포인트(면역 관문) 억제제도 노인 암 한자에게 더 효과가 좋습니다.

자가 면역 세포 주사 치료

자가 면역 세포 주사 치료는 환자의 면역 세포를 채집하여 강화하거나 유전공학적으로 변형시켜 다시 인체에 넣어 주는 치료법입니다. 입양 면역 세포 치료(adoptive cell therapy, ACT)라고도 합니다. 그중 대표적인 것이 카T(CAR-T) 세포 치료인데 그 외의 다른 치료법도 함께 알아보겠습니다.

CAR-T(카티) 항암 치료법

이 치료는 환자의 혈액에서 T 세포를 추출해서 그 안에 암세포를 잘 알아보고 공격할 수 있는 유전자를 넣어 줍니다. 즉, 암세포를 잘 찾아내는 능력을 갖춘 유전자, T 세포를 활성화하여 공격 반응을 작동시키는 유전자 등 여러 유전자를 결합하여 T 세포에 주는 겁니다. '키메라'는 여러 특성을 가진 것들의 결합이란 의미인데, 암세포를 찾아도 내고 공격도 잘하는 여러 기능을 가진 유전자를 결합했다는 의미입니다. 이런 키메라 유전자를 장착한 T 세포는, 암세포라는 항원(Antigen)에 결합하는 수용체(Receptor)를 갖게 된 것이므로 Chimera Antigen Receptor의 약자인 CAR-T라고 합니다.

이렇게 유전자가 변형된 T 세포를 체외에서 대량으로 증식시켜 환자의 체내에 다시 주입합니다. 주입된 CAR-T 세포는 암세포를 인식하고 직접적으로 공격하여 암세포를 제거하게 됩니다. CAR-T 세포 치료는 특히 림프종, 백혈병과 같은 특정 혈액암 치료에서 획기적인 성과를 보여 주었습니다. 그러나 이 치료법에는 아직 몇 가지 부작용과 한계점이 있어서 계속 연구 중입니다.

또 최근에는 T 세포 외에도 NK 세포와 대식 세포에도 적용한 면역 치료 또는 후성 유전적 조절제와 T 치료의 병합 요법 등에 관한 항암 면역 치료가 활발하게 연구되고 있습니다.

종양 침윤 림프구 투여 치료법

림프구는 종양을 식별하고 공격할 수 있는 능력을 갖추고 있으며 종양 내로 깊이 침투합니다. 이 세포들을 종양 침윤 림프구(tumor infiltrating lymphocytes, TIL)라고 합니다. 환자의 종양 덩어리를 일부 획득하여, 그 속에 침투된 환자 자신의 림프구를 시험관에서 대폭 증식시켜 다시 환자에게 주입하는 치료법입니다. 단순한 림프구가 아니라, 종양 덩어리 안으로 침투할 수 있는 능력을 보유한 림프구를 투여하는 치료인 것입니다. 이 치료는 과거에 단순히 환자 혈액을 뽑아 추출하여 증식시킨 NK 세포나 T 세포를 다시 정맥 주사로 주입하는 치료법의 한계를 개선한 면역 치료법입니다.

면역 세포와 암세포를 연결시키는 항체 주입

한 팔로는 T 세포를 잡고, 다른 팔로는 암세포 또는 병든 세포를 잡아서, T 세포에게 암세포를 떠먹여 주듯 하는 분자를 바이트(BiTEs)라고 합니다. Bi는 두 개의 표적에 붙을 수 있다는 뜻이고, TEs는 T 세포도 포함된다는 뜻입니다. 이렇게 면역 세포(T 세포)와 암세포 또는 병든 세포를 가깝게 연결해 T 세포가 효과적으로 표적 세포를 공격하도록 돕습니다. 현재 FDA에서 승인되어 사용 중인 분자도 3가지나 있습니다.

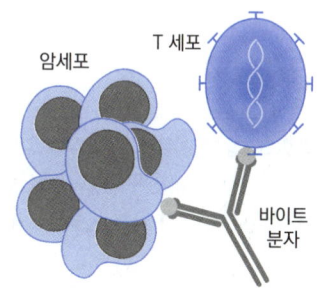

그림 8. 암세포 또는 병든 세포와 T 세포를 연결해 주는 바이트 분자

암 백신

일반 예방 주사와 같은 이치로, 개발 중인 치료법입니다. 예를 들어서 독감 백신은 독감 균을 약하게 처리한 주사를 맞으면, 면역 세포가 반응하여 독감 균에 관한 기억을 갖게 됩니다. 이렇게 독감 균을 알아볼 수 있게 된 면역 세포는 같은 독감 균이 실제로 침입하면 바로 알아보고 공격하여 제거하게 됩니다. 암 백신의 이치도 비슷하며, 우리 몸의 면역 체계를 자극하여 암세포를 공격하도록 돕는 치료법입니다.

면역 노쇠의 특징은 최전선에서 방어하는 면역 세포들이 제거해야 할 적군을 잘 알아보지 못해 후방에 있는 T 세포나 B 세포에게 적군의 침입을 알리는 능력이 떨어진다는 것입니다. 이럴 때 근육, 피하, 또는 종양 조직에 암세포가 특징적으로 가지고 있는 단백질, 펩타이드, 또는 유전자 물질로 만들어진 암 백신을 주사하면, 적군을 바로바로 알아보게 됩니다. 암 백신의 종류는 여러 가지지만, 자세한 설명은 생략하겠습니다. 암 백신은 기존 치료법(화학 요법, 방사선 치료)의 한계를 극복하며, 보다 안전하고 효과적인 맞춤형 암 치료법으로 자리 잡을 가능성이 큽니다.

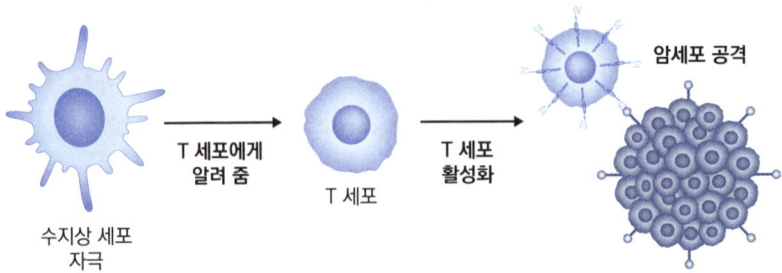

그림 9. 암 백신 주사: 암 조직에 암세포가 갖고 있는 특징적 물질을 주사하면, 이 물질에 직접 노출된 면역 세포인 수지상 세포가 자극되면서, 물질의 특성을 파악해 T 세포에게 알려 준다. 수지상 세포로부터 적군의 특징을 보고받은 T 세포는 활성화되어 암세포를 찾아내 공격한다.

면역 노쇠를 개선하는 생활 습관, 음식, 영양소

최고의 면역 노쇠 개선 처방은 운동

저에게 면역 노쇠를 개선할 방법 한 가지만 추천해 달라고 하시면, 저는 망설이지 않고 운동이라고 말씀드리겠습니다. 운동은 유산소 운동과 근력 운동 2가지가 다 중요합니다. 규칙적인 운동은 염증성 사이토카인의 수치를 줄이며, 선천성 면역은 물론 후천성 면역계도 건강하게 만들어서 면역 노쇠를 개선합니다. 운동이 면역에 미치는 영향이 얼마나 중요한지 '운동 면역학'이라는 전공 분야도 있을 정도입니다.

- 첫째, 운동은 백신에 관한 면역 반응을 향상하고, 감염 재발률을 낮추며, 만성 염증을 줄이고, 특히 노인의 경우 면역 노쇠를 개선해 줍니다.
- 둘째, 면역 세포 중에서 면역 노쇠로 가장 기능이 감소하는 면역 세포는 T 세포이지만, 동시에 운동으로 가장 민감하게 좋아지는 것도 T 세포입니다.
- 셋째, 적극적으로 유산소 운동이나 근력 운동을 하면 가장 효과가 좋지만, 단지 활발하게 신체 활동을 하는 것만으로도 효과가 있습니다. 예를 들어, 활동적인 노인의 T 세포는 좌식 생활을 하는 노인보다 노쇠 변화가 적으며 흉선에서 방출하는 젊은 T 세포의 숫자도 더 많습니다. 또한, 신체 활동을 활발하게 하는 사람의 T 세포와 NK 세포는 암세포와 만났을 때 전투 능력이 더 강합니다. 최전선 면역 방어 기능을 하는 호중구의 기능도 강화됩니다.
- 넷째, 운동 중 골격근이 수축하면서 방출되는 마이오카인이라는 물질은 흉선을 재생시키고 젊은 T 세포와 NK 세포의 수를 유지할 수 있도록 해 줍니다. 또 운동은 성장 호르몬 합성을 자극해서 흉선 재생 효과를 발휘하여 젊은 나이브 T 세포의 생산을 늘립니다. 또한, 면역 세포 주변의 환경을 면역 노쇠가 덜 생기는 환경으로 변화시킵니다.

나이가 너무 들어서 안 하던 운동을 시작하기는 늦지 않았냐고요? 천만의 말씀입니다. 가장 좋은 시작 시기는 놓쳤지만, 2번째로 좋은 시기는 지금부터입니다. 90세에 처음 운동을 시작해도 2달 정도면 근력이 2배로 늘어나고 걸음걸이도 달라집니다.

수면, 스트레스 조절

운동 못지않게 중요한 것이 수면입니다. 대규모 역학 연구에 따르면, 하루 6시간 이하로 자는 사람은 7시간 이상 자는 사람보다 면역력이 약해져서 바이러스에 감염될 위험이 4배 이상이나 높아집니다. 불면증 환자의 면역 기능 연구에 따르면, 면역 세포 중 NK 세포, T 세포의 기능이 줄어듭니다. 면역력 저하에 그치는 것이 아니라 염증 물질 분비가 늘어납니다. 그 탓에 이미 앓고 있는 질환도 더 나빠집니다. 그러니 하루 7~9시간의 수면을 항상 유지하도록 신경 쓰셔야 합니다.

면역 기능을 나쁘게 하는 것으로 가장 오래전부터 알려진 게 심리적 스트레스입니다. 면역 활성화와 심리적 스트레스 간의 상관성이 워낙 밀접하여서 이것을 연구하는 정신 신경 면역학psychoneuroimmunology이라는 전문 분야도 있습니다. 스트레스 조절 효과로 건강한 면역력을 유지해 주는 여러 방법 중에서 가장 많은 연구로 증명된 것은 명상입니다.

음식물 섭취도 적절하게 해 주면 더욱 좋습니다. 건강한 면역을 조성해 주는 5가지 슈퍼 푸드는 다음과 같습니다.

건강한 면역을 만드는 5가지 수퍼푸드

- **마늘** 마늘을 꾸준히 섭취하면 줄어든 면역력을 강화해 주고 건강한 면역력을 유지할 수 있습니다. 건강한 사람, 질환이 있는 환자 모두에게서 T 세포 및 NK 세포가 증식되었고, 활성도 증가했습니다. 감기, 독감 증상의 심각도가 줄었으며, 암세포 사멸 및 증식을 억제하는 유전자가 활성화되었습니다.

- **생강** 과다하게 늘어난 면역 반응을 조절하여 건강한 면역을 유지하게 해 주는 효과가 있으므로 자가 면역 질환이 있는 분들에게 아주 좋은 음식입니다. 알레르기 비염 환자, 류머티즘 관절염 환자도 3달 이상 복용하면, 아주 의미 있게 증상이 좋아집니다.

- **강황** 면역 조절 효과가 우수하며, 음식으로 3달간 섭취한 건강한 성인들은 감기 증상일이 유의하게 줄었습니다. 코로나 바이러스 환자를 대상으로 한 6개의 임상 연구에서 전부 증상, 입원

기간, 사망률이 감소하였습니다. 또 난치성 피부 질환인 건선, 만성 가려움증, 구강 편평 태선, 무릎 퇴행성 관절염, 염증성 장 질환, 고관절염, 천식에서 거의 모두 의미 있는 증상 개선이 확인되었습니다.

• **블루베리** 줄어든 면역을 높여 주고 과다한 면역 반응을 억제하는 면역 조절 작용도 있는 음식입니다. 6주 정도 먹으면 수지상 세포 기능이 좋아지고, NK 세포의 숫자가 늘어나고, 면역 조절 효과로 염증도 개선됩니다. 건강인과 만성 질환자 모두에게 좋은 음식입니다.

• **요거트** 요거트도 블루베리처럼 줄어든 면역력을 강화해 주고, 과다한 면역 반응을 억제하는 면역 조절 작용을 합니다. 건강한 성인, 학업 스트레스가 있는 학생, 과체중인 여성, 노인 등 다양한 사람을 대상으로 한 여러 임상 연구에서 NK 세포와 T 면역 세포 증가, 대식 세포 활동 증가, NK 세포에서 분비하는 인터페론 감마 수치가 늘어납니다. 또 점막 면역을 지키는 면역 글로부린 A 수치도 증가했습니다.

칼로리 제한

좋은 음식이라도 과해지면 문제가 되듯이, 다양한 형태의 소식 습관은 염증 노화와 면역 노쇠를 가속하는 다양한 염증성 물질을 억제하여 면역 시스템을 긍정적으로 개선합니다. 218명의 건강한 일반인을 대상으로 25% 열량 제한을 2년간 하도록 하자, 영양 결핍은 없이 체중이 10% 정도 줄었으며, 염증성 지표인 C-반응성 단백(CRP)과 종양 괴사 인자-알파(TNF-α) 농도는 각각 약 40%와 50% 정도나 낮아졌습니다.

비타민과 미량 원소들

영양과 염증 상태, 면역 반응 간의 상호 작용은 면역 노쇠와 밀접한 관련이 있습니다. 그래서 종종 영양 결핍을 겪는 노인의 면역 노쇠 속도가 빨라지곤 합니다. 그래서 신선한 채소와 과일 섭취가 부족하면, 호흡기 및 소화기 감염에 잘 걸립니다. 양질의 단백질 섭취가 부족하면, 항체 형성 및 면역 기능이 떨어집니다. 과다한 당류 섭취는 만성 염증을 늘립니다. 비만이 되면 T 세포 및 대식 세포 기능이 줄어들고, 만성 염증이 늘어납니다.

수많은 임상 연구에서 확인된 건강한 면역 반응 조절에 이바지하는 영양소는 비타민 A, C, D, E, 오메가3 지방산, 아연입니다. 아연은 NK 세포 기능을 향상하는 대표적인 미네랄이며, 오메가3 지방산은 노인의 백혈구의 텔로미어 길이를 의미 있게 연장하고 면역 노쇠를 줄이는 효과가 확인되었습니다. 비타민 B9는 엽산으로 태아의 신경과 혈관 발달에 중요한 역할을 하기 때문에 임산부에게 권장됩니다. 비타민 B12는 사이아노코발라민으로 불리는 비타민 B군의 일종인데, 세포 분열, 혈액 생성, 신경 조직의 대사에 관여합니다. 이들 2가지의 비타민 B 보충은 NK 세포의 수와 활성을 증가시킵니다. 식단 중 면역 노쇠 지연 임상 연구가 보고된 것은 지중해식 식단입니다.

장 림프 조직과 장 미생물을 조절하는 프로바이오틱스, 프리바이오틱스

장벽의 장 상피 세포에는 영양소와 장내 미생물에서 방출된 물질을 감지하는 센서가 있습니다. 그리고 이것을 감지하여 장 점막에서 면역 반응을 유도합니다. 그런데 장 점막에서의 면역 반응은 어떤 영양소나 음식을 섭취했느냐에 따라, 또 장내 세균들의 분포도에 따라 염증을 유발하는 쪽으로 일어나기도 하고 염증을 억제하는 방향으로 일어나기도 합니다.

67세에서 97세의 노인 중, 최대 1년간 꾸준히 유산균 캡슐을 복용한 그룹에서는 인플루엔자 백신 접종 후 항체 형성률이 3배나 더 높아졌습니다. 60세에서 80세의 건강한 노인 40명을 대상으로 한 그룹은 유산균과 함께 식이섬유인 옥수수 섬유소를 3주간 복용하자 NK 세포의 활성도가 더 높아졌습니다. 또 다른 연구에서도 유산균과 식이섬유를 같이 복용했을 때 대식 세포의 세균 포식 작용 증가, NK 세포 활성 증가가 확인되었습니다.

면역 노쇠, 면역 조절 개선 효과가 증명된 약초

에키네시아(자주 루드베키아 Echinacea)

꽃이 예뻐서 관상용으로도 흔히 키우는 식물이기 때문에 화단에서 많이 보셨을 겁니다. 뿌리나 뿌리를 포함한 전초를 약용으로 사용하며, 미국, 유럽에서 면역 증강제로 많이 팔리는 허브 중 하나입니다. 주요 활성 성분인 알카마이드는 면역 세포의 수용체를 자극해서 활성화하며, 다당류 성분과 함께 면역 활성 및 조절 작용을 합니다. 실제 대조군 임상 연구에서 14일간 에키네시아 추출물 복용 후 빠르면 24시간 내부터 T 세포 활성이 증가했으며, 이후 계속 NK 및 T 세포가 증가했습니다. 코로나 바이러스 등, 상기도 감염의 예방 및 증상 개선, 인유두종 바이러스에 따른 성기 사마귀 재발 감소, 여성의 자궁 경부암 검사 시에 흔히 발견되는 인유두종 바이러스에 따른 자궁 경부 상피 세포 병변 제거를 촉진합니다. 건강한 면역력 유지 작용 외에도, 아토피 피부염에 에키네시아 추출물 크림

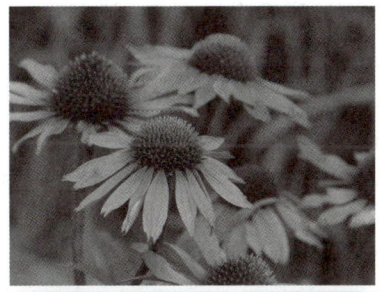

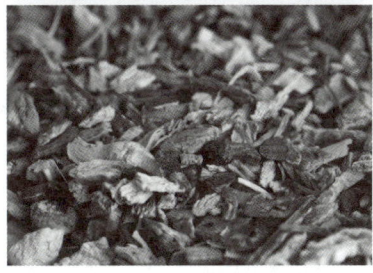

그림 10. 에키네시아 꽃과 약용하는 뿌리

을 바르면, 과다한 면역 반응에 따른 염증을 억제하여 증상 및 피부 상피 세포 지질 보호층을 회복시켜 주며, 소아의 재발성 중이염을 개선해 줍니다.

홀리 바질

꿀풀과 여러해살이 식물의 잎입니다. 주산지는 인도, 열대 아시아이고 식용 약초입니다. 뛰어난 치유력 때문에 인도 아유르베다 의학에서는 '생명의 만병통치약Elixir of Life'라고 합니다. 면역 조절 및 면역력 강화 효과 외에도 당뇨, 고지혈증, 고혈압 개선 임상 효과가 증명된 식물입니다.

일반적으로 식용하는 스위트 바질, 스위트 바질보다 향이 더 풍부한 타이 바질, 안토사이아닌이 풍부하여 잎이 자줏빛을 띠는 퍼플 바질, 홀리 바질 등 바질에도 여러 종류가 있습니다. 공통점은 잎에서 향기가 나고, 식용하며, 면역 활성 작용을 한다는 데 있습니다. 이 중 홀리 바질은 힌디어로 툴시, 산스크리트어로 툴라시라고 하며, 바질 종류 중에서 면역 활성 작용이 가장 뛰어나기 때문에 인도 아유르베다 의학에서 3,000년 이상 면역 증진에 써 온 약초입니다.

대조군 임상 연구에서 잎 추출물 4주 복용 후, NK 세포의 활성을 의미하는 인테페론 감마가 증가했으며 NK 세포와 도움 T 세포의 숫자도 뚜렷하게 증가했습니다. 그 외에도 만성 염증 지표 개선, 항산화 지표 개선, 스트레스 호르몬인 코르티솔 수치 감소, 점막에서 분비하는 항체인 IgA 수치 증가 등의 효과가 나왔습니다. 재발성 상기도 감염, 박테리아, 바이러스 또는 진균에 따른 재발성 감염 환자의 재발 감염 횟수도 줄어들었습니다.

이 외에도 임상 연구로 건강한 면역력 유지 및 면역 조절 효과가 증명된 약초는 황기, 아슈와간다, 인삼입니다. 구체적인 활용법은 다른 장에서 설명해 드렸습니다.

영지버섯(학명 *Ganoderma lucidum* 영문명: Japanese Reishi mushroom)

여름철 활엽수에서 돋는 1년생 버섯입니다. 약용 버섯 중 가장 많은 임상 연구가 있습니다. 면역 조절 및 항암 효과 외에 알레르기, 류머티즘 관절염, 대상 포진 및 단순 포진 개선, 신장 과 간 배뇨 기능 장애 개선 효과가 있습니다. 다당류 중 베타글루칸, 가도데릭산 ganoderic acids 등이 면역 조절 및 암세포 증식 억제 작용을 합니다. 373명의 암 환자를 대상으로 한 5개의 논문 결과를 요약하면 항암 치료와 병행 시 항암 작용 상승 효과(1.25배)가 있으며 1~3달 복용 후 NK 세포의 양과 활성이 증가했고, T 세포 숫자는 2~4% 증가

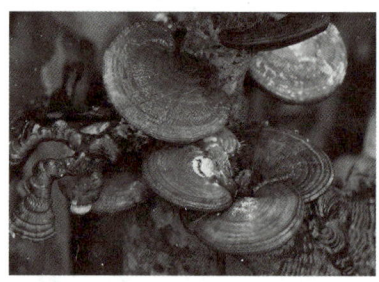

그림 11. 갓 표면에 광택이 나고 적갈색이며 동심형의 무늬가 있습니다. 만져 보면 단단한 코르크 재질입니다.

했습니다. 말기 암 환자 대상 23편의 논문에서도 면역 활성 작용이 확인되었습니다. 대장 직장 선종 환자 96명에게 추출물을 하루 1.5g씩 1년간 복용시키자, 대조군보다 선종 크기가 감소하였습니다. 그 외에 감기, 독감에 걸리는 횟수도 줄어들었습니다.

구름송편버섯(학명 *Trametes versicolor*)

칠면조 꼬리를 닮았다고 해서 영문명은 Turkey Tail Mushroom입니다. 여름부터 가을에 돋는 1년생 버섯으로 갓의 표면색이 흑색, 흑갈색, 황갈색, 적갈색, 황색, 흰색 등 다양하며, PSK라는 다당체는 면역 조절 및 항암 효과로 유명합니다. 또, 자가 면역 질환(류머티즘, 다발성 경화증, 만성 폐쇄성 폐 질환, 천식) 증상 개선 효과가 증명되어 있습니다.

대부분의 버섯 활성 성분은 다당체인 베타글루칸입니다. 그런데 구름송편버섯은 다당체와 단백

질이 결합한 다당체 펩타이드(PSP:polysaccharide peptide)와 다당체-크레스틴(PSK:polysaccharide-K)이라는 활성 성분을 가졌습니다. PSK와 PSP에 관해서는 아주 많은 임상 연구가 있습니다. 23개의 논문 결과를 요약하면, 암 표준 치료와 병용 시 생존율은 높아지고, 재발률은 줄어들었습니다. 위암, 유방암, 말기 폐암, 대장암 환자가 4주 이상 복용하자 면역이 활성화되었으며, 5년 생존율이 높아졌고, 재발률은 줄어들었습니다. 구강 내 인유두종 바이러스의 제거 효과가 88% 정도이고, 자궁 경부 인유두종 환자의 질 안에 버섯 추출물로 만든 겔을 도포한 지 6달 후에는 바이러스 소실률이 60%로 줄어들었습니다.

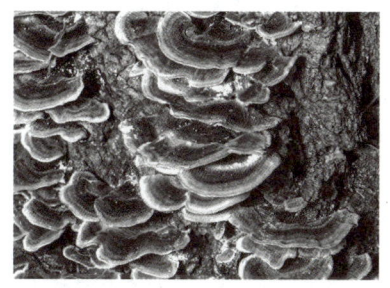

그림 12. 초여름에서 가을에 죽은 나무. 구름송편버섯은 쓰러진 나무, 그루터기 등에 다닥다닥 무리 지어 발생합니다.

면역 노쇠 개선 효과가 있는 알약들, 건강 보조제

현재 임상에서 면역 세포 노쇠 개선을 목표로 한 치료법은 매우 제한적이며, 아주 초기 단계입니다. 하지만 동물 연구들은 매우 고무적인 결과들이 보고되고 있으며, 다양한 면역 노쇠 치료법들이 개발되고 있습니다. 이미 임상 연구로 입증된 알약들도 있습니다.

면역 세포 노쇠의 근본 메커니즘은 일반 체세포의 노쇠와 공통된 부분이 무척 많습니다. 따라서 다른 장에서 구체적으로 소개해 드린 DNA 손상 및 복구 치료법, 텔로미어 연장 치료법, 후성 유전적 흔적 조절 치료법, 마이토콘드리아 활성 치료법, 노쇠 세포 억제나 노쇠 세포 제거제, 자가 포식 증강 치료법들을 면역 노쇠 개선 목적으로 활용할 수 있습니다.

이들 중에서 일반 체세포 노쇠 개선도 되지만, 면역 노쇠 개선도 되는 대표적인 약물은 NAD+ 보충제, 메트포르민, 라파마이신, 다사티닙, 쿼세틴, 피세틴, 레스베라트롤, 스퍼미딘, 유로리틴 A, 면역 기능에 필수인 비타민, 미량 영양소, 오메가3 지방산, 프리바이오틱스와 프로바이오틱스, 식물성 폴리페놀 등입니다.

이제부터는 동물 연구에서 매우 긍정적인 면역 노쇠 개선 작용이 보고되었으면서 소수 임상 연구에서도 면역 노쇠 개선 효과가 입증된 중요한 연구 결과만 몇 가지 소개해 드리도록 하겠습니다.

항산화제

활성 산소에 의해 손상당한 부위를 찾아내고 수리하는 기능을 하는 특정 효소의 활성을 특정 화합물로 10배 정도 늘린 쥐에게서 면역 노쇠 개선이 보고되었습니다. 이는 항산화 능력이 면역 노쇠를 개선하는 치료법이 될 수 있음을 시사합니다.

다사티닙과 쿼세틴

4장과 5장에서 소개해 드렸던, DQ 조합(다사티닙과 쿼세틴 같이 복용)을 노쇠한 쥐에게 투여한 결과, 노쇠 세포를 제거하는 효과가 있었을 뿐 아니라 면역 노쇠도 같이 개선되었습니다. 이는 노쇠 세포 축적이 면역 노쇠를 가속하는 중요 원인이라는 것을 의미합니다.

메트포르민

면역 노쇠 개선 및 항암 효과: 노화 치료 목적으로 가장 먼저 임상에서 처방될 가능성이 있는 당뇨 치료약입니다. 그런데 최근 메트포르민의 항암 효과가 여러 연구에서 확인되었습니다. 메트포르민이 면역 세포인 T 세포의 대사 기능을 업그레이드해 주기 때문입니다.

췌장암 수술을 받은 환자 82명 중에서 메트포르민을 복용했던 환자들에게서는 암을 촉진하는 염증성 대식 세포의 활동이 감소하고, 암세포를 찾아내는 수지상 세포의 기능이 향상되어 있었습니다. 메트포르민을 결핵약과 같이 복용한 결핵 치료 중인 환자에게서는 면역 노쇠를 유발하는 과도한 염증 지표가 의미 있게 줄어들었습니다. 면역 억제제를 복용한 HIV 환자가 메트포르민을 같이 복용하자 면역 억제제에 따른 도움 T 세포의 면역 노쇠가 완화되었습니다.

또한 인간을 대상으로 한 소규모 예비 임상 시험에서는 메트포르민, 성장 호르몬, 디하이드로에피안드로스테론(DHEA)으로 구성된 칵테일을 전신에 투여한 결과, DNA에 생긴 후성 유전적 메틸기 변화가 부분적으로 조절되고 위축된 흉선을 어느 정도 재생할 수 있음을 보고하였습니다. 당뇨 환자를 대상으로 한 다른 연구에서는 당뇨 치료 목적으로 처방된 메트포르민이 흉선에서 방출되는 젊은 나이브 T 세포의 숫자를 증가시키는 것이 확인되었습니다.

또 다른 흉선 재생 임상 사례 보고에서는 46세 지원자 1명에게 1개월간 성장 호르몬과 DHEA를 투여한 후 MRI를 촬영하니, 흉선 크기가 뚜렷히 증가했습니다.

레스베라트롤

대식 세포, T 세포, B 세포, NK 세포 등 거의 모든 면역 세포의 면역 조절 기능을 개선하고, 항염 작용이 있는 사이토카인 생성을 늘리며, 조절 T 세포의 숫자를 증가시켜서 항염증 기능을 발휘합니다.

건강한 성인에게 28일간 레스베라트롤을 하루 1,000mg 투여 시, 면역 조절 역할을 하는 조절 T 세포 숫자가 의미 있게 증가하였습니다. 염증성 사이토카인의 수치도 소폭이지만 의미 있게 감소시켰습니다.

경증에서 중등도 알츠하이머병 환자 119명에게 레스베라트롤을 경구로 하루 최대 1g씩, 52주 동안 투여한 결과, 면역 세포에서 분비되는 염증성 물질의 분비 조절 지표가 개선되었습니다. 이는 레스베라트롤이 신경 염증을 완화하는 것을 의미합니다.

스퍼미딘

자가 포식 기능의 감소는 면역 노화의 주요 요인 중의 하나입니다. 자가 포식 작용은 특히 노인에게서 줄어들며, 이는 노인들의 B 세포 반응 저하의 원인이 됩니다. 스퍼미딘을 복용하면, 자가 포식에 관여하는 유전자가 활성화되며 노인 B 세포의 면역 노쇠 개선으로 나타납니다. 그뿐 아니라 독감 예방 접종 후의 T 세포 반응도 더 활발해집니다.

NAD+ 증강제

NMN(니코틴아미드 모노뉴클레오타이드)은 면역 세포 대사를 조절하여 면역 기능을 향상하고 면역 노화를 완화할 수 있습니다. 노쇠 세포에서 분비되는 염증성 물질은 면역 노쇠를 가속하는 중요한 요인이며, 이 과정에서 NAD+가 고갈됩니다. 이때 NAD+ 보충제인 NMN 또는 NR을 복용하면, NAD+ 수치가 회복되고 면역 노쇠가 개선됩니다.

면역 세포의 외부 침입자 색출 센서: TLR(톨 유사 수용체) 활성제

우리 몸의 면역 세포에는 세균이나 바이러스 같은 외부 침입자를 감지하는 톨 유사 수용체라고 부르는 센서가 있습니다. 이것은 면역 시스템의 경보 장치처럼 작동하며, 침입자를 발견하면 면역 반응을 활성화해 몸을 보호합니다. 톨 유사 수용체 활성제라는 것은 이 과정을 더 효과적으로 만들어 감염 예방과 백신의 효과를 높이는 데 도움을 줍니다. 이미 상용화되어 예방 접종 주사제에 첨가된 것도 있고, 개발 중인 것도 있습니다.

면역 세포 신호 전달 효소 p38 MAPK 억제제

면역 세포가 적군을 발견했다는 정보를 다른 면역 세포에게 알리려면 정보를 전달하는 도구가 있어야 합니다. 그런 도구 중 하나가 p38 MAPK라는 단백질입니다. 이 단백질은 대부분의 면역 세포에서 발견되며, 특히 대식 세포, T 세포, B 세포, 수지상 세포에 많습니다. 그런데 염증 노화와 면역 노쇠로 염증 반응이 지속되면, 이 단백질이 예민해져서 염증 노화와 면역 노쇠를 오히려 가속화합니다.. 이런 경우에, 이 단백질을 억제하는 약물을 투여하면 지친 T 세포의 기능이 회복되고 염증이 억제되어 면역 노쇠가 완화됩니다. 현재 로스마피모드Losmapimod, VX-702, 도라마피모드Doramapimod같은 약물들이 임상 시험 중입니다.

주요 약초, 알약들의 권장량, 복용법, 부작용 및 주의 사항

면역 노쇠 개선 효과가 임상 연구로 증명된 대표적인 알약 중, 현재 임상적으로 적용할 수 있는 것은 메트포르민, 레스베라트롤, 스퍼미딘, NAD+ 보충제인 NMN이나 NR입니다. 구체적 복용법과 주의 사항은 4장, 5장, 7장, 8장에서 설명해 드렸으니, 참고하시기를 바랍니다.

에키네시아 뿌리 약초차

- **하루 권장량과 복용법** 물 1리터에 건조 뿌리 2~5g을 넣고 100분 정도 달입니다. 그리고 이것을 하루 2~3회 나누어 차처럼 마십니다. 항스트레스 작용 효과를 위해 저녁보다는 오전이나 이른 오후 시간 복용을 권장합니다.

- **부작용과 주의점** 알레르기가 나타나면, 일단 복용을 중지하고 심하면 병원에 방문하십시오. 위장 문제가 생기면 복용을 2~3일 중단 후 소량으로 다시 시작합니다. 임산부나 수유부라면, 아직 안정성 자료가 부족하므로 복용하지 마십시오. 면역계를 자극할 수 있으므로, 자가 면역 질환(류머티즘, 루푸스 등)이 있는 경우는 의사와 상의합니다. 면역 억제제, 스테로이드, 항응고제 복용

시에도 의사와 상의합니다. 장기간 사용 시 전문가와 상의해야 하며, 2달 복용 시마다 2주 정도 휴약 후 사용하는 게 좋습니다.

홀리 바질 차

- **하루 권장량과 복용법**   홀리 바질 분말 1/4~1/2티스푼을, 250cc 정도의 따뜻한 물에 타서 차처럼 복용하면 됩니다. 다양한 종류의 식사와 음료에도 사용하시면 됩니다.

- **부작용과 주의점**   당뇨 개선 효과가 있으므로, 당뇨병이나 저혈당증이 있으면 혈당 검사로 혈당이 너무 감소하지 않는지 점검해 볼 필요가 있습니다. 혈액 항응고 효과가 있어 항응고제나 항혈소판제(예: 와파린, 아스피린)를 복용할 때 주의합니다. 코르티솔과 갑상샘 기능에 영향을 주므로 갑상샘 질환이 있거나 임신 계획이 있다면, 의사와 상의하기를 권합니다.

피부 알레르기 반응이 생길 수 있습니다. 특히 꿀풀과 식물인 박하, 바질 또는 세이지 등에 알레르기가 있다면, 피하는 게 좋습니다. 메스꺼움 또는 소화 장애가 생겼다면, 일단 2~3일 중단 후 소량 사용합니다. 혈압을 떨어뜨리는 효과가 있으니 저혈압이 있거나 항고혈압제를 복용한다면, 의사와 상의합니다. 스트레스 해소 및 진정 효과 때문에 가벼운 졸음이 올 수 있으니 다른 진정제와 함께 또는 운전 등 각성이 필요한 활동 전에는 복용하지 않는 게 좋습니다. 임산부나 수유부라면, 아직 안정성 자료가 부족하므로 복용하지 마십시오. 동물 연구에서는 자궁 수축을 유도한다는 보고도 있습니다. 약물 상호 작용이 있으므로, 당뇨병, 혈압, 항응고제 및 갑상샘 약을 복용하고 있다면, 의사와 상의하기를 권합니다.

영지버섯 약초차

- **하루 권장량과 복용법**   갓이 크고 넓으면서 안쪽이 황금색이 나는 게 좋습니다(안쪽 색이 누렇게 바랜 것은 좋지 않습니다). 그리고 반점이 있으면, 오염되거나 상한 것이니 복용하지 마십시오. 하루 사용량이 5~15g인데, 임상 연구에서는 1.5~6g에서도 효과가 있었습니다. 물 1리터에 넣고, 15~30분 정도 달인 후 복용하고, 한 번 더 끓여 복용해도 좋습니다.

- **부작용과 주의점**   알레르기가 나타나면, 일단 복용을 중지하고 심하면 병원에 방문합니다. 특히 버섯에 알레르기가 있다면, 주의합니다. 위장 문제(구역질)나 불면증이 생기면 2~3일 중단 후 다시 소량으로 시작합니다. 임산부나 수유부라면 아직 안정성 자료가 부족하므로 복용하지 마십시오. 항응고제, 항혈소판제, 면역 억제제를 복용 중이면 의사와 상의합니다.

구름송편버섯 약초차

- **하루 권장량과 복용법** 사계절 채취합니다. 수분이 많은 경우는 수피에 붙어 채취가 어려우므로 약간 건조된 것을 채취한 후에 망에 넣어 통풍이 잘되는 그늘에 건조합니다. 겨울에는 너무 건조되어 있으니 봄~가을에 채취하는 게 좋고 하루 용량은 10~30g인데 처음에는 10g으로 시작하는 것이 좋습니다. 생수 1리터에 넣고 물이 끓기 시작하면 약한 불로 바꾸어 물의 양이 반이 될 때까지 달입니다. 대개 2시간 이상은 달입니다.

- **부작용과 주의점** 알레르기가 나타나면 일단 복용을 중지하고, 심하면 바로 병원에 방문하세요. 버섯에 알레르기가 있다면, 복용에 주의를 기울여야 합니다. 위장 문제(속쓰림, 설사, 구역질, 변비), 두근거림이 생기면 복용을 2~3일 중단 후 다시 소량으로 시작합니다. 면역 활성 작용으로 자가 면역 질환(류머티즘, 루푸스 등) 증상 악화가 생기면 중단합니다. 임산부나 수유부라면 아직 안정성 자료가 부족하므로 복용하지 마십시오. 항응고제, 항혈소판제, 면역 억제제 복용 중이면 의사와 상의합니다.

이 외에도 임상 연구로 건강한 면역력 유지 및 면역 조절 효과가 증명된 약초는 황기, 아슈와간다, 인삼입니다. 중요한 약초이며 구체적인 활용법은 다른 장에서 설명해 드렸습니다.

아연

- **하루 권장량과 복용법** 성인 남성은 하루 10mg, 성인 여성은 8mg이며, 최대 허용 섭취량은 하루 35mg입니다. 식사 후 물과 함께 복용하면 위장 자극이 줄어들어 복용하기 편합니다. 철분이나 칼슘과 함께 복용하면, 흡수율이 낮아질 수 있으므로 따로 섭취하는 게 좋습니다.

- **부작용 및 주의 사항** 고용량 섭취 시 메스꺼움이나 설사 증상이 나타날 수 있으며 2일에서 3일 정도 중단 후 소량으로 다시 시작하면 됩니다. 특정 약물(예: 테트라사이클린 항생제, 퀴놀론 계열 항생제)과 상호 작용이 가능하므로 의사와 상의하시면 좋습니다.

- **대표 제품**
    - 종근당 칼슘 앤 마그네슘 비타민 D 아연: 칼슘, 마그네슘, 비타민 D와 아연이 함유된 종합 영양제
    - 뉴트리 네이처 프로 셀렌 아연: 프로바이오틱스와 셀렌, 아연이 함유된 제품

- Doctor's Best 아연 카르노신 캡슐: 아연과 카르노신 함유 캡슐

베타글루칸

- **하루 권장량과 복용법** 하루 250mg에서 500mg이며, 식사 전 또는 공복에 섭취하면 흡수율이 높아집니다.

- **부작용 및 주의 사항** 일반적으로 안전하지만 드물게 복부 팽만, 가스 증상이 나타날 수도 있습니다. 그럴 때는 잠시 중단했다가 다시 소량으로 시작합니다. 면역 활성 작용이 있으므로, 자가 면역 질환 환자라면 면역 자극 가능성을 고려해야 합니다. 임산부 및 수유부는 전문가와 상담 후 복용하십시오.

- **대표 제품**
  - 발효 베타글루칸 파우더: 발효를 거쳐 만든 베타글루칸 분말이며, 음식이나 음료에도 첨가하여 복용 가능.
  - Now Food 베타글루칸: 각 캡슐당 100mg의 베타글루칸 함유 제품
  - 아르채움 베타글루칸: 국내산 베타글루칸으로 만든 제품, 1정당 600mg의 베타글루칸 함유

커큐민

- **하루 권장량과 복용법** 하루 500mg에서 2,000mg이며, 흡수율이 낮으므로 지방이 섞인 식사 후 바로 섭취합니다. 피페린(후추 추출물)과 혼합한 보충제 또는 나노 캡슐화한 제품은 흡수율이 높습니다.

- **부작용 및 주의 사항** 고용량 섭취 시 소화 불량, 메스꺼움, 설사 증상이 나타난다면, 2일에서 3일 정도 중단 후 다시 소량으로 시작합니다. 항응고제나 항혈소판 약물(예: 와파린)과 상호 작용을 할 수도 있으니 사전에 의사와 상의합니다. 담석증이나 담즙 분비 장애가 있다면, 복용에 주의합니다. 임산부나 수유부도 복용 전 의료진과 상담하기를 권합니다. 장기간 복용할 때 주기적으로 중단(2-3개월 복용 후 1개월 휴지기)하여 내성을 방지하는 게 좋습니다.

- **대표 제품**
  - Doctor's Best 커큐민 강황: 캡슐당 1,000mg의 커큐민 함유 제품
  - 캘리포니아 골드 뉴트리션 커큐민 C3 콤플렉스 바이오페린: 커큐민과 바이오페린 함유로 흡수율을 높인 제품이며 1정당 500mg

해결 과제와 전망

지난 10년간 면역 노쇠와 노화 관련 질환에 관한 연구 성과로서 면역 노쇠 치료라는 새로운 분야가 개척되었습니다. 그리고 건강한 수명 연장을 위해서는 면역 노쇠의 여러 특징 개선이 필수 요소라는 것도 입증되었습니다. 하지만 면역 노쇠 분야는 다른 노화 분야와 다르게, 복잡한 면역 시스템과 다양한 노화 현상을 같이 규명해야 하므로 도전 과제가 더 많습니다.

현재 면역 노쇠를 객관적으로 평가할 수 있는 바이오 마커가 부족하므로, 치료 효과를 측정하거나 환자별 맞춤 치료를 설계하는 데 큰 장벽이 됩니다. 또 면역 노쇠는 개인의 유전자형, 병력, 환경적 요인에 따라 다르게 나타나므로, 환자 개인에게 맞는 정밀 치료가 필요합니다. 다른 치료법보다 면역 치료법은 심각한 부작용이 생길 위험이 있으므로 안전하면서도 효과적인 치료법 개발이 중요합니다.

면역 노쇠는 염증 노화 등 여러 노쇠 현상과 연결되어 있으므로, 단일 요법만으로는 효과가 제한적일 수 있습니다. 따라서 다양한 약물, 생활 습관 개선까지 통합된 통합 의학적 접근이 필요합니다.

앞으로는 인공 지능과 세포 진단 기술을 통해 개인의 면역 노쇠 상태를 정밀 분석하고 맞춤형 치료를 설계할 수 있게 될 것입니다. 백신 같은 예방법과 염증 노화와 면역 노쇠 개선, 세놀리틱, 자가 포식 증강 등 다양한 노화 치료법이 복합되어 처방되리라고 예측됩니다. 궁극적으로, 예방과 치료를 병행하는 다각적 접근으로 면역 노쇠를 개선함으로써 건강 수명을 연장하고 삶의 질을 높이는 데 이바지할 수 있다는 기대를 해 봅니다.

11장

세포 간 통신 신호 교란의 복구

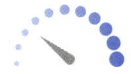

세포 간 통신이란 무엇인가?

이번 장에서는 이전 장들과는 달리 건강과 장수에 관한 새로운 관점을 살펴볼 것입니다.

새로운 관점이라고 표현한 이유는 다음과 같습니다. 이제까지는 각각의 세포 안에서 생기는 여러 노화 현상, 예를 들면 DNA의 손상, 텔로미어의 단축, 후성 유전적인 DNA의 변화, 마이토콘드리아의 기능 장애, 노쇠 세포의 축적, 비정상적인 세포 안 단백질의 자가 포식 재활용, 수많은 세포 내 대사 과정에서 소모되는 NAD+의 고갈, 줄기세포의 소진, 면역 세포 노쇠들에 관해 살펴보았습니다. 하지만 이번 장에서는 세포 간의 소통 문제를 설명해 드리려고 합니다.

인간은 다세포 생물입니다. 따라서 각 세포는 단순히 각자 일만을 하는 것이 아니라, 지속적인 대화를 통해 협력해야 합니다. 이 대화가 바로 세포 간 통신이며, 조직과 장기의 기능을 조율하는 필수적인 메커니즘입니다.

DNA의 손상은 텔로미어의 손상과 연결되고, 텔로미어의 단축은 노쇠 세포의 출현과 연결됩니다. 노쇠 세포의 출현은 암세포로 변하지 않게 하기 위한 세포의 희생적인 자기방어 메커니즘이지만, 자가 포식 장애로 제거되지 못한 채 줄기세포의 고갈로 신규 세포 보충이 안 되는 노화 현상이 상호 연결되면 새로운 세포로 대체되지 못하고 쌓여 가므로 문제가 됩니다.

후성 유전적 DNA의 변화는 마이토콘드리아의 기능 장애로 이어지며, 노쇠 세포, 좀비 세포 활성 증가로도 연결됩니다. 마이토콘드리아 장애는 DNA 손상도 유발합니다. 세포 내 NAD+의 고갈은 장수 유전자의 기능 감소로 연결되며, 자가 포식 재활용 기능의 장애는 면역 세포 노쇠로 연결됩니다. 이렇게 각 세포 안에서 서로 얽혀 소통하면서도, 세포끼리도 소통해야만 하는 것이 다세포 생물의 숙명입니다.

세포가 모여서 만들어지는 것이 장기이므로, 당연히 장기끼리도 소통을 잘해야 합니다. 예를 들면, 뇌신경 세포가 모여서 만들어진 것이 뇌이고, 근육, 힘줄, 인대 세포가 모여서 만들어진 장기가 근골격계입니다. 뇌에서 근골격으로 전달할 움직임 명령을 100만큼 만들어서 팔로 전달할 때, 뇌-턱관절-목등뼈 소통 경로에 조금만이라도 불균형이 존재하면 뇌에서 100만큼 만든 전달 신호가 팔로는 50 정도밖에 도달하지 못하게 됩니다. 따라서 뇌-턱관절-목등뼈 소통 경로의 불균형을 교정해 주면, 즉각적으로 팔에 힘이 들어가고 뇌에서 보낸 명령 신호대로 움직임이 정교해집니다. 기력에 좋다는 비싼 산삼을 아무리 먹어도 이런 효과는 없습니다. 하지만 세포 간 또는 장기 간의 소통 경로를 교정해 주면, 즉각적으로 효과가 나타나고 건강해집니다.

세포 간 통신은 건강 수명 확장에 필수

세포 간 통신은 신경, 면역, 호르몬, 혈류, 대사 시스템을 조정하여 몸의 항상성을 유지합니다. 그런데 이 통신이 깨지면 어떻게 될까요? 면역 반응이 과도해지거나, 대사가 제대로 이루어지지 않으며, 비만, 당뇨, 심혈관계 질환과 같은 질병으로 이어질 수 있습니다. 9장에서 언급한 바와 같이, 우리는 나이가 들어도 각 장기 속에 성체 줄기세포가 있어서, 활동할 필요가 생기면 새로운 세포를 공급합니다. 이렇게 평상시에는 잠자고 있던 줄기세포가 다시 활동하도록 하는 것도 세포 간 통신이 만들어 내는 결과입니다. 세포 간 통신은 우리의 몸을 하나의 팀으로 연결하는 '네트워크' 역할을 합니다. 지구상의 모든 생태계도, 인간의 삶도 모두 네트워크가 건강해야 망가지지 않습니다. 우리 몸속 세포끼리의 네트워크도 원활히 작동할 때만 우리는 건강을 유지할 수 있습니다.

그런데 이 중요한 시스템이 나이가 들수록 변형되어, 노화를 가속하고 많은 만성 질환으로 이어집니다. 염증성 노화도 세포 간 통신이 조절되지 않을 때 나타나는 대표적인 현상입니다. 실제로 세포 간 통신의 교란은 노화를 정의하는 아주 중요한 특징입니다. 아직은 세포 간 통신 교란이 노화의 원인인지 결과인지는 명확히 밝혀지지 않았지만, 어쨌든 교란된 세포 간 통신은 복구되어야 합니다. 이제부터는 다양한 세포 간 소통의 종류와 장애에 관해서 설명해 드리겠습니다. 그리고 세포 간 통신의 변화가 노화에 어떤 영향을 미치는지, 이를 치료하는 방법들에 관해서도 말씀드리겠습니다.

세포 간 통신 수단은 크게 2가지로 나눌 수 있습니다. 첫 번째는 세포가 분비하는 소분자들이고 두 번째는 세포 간 접촉이나 융합, 다리 연결을 통한 통신입니다. 이 안에는 수도 없이 많은 통신 수단이 있지만, 이 중에서 노화와 직결되는 주요 통신 수단을 중심으로 설명해 드리려고 합니다.

노화를 전파하는 혈액 속 인자들과 항노화 인자들

늙은 쥐의 혈청을 젊은 쥐에게 수혈하면 며칠 내에 젊은 쥐가 노화되는 놀라운 변화가 나타납니다. 2023년 연구에 따르면 수혈 후 젊은 쥐의 신경계 염증 지표자가 급격히 늘어나고 신경 네트워크 형성이 줄어드는 현상이 확인되었습니다. 반대로, 2014년 연구에서는 늙은 쥐의 혈액을 희석했을 때 근육 재생과 간 조직 복구가 활성화되는 등 회춘 효과가 나타났습니다. 이것은 혈액 속에 노화를 촉진하는 물질이 순환하고 있음을 강력히 시사합니다.

젊고 건강할수록 혈액 속에 항노화 인자가 많고, 노화가 진행될수록 노화 촉진 인자가 많습니다. 이 두 요인 간의 균형이 깨져서 노화 촉진 인자들이 만드는 통신 신호가 우세해지면, 주변 세포에 노화 신호를 전달해서 노화를 전파하므로 노화가 가속됩니다. 마치 장 속 미생물들이 균형을 잘 이루고 있다가, 유해균이 유익균보다 우세해지면 장 건강이 급속도로 나빠지는 것과 같은 이치입니다.

노화를 전파하는 혈액 속 인자들과 노화 전파 차단 알약들

혈액 속에서 온몸을 순환하면서 세포들에게 노화가 촉진되도록 통신 신호를 방출하는 물질들은 다음과 같습니다.

염증성 노화 촉진 전파 사이토카인들

사이토카인cytokine의 어원은 그리스어에서 유래하였습니다. 'cyto'는 세포(cell)를 의미하며, 'kine'은 운동(movement) 또는 활동(activity)을 나타냅니다. 따라서 'cytokine'은 세포 간의 신호 전달에 중요한 역할을 하는 물질을 지칭합니다. 비슷한 용어인 인터류킨Interleukin의 어원은 라틴어 'inter(사이)'와 그리스어 'leukos(흰색, 주로 백혈구를 지칭)' 및 'in(단백질 또는 물질을 나타냄)'에서 유래하였습니다. 이는 백혈구 간 신호 전달을 담당하는 단백질이라는 의미를 내포합니다.

노화를 전파하는 사이토카인 방출 주범은 노쇠 세포, 좀비 세포이며, 주변 세포에 노화 전파 통신 신호를 보내서 전부 노쇠 세포가 되게 합니다.

• **인터류킨-6** 인터류킨-6은 염증성 사이토카인으로 작용할 수 있지만, 특정 상황에서는 항염증성 역할도 수행하는 이중적 기능을 가지고 있습니다. 적절한 수준에서는 항염증 작용과 면역 체계 조절에 긍정적인 영향을 미치며, 감염 초기의 방어 임무를 수행하기도 합니다.

대표적인 예가 운동할 때입니다. 운동 중에 수축하는 근육에서 분비되며 근육의 포도당 대사에 이로운 역할을 합니다. 하지만 노화 세포가 축적되면 만성적으로 증가하여 만성 염증 및 조직 손상을 촉진하며, 노화 관련 질환(예: 심혈관계 질환, 관절염, 골다공증 등)과 밀접한 연관이 있습니다. 이런 경우에 인터류킨-6의 생성을 차단하거나 줄이는 항염증 효과를 가진 천연물은 커큐민(강황), 레스베라트롤이 대표적이며 처방 약물로는 중증의 류머티즘 관절염에 처방되는 토실리주맙, 사릴루맙이 사용됩니다.

• **인터류킨-1 베타** 노쇠 세포, 좀비 세포의 핵심 분비 물질이며, 염증 노화를 증폭시키는 물질입니다. 구체적인 내용은 4장을 참고하시기 바랍니다.

• **종양 괴사 인자-알파** 조직 파괴 및 염증 반응의 중심 역할을 하며, 세포 노화를 가속해서 세포 사멸을 촉진하는 물질입니다. 류머티즘 관절염, 크론병, 건선 등 염증성 질환을 유발하는 물질이

므로, 종양 괴사 인자-알파파를 차단하기 위한 치료 약물(에타너셉트, 인플릭시맙, 아달리무맙)들이 사용되고 있습니다. 종양 괴사 인자-알파를 줄이는 가장 좋은 방법이 운동입니다.

• **인터류킨-5**   알레르기 및 호산구 관련 염증 질환에서 과도하게 분비되며 다양한 장기(심장, 폐, 피부 등)에 손상을 일으킵니다. 관련 질환으로는 천식, 호산구 증가 증후군, 면역 질환, 기생충 감염, 특정 종양(림프종 등), 알레르기 비염 및 결막염, 아토피 피부염, 호산구성 위장관염, 일부 자가 면역 질환(예: 혈관염, 류머티즘 질환)입니다. 인터류킨-5의 과잉 분비 치료 약에는 메폴리주맙, 레슬리주맙, 베날리주맙이 있습니다.

성장 억제 촉진, 섬유화 촉진 인자들

• **형질전환 성장 인자(TGF-beta)**   초기에는 조직 복구와 염증 조절에 도움을 주지만, 만성적으로 증가하면 조직을 섬유화하여 경직되게 만들고 염증 반응을 증폭시킬 수 있습니다. 그리고 암 발생 위험도 커집니다.

우리 몸의 세포가 자라거나 변형될 때 작용하는 신호 경로 중 하나인 형질 전환 성장 인자(TGF-β) 신호 전달에서 중요한 작용을 하는 단백질 중에 ALK5라는 단백질이 있습니다. 이 단백질을 억제하는 약물을 사용하면, 형질 전환 성장 인자(TGF-β)의 활동을 막을 수가 있으므로 섬유증, 염증성 질환, 암 등의 치료에 잠재적 효과를 가질 수 있습니다.

현재 임상 시험에서 ALK5 억제제인 갈루넥시노밉이 다양한 고형암, 특히 췌장암, 간암, 교모세포종 등의 치료에 관한 효능과 안전성이 평가되었으며 추가 연구가 진행 중입니다. 또 특발성 폐 섬유증, 크론병, 경피증 관련 간질성 폐 질환, 유육종증, 낭포성 섬유증, 폐암 등 다양한 폐 질환의 치료 또는 예방을 위해 ALK5 억제제가 개발되는 중입니다. 형질 전환 성장 인자의 과도한 작용을 차단하는 작용이 있는 천연물로는 커큐민(강황 추출물)과 레스베라트롤이 있습니다.

• **면역 세포 모집 인자(CCL11, C1Q, CCL2, CXCL8)**   만성 염증이 있는 세포 주위로 면역 세포들이 모이도록 해서, 염증 반응이 더 심해지게 합니다. 이들 중, 최근에 주목받는 노화 촉진 인자 에오탁신-1(CCL11)은 알레르기 염증 때 활성화되는 호산구의 이동 및 활성화에 관여하는 사이토카인입니다. 노화가 진행되면서 혈중 수치가 상승하며, 만성적인 저강도 염증 상태를 유지하여 전신 노화 속도를 점차 높이는 노화 촉진 물질입니다. 이 수치가 계속 증가하면, 면역 기능 저하 및 조직의 섬유화를 촉진할 수 있으며, 줄기세포의 활동을 억제하여 조직의 재생 및 회복 속도를 느리게 합니다. 특히 신경, 근육, 간, 피부 등의 재생 능력에 악영향을 미칠 수 있습니다. 동물

연구에서는 젊은 쥐에게 주입했을 때 뇌신경 줄기세포의 감소와 기억력 저하가 관찰되었습니다. 노화 촉진과 연관된 중요한 생체 표지자이며, 비타민 C, 비타민 E, 폴리페놀(예: 쿼세틴, 레스베라트롤), 플라보노이드 및 특정 허브(예: 강황, 녹차, 생강)를 꾸준히 복용하면 확연히 줄어듭니다.

• **기질 단백질 분해 효소(MMP)** 주로 결합 조직에서 분비되며, 손상된 조직에서 조직을 재구성할 필요가 있을 때 분비됩니다. 하지만 노쇠 세포가 축적되면 지속적으로 분비되어서 세포 간의 통신 구조물들을 녹여 버리므로 세포들이 불안정해져서 노화가 가속됩니다. 또 암세포가 이동하기 쉬운 환경을 만듭니다.

산화 스트레스 유발 인자들

혈액 속에는 세포 대사 과정이나 마이토콘드리아 활동 과정에서 생기는 다양한 활성 산소들이 있습니다. 이런 활성 산소들이 많은 사람은 안 그런 사람보다 DNA 손상, 단백질 변성, 세포막 파괴 등을 통해 노화가 더 촉진됩니다. 이런 경우에 혈액 검사를 해 보면, 산화로 변성된 지질, DNA의 산화 변성량 수치가 높습니다.

대사 억제 인자들: 레지스틴(Resistin)

지방 조직에서 주로 분비되며, 우리 몸이 인슐린을 잘 활용하지 못하게 하여 혈당이 높아지게 만드는 호르몬입니다. 비만이나 염증 상태에서 더 많이 분비됩니다. 쉽게 말해, '혈당 조절의 방해꾼'입니다.

혈액 속 항노화 인자들

운동이나 건강한 생활 습관을 지닌 사람의 혈액 속에는 조직을 재생하고 염증을 억제하며 세포 대사를 개선하는 통신 신호를 방출하여 노화 속도를 낮추는 물질들이 많습니다. 그런 항노화 물질에는 어떤 것이 있을까요?

항염증성 사이토카인들

규칙적인 유산소 운동 및 근력 운동, 매일 7~8시간의 양질의 수면, 스트레스 관리, 건강한 식단인 오메가3 지방산(연어, 고등어 등), 항산화제(딸기류, 녹차, 견과류 등)가 풍부한 음식을 자주 섭취하는 사람의 혈액 속에 많이 존재합니다.

• **인터류킨-10** 염증 반응이 과도할 때 면역 세포인 대식 세포와 T 세포에서 분비하여 주변의 염증 반응을 억제하고 조직 회복을 촉진하는 통신 신호를 전달합니다.

- **인터류킨-1 수용체 길항제(IL-1Ra)** 건강한 면역 세포에서 분비되는 단백질로, 염증성 사이토카인의 작용을 억제합니다. 또한, 약물로도 개발되어 염증성 질환 치료에 사용되고 있습니다. 약물 이름은 아나킨라$_{\text{Anakinra}}$인데, 주로 류머티즘 관절염에 사용하지만, 염증 노화 억제 목적으로도 활용할 수 있습니다.

- **인터류킨-37** 주로 면역 세포(특히 대식 세포 및 단핵구)에서 생성되는 항염증성 사이토카인으로, 염증 반응을 억제하고 면역 체계를 조절하는 데 중요한 역할을 합니다. 운동이나 항염증 식단이 IL-37 분비를 촉진하는 데 도움이 될 수 있습니다.

재생을 촉진하는 성장 인자들

- **섬유아세포 성장 인자(FGF-21)** 섬유아세포에서 분비되며, 주로 국소적으로 작용하여 주변 조직의 재생과 복구, 성장을 지원합니다. 섬유아세포는 결합 조직을 구성하는 주요 세포로, 피부, 인대, 힘줄, 혈관 벽 등 다양한 조직에서 발견됩니다. 규칙적인 유산소 운동, 충분한 단백질 섭취, 피부와 조직의 손상 방지, 항산화제를 포함한 균형 잡힌 식단이 필요합니다. 또한, 적절한 비타민 C 섭취는 콜라겐 합성을 촉진하고 섬유아세포 성장 인자가 잘 방출되게 해 줍니다. 마이토콘드리아 기능을 좋게 하고 인슐린 저항을 낮추는 일도 하며, 장수와 관련된 단백질입니다.

- **혈관 내피 성장 인자(VEGF)** 이는 주로 혈관 내피 세포와 주변 조직의 섬유아세포에서 분비됩니다. 새로운 혈관 형성을 촉진하며, 조직의 산소와 영양 공급을 개선하는 데 중요한 역할을 합니다. 저산소 상태에서는 세포에 산소 공급을 늘리기 위해서 분비가 늘어납니다. 규칙적인 운동이 생성을 촉진하여 신호가 더 강해지지만, 노화가 오면 신호가 약해져 조직 재생과 치유력이 약해집니다. 동물 연구에서는 혈관 내피 성장 인자 분비를 촉진하는 처치를 한 후에는 간과 근육의 재생과 복구가 촉진되었고 평균 수명이 약 40% 증가하는 결과를 보였습니다. 반대로 암 환자에게 혈관 내피 세포 성장 인자를 억제하는 아바스틴이라는 표적 항암제를 정맥 주사로 투여하면 암세포 주위에 새로운 혈관이 생성되는 것을 막아 암세포의 증식을 억제했습니다.

- **성장 분화 인자(GDF-11)** 젊은 사람의 혈액 속에 많으며, 이름처럼 조직들이 활발하게 재생되도록 촉진하는 물질입니다. 천연물로는 녹차 추출물, 로즈메리 및 커큐민 같은 항산화 물질이 생성을 촉진할 가능성이 연구되고 있으며, 특정 약물로는 메트포르민이 수치를 증가시킬 수 있다는 보고가 있습니다. 주로 신경계, 심장, 근육 등의 재생을 촉진하며, 나이가 많더라도 꾸준히 운동, 열량 제한 식사를 하는 사람의 혈액 속에도 많습니다.

- **인슐린 유사 성장 인자(IGF-1)** 간세포에서 주로 분비되며, 성장 호르몬의 자극에 반응하여 생성되는 단백질 호르몬입니다. 세포 성장, 분화, 대사 조절에 중요한 통신 신호를 전달하며, 특히 근육 및 골 조직의 성장과 유지에 이바지합니다. 이 수치를 높이려면, 규칙적인 근력 운동, 고단백 식단, 충분한 수면, 특정 보충제(예: 아르기닌, 크레아틴)가 도움이 될 수 있습니다. 노화 상태에서는 줄어들거나 비정상적인 통신 신호를 만듭니다.

세포 대사를 젊게 하는 인자들

- **아디포카인** 지방 세포는 단순히 에너지를 저장하는 창고가 아니라, 우리 몸의 대사와 염증을 조절하는 중요한 통신 신호를 방출하는 세포입니다. 지방 세포에서 분비되는 대사 조절과 식욕 조절 신호 물질들을 총칭하여 아디포카인이라고 하며, 렙틴Leptin, 아디포넥틴 Adiponectin, 레지스틴 Resistin이 대표적인 물질입니다.

- **아디포넥틴** 지방 세포에서 주로 분비되는 단백질 호르몬으로 혈당 조절과 지방산 산화를 촉진하고 인슐린 감수성을 높이며, 염증을 억제하고 심혈관 보호 기능을 수행합니다. 노화나 비만, 당뇨병에 걸리면 수치가 낮아집니다. 아디포넥틴의 분비를 촉진하는 천연물로는 커큐민(강황 추출물), 레스베라트롤, 오메가3 지방산이 포함된 음식이 있으며, 특정 약물로는 Actos라는 브랜드 이름으로 판매되며 제2형 당뇨병 치료에 사용되는 피오글리타존Pioglitazone이라는 항당뇨병 약물이 있습니다. 시서스, 바나바, 쿼세틴 같은 아디포넥틴 보충제도 있으며, 규칙적인 운동과 체중 조절도 아디포넥틴 분비를 증가시키는 데 효과적입니다.

- **렙틴** 지방 세포에서 주로 분비되는 단백질 호르몬으로 식욕 조절과 에너지 대사를 조절하는 중요한 역할을 합니다. 렙틴은 체내 지방량이 많아질수록 분비가 증가하며, 뇌의 시상하부에 신호를 보내 식욕을 억제하고 에너지 소비를 촉진합니다. 렙틴 수치를 높이는 데는 충분한 수면, 규칙적 운동, 항염증 식단이 도움이 됩니다. 노화 과정에서는 렙틴의 저항성이 증가해서 신호가 약해지므로 대사 장애와 비만이 생기게 됩니다. 따라서 렙틴의 민감성을 회복시키기 위해 가공식품과 과도한 설탕 섭취를 줄이는 것도 중요합니다.

- **바토카인** 뼈는 단순한 지지 구조가 아니라, 몸 전체 대사를 조절하는 중요한 역할을 합니다. 뼈 세포에서 분비하며 우리 몸의 혈당 대사와 골밀도를 유지하는 중요한 통신 신호를 방출하는 신호 물질들을 총칭하여 바토카인이라고 하며, 오스테오칼신, 스클레로스틴이 대표적입니다. 오스테오칼신Osteocalcin은 인슐린 분비를 촉진하고 근육 기능을 강화해서, 혈당 조절 및 근육 성장 촉진 작용을 합니다. 스클레로스틴Sclerostin은 골밀도 감소를 유도하여 뼈의 밀도를 적절히 유지하

도록 조절합니다.

- **마이오카인** 운동을 하는 근육 세포에서 분비하며, 지방 연소와 항염증 통신 신호를 방출하는 신호 물질들을 총칭하여 마이오카인이라고 하며, 이리신, 마이오스타틴이 대표적인 물질입니다. 이리신Irisin은 백색 지방을 갈색 지방으로 전환하여 에너지 연소를 증가시키며 마이오스타틴은 근육이 너무 많이 자라지 않도록 조절합니다.

- **글루카곤 유사 펩타이드(GLP-1)** 장 세포에서 식사 후에 분비되며, 혈당 조절과 식욕 억제에 중요한 역할을 합니다. 인슐린 분비를 촉진하고, 혈당을 증가시키는 호르몬인 글루카곤 분비를 억제하며, 위 배출 속도를 늦춤으로써 혈당을 안정화합니다. 노화가 되면 신호가 약해져서 포도당의 대사 장애가 생기게 됩니다. 생성을 증가시키는 방법으로는 고섬유질 식단, 규칙적인 운동, 프로바이오틱 섭취가 포함됩니다. 또한, GLP-1을 활성화하는 약물(예: 리라글루타이드, 세마글루타이드)은 당뇨병과 비만 치료제로 사용되고 있을 만큼 중요한 물질입니다.

- **NAD+** NAD+의 고갈은 노화와 수많은 만성 질환의 중요한 원인입니다. 중요한 물질이므로 8장에서 자세히 말씀드린 바 있습니다.

항산화 및 면역 조절 인자들

- **항산화 효소** 활성 산소 스트레스를 방어하는 SOD(Superoxide Dismutase)와 카탈라아제Catalase는 주로 간과 신장 같은 대사 활동이 활발한 기관에서 분비되며, 체내에서 항산화 방어체계를 형성합니다. 이들 효소는 활성 산소를 분해하여 산화 스트레스를 줄이고 세포 손상을 방지하는 데 중요한 역할을 합니다.

- **줄기세포 이동 촉진 인자-1(SDF-1)** 주로 골수의 간질 세포와 심장, 간, 폐 등의 다양한 조직에서 분비되며, 조직 손상, 저산소 상태, 또는 염증성 자극과 같은 상황에서 분비가 늘어납니다. 줄기세포를 이동시켜서 조직 재생을 촉진하는 역할을 합니다. 나이가 들면 이 인자의 통신 신호가 약해지므로, 줄기세포가 자신을 필요로 하는 곳으로 이동하지 못합니다. 규칙적인 운동, 열량 제한과 같은 생활 습관이 줄기세포 이동 촉진 인자를 늘리는 데 도움이 되며, 특정 보충제나 약물은 연구 중입니다.

- **기질 단백질 분해 효소의 억제(TIMP2)** 노화 촉진 물질에서 언급한 기질 단백질 분해 효소(MMP)가 과도하게 활성화될 때 조직에서 만들어지는 방어 물질입니다. 주로 간과 뇌 조직에서 생성되며, 세포 간 통신 통로의 안정성을 유지하고 노화와 관련된 염증 반응을 완화하는 데 도움

을 줍니다. 동물 연구에서는 해마의 신경 재생을 촉진하는 작용이 보고되었습니다.

노화 전파 인자 통신을 차단하는 운동 효과

노화를 전염시키는 인자 중 가장 강력하고 지속적인 것은 염증성 사이토카인이며, 가장 좋은 치료법은 운동입니다. 유산소 운동도 중요하지만, 특히 근력 운동이 중요합니다. 당뇨병이 있으면서 자율 신경병 장애가 있는 30명의 환자 중 유산소 운동과 근력 운동을 같이한 그룹에서는 인터류킨-6과 종양 괴사 인자-알파가 의미 있게 줄어들었습니다.

근육 감소증이 있는 57명 중, 근력 운동을 3달간 한 그룹에서는 종양 괴사 인자-알파, 인터류킨-6, 인터류킨-1 베타가 전부 의미 있게 줄어들었습니다. 34명의 남성만을 대상으로 한 연구에서 4주간 근력 운동을 한 그룹에서는 종양 괴사 인자-알파가 줄어들었습니다. 유산소 운동도 효과가 있지만, 특히 나이를 먹을수록 근력 운동의 중요성이 늘어난다는 것을 꼭 기억하시고 실천하시기를 바랍니다.

노쇠 세포의 원거리 통신 수단, 엑소좀

세포 외 소포는 모든 세포가 세포 밖으로 방출하는 지질 막으로 된 작은 주머니이며, 세포 밖으로 방출된 것이므로 대부분의 체액에서 발견됩니다. 영어로는 extracellular vesicle(EV), '세포 밖으로 방출되는 소포'라는 의미입니다. 처음에는 세포가 불필요한 쓰레기를 제거하는 수단으로 여겨졌지만, 현재는 아주 중요한 세포 간의 통신 수단이라는 것이 밝혀졌습니다. 세포 외 소포의 종류에는 엑소좀, 크기가 더 작은 미세 소포, 세포의 손상된 DNA 조각 등이 담겨 있는 세포 파편 등이 있습니다.

노쇠 세포는 엑소좀 방출로 노화 전파

정상 세포도 통신을 위해서 엑소좀을 방출합니다. 모든 세포는 다른 세포의 유전자나 대사 활성에 영향을 줄 수 있는 단백질, 핵산, 대사 산물과 같은 생물학적 활성 물질을 담은 엑소좀을 방출하여 세포끼리 통신을 해야 하기 때문입니다. 그런데 노쇠

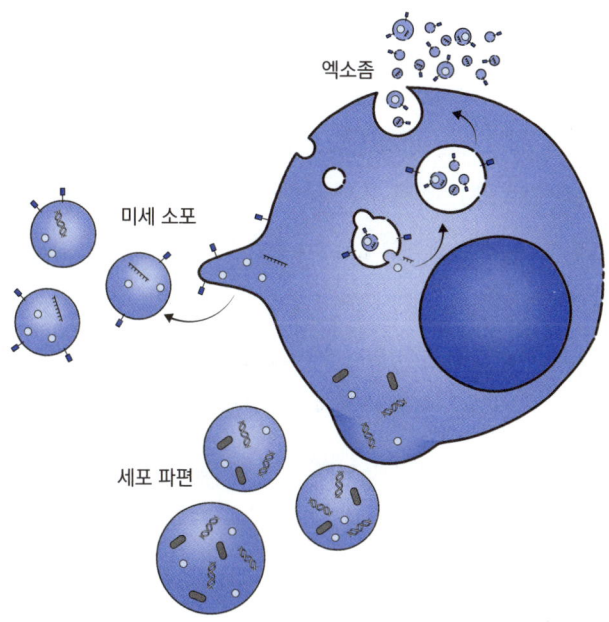

그림 1. 세포 외 소포 종류: 엑소좀, 미세 소포, 세포 파편

세포는 정상 세포보다 훨씬 더 많은 양을 방출합니다.

    노쇠 세포는 처음에는 자기의 항상성을 유지하기 위해서 손상된 자기 DNA 조각 같은 것들을 세포 외 소포를 통해 제거합니다. 하지만 노쇠 세포가 계속 축적되어 분비형 좀비 세포로 변하면 더욱 많은 엑소좀을 방출하여 다른 세포에 나쁜 영향을 줍니다. 줄기세포에서 방출된 엑소좀(9장 참고)은 산화 스트레스 방어 물질이나 항염증성 사이토카인을 포함하고 있으며, 젊은 세포에서 방출된 엑소좀도 노화된 세포를 젊어지게 할 가능성이 있습니다. 하지만 노화된 세포에서 방출된 엑소좀은 또 다른 세포를 늙게 하며, 이 세포가 새로운 노쇠 세포로 변해 또다시 엑소좀을 방출하면 노화가 확산됩니다. 그러다가 암, 대사 질환, 심혈관계 질환 등 노화 관련 질환을 일으키기도 합니다.

그렇다면 노쇠 세포의 엑소좀에는 어떤 물질들이 담겨 있을까요?

- 첫째, 엑소좀 안의 세포 통신 암호를 담고 있는 대표적인 물질이 마이크로 RNA입니다. 바이러스 비슷한 크기의 DNA와 유사한 분자이며 유전자 활동을 조절하는 통신 암호를 담고 있습니다. 이런 마이크로 RNA가 들어 있는 엑소좀이 방출되어 주변 세포나 멀리 있는 세포에 도달하면, 해당 세포에 흡수되어 그 세포로 마이크로 RNA가 배달됩니다. 줄기세포의 엑소좀에 들어 있는 마이크로 RNA는 다른 세포를 젊게 만드는 효과가 확인되었습니다. 하지만 노쇠 세포에 들어 있는 마이크로 RNA 신호를 받은 젊은 세포는 노화가 촉진됩니다. 마이크로 RNA의 발견으로 인하여, 유전자 발현을 조절하는 세포 간 통신의 새로운 원리를 규명한 공로로 2024년에 노벨생리의학상이 수여되었습니다.
- 둘째, 노쇠 세포의 엑소좀에는 노화를 전파하는 다양한 염증성 물질이 담겨 있으며, 나이가 들수록 증가해서 염증, 자가 면역 반응, 대사 조절, 암 발생 등 다양한 과정에 관여합니다.
- 셋째, 노쇠 세포의 엑소좀에는 단백질, 핵산, 대사 산물이 담겨 있어서, 다른 세포의 텔로미어 길이, 후성 유전적 변화, 유전체 불안정 유발과 같은 다양한 노화의 특징을 확산시킵니다.

노화를 치료하는 놀라운 엑소좀

DNA 손상을 치료하는 줄기세포 엑소좀

엑소좀에는 노화를 치료하는 놀라운 효과가 있습니다. 골수 중간엽 줄기세포에서 방출하는 엑소좀을 염증성 장염이 있는 생쥐에게 주사하면, DNA의 손상이 줄어듭니다. 방사선으로 망가진 신경 세포에 투여해도 같은 효과가 확인되었습니다. 유도 만능 줄기세포에서 방출된 엑소좀은 장수 유전자인 시르투인을 활성화하고 손상된

DNA 복구 능력을 높인다는 사실도 입증되었습니다. 이러한 동물 실험 결과는 엑소좀이 DNA 손상을 복구하여 유전체 불안정성을 안정시키는 치료 역할을 할 수 있음을 시사합니다.

텔로미어 단축을 복구하는 엑소좀

인간의 노화 과정에서 텔로미어 단축은 필연적인 현상입니다. 젊은 생쥐의 혈액에서 추출한 엑소좀을 늙은 생쥐에 주입하자 짧아진 텔로미어를 복구하는 텔로머라아제 활성이 증가했습니다. 아직 연구 초기 단계이지만, 엑소좀은 텔로미어 길이 연장에도 적용될 가능성이 큽니다.

후성 유전적 나이를 되돌리는 엑소좀

앞선 6장에서 DNA의 염기 서열은 변화가 없으면서 후천적인 생활 습관이나 환경 노출로 DNA에 메틸기가 붙거나 DNA 이중 나선의 히스톤 단백질에 아세틸기가 붙으면서 유전자 활성이 변화되어 노화가 오는 현상에 관해서 설명해 드린 바 있습니다. 그런데 여러 연구에서 엑소좀이 후성 유전적 변화를 유도할 수 있음이 입증되었습니다.

예를 들어, 종양 세포에서 방출되는 엑소좀을 건강한 세포에 투여하면, 건강한 세포 DNA의 종양 억제 유전자가 메틸화가 되어 종양 억제 유전자 작동이 억제되는 현상이 확인되었습니다. 건강한 세포 DNA가 암세포의 엑소좀 영향으로 암이 잘 잘 생기는 특성을 획득한 것입니다.

반대로 또 다른 연구에서는 젊은 생쥐의 지방 유래 줄기세포에서 방출된 엑소좀으로 늙은 생쥐를 치료한 결과, 늙은 생쥐의 간과 신장 세포의 DNA 메틸화 패턴이 젊어지는 효과가 나타났습니다. 이 연구는 엑소좀 치료로 늙은 생명체의 후성 유전적 나이를 줄일 수 있음을 입증한 최초의 사례로 평가됩니다.

자가 포식을 촉진시키는 엑소좀

세포 안에 축적된 비정상 단백질들을 분해하고 재활용하는 자가 포식은 세포 항상성을 유지하는 데 필수적인 과정입니다. 노화가 진행되면서 자가 포식 활동이 감소하면 손상된 쓰레기 단백질이 세포 내에 축적되어 노화가 가속됩니다. 파킨슨병, 당뇨병성 신장 장애, 간 섬유화, 심장 허혈 등 다양한 노화 관련 질환의 동물 모델에 특정 자가 포식 관련 단백질을 함유한 중간엽 줄기세포에서 방출한 엑소좀을 투여하면 자가 포식을 촉진할 수 있는 것으로 나타났습니다. 자가 포식과 엑소좀 생성 간의 상호 작용이 더 규명되면 노화 관련된 질환 치료에 적용될 전망입니다.

장수 유전자를 활성화하는 엑소좀

인간을 포함한 포유류에서 노화를 늦추고 건강 수명을 늘려 주는 열량 제한 식이법의 주요 효과는 생존을 위해 진화적으로 잘 보전된 장수 유전자 활성 경로를 활발하게 하는 것입니다. 열량 제한 식사를 하지 않고도, 이러한 장수 유전자 활동을 활성화하는 약물인 메트포르민, 라파마이신, NAD+ 보충제에 관해서 구체적으로 설명해 드린 바 있습니다. 그런데 엑소좀도 유사 효과가 있는 것이 확인되었습니다.

어린 생쥐에서 추출한 엑소좀을 늙은 쥐에 투여하면, 폐와 간에서 영양소 감지 센서인 엠토르(mTOR) 활성이 줄어들었습니다. 엠토르의 활성이 줄면, 세포는 에너지가 부족하다고 판단하게 되므로 자가 포식 활동이 늘어납니다. 또 중간엽 줄기세포가 만든 엑소좀을 투여해도 같은 효과를 볼 수 있습니다. 반대로, 노화된 중간엽 줄기세포에서 만들어진 엑소좀을 어린 중간엽 줄기세포에 투여하면, 자가 포식 활동이 줄어듭니다.

엑소좀 안에는 NAD+를 합성하는 효소도 들어 있습니다. 어린 생쥐의 혈액 속 엑소좀에서 추출한 NAD+ 합성 효소를 늙은 생쥐에 투여하면 수명과 건강 수명이 유의미하게 개선되는 것이 입증되었습니다.

마이토콘드리아 활성 작용 엑소좀

마이토콘드리아 기능 장애는 노화를 가속하는 주요 요인 중 하나입니다. 젊은 혈액에서 채취한 엑소좀을 노화된 근육 세포에 첨가하여 함께 배양한 결과, 늙은 근육 세포의 마이토콘드리아 미세 구조와 기능이 전부 개선되었습니다.

줄기세포와 클로토 장수 유전자를 활성, 엑소좀

유전자 중에서 활성화되면 수명이 연장되는 효과를 발휘하는 유전자를 장수 유전자라고 합니다. 장수 유전자 또는 노화 억제 유전자라고도 불리는 유전자 중에서 가장 잘 알려졌고 본 책에서도 소개해 드린 것이 바로 시르투인입니다. 시르투인만큼 중요한 또 다른 장수 유전자가 클로토$_{Klotho}$ 유전자입니다. 1997년 일본의 연구팀에 의해 처음 발견되었으며, 인간의 13번 염색체에 위치하는 유전자입니다.

 나이가 들면 혈액 속의 클로토 유전자 양이 줄어듭니다. 그런데 임상 연구에서는 수면의 질이 좋은 사람일수록 클로토 유전자가 활성화되는 것이 확인되었습니다. 클로토 유전자가 활성화되면서 만들어지는 단백질은 세포막에 부착되거나 세포에서 분비되어 혈액과 조직액을 순환시킵니다. 그리고 세포 노화 억제, 세포 손상 억제, 산화 스트레스 억제 활동을 통해 수명 연장에 이바지합니다. 혈관의 석회화를 억제하여 고혈압 및 심혈관계 질환의 위험을 줄이고, 신경 세포 보호로 신경 퇴행성 질환을 예방합니다. 동물 연구에서는 클로토 유전자에 돌연변이가 생기면, 조기 노화가 촉진되었습니다.

 나이 들면서 시작되는 재생 능력 감소의 주요 원인은 줄기세포의 기능 감소와 고갈입니다. 그런데 줄기세포에서 방출한 엑소좀을 투여하면, 피로 개선, 운동 능력 증강, 기억력 개선 등 마치 줄기세포를 투여한 것과 비슷한 효과를 나타냅니다. 배아 줄기세포에서 방출한 엑소좀을 늙은 신경 줄기세포에 투여하면 장수 유전자가 활성화되는 등 신경 세포가 젊어집니다. 젊은 쥐의 혈액에서 추출한 엑소좀을 투여하면, 늙은 쥐의 근육의 줄기세포 자가 복제 및 재생력이 크게 향상되는 것도 입증되었습니다. 늙은 중간엽 줄기세포도 젊은 중간엽 줄기세포의 활성을 되찾았습니다. 이런 엑소좀의 노화 억제 효과는 줄기세포가 방출하는 엑소좀 안에 든 클로토 유전자가 전신으로 운반되어 나타나는 효과임이 확인되었습니다.

좀비 세포와 염증을 억제하는 엑소좀

사람일수록 방출한 엑소좀은 주변 세포로 염증 노화를 확산시킵니다. 그러나 젊고 건강한 세포에서 방출된 엑소좀은 염증성 노화를 억제하는 보호 효과를 발휘합니다. 실제로 젊은 생쥐 혈청에서 추출한 마이크로 RNA가 함유된 엑소좀을 투여받은 늙은 생쥐의 각종 염증성 사이토카인 수치가 줄고, 과도하게 활동하는 면역 세포 활동이 억제되어 염증성 노화를 개선하는 현상이 확인되었습니다.

젊음을 전파하는 건강한 엑소좀 유지법

그렇다면 젊은 개체에게서 얻은 엑소좀은 회춘의 묘약일까요? 노화된 선충에서 생성된 엑소좀을 젊은 선충에 투여한 결과, 수명이 20%가 줄어들었습니다. 그렇다면, 젊은 엑소좀을 투여받은 늙은 선충의 수명은 길어질까요? 답은 '그렇다'입니다. 배양 배지에 담긴 50만 마리의 젊은 선충이 분비한 0.2ml의 엑소좀을 추출하여, 늙은 선충에게 투여한 결과 수명이 40%나 증가했습니다. 단지, 젊은 선충의 세포에서 방출한

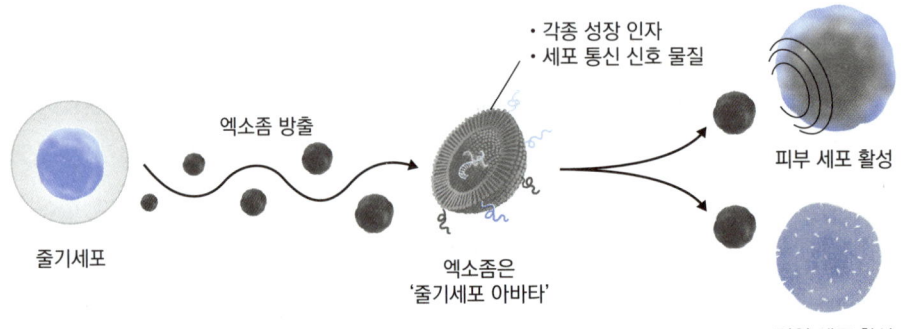

그림 2. 줄기세포에서 방출한 엑소좀은 젊음을 전파하는 줄기세포 아바타

엑소좀 투여만으로 늙은 선충의 수명이 늘어난 것은 놀라운 결과입니다. 늙은 세포는 복구할 수 없는 비가역적인 노화 상태가 아니며, 젊은 세포의 신호가 전달되면 다시 회춘할 수 있다는 증거이기 때문입니다.

젊은 세포나 줄기세포에서 방출된 엑소좀(9장 참고)은 산화 스트레스 방어 물질이나 항염증성 사이토카인을 포함하고 있으며, 주변 세포에 젊음을 전파합니다. 노쇠 세포에서 방출된 엑소좀 안에는 노화를 촉진하는 물질이 들어 있고 주변에 노화를 전파합니다. 이는 우리가 젊은 상태를 유지하려면, 온몸의 세포에서 방출하는 엑소좀 안에 젊음을 전파하는 물질이 들어 있도록 하는 것이 중요하다는 뜻입니다. 세포의 노화를 촉진하는 대표적 외부 요인들은 흡연, 대기 오염, 자외선 노출, 나쁜 식습관, 스트레스, 신체 활동 부족입니다. 이런 나쁜 생활 습관이 계속된 사람의 세포에서 방출되는 엑소좀 안에는 노화를 전파하는 물질로 가득 차게 됩니다. 세포가 계속된 DNA 손상, 유전자의 불안정, 마이토콘드리아 손상, 산화 스트레스, 유전자 발현의 변화 영향을 받았기 때문입니다. 그런 세포에서 방출되는 엑소좀은 '건강하지 않은 엑소좀'이며 노화 전파 물질이 들어 있는 것이 당연합니다.

엑소좀을 설명해 드리면서, 다시 한 번 강조하고 싶은 것은 건강한 생활 습관이 건강한 수명을 연장하는 데 너무 중요하다는 사실입니다. 이제부터는 실제 임상에서 다양한 소스에서 추출한 엑소좀을 실제 임상에 적용한 결과들을 살펴보겠습니다.

다양한 엑소좀, 다양한 임상 적용 질환들

지방 줄기세포의 엑소좀

28명에게 3주 간격으로 3회, 얼굴에 인체 지방 조직 줄기세포 유래 엑소좀 함유 용액을 바르고 마이크로 니들링을 한 결과, 피부 주름, 탄력, 수분 함량 및 색소 침착이 대조군보다 더 뚜렷하게 개선되었습니다. 25명의 여드름 흉터 환자에게서도 CO_2 레이저 시술과 지방 조직 줄기세포 유래 엑소좀 젤을 같이 사용하면 더 빠르게 여드름 흉터가 개선되었습니다.

혈소판에서 방출된 엑소좀

활성화된 혈소판에서 방출되는 엑소좀에는 상처 치유 작용이 있는 성장 인자, 사이토카인 및 세포 외기질 조절 인자들이 많습니다. 상처 부위에 주사한 혈소판 엑소좀은 빠르고 완전한 상처 치유 효과를 보였습니다.

태반 중간엽 세포의 엑소좀

코로나 바이러스 관련 급성 호흡 곤란 증후군 45명의 환자를 대상으로 태반 중간엽 세포의 엑소좀을 투여한 그룹에서 사망률이 의미 있게 감소하였습니다. 엑소좀을 투여한 군의 사망률은 19%이었던 반면, 대조군에서는 54%가 사망하였습니다. 이 연구 결과는 엑소좀 투여가 중증 코로나 바이러스 환자에게 중요한 치료 옵션이 될 수 있음을 시사합니다.

제대혈 중간엽 줄기세포 엑소좀

코로나 바이러스 폐렴 환자 7명을 대상으로 제대혈의 중간엽 줄기세포에서 방출한 엑소좀으로 흡입 치료를 한 후, 환자의 입원 기간을 줄이는 효과를 보였습니다. 척수 손상 환자의 척추강에 엑소좀을 투여한 연구에서는 안정성과 증상 개선 가능성이 보고되었습니다.

골수 중간엽 줄기세포 엑소좀

중증 코로나 바이러스 및 중등도에서 중증 급성 호흡 곤란 증후군 환자들에게 엑소좀 15mL 단일 정맥 주사 후 환자의 임상 상태와 산소 공급이 개선되었습니다. 이 외에도 췌장암, 급성 골수성 백혈병, 대장암 환자를 대상으로 진행된 연구, 무릎 골관절염, 심근경색 뇌졸중, 염증성 질환 환자 대상으로 엑소좀을 투여한(정맥 주사, 국소 주입, 경구 투여) 임상 연구에서 암세포 증식 감소, 무릎 관절염 통증 감소, 심장 기능 향상, 신경 회복률과 운동 기능 회복이 확인되었습니다.

세포질 연결 다리 Cytoplasmic Bridge

전통적으로 가장 많이 알려진 세포 간의 통신 방법은 수용체를 통한 통신입니다. 예를 들어, 간세포에서 세포 밖으로 통신 분자를 방출하면 주변의 간세포는 세포막의 센서인 수용체를 통해서 다른 세포가 방출한 신호 분자를 감지하여 반응하지요. 간에서 떨어진 장기들인 심장, 신장, 위장, 폐 안에서도 각각 인접한 세포끼리 이런 통신을 합니다. 이들 전체를 네트워크로 연결하는 통신로인 신경계는 각 장기의 신호들을 뇌와 연결하여 끊임없이 통신하며 항상성을 유지합니다.

수용체를 통한 세포 간 통신 방법 외에, 아예 세포 간에 다리를 만들어서 통신하는 방법도 있습니다. 이것을 세포질 연결 다리라고 하며, 인접한 세포들의 세포질을 연결하는 얇은 세포막 확장 구조물입니다. 이를 통해 세포는 물질, 신호, 소기관 등을 직접적으로 교환할 수 있습니다.

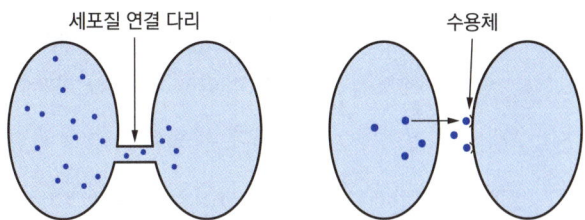

그림 3. (좌) 세포질 다리를 통한 세포간 통신 (우) 수용체를 통한 세포간 통신

세포질 연결 다리는 주로 다음과 같은 기능을 수행합니다.

- 첫째, 세포 간에 서로 화학적, 전기적 신호를 공유합니다.
- 둘째, 마이토콘드리아, 단백질, RNA 등의 직접적인 교환이 이루어집니다.
- 셋째, 건강한 세포에서 손상된 세포로 회복 인자를 전달하여 손상된 세포를 회복시킵니다.

이러한 연결 구조는 세포의 발달 과정, 조직 재생, 면역 반응에서 중요한 역할을 하지만 최근에는 노화와 관련된 기능 저하가 주목받고 있습니다.

동물 연구(쥐, 초파리 모델)에 따르면, 노화가 진행될수록 세포질 연결 다리의 형성과 기능이 줄어듭니다. 이는 조직의 재생 능력 감소와 연관됩니다. 초파리 연구에서는 노화와 관련하여 마이토콘드리아 이동 감소가 관찰되었으며, 젊은 세포에 마이토콘드리아를 공급할 경우, 이 마이토콘드리아가 세포질 다리를 통해 노화된 세포로 건너가서 노화된 세포의 기능을 회복시키는 것이 확인되었습니다. 근육 줄기세포에서는 세포질 다리를 통한 세포 간 단백질 교환이 근육의 재생 속도를 조절하는 중요한 요소임이 밝혀졌습니다. 인간 줄기세포 및 섬유아세포 연구에서도 세포질 다리를 통한 RNA 및 단백질 교환이 노화된 세포의 기능 개선과 관련이 있음이 확인되었습니다.

세포에 산화 스트레스를 가하면, 이 연결 다리를 만드는 능력이 확 떨어집니다. 그 결과, 주변 세포와 소통하지 못하는 외톨이가 되어 버립니다. 이때 특정 성장 인자를 투여하면, 세포질 다리를 만드는 능력이 살아나고 노화한 세포의 기능이 부분적으로 회복됩니다. NK 세포가 세포질 간 연결 다리를 통해 노화 세포로부터 단백질을 전달받게 되면 활성과 공격성이 증가했습니다. 세포질 다리에 관한 연구 논문들을 읽다 보면, 세포들이 마치 하나의 인격을 가진 독립된 생명체처럼 느껴져서 너무 경이롭습니다.

세포질 연결 다리는 노화로 기능이 저하된 조직(근육, 피부, 신경 등)의 재생을 촉진하기 위한 새로운 전략으로 연구되고 있으며, 노화와 관련하여 임상적으로 여러 의미가 있습니다.

줄기세포 치료와 병행하여 세포질 간 연결 다리를 강화하는 치료법이 개발될 가능성도 있습니다. 신경 세포 간 연결 다리의 감소가 신경 퇴행성 질환과 연관이 있는 것으로 밝혀지면서, 세포질 연결을 유지함으로써 인지 기능 저하 예방 및 개선의 가능성이 생겼기 때문입니다. 이는 알츠하이머병, 파킨슨병의 예방 및 치료 전략이 될 수 있습니다. 특정 항산화제 및 성장 인자가 세포질 간 연결 다리 기능을 유지하거나 촉진할 수 있는 것으로 연구되고 있으며, 이를 활용한 항노화 보충제 및 치료제 개발이 기대됩니다. 또, 세포질 간 연결 다리를 구성하는 단백질의 수치를 노화 진단의 새로운 바이오마커로 사용할 가능성이 있습니다. 아직은 초기 연구 단계이지만, 이 개념은 실질적인 노화 치료법으로 발전할 가능성이 매우 큽니다.

세포 간 연결 통신로, 세포외기질

세포는 독립적으로 존재하지 않으며, 이웃 세포와 끊임없이 신호를 교환합니다. 이러한 상호 작용은 세포외기질 안에 있는 단백질 및 호르몬과 같은 화학적 신호를 통해 이루어지며, 세포외기질은 이러한 신호의 저장, 방출 및 전달을 엄격하게 조절합니다.

세포외기질은 세포가 아니고, 세포를 둘러싼 환경이며 우리 몸의 조직과 세포를 지지하는 중요한 구조입니다. 중요한 점은 세포외기질이 단순히 세포 지지대 역할만 하는 것이 아니라, 세포 간의 성장과 발달에 큰 영향을 주는 통신 신호 전달로라는 것입니다. 이는 마치 생활 필수품과 각종 화물 그리고 사람들을 태워서 도시와 도시를 연결하며 왕래하는 기찻길과 같습니다.

세포외기질은 단백질과 다당류로 만들어진 복합적인 구조입니다. 첫째, 단백질로 된 부분은 주로 구조적인 세포 간 연결을 지지해 줍니다. 이 중 가장 중요한 단백질은 조직의 강도와 탄력을 유지하게 해 주는 콜라겐입니다. 콜라겐 외에도 조직의 신축성을 유지하게 해 주는 엘라스틴이 있습니다. 인접한 세포끼리 서로 잘 붙어 있게 해 주는 피브로넥틴, 각 세포가 일렬로 잘 붙어 있도록 해 주는 라미닌도 있습니다. 둘째, 다당류로 된 부분은 주로 세포 간 통신 신호가 잘 전달되도록 해 주는 성분들입니다. 글리코사미노글리칸은 히알루론산과 같은 물질로 세포에 가해지는 충격을 흡수하고 세포 간 통신을 도와줍니다. 프로테오글리칸은 수분을 끌어들이는 성질이 있어 주변 조직의 유연성을 향상해 줍니다.

우리 몸의 대표적인 세포외기질은 두 가지입니다.

- 첫째, 결합 조직을 둘러싸는 세포외기질입니다. 결합 조직이란 조직의 구조를 지지하고 탄력성을 제공하는 조직으로, 피부, 힘줄, 관절, 인대, 혈관, 근육 등을 형성합니다. 이런 다양한 결합 조직의 섬유와 세포를 둘러싸고 있는 것이 결합 조직의 세포외기질입니다. 콜라겐, 엘라스틴, 피브로넥틴, 글리코사미노글리칸과 프로테오글리칸, 물을 함유한 느슨한 조합으로 이루어져 있고, 이 안에서 결합 조직 세포와 섬유들이 안정을 이루며 위치합니다.

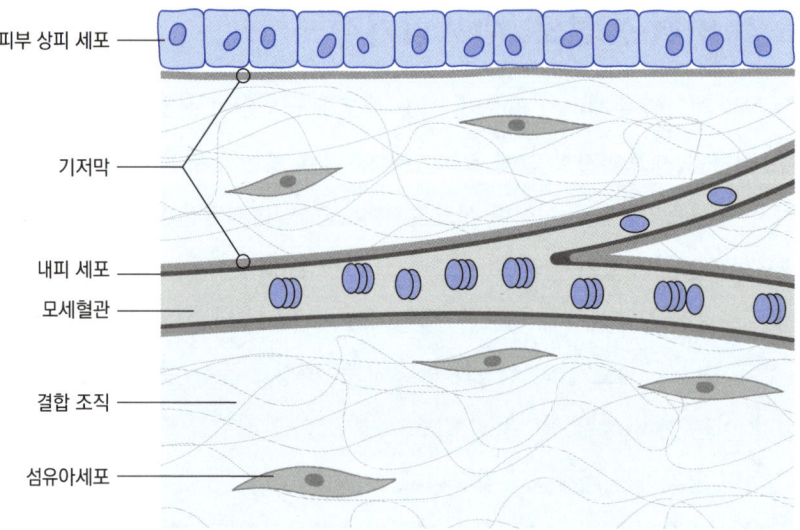

그림 4. 피부 상피층이 세포외기질인 기저막에 붙어 있다. 기저막 아래에는 결합 조직인 세포외기질이 있으며 이 안에 결합 조직 세포인 섬유아세포가 지지를 받으며 위치한다. 혈관의 내피 세포들도 내피 세포 밖의 세포외기질인 기저막에 붙어서 안정을 유지한다.

- 둘째, 피부나 혈관 벽의 상피 세포층 아래에 있는 기저막입니다. 기저막은 얇고 잘 휘어지는 판의 형태를 한 세포외기질이며, 세포와 조직을 지지하고 복잡한 신호 전달이 발생하는 장소 역할을 합니다. 주요 성분은 라미닌, 콜라겐, 프로테오글리칸입니다.

세포외기질이 하는 일

세포외기질은 단순 지지 구조가 아닙니다. 세포와 적극적으로 상호 통신을 하는 과정을 통해 매우 중요한 기능을 수행하며, 크게 4가지 일을 합니다.

- 첫째, 세포 부착 및 이동 조절을 합니다. 세포는 정착할 때 세포외기질 주변에 정착하고, 이동을 할 때는 세포외기질을 따라서 이동합니다.
- 둘째, 조직의 형태를 유지합니다. 세포외기질이 없으면 세포가 모여서 장기의 모양과 탄성을 유지할 수 없습니다.

- 셋째, 세포 신호를 전달합니다. 보통 세포 간에 정보를 주고받는 통신로는 혈류와 신경계입니다. 하지만 세포외기질도 생존을 위해 세포 간에 필요한 정보 통신이 이루어지는 연결로입니다.
- 넷째, 상처 치유 및 재생을 맡습니다. 세포외기질은 손상된 조직을 복구하는 데도 관여합니다.

세포외기질의 통신 신호는 세포 표면에 붙어 있는 단백질 센서를 통해서 세포 안의 유전자에 전달됩니다. 단백질 센서에는 여러 종류가 있는데, 그것을 콜라겐 수용체라고도 부릅니다. 그중 핵심 역할을 하는 단백질 이름이 인테그린입니다. 세포외기질인 콜라겐, 피브로넥틴, 엘라스틴, 라미딘에서 세포에게 전달되어야 할 신호가 발생하면, 인테그린과 결합이 됩니다. 세포 외 신호를 전달받은 세포막 표면의 인테그린은 이 신호를 세포질의 세포 골격 통로를 통해 세포핵 안의 유전자에 전달하게 되는 것입니다.

최근 연구에 따르면, 세포외기질에서 발생하여 세포 안으로 전달되는 화학적·물리적 신호는 세포의 기능과 운명을 결정짓는 중요한 요인으로 작용하며, 이를 조절함으로써 조직 재생 및 노화 방지에 기여할 수 있습니다. 그럼, 여러분이 쉽게 이해할 수 있는 예를 들어 보겠습니다.

얼굴 피부 관리를 하는 도구 중에 마이크로 니들이라고 해서, 미세한 바늘들이 달린 롤러가 있습니다. 세안 후 얼굴에 줄기세포에서 방출한 엑소좀이 담긴 크림을 바른 뒤 마이크로 니들이 달린 롤러로 피부를 문지르면 어떤 일이 일어날까요? 롤러로 얼굴 피부를 문지를 때 발생한 물리적 힘과 니들을 통해 진피층 세포외기질로 흡수된 줄기세포 엑소좀의 화학적 신호는 섬유아세포 세포 표면의 인테그린에 전달되며, 이후 진피 세포 안의 유전자로 전달됩니다. 이제 진피 세포는 조직 재생 활동을 시작하게 되며, 이 과정이 반복되면 얼굴 주름이 개선됩니다. 최근 연구에서는 인테그린의 신호 조절이 조직 재생은 물론, 세포 노화에도 큰 영향을 미친다는 보고가 많습니다.

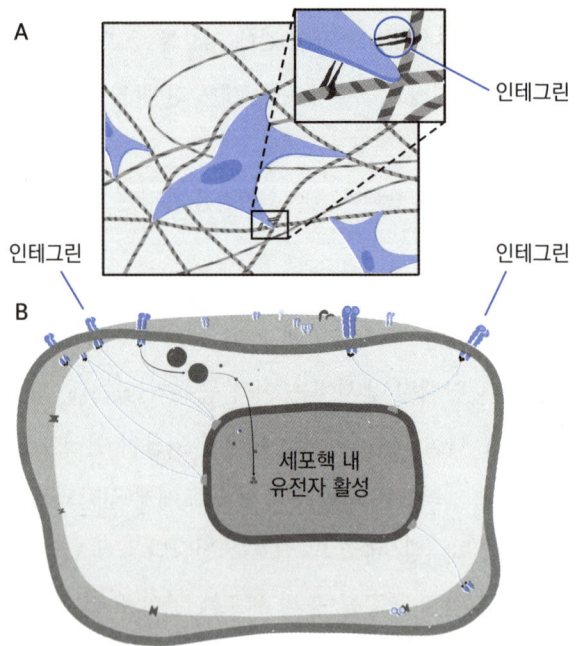

그림 5. A: 세포외기질 안에서 콜라겐이 세포들과 접촉된 모습, **B:** 확대하면, 세포와 콜라겐 섬유 사이를 잇는 인테그린이 보인다. **C:** 인테그린으로 전달된 신호가 세포 골격 통로를 타고 세포핵으로 전달되는 모습

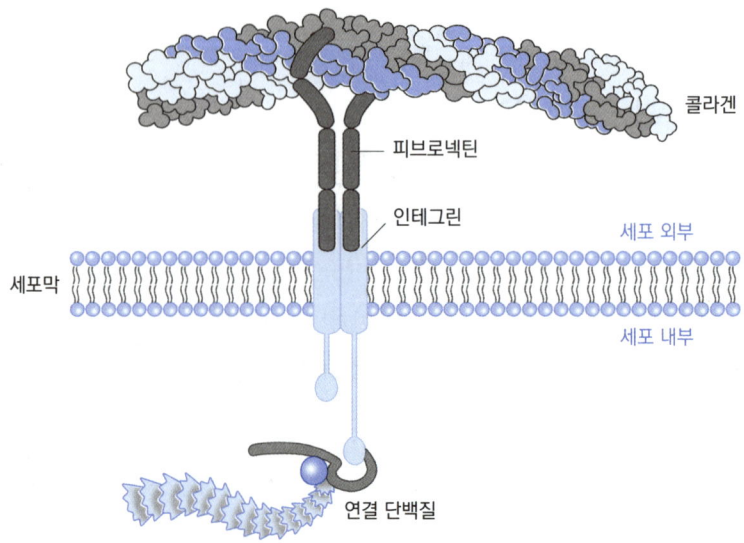

그림 6. 더 확대된 모습: 세포외기질인 콜라겐, 피브로넥틴이 인테그린에 결합하여, 통신 신호가 세포 내부로 전달되는 모습

조직을 뻣뻣하게 만드는 세포외기질의 노화

세포외기질이 노화되면, 세포도 노화된다

세포외기질은 콜라겐의 합성과 분해가 균형을 이루면서 평생 지속적으로 재구성되는 동적인 조직이며, 물론 늙기도 합니다. 세포외기질이 노화했을 때 생기는 현상 중에서 누구나 알고 있는 것은 콜라겐과 엘라스틴이 감소해서 피부 탄력이 떨어지고, 주름이 생기는 피부 노화입니다. 세포외기질 구성 성분들이 합성되는 것보다 분해되는 양이 많아지면 기질 성분이 변성되어서 조직의 기능이 줄어들고 관절 통증이 생기며 조직과 세포의 회복 능력이 저하되어 상처 치유 속도가 느려집니다.

그런데 세포외기질이 노화되었을 때 생기는 현상 중에서 잘 알려지지 않은 것이 있습니다. 사실, 세포외기질은 구조적 안정성을 제공하는 것 외에도 근처에 있는 세포들의 신호 전달자 역할을 합니다. 세포외기질을 통해서 세포들에 전달되는 신호는 세포의 재생과 성장을 조절하는 신호들이며, 이 신호에 따라 세포의 기능이 달라집니다. 만일 근육 성체 줄기세포 주위의 세포외기질이 노화했다면, 근육 성체 줄기세포는 기능이 저하되고 재생 능력도 떨어지게 됩니다.

또 다른 예를 들어 보겠습니다. 배양 접시에 담긴 암세포를 배아 줄기세포의 세포외기질이 담긴 배양 접시로 옮기면 암세포의 발암성이 뚜렷하게 줄어듭니다. 원래는 암세포였지만, 세포외기질이 바뀌면 암세포의 정체성이 잘리는 것입니다. 젊은 쥐의 근육 세포에 늙은 쥐의 세포외기질을 이식하면 젊었던 근육 세포에 조기 노화가 옵니다. 인간의 세포 실험에서도 마찬가지입니다. 젊은 섬유아세포 주변의 세포외기질에 노화된 섬유아세포를 넣으면 젊은 섬유아세포로 변합니다.

조직을 뻣뻣하게 만드는 세포외기질의 노화

그렇다면 조직을 뻣뻣하게 하는 세포외기질의 노화는 어떤 식으로 진행될까요?

- 첫째, 콜라겐과 엘라스틴의 변화로 뻣뻣해집니다. 콜라겐에는 여러 형태가 있는데, 피부 진피층, 힘줄, 인대, 뼈 등에 있는 1형 콜라겐이 가장 큰 비율을 차지합니다. 그런데 나이가 들수록 이 콜라겐 분자끼리 서로 엉키는 교차 결합cross-linking이 증가하면서 조직이 뻣뻣해지고 경직됩니다. 또 조직을 부드럽게 해 주는 엘라스틴(탄력 단백질)까지 감소하면서 조직이 유연성을 잃고 단단해집니다. 아마 병원에서 동맥 경직도라는 검사를 받아 보신 분이 계실 텐데요, 혈관 세포외기질이 뻣뻣해지면 동맥벽이 단단해지고 뻣뻣해지는데, 이를 측정하는 검사입니다.

- 둘째, 당과 콜라겐이 서로 엉키면서 뻣뻣해집니다. 노화가 진행되어서 몸속 당분과 세포외기질 속의 단백질(예: 콜라겐)이 서로 결합하여서 만들어진 것을 최종 당화 산물이라고 합니다. 이렇게 되면, 콜라겐 섬유가 서로 엉켜서 더욱 단단해집니다. 망가진 세포외기질을 복구시키는 효소 분비도 줄어들어, 점점 조직은 더 뻣뻣해지고 부서지기 쉬운 상태로 변합니다.

- 셋째, 뻣뻣해지면서 취약해지기까지 나타납니다. 세포는 세포외기질이 점차 뻣뻣해지는 것을 감지하고, 매트릭스 메탈로프로테이나제(MMPs)라고 하는 단백질 분해 효소를 과도하게 분비하게 됩니다. 이게 너무 과다하게 분비되면, 세포외기질을 엉망으로 불규칙하게 분해하므로 구조는 더 엉망이 되고, 더 손상되기 쉽게 변합니다.

- 넷째, 산화 스트레스와 만성 염증으로 섬유화가 발생합니다. 노화된 세포외기질에는 만성 염증이 잘 생깁니다. 만성 염증이 반복되면, 조직의 섬유화를 촉진하는 유전자의 활성이 증가하여서 마치 상처가 장시간 있었던 곳에 굳은살이 생기는 것처럼 섬유화가 진행됩니다. 그 결과 조직은 더 단단해지고 더 탄성을 잃게 되므로, 당연히 주변 장기들의 기능이 나빠집니다. 특히 심장, 간, 폐 등의 장기에서는 심한 섬유화로 기능이 저하되는 질환이 잘 생깁니다.

세포외기질의 섬유화로 생기는 질병

이처럼 세포외기질이 노화되고 손상될 때 생기는 것이 섬유화이며, 여러 장기(간, 심장, 폐, 신장)에서 다양한 방식으로 나타납니다. 섬유화가 시작된 세포외기질은 대개는 되돌릴 수 없으므로 점차 조직 기능이 줄어듭니다. 섬유화를 되돌리고 장기 기능을 회복할 수 있는 새로운 치료 방법의 개발은 지금도 매우 절실한 과제입니다.

간 섬유화
간은 재생 능력이 뛰어난 장기이지만, 알코올성이나 간염으로 만성적인 간 손상이 계속 반복되면 간 섬유화가 촉진됩니다. 최근 과도한 콜라겐 생산을 억제 또는 유전자 치료법 등이 새로운 간 섬유화 치료법으로 연구되고 있습니다.

심부전
심장의 세포외기질은 구조적 안정성을 제공할 뿐 아니라, 심근 세포 간의 신호 전달 임무를 수행하므로, 이게 무너지면 정말 심각한 문제가 생깁니다. 심근이 경직되어 수축력이 감소하므로 심부전증이 생기고, 전기 신호 전달이 잘 안되므로 심각한 부정맥이나 심장 정지 위험이 늘어납니다.

폐섬유증
반복적인 자극 요인에 노출되거나 중증의 염증은 폐 세포외기질에 영향을 주어서 폐섬유증이 생깁니다. 예를 들면 석면(석면증), 실리카 먼지(규폐증), 금속 또는 목재 가공 산업의 먼지, 곡물 먼지(농업 근로자), 흡연, 오염된 공기 및 화학 물질의 노출은 폐섬유증의 원인입니다. 또 일부 자가 면역 질환은 폐 조직을 공격하여 섬유화를 야기합니다. 그리고 바이러스, 세균, 곰팡이 감염 후 염증이 만성적으로 지속되면서 폐섬유증이 발생하기도 합니다. 코로나 바이러스 감염 후에도 폐섬유증이 생길 수 있고요. 섬유증이 생기면 점차 폐 기능이 감소하여 호흡 곤란이 흔히 나타납니다. 치료도 힘든 병이므로, 조기 변화를 감지해 예방하고 관리하는 것이 매우 중요합니다.

신부전
대부분의 만성 신장 질환 환자는 결국 신장 섬유화로 진행되며, 이는 전 세계 인구의 약 12%에 영향을 미치며, 사망률도 높습니다. 따라서, 신장 섬유화 예방과 조기 치료는 매우 중요합니다.

세포외기질 안의 통신 교란으로 생기는 질병

암

세포외기질이 변화되면, 암세포의 성장과 침입을 쉽게 해 주는 화학적 및 물리적 신호를 제공하는 장소가 될 수 있습니다. 세포외기질이 과도하게 축적되고 교차 결합이 증가하면 조직이 점차 경직되면서 암세포들이 안정되게 들러붙을 수 있는 확률이 높아집니다. 뻣뻣해진 세포외기질의 세포들은 단백질 분해 효소를 계속 분비하게 되므로, 암세포가 분해된 조직 사이로 이동하기 쉬운 환경이 됩니다.

세포 노화의 촉진

노화된 세포외기질 안에 포함된 젊은 세포들은 점차 노화 세포의 특징이 조기에 나타납니다.

줄기세포 소진 촉진

세포외기질은 줄기세포가 어떤 세포로 성장하고 기능을 수행할지를 결정하는 신호 발생 환경입니다. 예를 들어 콜라겐, 라미닌을 통해 줄기세포에게 신호를 보내며, 이러한 신호는 줄기세포가 유지되거나 분화하는 데 영향을 줍니다. 또 줄기세포가 안정적으로 자리 잡을 수 있는 구조적 틀을 제공하며, 물리적 압력과 탄력성을 조절하여 줄기세포의 활성 여부를 조정합니다. 줄기세포와 주변 세포 간의 상호 작용을 돕는 화학적 신호를 전달하여 조직 재생을 조절하는 것도 세포외기질입니다. 결과적으로, 세포외기질이 건강하면 줄기세포가 정상 활동을 하지만 노화되거나 손상되면 줄기세포의 기능 저하를 유발하고 조직 재생 능력이 감소할 수 있습니다.

마이토콘드리아 기능 장애

세포외기질은 세포 외부에서 신호를 보내어, 세포 안의 마이토콘드리아의 기능을 조절할 수 있습니다. 이것이 어떻게 가능할까요? 세포외기질의 구성 성분인 콜라겐, 피브로넥틴 등이 세포막의 센서인 인테그린과 결합할 수 있기 때문입니다. 이렇게 세포 안으로 전달된 신호는 마이토콘드리아가 ATP(에너지)를 더 많이 생산하도록 할 수 있습니다. 세포 안의 마이토콘드리아가 충분한 에너지를 만들게 되면, 세포는 그 에너지를 이용하여 콜라겐, 엘라스틴 등을 더 많이 합성하여 세포 밖으로 방출합니다. 이렇게 되면 세포외기질은 더욱 안정됩니다. 예를 들어서, 피부의 주름이 덜 생기려면 세포외기질의 신호가 세포 안의 마이토콘드리아로 잘 전달되어서 콜라겐 등을 합성할 수 있는 에너지가 많이 생성되어야 합니다.

결론적으로 세포외기질과 마이토콘드리아는 서로 신호를 주고받으며 세포의 건강을 조절합니다. 세포외기질의 변화는 마이토콘드리아 기능에 영향을 미치고, 마이토콘드리아는 세포외기질의 유지 및 재생에 중요한 역할을 합니다. 만약 이 상호 작용이 깨지면 암, 노화, 섬유화 질환 등의 문제로 이어질 수 있습니다.

세포외기질 조절을 통한 노화 및 질병 개선 천연물, 알약

세포외기질이 노화되고 뻣뻣해지는 것이 노화를 가속하는 원인임은 입증된 상태입니다. 하지만 반대로 세포외기질을 개선하면 노화가 지연되고 건강 수명이 연장되는지는 아직 더 많은 증거가 필요합니다. 또한 포유류와 인간의 노화와 만성 질환에서 세포외기질이 어떤 역할을 하는지도 아직 명확히 규명하지 못했습니다. 하지만 선충에서는 세포외기질의 개선으로 노화 지연, 수명 연장이 확인되었습니다.

피부와 연골 건강 개선 목적으로 많이 복용하는 제품 중에 콘드로이틴, 히알루론산이 있습니다. 선충에게 콘드로이틴이나 히알루론산을 투여하면, 세포외기질의 콜라겐 감소가 회복됨과 동시에 수명까지 연장되었습니다. 쥐의 뇌에서 콘드로이틴 합성에 관여하는 효소를 차단하면 뇌가 급속도로 노화되고 반대로 콘드로이틴 합성에 관여하는 효소를 활성화해 주면 노화된 쥐의 기억력이 개선되었습니다.

임상 연구에서 글루코사민, 콘드로이틴 경구 섭취를 한 그룹에서는 모든 원인에 따른 사망률이 줄어들었지만, 이것이 세포외기질이 개선되었기 때문에 나타난 효과인지는 아직 확실치 않습니다. 어쨌든, 세포외기질로 노화가 지연되고 건강 수명이 연장되는지에 관한 연구는 계속 진행 중입니다.

세포외기질이 뻣뻣해지는 것을 개선하는 비약물 요법에는 규칙적인 운동(세포외기질의 탄력 유지), 항염증 생활 습관(염증 감소로 세포외기질 섬유화 예방), 항산화제 건강 식품 섭취(비타민 C, E 등), 당분 섭취 제한 및 혈당 관리가 있습니다.

이제부터는 제한적이긴 하지만 현재까지 세포외기질에 작용하여 세포의 노화 및 질병을 개선하는 효과가 임상 연구로 보고된 천연물 및 약물에 관해 말씀드리겠습니다.

콜라겐 펩타이드

콜라겐을 가수 분해하여 얻은 작은 펩타이드의 혼합물로, 수용성 콜라겐이라고도 불립니다. 세포외기질의 콜라겐 합성을 촉진하고 탄력성을 증가시키며, 피부 노화 예방, 관절 건강 개선 효과가 있습니다. 특히 콜라겐 펩타이드 보충제를 운동과 함께 섭취하면 결합 조직의 세포외기질을 자극하여 이로운 결과가 나타납니다. 실제 운동 1시간 전에 하루 5~15g을 3개월 이상 복용토록 한 15개의 대조군 임상 연구 결과를 요약하면, 관절 기능 향상과 관절 통증 감소가 나타났으며 콜라겐 합성률도 증가했습니다. 유익한 효과가 3개월 이후에 나타나는 경향이 있으므로, 꾸준한 섭취가 중요하며, 일부 연구에서는 하루 고용량 60g을 복용한 경우에서도 부작용이 보고되지 않아 장기 사용도 안전한 것으로 보입니다.

건강한 성인 768명을 대상으로 한 19건의 대조군 임상 연구에서도, 최대 근력을 증가시키고, 힘줄의 형태적 특성과 반응성 근력 회복을 향상하는 데 유익한 보조제임이 확인되었습니다. 현재 권장되는 콜라겐 펩타이드 섭취량은 최소 8주 동안 매일 15g입니다. 단기 보충(1~6주)도 재생 능력 향상에 도움을 줄 수 있으나, 장기 복용이 더 권장됩니다.

콜라겐 펩타이드의 피부 건강 효과에 관한 지난 10여 년간의 수많은 임상 연구가 모두 일관되게 긍정적 효과를 보고했다는 것이 매우 놀랍습니다. 이 중 신뢰도가 높은 10개의 대조군 임상 연구 결과를 요약해도, 결론은 마찬가지입니다. 즉 콜라겐펩타이드는 섬유아세포의 분화와 증식을 촉진하여 숫자도 증가시키고 섬유아세포의 기능 향상으로 콜라겐 합성도 증가시키며, 세포외기질에도 직접 작용하여 피부의 노화 지표를 개선했습니다. 콜라겐펩타이드를 8주간 복용한 후에는 피부 수분 함량이 유의하게 증가하며, 진피 내 콜라겐 밀도는 4주 정도면 유의하게 늘어납니다. 진피 콜라겐들이 파편화되는 노화 현상도 유의하게 줄어듭니다.심혈관계 질환에 관한 12개의 대조군 임상 연구에서는 콜라겐 펩타이드 복용 후에 체지방량, LDL 콜레스테롤과 수축기 혈압 감소 효과가 확인되었습니다.

히알루론산

히알루론산은 세포외기질의 중요한 구성 요소로 물 분자를 강력하게 끌어당겨서 수분을 공급하고 탄력을 유지하게 합니다. 세포외기질 내에서는 기계적 지지 및 충격을 흡수하고 피부에서는 탄력 및 주름 개선, 관절에서는 관절 윤활 효과를 보입니다. 게다가 손상된 조직에서는 세포 표면과 결합하여 세포 증식, 이동, 분화를 조절하는 신호를 보내 조직 재생 및 염증 반응을 조절하고 상처 치유를 촉진합니다.

피부나 관절 안에 주사하면 세포외기질에 결합하여 즉각적인 작용을 발휘하며 수개월 이상 효과가 지속됩니다. 경구 복용 시에는 장에서 분해되어 혈류를 통해 피부와 관절 그리고 각 장기에 도달하면서 점진적이고 전신적인 항산화 및 항염 효과를 발휘하므로 꾸준히 섭취해야 합니다.

안구 건조나 만성 피부 질환 시에 사용하는 안액이나 크림형 제제도 있으며 최근에는 비타민 C나 콜라겐과 함께 복용했을 때 나타나는 상승 효과에 관한 임상 연구 보고가 많습니다.

비타민 C

비타민 C(아스코르브산)는 강력한 항산화제이자 콜라겐 합성 과정에 관여하는 필수 보조 물질입니다. 콜라겐의 질과 탄력을 개선하여 피부 탄력 유지, 주름 예방, 상처 치유를 촉진합니다. 활성 산소를 제거하는 강력한 항산화제 임무를 수행하므로, 산화 스트레스로 생긴 콜라겐 분해를 억제합니다. 히알루론산 및 프로테오글리칸 생성을 촉진해서 피부의 수분 및 탄력을 유지합니다. 항염 작용을 통해 염증 반응을 억제하고 세포 회복을 촉진하며 세포외기질이 손상되었을 때 섬유아세포에 신호를 전달해 상처 회복을 가속합니다. 이 외에도 멜라닌 합성을 조절하는 효소(티로시나아제)를 억제하여 색소 침착 억제 및 미백 효과가 있습니다.

비타민 C를 섭취하면 위장에서 흡수되어 혈류를 통해 피부와 조직으로 이동하며, 복용 2~4주 정도 지나면 피부 건강이 개선됩니다. 6~8주 정도 지나면 섬유아세포로 전달되어 콜라겐 합성을 촉진하므로 주름 감소 효과가 나타나며 12주 이후로는 상처 치유 및 전반적인 세포외기질 강화 효과를 볼 수 있습니다. 최근에는 비타민 C와 먹는 콜라겐 병행 복용 시 피부 노화 지표에 상승 효과가 있었다는 임상 연구 보고가 나왔습니다.

프로폴리스

프로폴리스는 꿀벌이 식물에서 수집한 강력한 항산화, 항염, 조직 재생 촉진 작용을 통해 세포외기질에 긍정적인 영향을 주는 천연 물질입니다. 플라보노이드, 페놀 화합물이 풍부하여 세포외기질의 콜라겐, 엘라스틴 분해를 억제하고, 항염 성분은 세포외기질 성분의 손상을 방지합니다. 세포외기질 내에 위치하는 섬유아세포를 활성화해 콜라겐과 히알루론산 합성을 촉진합니다.

제니스타인

제니스타인은 식물성 에스트로겐으로, 주로 대두(콩)에서 추출되며 특히 피부 노화 방지 및 폐경기 여성의 피부 건강 유지에 중요한 역할을 합니다. 세포외기질에 미치는 영향도 에스트로겐과 유사합니다. 제니스타인은 섬유아세포의 에스트로겐 수용체와 결합하여 콜라겐 합성을 촉진해서, 폐경기 이후 감소하는 콜라겐 손실을 보완하여 피부 두께를 유지합니다. 또 매트릭스 메탈로프로테이나제(MMPs) 효소의 활성을 억제하여 콜라겐 및 엘라스틴의 파괴를 방지하고 피부 수분 보유력을 높이는 히알루론산 생성을 촉진합니다. 염증 유발 사이토카인의 생성을 조절하여 피부 염증도 완화합니다.

글루코사민

해양 생물인 게, 굴, 새우의 껍질에 존재하는 물질(키틴)에서 추출된 천연물이며, 세포외기질의 구성 요소인 프로테오글리칸과 히알루론산의 전구체로 작용합니다. 이를 통해 연골 보호, 관절 건강 유지, 피부 보습 및 탄력 향상에 중요한 역할을 합니다. 섭취 후 혈류를 통해 관절 및 피부 세포로 이동해서 작용합니다.

글루코사민은 프로테오글리칸 및 글리코사미노글리칸 생성을 촉진하여, 연골의 탄력 유지나 마모를 방지해서 골관절염 진행 속도를 늦추고 연골 퇴화를 예방합니다. 피부에서는 히알루론산 생산을 늘려 수분 보유력을 높이고, 콜라겐 합성을 촉진하여 피부와 연골의 탄력을 유지하고 주름 예방에 도움을 줍니다. 염증을 유발하는 사이토카인 종양 괴사 인자-알파, 인터류킨-1 베타의 생성을 억제하여 염증 반응을 줄이므로, 피부와 연골의 손상된 세포외기질 복구를 촉진하고, 재생 능력을 향상합니다.

콘드로이틴 황산

연골, 피부, 인대 및 조직의 중요한 구성 요소로, 세포외기질의 탄력 유지, 보습, 관절 보호에 중요한 역할을 합니다. 콘드로이틴 황산은 프로테오글리칸의 핵심 구성 요소로, 연골 세포의 활성을 촉진하고, 관절 내 마찰을 줄여 골관절염 예방 및 통증 완화 작용을 합니다. 피부 및 연골의 수분 유지에 중요한 히알루론산 생성을 늘리고, 콜라겐 섬유의 분해를 억제하고 합성을 촉진하여 피부 탄력 유지나 주름 예방 효과가 있습니다. 세포외기질의 강도와 유연성, 조직의 복원력을 높여 항염 작용으로 손상된 세포외기질의 복구를 촉진할 뿐 아니라 연골 및 피부의 재생 속도를 증가시킵니다.

쿼세틴

쿼세틴은 자연에서 흔히 발견되는 플라보노이드 항산화제이며, 4장에서 세놀리틱을 언급할 때 구체적으로 설명해 드린 바 있습니다. 그런데 세포외기질에도 작용합니다. 우선 매트릭스 메탈로프로테이나제(MMPs)의 활동을 억제하여 세포외기질의 주요 구성 성분(콜라겐, 엘라스틴) 분해를 방지하며 피부 및 연골의 히알루론산 생성을 증가시킵니다. 또한, 섬유아세포 활성화를 통해 세포외기질 재생을 촉진합니다.

레스베라트롤

장수 유전자 시르투인 활성제로 이미 설명해 드린 바 있습니다. 세포외기질에 관해서는 쿼세틴의 작용과 유사합니다. 추가로 장수 유전자인 시르투인-1 활성화로 세포 대사와 에너지 균형을 조절하여 세포외기질의 지속적인 유지 및 건강한 재생에 기여합니다.

퓨로퀴놀린 퀴논

항산화 및 마이토콘드리아 기능 강화를 위한 건강 보조제로 판매되는 건강 보조제입니다. 매트릭스 메탈로프로테이나제(MMPs)의 활성을 조절하여 콜라겐 및 엘라스틴의 분해를 방지하고, 콜라겐 합성을 촉진합니다. 세포 내 마이토콘드리아 생성을 촉진하여 세포 에너지(ATP) 생성을 증가시키므로, 세포외기질 내 섬유아세포의 활성도를 높여 세포외기질 재생이 촉진됩니다.

아스타잔틴

강력한 카로티노이드 항산화제로 조류, 새우, 연어 등에 존재합니다. 아스타잔틴은 활성 산소 제거 능력이 비타민 C보다 6,000배, 비타민 E보다 500배 강력하여 산화 스트레스로 인한 세포외기질 손상을 예방합니다. 또 섬유아세포를 자극하여 콜라겐 및 엘라스틴 생성을 늘리고, 매트릭스 메탈로프로테이나제 효소의 활동을 억제하여 콜라겐 분해를 방지합니다.

글라이신

글라이신은 단순한 아미노산처럼 보이지만, 세포 간 신호 전달에서 중요한 역할을 합니다.

- 첫째, 우선 글라이신은 콜라겐의 주요 성분으로 피부, 연골, 뼈 건강에 중요하며, 세포 간의 연결성을 강화하여 조직 재생을 촉진하고 피부 탄력을 유지합니다.
- 둘째, 글라이신은 과도한 신경 신호를 억제하는 신경 전달 물질로 작용합니다. 주로 중추 신경계에서 발견되며, 특히 척수와 뇌간에서 중요한 역할을 합니다. 글라이신 수용체를 활성화하면 염소 이온(Cl^-) 유입이 증가하여 신경 흥분이 억제되므로 신경 과흥분을 방지하고, 근육 조절 및 통증 완화에 이바지합니다.

- 셋째, 글라이신이 특정 면역 세포의 글라이신 수용체 또는 NMDA 수용체와 결합하면 염증성 사이토카인(예: 종양 괴사 인자-알파, 인터류킨-6)의 분비를 줄입니다. 즉, 글라이신은 몸의 염증 스위치를 꺼서 세포를 보호합니다.
- 넷째, 글라이신은 항산화제(글루타티온) 생성의 주요 성분이며, 특히 간세포의 해독 작용(디톡스) 및 마이토콘드리아 기능 유지에 필수적입니다.
- 다섯째, 글라이신은 세포 성장 및 재생에 관여하는 다양한 신호 전달 경로(예: 엠토르 경로, 칼슘 신호 전달)를 조절하여 조직 재생 및 근육 성장에 도움을 줍니다.

레티노이드(처방 약물)

레티노이드(비타민 A 유도체)는 피부 및 결합 조직의 세포외기질에 강력한 영향을 미치는 성분입니다. 섬유아세포를 자극하여 콜라겐 생성을 증가시키고, 기존의 콜라겐은 분해를 억제하여 피부의 탄력 및 구조 유지에 기여합니다. 세포외기질을 분해하는 단백질 분해 효소를 억제하여 세포외기질의 손상을 방지합니다. 또 피부 보습과 탄력 유지에 중요한 히알루론산 및 프로테오글리칸 합성을 증가시켜 수분 보유력을 향상합니다. 표피 세포에 신호를 전달하여 표피 각질 세포 제거 및 새로운 세포 생성을 촉진하므로 피부 표면이 매끄럽고 고르게 개선됩니다. 항산화 작용 및 항염 작용으로 광노화 및 외부 스트레스로부터 세포외기질을 보호합니다.

국소 적용(크림)은 표피, 진피까지 작용하며 국소적인 주름 개선, 탄력 향상 효과가 있고, 피부 자극, 건조 부작용이 있습니다. 경구 복용 알약은 전신의 콜라겐 합성을 증가시키며, 부작용은 건조증, 간 기능 장애가 있습니다.

에스트로겐 제제(처방 약물)

에스트로겐은 여성 호르몬으로, 피부 탄력 유지, 콜라겐 합성 증가, 보습 개선 등 세포외기질의 건강을 유지하는 데 중요한 역할을 합니다. 나이가 들면서 에스트로겐 수치가 감소하면 피부 노화가 가속되는 이유이기도 합니다.

에스트로겐은 섬유아세포를 활성화해 콜라겐 합성을 늘리며, 피부 및 관절의 수분을 유지하는 데 중요한 히알루론산, 프로테오글리칸의 생성이 잘되게 해 줍니다. 또 세포외기질을 파괴하는 효소인 매트릭스 메탈로프로테이나제(MMPs)의 활동을 억제하여 콜라겐 및 엘라스틴의 분해를 방지합니다.

매트릭스 메탈로프로테이나제 억제제: 독시사이클린(처방 약물)

MMP(매트릭스 메탈로프로테이나제)는 세포외기질을 분해하는 효소이며, 적당히 분비될 때는 세포외기질의 재생과 복구 기능을 합니다. 그러나 세포외기질이 노화되면 과다하게 분비가 되어 세포외기질의 콜라겐 및 엘라스틴과 같은 중요한 구조 단백질을 마구 분해합니다. 그리고 이게 문제가 되어 피부 노화, 관절염, 암 전이 등 다양한 질환을 유발할 수 있습니다.

천연물 중에서 MMP 억제 효과가 있는 것은 녹차 카테킨, 레스베라트롤, 쿼세틴, 커큐민, 비타민 C & E 등입니다. 처방 약물로는 독시사이클린Doxycycline, 바틸로스타트Batimistat가 있습니다. 독시사이클린은 테트라사이클린 계열의 항생제로 여드름, 호흡기 감염, 성병 등의 치료 목적으로 처방됩니다. 항생제로 사용할 때보다 훨씬 낮은 용량(하루 20mg)에서는 MMP 억제 효과를 보여서 Periostat®라는 이름의 잇몸병 치료약으로 FDA 승인을 받았습니다. 바틸로스타트는 최초의 합성 MMP 억제제로 개발되었지만, 부작용 및 체내 흡수 문제로 FDA 승인을 받지 못했습니다.

펜토시딘 억제제: 아미노구아니딘, 메트포르민, 알라세프

펜토시딘은 세포외기질에서 단백질과 포도당이 엉겨 붙는 반응이 일어날 때 부산물로 생기는 물질입니다. 따라서 노화된 세포외기질에는 펜토시딘이 잘 축적되며, 세포외기질을 뻣뻣하게 만듭니다. 펜토시딘 축적을 억제하는 약물과 성분은 세포외기질의 손상을 줄이는 데 중요한 역할을 합니다. 또한, 당-단백질 반응을 차단하며, 콜라겐 섬유 간 교차 결합도 억제해서 세포외기질을 보호합니다.

천연물 중에서 펜토시딘 억제 효과가 있는 것은 비타민 C, 비타민 E, 쿼세틴, 레스베라트롤이고 건강 보조제 중에서는 카르노신, 알파 리포산, 녹차 카테킨입니다.

임상 연구 중인 약물 중에, 단백질과 포도당의 결합 반응을 억제하는 약물은 아미노구아니딘, 메트포르민입니다. 아미노구아니딘은 주로 당화 반응 억제제로 연구되었으며, 초기 임상 시험에서는 당뇨병성 신증(신장 질환) 예방 및 심혈관 보호 효과를 목적으로 개발되었습니다. 그러나 부작용(간 독성, 빈혈, 면역 억제 등)이 보고되어 FDA 승인을 받지 못했습니다. 현재는 연구용 화합물로 사용되며, 의약품으로는 승인되지 않은 상태입니다. 건강 보조제로 구매는 가능하지만, 부작용이 있어서 전문가 처방 없이 복용하는 것은 금물입니다. 유사한 효과가 있으면서 FDA 승인된 대체 약으로는 당뇨병 치료약인 메트포르민이 있고, 천연 항산화제로 팔리는 알파 리포산, 레스베라트롤, 쿼세틴이 있습니다. 알라세프Alagebrium는 당-단백질 결합의 교차 결합 분해제로 개발되었으며, 세포외기질의 경직을 줄이고, 심혈관계 질환, 당뇨병성 신증 및 피부 노화 치료를 목표로 연구되었습니다. 초기 연구에서는 당-단백질 결합으로 유발되는 단백질의 교차 결합을 분해하여 세포외기질의 탄력성을 회복하는 효과가 보고되었지만, 임상 시험(특히 심혈관계 질환 치료 목적)의 실패 및 안전성 문제로 FDA 승인을 받지 못했습니다.

스피로놀락톤(처방 약물)

칼륨 보존성 이뇨제 및 안드로겐 길항제로 주로 고혈압, 심부전, 여드름 및 다낭성 난소 증후군(PCOS) 치료에 활용됩니다. 그런데 이 약물은 세포외기질에 영향을 미쳐 피부 건강, 염증 조절, 콜라겐 대사에도 영향을 미칩니다.

스피로노락톤은 남성 호르몬인 안드로겐 수용체를 차단합니다. 그 결과, 피부 피지선의 활동을 억제하여 여드름 및 지성 피부를 개선하는 작용을 합니다. 동시에 염증성 사이토카인 감소와 콜라겐 분해 효소(MMP, 매트릭스 메탈로프로테이나제) 활성 감소 작용, 히알루론산 유지 및 보습 강화 작용으로 세포외기질을 안정시킵니다.

세포 간 신호 교란을 교정하는 주요 천연물 권장량, 복용법

세포 간 신호 교란 교정 효과가 있는 천연물 중에서 라파마이신, 스퍼미딘, NAD+ 보충, 레스베라트롤, 커큐민, 녹차 카테킨, 쿼세틴은 다른 장에서 여러 번 다루었으므로, 이번 장에서는 반복을 피하고자 구체적인 복용법은 생략합니다.

콜라겐 펩타이드

- **하루 권장 섭취량** 일반적으로 2.5g에서 15g 사이로 권장됩니다. 개인의 나이, 건강 상태, 섭취 목적에 따라 적절한 양을 선택하는 것이 중요합니다.

- **복용법** 공복에 섭취하거나 비타민 C와 함께 섭취하면 흡수율이 늘어납니다. 취침 전 섭취는 수면 중 피부 재생 활동을 촉진하여 효과를 극대화할 수 있습니다. 분말, 정제, 젤리 등 다양한 형태로 제공되며, 취향에 따라 선택할 수 있습니다.

- **부작용 및 주의 사항** 일부 사람들은 콜라겐 섭취 후 복통, 설사, 변비 등의 소화 불편을 겪을 수 있습니다. 이러한 증상이 발생하면 복용량을 줄이거나 섭취 시간을 조절하는 것이 좋습니다. 콜라

겐은 대부분 동물성 원료에서 추출되기 때문에 동물성 단백질 알레르기가 있는 분들은 섭취 시 주의해야 합니다. 두드러기, 가려움증, 호흡 곤란 등의 증상이 나타날 수 있으므로, 섭취 전에 반드시 알레르기 반응 여부를 확인해야 합니다. 과도한 콜라겐 섭취는 간에 부담을 줄 수 있으니, 간 질환이 있거나 알코올 섭취가 많은 분은 섭취 시 주의하셔야 합니다.

- **대표 제품**
  - 비비랩 저분자 피쉬 콜라겐: 흡수율이 높은 저분자 어류 콜라겐으로, 하루 1포 섭취로 간편하게 관리할 수 있습니다. 물 없이 섭취할 수 있으며, 유산균 맛으로 부담 없이 즐길 수 있습니다.
  - 세노비스 트리플 콜라겐: 히알루론산과 비타민 C가 함께 포함되어 콜라겐 합성에 도움을 주며, 피부 보습과 항산화 효과도 기대할 수 있습니다. 하루 1정을 섭취합니다.
  - Doctor's Best 콜라겐 타입 1 & 3: 순수 콜라겐 단백질이 주원료로, 관절 및 뼈 건강에 도움을 줄 수 있습니다. 하루 4정을 섭취하며, 비타민 C와 함께 복용하면 효과적입니다.

히알루론산

- **하루 권장 섭취량** 성인 기준으로 하루 권장 섭취량은 120mg에서 240mg 사이입니다. 개인의 건강 상태나 필요에 따라 섭취량이 달라질 수 있으므로, 처음 섭취를 시작할 때는 낮은 용량부터 시작하여 점차 늘리는 것이 좋습니다.

- **복용법** 식사와 관계없이 섭취할 수 있으며, 물과 함께 복용하는 것이 좋습니다. 캡슐, 정제, 분말 등 다양한 형태로 제공되므로, 취향에 따라 선택할 수 있습니다.

- **부작용 및 주의 사항** 드물게 복부 팽만감이나 가스가 차는 증상이 나타날 수 있습니다. 이러한 증상이 지속되면 섭취를 중단하고 전문가와 상담하시기를 바랍니다. 알레르기 체질의 경우 발진이나 가려움 같은 반응이 나타날 수 있으므로, 처음 섭취 시 주의해야 합니다. 임산부나 영유아는 알레르기 위험이 있을 수 있으므로, 전문가와 상의 후 섭취하는 것이 좋습니다.

- **대표 제품**
  - 로엘 히알루론산 콜라겐정: 저분자 히알루론산과 콜라겐이 함유되어 피부 보습과 탄력 개선에 도움을 줍니다. 하루 2정을 섭취하며, 석류 맛으로 맛있게 즐길 수 있습니다.
  - Now Food 히알루로닉 애시드 더블 스트렝스: 히알루론산 100mg과 MSM이 함유되어 관절 및 피부 건강에 도움을 줍니다. 하루 1캡슐을 섭취합니다.
  - 네이처 드림 히알루론산 스틱 파우치: 석류 맛의 스틱형 히알루론산으로, 휴대와 섭취가 간편합니다. 하루 1포를 직접 섭취하거나 물에 타서 마실 수 있습니다.

비타민 C

- **하루 권장 섭취량** 성인 남성의 경우 하루 90mg, 성인 여성은 75mg의 비타민 C 섭취가 권장됩니다. 그러나 세포 간 통신 개선, 항노화가 목적인 경우는 더 많은 양이 필요할 수 있으며 최대 허용량은 2,000mg 이하로 권장됩니다. 전문가 처방으로 더 고용량을 복용할 수도 있습니다.

- **복용법** 비타민 C는 수용성 비타민으로 체내에 저장되지 않으므로, 하루에 여러 번 나누어 섭취하는 것이 좋습니다. 식사 후에 복용하면 위장의 부담을 줄일 수 있습니다. 정제, 캡슐, 분말, 츄어블 등 다양한 형태로 제공되며, 취향에 따라 선택할 수 있습니다.

- **부작용 및 주의 사항** 하루 2,000mg 이상의 비타민 C를 장기간 섭취하면 설사, 복통, 신장 결석 등의 부작용이 발생할 수 있습니다. 약물 상호 작용으로 특정 약물(예: 항응고제, 항암제)과 상호 작용이 있을 수 있으므로, 약물을 복용 중이면 전문가와 상담하시기 바랍니다.

- **대표 제품**
  - 고려은단 비타민 C 1000: 영국산 비타민 C 원료를 사용한 정제 형태의 제품으로, 하루 1정으로 1,000mg의 비타민 C를 섭취할 수 있습니다.
  - Doctor's Best 퓨어 비타민 C 파우더: 분말 형태로 물이나 주스에 쉽게 혼합하여 섭취할 수 있으며, 고용량 섭취를 원하는 분들에게 적합합니다.
  - 종근당건강 프리미엄 비타C 1000 플러스: 1포에 1,000mg의 비타민 C가 함유된 분말 스틱 형태로, 휴대와 섭취가 간편합니다.

제니스타인

- **하루 권장 섭취량** 공식적인 하루 권장 섭취량은 정해져 있지 않습니다. 그러나 연구에 따르면, 갱년기 여성에게 하루 30mg, 항노화 목적시에는 하루 40~80mg의 아이소플라본을 섭취하는 것이 권장됩니다. 또는 제품마다의 권장량을 참고하셔도 됩니다.

- **부작용 및 주의 사항** 제니스테인은 식물성 에스트로겐으로 작용하므로, 유방암, 자궁내막암 등 호르몬에 민감한 질환이 있다면, 섭취 전에 의료 전문가와 상담이 필요합니다. 사람에 따라 제니스테인 섭취로 소화 불편, 메스꺼움 등의 증상을 경험할 수 있습니다.그리고 항응고제 등 특정 약물을 복용하고 있다면, 제니스테인이 약물의 효과에 영향을 줄 수 있으므로 주의해야 합니다.

- **대표 제품**
  - Now Food 소이 아이소플라본즈(Now Foods Soy Isoflavones): 각 캡슐당 150mg의 아이소플라본을 함유하고 있으며, 비건 채식주의자도 섭취할 수 있는 제품입니다.
  - Nature's Way 소이 아이소플라본즈(Nature's Way Soy Isoflavones): 비-GMO 대두에서 추출한 아이소플라본을 제공하며, 하루 2캡슐 섭취로 갱년기 증상 완화에 도움을 줄 수 있습니다.

글루코사민

- **하루 권장 섭취량** 일반적으로 글루코사민의 하루 권장 섭취량은 1,500mg입니다. 이는 한 번에 섭취하거나 500mg씩 세 번에 나누어 섭취할 수 있습니다.

- **복용법** 식사와 함께 복용하는 것이 위장 장애를 예방하는 데 도움이 됩니다. 또한, 충분한 물과 함께 섭취하여 체내 흡수를 돕는 것이 바람직합니다.

- **부작용 및 주의 사항** 일부 사람들은 소화 불량, 복통, 설사, 메스꺼움 등의 소화기 계통 부작용을 경험할 수 있습니다. 특히 공복에 복용하면, 이러한 증상이 나타날 수 있으므로, 식후에 복용하는 것이 좋습니다. 글루코사민은 일반적으로 갑각류에서 추출되므로, 조개류 알레르기가 있는 분들은 주의해야 합니다. 알레르기 반응으로는 두드러기, 피부 발진 등이 나타날 수 있습니다. 당뇨병 환자, 고혈압 환자, 혈액응고제나 당뇨약 등을 복용 중인 분들은 글루코사민이 혈당 수치나 혈압에 영향을 미칠 수 있으므로, 복용 전에 의료 전문가와 상담이 필요합니다.

- **대표 제품**
  - 종근당 글루코사민 1500: 1정당 1,500mg의 글루코사민 황산염을 함유하고 있어 하루 1정 섭취로 권장량을 충족시킬 수 있습니다. 국내 제약사인 종근당에서 생산하여 신뢰성이 높습니다.
  - 커클랜드 시그니처 글루코사민 HCl + MSM: 1정당 1,500mg의 글루코사민과 1,500mg의 MSM을 함유하고 있어 관절 및 연골 건강에 도움을 줄 수 있습니다. 대용량 포장으로 경제적입니다.
  - 솔가 엑스트라 스트렝스 글루코사민 콘드로이틴 MSM: 글루코사민, 콘드로이틴, MSM이 조합된 제품으로 관절 건강에 종합적인 지원을 제공합니다. 하루 3정을 섭취합니다.

콘드로이틴 황산

• **하루 권장 섭취량** 일반적으로 성인을 기준으로 하루 800~1,200mg의 콘드로이틴 황산 섭취가 권장됩니다.

• **복용법** 식사와 함께 복용하면 소화 흡수가 쉬우며, 위장 자극을 최소화할 수 있습니다. 하루 권장량을 2~3회에 나누어 섭취하면 더욱 효과적일 수 있습니다.

• **부작용 및 주의 사항** 일부 사람들은 메스꺼움, 복부 팽만, 설사 또는 변비 등의 소화기계 부작용을 경험할 수 있습니다. 이러한 증상이 나타나면 복용량을 나누어 소량씩 섭취하면 발생 확률이 낮아집니다. 약물 상호 작용으로, 항응고제(예: 와파린)와 함께 섭취 시 출혈 위험이 커질 수 있으므로, 해당 약물을 복용 중이면 반드시 전문의와 상담 후 섭취해야 합니다. 임산부, 수유부, 심장 및 신장 기능 저하자, 나트륨 섭취 제한이 필요한 환자는 복용 전에 의료 전문가와 상담이 필요합니다.

퓨로퀴놀린 퀴논

• **하루 권장 섭취량** 일반적으로 하루 권장 섭취량은 10~20mg입니다. 식사와 함께 또는 공복에 섭취할 수 있으며, 다른 항산화제인 코엔자임 Q10(CoQ10)과 함께 복용하면 시너지 효과를 얻을 수 있습니다.

• **부작용 및 주의 사항** 현재까지 보고된 부작용은 드물지만, 사람에 따라 과민 반응이나 소화기계 불편을 경험할 수 있습니다. 임산부나 수유부에 관한 충분한 연구가 없으므로, 해당 경우에는 의료 전문가와 상담 후 섭취를 결정하는 것이 좋습니다.

• **대표 제품**
  - Doctor's Best, 흡수율 높은 CoQ10 plus PQQ: 캡슐당 CoQ10 100mg과 PQQ 20mg을 함유하여 마이토콘드리아 기능과 심혈관 건강에 도움을 줄 수 있는 제품입니다.
  - California Gold Nutrition, PQQ 20mg 베지 소프트 젤: 각 소프트 젤당 PQQ 20mg을 함유하고 있으며, 비건 채식주의자도 섭취할 수 있는 제품입니다.
  - Jarrow Formulas, PQQ 20mg: 각 캡슐당 PQQ 20mg을 제공하며, 마이토콘드리아 생성을 촉진하여 에너지 생산에 도움을 줄 수 있는 제품입니다.

아스타잔틴

- **하루 권장 섭취량** 4~12mg이 권장됩니다. 식품의약품안전처에서는 하루 최대 섭취량을 12mg으로 정하고 있습니다. 아스타잔틴은 지용성 성분이므로 식사와 함께 섭취하면 흡수율이 높아집니다. 특히 지방이 포함된 식사와 함께 복용하는 것이 좋습니다.

- **부작용 및 주의 사항** 장기간 고용량 섭취 시 피부에 붉은 색소가 축적되어 피부색이 변할 수 있습니다. 일부 사람들은 메스꺼움, 복통 등의 소화기계 불편을 경험할 수 있습니다. 아스타잔틴은 해양 생물에서 추출되므로, 해산물 알레르기가 있다면 주의해야 합니다.

- **대표 제품**
  - Now Food 아스타잔틴 4mg 소프트 젤: 각 소프트 젤당 4mg의 아스타잔틴을 함유하고 있으며, 지용성 비타민 E와 함께 배합되어 항산화 효과를 증진합니다.
  - Doctor's Best 아스타잔틴 6mg: 각 캡슐당 6mg의 아스타잔틴을 제공하며, 천연 원료를 사용하여 순도와 효능을 높였습니다.

글리신

- **하루 권장 섭취량** 일반적으로 하루 1~2g의 글리신 섭취가 권장됩니다. 특정 목적(예: 수면 개선)을 위해서는 취침 전 3g 섭취가 도움이 될 수 있습니다.
- **복용법** 글리신은 캡슐이나 분말 형태로 제공되며, 물이나 음료에 섞어 섭취할 수 있습니다. 취침 30분 전에 3g을 복용하면 수면의 질을 높이는 데 도움이 됩니다.
- **부작용 및 주의 사항** 일반적으로 글리신은 안전하게 섭취할 수 있으나, 드물게 메스꺼움, 구토, 설사 등의 증상이 나타날 수 있습니다. 특정 질환이 있거나 약물을 복용 중이라면, 글리신 섭취 전에 의료 전문가와 상담하는 것이 좋습니다.

- **대표 제품**
  - Now Foods, 글리신 1,000mg: 각 캡슐당 1,000mg의 글리신을 함유하고 있으며, 순도 높은 원료를 사용한 제품입니다.
  - BulkSupplements, 글리신 파우더: 순수한 글리신 분말로, 음료나 음식에 쉽게 혼합하여 섭취할 수 있습니다.
  - Solgar, 글리신 500mg: 각 캡슐당 500mg의 글리신을 제공하며, 글루텐, 밀, 유제품이 포함되지 않은 제품으로 알레르기 우려를 최소화했습니다.

해결 과제와 전망

세포 간 통신은 유기체의 항상성과 기능 유지를 담당하며 외부 자극에 관한 반응을 조율하는 중요한 역할을 합니다. 우리 몸의 세포들은 세포 간 통신을 통해 세포 내 안정성과 줄기세포 특성을 유지함으로써 노화 과정에서 보호적인 임무를 수행하고, 세포 퇴화를 완화하거나 늦추는 메커니즘을 작동하며 살아가고 있습니다.

그런데 최근 연구에 따르면 세포 간 통신이 노화된 세포에서 발생하는 유해 신호의 전달에 중요한 역할을 한다는 증거가 점차 늘어나고 있습니다. 그리고 이러한 영향이 단순히 국소 조직 수준에서만 나타나는 것이 아니라, 노화를 몸 전체로 퍼뜨립니다. 이런 증거들이 계속 쌓여 감에 따라서 이제 세포 간 통신 교란은 노화 과정의 특징적인 요소로 널리 인식되고 있습니다.

따라서 세포 간 통신의 변화가 노화의 원인인지 결과인지 규명하고, 이를 조절할 수 있는 전략을 마련하는 것이 매우 중요합니다. 현재 연구에서 가장 큰 도전 과제는 노화가 진행됨에 따라 세포 간 통신이 어떻게 변화하는지를 정확히 이해하는 것입니다. 세포 간 통신 수단으로 사용되는 분자들인 염증성 사이토카인, 엑소좀, 노화 연관 분비 표현형(SASP), 세포외기질과 세포 간의 상호 통신 등의 역할을 명확히 규명해야 합니다.

노화 시 만성 염증 상태가 증가하는 '염증 노화' 현상은 신체 전반에 걸쳐 노화 관련 질환(심혈관계 질환, 대사 장애, 신경 퇴행성 질환)을 촉진합니다. 이를 완화하기 위한 항염증 치료제 및 생활 습관 개선 전략을 마련해야 합니다.

앞으로는 개인의 유전적 특성과 노화 속도를 고려한 맞춤형 치료 접근법이 개발될 것입니다. 이를 위해 개별 노화 패턴을 분석하고 최적의 치료 방안을 제시하는 연구가 활발히 진행 중입니다. 나노 입자 및 생체 적합성 물질을 활용하여 특정 세포에 신호 조절 인자를 전달하는 기술도 발전할 것입니다. 지방, 골수, 혈소판, 제대혈, 태반 등 다양한 소스에서 추출한 성체 줄기세포 엑소좀 기반 치료법은 현재도 많은 임상 연구가 진행 중이며, 노화 방지 및 조직 재생의 핵심 도구로 자리 잡을 전망입니다.

열량 제한(CR), 항산화제, 프로바이오틱스 등의 식이요법이 세포 간 통신에 미치는 영향을 평가하여 생활 습관 변화의 과학적 근거가 더 확립되면 자연스러운 방식으로 노화 속도를 늦추는 방안이 모색될 것입니다. 인공 지능(AI) 및 빅 데이터를 활용하여 세포 간 통신 패턴을 분석하고 노화 진행을 예측해 새로운 기술을 통해 더욱 효과적인 치료법을 개발함으로써 인류의 건강 수명을 연장할 수 있을 것입니다.

12장

장내 미생물 불균형 교정

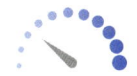

서로 영향을 주며 함께 진화한 인간과 장 미생물

모든 지구 생명체의 무게 중 가장 많은 부분을 차지하는 것이 미생물들이며 이들은 자기들끼리 유전 정보를 공유하면서 환경에 대응하고 현재까지도 인류와 공생하고 있습니다. 우리 몸 안에서 가장 많은 수로 존재하는 것도 미생물이며 특히 장 속에는 많게는 100조 개가 넘는 2,000종 이상의 미생물들이 인간과 공존하며 생존하고 있습니다.

미생물과 동물의 초기 공생의 시작은 약 5억 년 전입니다. 동물이 처음 해양에서 진화했을 때 미생물은 이미 지구에 존재하며 다양한 환경에서 번성하고 있었습니다. 그리고 동물의 소화관이 발달하면서 환경에서 섭취된 미생물은 자연스럽게 장관에 정착했습니다.

이러한 초기 미생물은 분해되지 않는 복합 탄수화물 및 섬유질을 소화하여 동물에게 추가적인 에너지원을 제공하면서 공생 관계가 형성되었습니다. 약 3~4억 년 전에는 초식 동물의 출현과 함께 장내 미생물은 셀룰로스 탄수화물을 분해하는 능력을 발전시키면서 관계는 더욱 돈독해졌습니다. 이러한 과정에서 미생물은 비타민 합성(예: B군 비타민) 및 면역 조절 기능을 획득하게 되었습니다. 약 2억에서 2억 5천만 년 전 포유류가 진화하면서 체온 유지와 복잡한 소화계가 발달하여 미생물의 생존 환경이 더욱 안정화되었습니다. 동물의 장은 특정 미생물을 선택적으로 유지하는 방어 시스템(예: 뮤신 분비, 장내 면역 체계)을 진화시켰으며, 미생물은 이 환경에 적응하여 보다 긴밀한 공생 관계를 형성하였습니다.

이 시기에 미생물은 장 점막 보호, 면역 체계 훈련, 짧은 사슬 지방산 생성 등의 역할을 강화하였습니다. 약 500~700만 년 전 인간의 조상은 잡식성의 다양한 식이 패턴에 노출되었으므로, 이에 맞춰 장내 미생물의 구성도 변화되었습니다. 불을 사용하는 조리법의 발전은 일부 미생물 종을 감소시켰으나, 인간은 유산균이 풍부한 식품(발효 식품 등)을 섭취하며 미생물의 다양성을 유지하는 방식을 선택하였으며 특정 유익균(예: 비피도박테리움, 락토바실루스)도 증식시켰습니다. 뇌-장 소통의 발달로 장내 미생물은 인간의 신경에까지 영향을 미쳤으며, 이러한 공진화의 역사는 우리의 건강에 막대한 영향을 미치면서 현재까지도 계속되고 있습니다.

최근 200여 년간 지구 생태계는 정말 많이 망가졌습니다. 인간의 이기적이고 무분별한 행동으로 수십억 년 동안 다양한 생명체들이 살아갈 수 있도록 진화해 온 지구는 급속도로 환경이 변질되고 생태계가 파괴되어 가고 있습니다. 만일 지구상 미생물 균형까지 깨진다면 동식물이 살아가기 힘든 재앙이 올 수 있습니다.

장내 미생물의 측면에서 보면, 최근 100년간은 가공식품, 항생제 사용 증가 등 현대의 식생활 변화 등의 요인으로 안정과 균형에 급격한 변화가 오고 있습니다. 장내 미생물의 건강한 다양성에 타격을 주는 잘못된 생활 습관, 항생제 남용으로 내 몸속 미생물의 균형마저 깨진다면 노화가 빨리 오고 병들게 되어 점차 나빠져 가는 지구 환경에서 더욱 살아가기 힘들어질 것입니다.

우리는 몸속에서 우리와 같이 진화하며 살아가는 장내 미생물을 잊으면 안 됩니다. 장내 미생물들이 가장 좋아하는 37도 전후의 서식처를 제공해서 같이 도우며 살아왔으니, 미생물들이 좋아하는 먹이인 올리고당, 전분, 섬유질, 폴리페놀도 매일 잊지 말고 공급해 주어야 합니다.

그러면 장내 미생물에는 어떤 것이 있는지 한 번 알아보고 다음으로 넘어가겠습니다.

장내 미생물의 구성과 생성

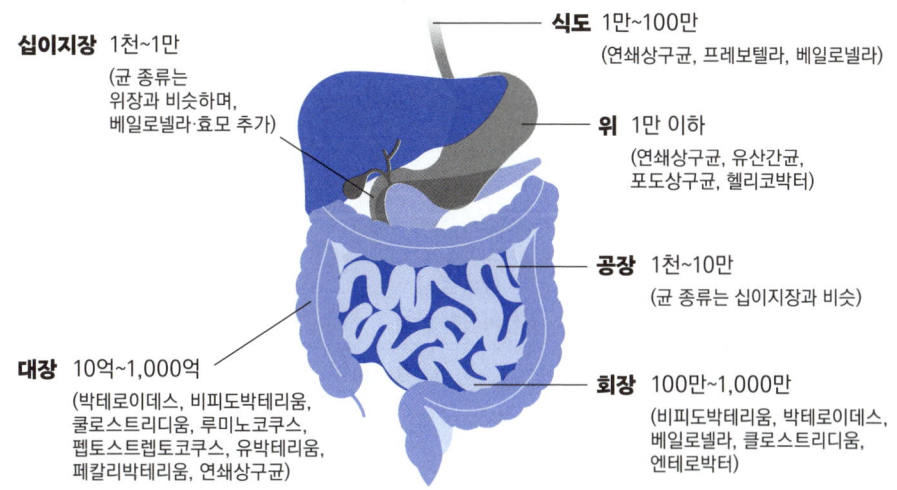

그림 1. 장 위치별 주요 세균의 수와 종류

위와 상부 소장의 세균

공복 시에는 위의 산도가 높아지므로, 위에는 산에 잘 견디는 세균들이 주로 서식합니다. 대표적인 위 서식 균이 유산간균, 연쇄상구균입니다. 음식을 먹게 되면 구강 및 음식물 속의 세균이 추가로 들어오게 되며 공복 시보다는 위의 산도가 약해지지만, 여전히 위산의 영향으로 산에 잘 견디는 균 말고는 생존하지 못합니다. 예를 들어, 유익균 중 김치 같은 발효 식품 속의 유산간균(락토바실루스)이 위에서 생존할 수 있는 균입니다. 위와 가까운 상부 소장 역시 위산의 영향을 받는 데다가 음식물의 빠른 이동 속도, 점막 상피의 탈락, 담즙의 영향으로 원래부터 상부 소장에서 서식하던 균 말고는, 음식으로 섭취된 많은 세균이 정착하여 살지 못합니다. 상부 소장에 상주하는 주요 세균도 위장과 비슷한 유산간균, 연쇄상구균입니다.

하부 소장과 대장의 세균

위산이 희석되어 산도가 약해지고 음식물 통과 시간이 느려서 세균이 점막에 붙어 생존하기 쉬운 환경이므로 균 증식이 늘어납니다. 장내 세균총의 대부분을 차지하고 있으며, 대변에서 수분을 제외하면 약 30~50% 정도가 이들 세균입니다. 300~1,000여 종 정도가 살고 있으며 약 30~40종 정도가 99%를 차지합니다. 박테로이데스균이 가장 많고 유익균으로 잘 알려진 비피두스균도 이곳에 상주합니다. 또 유박테리움과 혐기성 연쇄상구균도 이곳에 상주하는 고유 균입니다. 특히 맹장에는 아주 많은 장 세균이 살고 있으며 비피두스균, 유박테리움, 박테로이데스, 클로스트리디움 등이 대표적인 맹장 서식균입니다.

구강부터 대장에 이르기까지 부위별로 음식물 도달 시간, 길이, 주요 기능, 산도, 고유 서식 세균 종류와 숫자를 요약하면 다음과 같습니다.

표. 인간의 장내 주요 고유 서식 장 세균들

	구강	위	상부 소장 십이지장 공장	하부 소장 회장	대장
길이	← 65cm →		← 5~6m →		← 1.5m →
음식물 도달 시간	← 0~60분 →		← 3~6시간 →		← 6~24시간 이상 →
주 기능	소화 효소	위산 분비 고분자물 소화	주된 소화 장소임: 단당류, 아미노산, 지방산, 물 흡수		담즙 재흡수, 물 흡수, 비타민 B12
산도(pH)		3 이하	4~5	6~7	7
주요 고유 서식 장 세균	연쇄상구균 유산간균	유산간균 연쇄상구균	유산간균 연쇄상구균	박테로이데스 연쇄상구균 클로스트리디움 빙선균	비피두스균 박테로이데스 유박테리움 엔테로박터 클로스트리디움
g당 장 세균 수 CFU/g	1,000만 개	1만 개 이하	1,000 ~10,000개	1,000 ~10만 개	100만 ~1,000만 개	10억 ~1,000억 개

아이의 장 세균총 생성 시작은 엄마로부터

출생 시 산도인 질을 통과하는 신생아의 입과 항문을 통해 신생아의 장내로 균이 들어가게 됩니다. 또 모유를 먹일 때에도 입을 통해 신생아 장내로 균이 들어가게 되며 신생아의 장 안에서 장내 서식에 적합한 균만 남아 생존하여 일정한 균형을 유지하면서 장내 세균총을 형성하게 됩니다. 이후에는 일평생 사람마다의 생활 습관, 질병, 약물 사용 정도 등에 따라 변화되어 가면서 몸 전체의 소화 대사 기능, 면역 기능, 뇌 기능 등에 영향을 주게 됩니다.

장내 미생물이 우리 몸에서 하는 일

장 속에 살고 있는 미생물 종류는 나라마다 다르지만, 우리나라 사람은 약 100~1,000여 종 정도를 가지고 있습니다. 그리고 장 세균의 무게는 1~1.5kg이나 됩니다. 대변에서 수분을 뺀 나머지의 약 30~50% 정도가 미생물입니다. 심장의 무게가 300g 정도인데 장 세균의 무게는 심장의 4~5배나 되는 셈입니다. 장 세균들은 우리 몸은 아니지만 인체가 만들 수 없는 효소를 만들어 내고 비타민을 합성하며 소화 대사 작용을 합니다. 우리에게 필요한 대사 기능을 담당하므로 장내 세균은 인체의 또 다른 장기로 간주해야 합니다.

장내 미생물이란 용어 대신에 장 세균총, 장 마이크로바이옴이란 용어를 쓰기도 합니다. 마이크로바이옴microbiome'이라는 용어는 '미생물군(microbiota)'과 '유전체(genome)'의 합성어로, 특정 환경에서 미생물들의 유전 물질 전체를 의미합니다. 장내 세균은 인체 게놈보다도 훨씬 많은 800만 개의 유전자를 가지고 있습니다. 또 인간에게는 없거나, 있어도 불완전한 기능을 하는 유전자도 장 세균은 가지고 있습니다. 그런 유전자들은 대부분이 생명 유지에 필요한 보조 임무를 수행합니다. 예를 들면 탄수화물 대사, 에너지 생성, 세포 구성 물질 합성, 수소 가스 제거, 제노바이오틱(생체 이물, 주로 환경 화학 물질) 해독에 필요한 효소 생성 등의 일입니다. 이제부터는 장내 미생물들이 하는 일에 관해 알아보겠습니다.

소화 대사 작용

인체 효소 기능만으로는 소화할 수 없는 식이섬유와 복합 탄수화물, 다당류(예: 올리고당)를 분해하여 각종 유기산(뷰티르산, 젖산 등), 메탄 가스, 탄산 가스, 수소 가스 등을 만들어 냅니다. 이 중 유기산은 재흡수되어 추가 열량을 흡수할 수 있도록 하며, 장 상피 세포의 영양소와 미네랄 흡수 능력을 증가시켜 줍니다. 인체 유전자로는 만들 수 없는 효소를 만들며 비타민 K, 바이오틴, 엽산들을 합성합니다. 소화가 안 된 복합 탄수화물은 발효시키고, 여기서 생성된 부산물로 장 세균과 장 상피 세포의 성장을 돕는 에너지를 공급합니다.

유익균들이 만들어 내는 효소들

사람이 분해하지 못하는 식이섬유를 분해하는 대표적인 효소가 베타 글루코시다아제인데 장 유익균들은 이 효소를 왕성하게 분비합니다. 또 지방질을 분해하는 효소인 에스테라아제, 리파아제, 에스테라아제 리파아제, 펩타이드를 가수 분해하는 효소인 류신 아릴아미다아제, 발린 아릴아미다아제, 시스틴 아릴아미다아제, 알파 카이모 트립신, 트립신, 유당을 분해하는 효소인 베타 갈락토시다아제 등도 유익균들이 분비하는 대표적인 효소입니다.

사람이 소화하지 못한 식이섬유를 발효

장 세균은 사람보다 식이섬유 같은 다당류를 분해하는 분해 효소(예: 글리코시다아제, 리아제)가 2배 이상 많습니다. 이 효소들을 이용하여 음식으로 섭취한 다당류의 당 사슬이나 당 단백질을 분해하여 올리고당이나 단당류로 분해한 후 재차 분해하여 각종 짧은 사슬 지방산(SCFA: Short Chain Fatty Acid)을 만들어 냅니다.

- **보호 및 면역 작용** 장 점막에 부착하여 외부에서 침입한 유해균을 퇴치하며 장 방어벽을 튼튼하게 만들어 줍니다. 항균 작용이 있는 물질(예: 박테리오신 혹은 젖산)을 분비하여 병원균을 죽입니다. 장 점막에 있는 면역 시스템 방어벽의 여러 구성 성분과 상호 작용을 하여 항체 생성을 자극하고 건강한 면역계 발달에 이바지합니다.

- **세포 성장 및 뇌신경 기능 조절** 장 상피 세포의 성장과 증식을 조절하는 작용을 합니다. 신경 기능에 영향을 주어 뇌 기능과 자율 신경 기능이 안정되도록 하는 역할도 합니다.

장 세균이 만드는 가장 중요한 발효 산물, 짧은 사슬 지방산

인체 효소로는 소화가 안 되는 식이섬유질이 대장에서 장 세균으로 분해 발효되면 초산acetate, 프로피온산propionate, 뷰티르산butyrate, 발레르산vale rate, 헥사논산hexanoate이 만들어집니다. 이런 작용을 하는 주된 장 세균은 유산간균lactobacillus, 클로스트리움, 루미노코쿠스, 유박테리움, 페칼리박테리움 등을 포함하는 피르미쿠테스 균주들입니다. 짧은 사슬 지방산이 우리 몸에서 관여하는 기능은 다음과 같습니다.

장 상피 세포 재생 및 장 방어벽 증강

짧은 사슬 지방산 중 특히 뷰티르산butyrate은 항염 작용으로 장 상피 손상을 회복시킬 뿐 아니라,

장 상피 세포의 대사에 필요한 에너지 원료로도 사용되어 장 상피 세포가 재생하는 데 필요한 에너지를 제공합니다. 점액 분비 증가로 장 방어벽이 두꺼워지게 해 주며, 대장의 산도(pH)를 낮추어서 병원균 성장을 억제하기도 합니다.

간에 포도당 및 지방 생성 원료 제공

초산, 프로피온산은 혈류를 통해 간으로 이동하여 포도당 및 지방 생성 원료로 사용됩니다. 그래서 간에 중성 지방이 쌓이게 하기도 하고, 간에서 다른 조직으로 중성 지방을 운반하는 VLDL이라는 물질의 생성을 늘리기도 합니다. 간과 근육에 쌓인 지방을 연소하는 작용도 합니다.

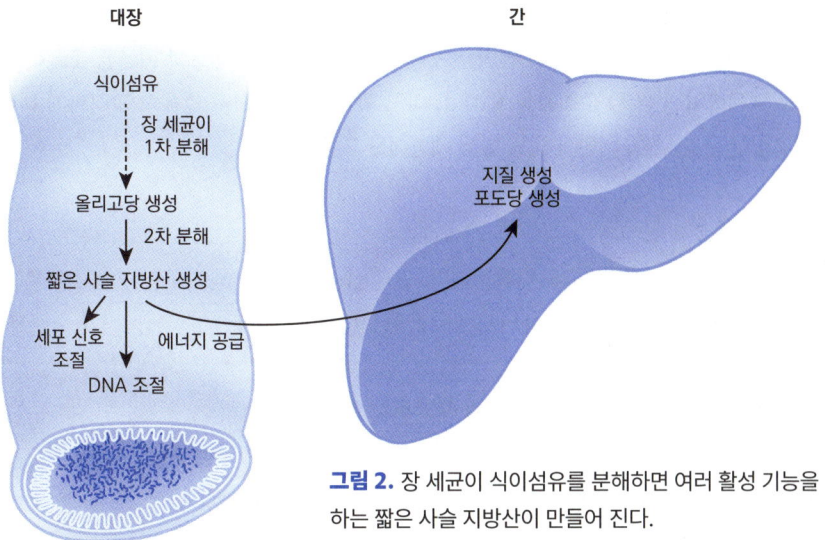

그림 2. 장 세균이 식이섬유를 분해하면 여러 활성 기능을 하는 짧은 사슬 지방산이 만들어 진다.

지방 조직에서의 지방 연소 증가

우리 몸의 지방 조직에는 일반적인 지방 조직인 백색 지방 조직뿐 아니라 마이토콘드리아와 교감 신경 섬유가 풍부하고 지방 분해와 지방산 산화 능력이 크며 체온 조절 기능을 하는 갈색 지방 조직이 있습니다. 장 세균이 식이섬유로부터 만들어 낸 짧은 사슬 지방산은 갈색 지방 조직에서는 지방 연소를 증가시키고 체온 상승에 필요한 열을 발산하도록 합니다. 지방이 저장되는 일반 조직인 백색 지방 조직에서는 지방 축적을 억제하고, 식욕 억제 단백질인 렙틴 분비를 증가시켜 줍니다.

인슐린 분비, 항당뇨, 항비만 작용

짧은 사슬 지방산은 장 점막의 L 세포를 자극하여 강력한 인슐린 분비 자극 호르몬인 글루카곤양 펩타이드(GLP-1)라는 물질이 분비되도록 합니다. 이 물질은 인슐린 분비 외에 췌장 세포의 증식도 자극하므로 결국 장 세균에는 당뇨 발생을 예방하는 효과가 있는 셈입니다. 또한, 장 세균의 생성물 때문에 분비된 GLP-1은 포만감을 느끼게 하고 식욕도 억제하여 비만 예방에도 도움을 줍니다. 장에서 물과 영양소는 더 많이 흡수되게 하면서 식욕은 억제해 주는 PYY라는 물질도 분비하는데 이 역시 비만 예방 효과가 있습니다. 식욕 억제 작용은 뒤에서 구체적으로 설명해 드리겠습니다.

면역 조절 및 항염 작용

짧은 사슬 지방산은 장 세포와 장의 면역 세포에 작용하여 T 면역 세포의 기능을 조절하고 염증 신호들을 억제하여 항염·항암 작용을 합니다. 이런 항염 작용은 면역 반응이 과다하게 나타나지 않도록 조절할 뿐 아니라, 비만과 당뇨 발생 예방에도 도움을 줍니다.

교감 신경 활성

짧은 사슬 지방산은 교감 신경에도 작용합니다. 교감 신경을 활성화하고 교감 신경 호르몬인 노어아드레날린 분비를 촉진하며 체내 에너지 소모를 늘립니다.

뇌에 작용하여 식욕 억제, 장 점막에서의 세로토닌 생성 증강

뇌의 시상하부에 작용하여 식욕 조절 물질 생성을 조절해서 식욕을 억제해 줍니다. 또 대장 점막 세포에서 행복 호르몬인 세로토닌의 분비를 8~10배 정도나 늘려 줍니다.

DNA 활성 유지

세포 안 DNA에서 유전자 발현 활동이 멈추지 않고 계속 활동하게 하려면 히스톤 디아세틸라제라는 효소가 억제되어야 합니다. 짧은 사슬 지방산은 이 효소를 아주 강력하게 억제하여 DNA의 활성이 유지되도록 해 줍니다. 예를 들어 장 세균이 만들어 낸 짧은 사슬 지방산이 장 상피 세포 DNA에 작용하면, 장 상피 세포가 계속 분화하고 증식되는 과정이 반복됩니다.

담즙 대사 조절로 당뇨, 비만 개선

담즙은 간세포의 콜레스테롤로부터 생성된 후 잠시 쓸개에 저장되어 있다가, 먹은 음식물이 장으로 들어오면 지방질과 지방에 녹는 비타민 A, D, E, K를 소화 흡수하기 위하여 하루에 약 500~1,000cc 정도 십이지장으로 배출되는 소화액입니다. 그리고 배출된 담즙 중 90~95%는 자기 역할을 한 후에는 소장의 끝부분인 회장에서 재흡수되어 간으로 이동합니다. 그런데 그중 5~10% 정도는 간으로 재흡수되지 않고 담즙산(예: 데옥시콜레이트, 리토콜레이트 등)으로 바뀝니다. 이 변화에 간여하는 것이 바로 장 세균입니다.

이렇게 장 세균으로 생긴 담즙산은 우리 몸에서 지방과 탄수화물 및 에너지 대사와 면역 조절 작용을 하게 됩니다. 예를 들면 장 세포의 내분비 기능을 자극하여 간과 췌장의 기능을 향상하고 당뇨가 개선되도록 합니다. 혈류로 흡수된 담즙산은

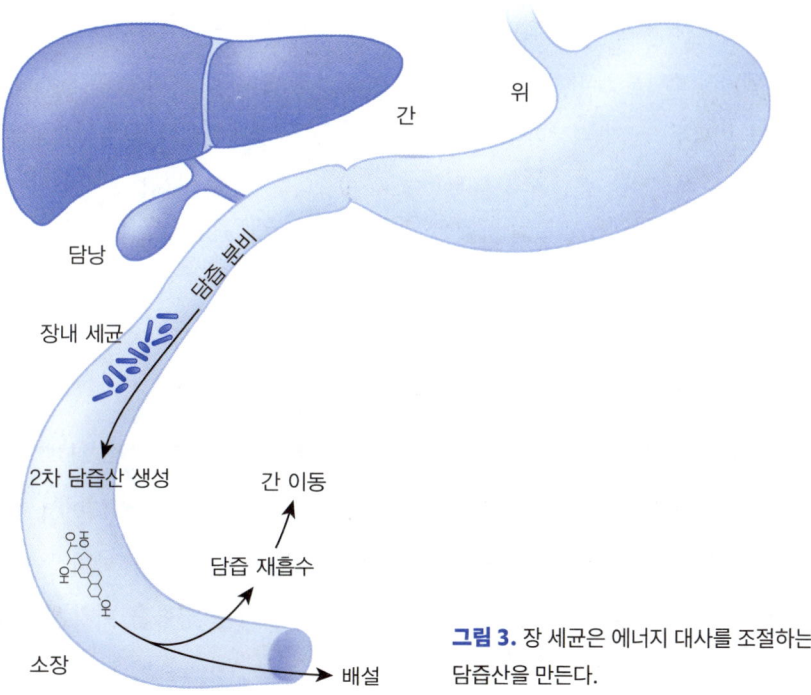

그림 3. 장 세균은 에너지 대사를 조절하는 담즙산을 만든다.

근육과 지방 세포에 작용하여 에너지 소비량을 증가시켜서 비만을 방지하는 데 도움을 줍니다. 그러나 모든 장 세균이 이런 기능을 하지는 않습니다. 유산간균, 비피두스균, 엔테로박터균, 박테로이데스, 클로스트리디움만이 담즙산을 생성합니다.

장 세균 소화 대사 작용의 요약

- 첫째, 유산간균, 유박테리움균이 포함되는 피르미쿠테스균들은 사람이 소화하지 못하는 식이섬유 성분인 다당류를 분해하고 여기서 생긴 짧은 사슬 지방산은 장 상피 세포 재생 및 장 방어벽 증강, 간에 포도당 및 지방 생성 원료 제공, 지방 조직에서의 지방 연소 증가, 인슐린 분비, 항당뇨, 항비만 면역 조절 및 항염 교감 신경 활성, 뇌에 작용하여 식욕 억제, 장 점막에서의 세로토닌 생성 증강, DNA 활성 유지 기능을 합니다.
- 둘째, 비피두스균과 유산간균은 콜레스테롤로부터 만들어진 담즙을 분해하여 담즙산을 만들며, 이 담즙산이 장 세포의 내분비 기능을 자극하여 간과 췌장의 기능을 향상하고 당뇨가 개선되도록 합니다. 혈류로 흡수된 담즙산은 근육과 지방 세포에 작용하여 에너지 소비를 늘려 비만을 방지하는 데 도움을 줍니다.
- 셋째, 비피두스균과 페칼리박테리움균들은 육류와 달걀에 많이 들어 있는 콜린이라는 영양소를 분해하여 콜린 부족을 유발할 수 있습니다. 또 콜린을 분해하여 생긴 대사물은 비알코올성 간 질환, 동맥 경화, 심혈관계 질환 위험 증가, 비만, 당뇨 유발과도 관련이 있습니다.

환경 호르몬 분해, 비타민 합성 작용

장 세균 중 비피두스균, 유산간균, 일부 페칼리박테리움균은 각종 환경 호르몬을 분해하고 해독하여 페놀 대사물들을 만듭니다. 환경 호르몬이 분해되면서 만들어지는 주된 대사물은 크레솔과 페놀, 벤조산 형태의 대사물들입니다. 하지만 이런 대사 과정에 생기는 대사물 중에는 오히려 발암 물질처럼 나쁜 영향을 미치는 것도 있습니다.

비타민 B1인 티아민, B2인 리보플래빈, B6인 피리독신, 비타민 B 복합체의 일종인 비오틴, 비타민 B군에 속하는 엽산, 비타민 K가 비피두스균이 합성해 내는 비타민입니다. 따라서 장내 유익균인 비피두스가 부족하면 비타민 부족 현상이 생길 수 있습니다. 그리고 장 세균은 참으로 다양한 일을 하고 있는데 구체적으로 어떤 일을 하는지 알아보겠습니다.

장 방어벽 보호 및 강화 작용

• **점액 분비 세포의 점액 분비량을 수십 배로 자극합니다** 장벽을 포함한 우리 몸 조직 곳곳의 점막에는 배상 세포라고 하는 점액 분비 세포가 점막을 따라 자리 잡고 있으며 점액을 분비하여 점액 방어층을 만듭니다. 점액층은 외부 병원균이 장 세포에 침투하기 위해 거쳐야 하는 일차 방어벽이므로 점액층이 얇거나 손상된 곳은 균이 침투하기가 쉽습니다. 위궤양, 위암의 원인균으로 잘 알려진 헬리코박터균은 점액층을 파괴하는 기능을 가지고 있습니다. 반면에 장 유익균인 유산간균은 배상 세포의 점액 분비를 많게는 60배 정도까지 증가시켜서 세균의 이동과 침투를 막아 줍니다.

장 세균이 식이섬유를 분해하여 만들어 낸 다양한 지방산에는 뷰티르산(부티레이트), 아세트산(아세테이트), 프로피온산(프로피오네이트)등이 있습니다. 이들 물질은 장의 일차 방어벽인 점액을 만들어 내는 장 세포에 에너지를 공급하는 역할을 합니다. 만일 나쁜 식습관, 노화 등의 원인으로 장 세균의 수가 줄어들면 지방산뿐 아니라 장 세포의 에너지 공급이 줄어들게 되어 점액 분비가 감소합니다. 그 결과, 유해 세균이나 병원균들이 장 속으로 침입하게 됩니다.

• **장 세포의 항균 물질을 분비하고 자극합니다** 장 세포는 디펜신과 카테리시딘이라고 하는 항균 물질을 분비하는 기능이 있습니다. 이들 물질은 아미노산 구조로 이루어진 펩타이드 계열의 물질인데 세균, 곰팡이, 바이러스를 억제합니다. 장내 유익균들은 장 세포에서 이들이 잘 나오도록 활성화하는 작용을 합니다.

• **유익균이 직접 박테리오신, 마이크로신이라는 항균 물질을 분비합니다** 장내 유익균인 유산간균, 비피두스균은 그람 양성균에 속하며, 박테리오신이라는 항균 물질을 분비하여 자신과는 종이 다른 그람 음성균에 속하는 유해균들을 죽이는 기능이 있습니다. 유익균에서 분비된 박테리오신은 그람 음성균에 속하는 유해균의 세균 벽에 구멍을 뚫어 즉시 살상하는 강력한 효과가 있습니다.

- **세균이 점막층이나 장 세포에 붙는 것을 방지합니다** 장 유익균들이 장 점막층이나 장 세포에 미리 부착되면 다른 유해 세균들이 부착될 장소가 없어지게 되므로 간접적인 항균 작용 효과가 나타납니다. 이런 효과는 유익균들이 살아 있는 상태가 아니어도 발휘됩니다. 예를 들어, 죽은 유산간균의 표면 단백질 역시 장 점막에 들러붙는 기능이 있으므로 다른 유해균이 부착될 장소를 뺏어 버리게 됩니다. 장 유익균 외에 효모균 역시 유사한 효과가 있습니다. 실제로 김치나 된장에서 분리한 유산간균인 락토바실루스 플란타룸은 병원균인 포도상구균에 관해 약 70% 정도의 항균력이 보고되어 있습니다.

- **면역항체인 면역 글로불린 A 분비를 늘립니다** 우리 몸에서 항체를 만드는 형질 세포의 80%는 장 점막에 있으며 체중 60kg인 성인을 기준으로 하루 2.4~3.6g 정도의 면역 글로불린 A를 만들어 냅니다. 장 유익균들이 점막에 있는 항체 생성 세포의 증식을 자극하여 면역 글로불린 A가 분비되면 외부 침입 균이나 독소 물질들과 결합하여 무력화합니다.

- **장 세포 간의 연결을 조밀하게 유지합니다** 장 세포나 장 유익균에서 분비되는 항균 물질, 점액층 벽, 면역 글로불린 A 등등을 다 뚫고 들어온 세균이나 독소가 마지막으로 통과하는 곳 중의 하나가 장 세포 간의 틈새입니다. 장이 건강한 사람은 장 세포 간의 틈새가 조밀하고 타이트하게 유지되지만, 장 세균 불균형이 있거나 스트레스, 염증이 생기면 이 틈새가 느슨해지면서 각종 세균과 독소가 침투하게 됩니다. 유산간균, 비피두스균, 스트렙토코쿠스 서모필루스 등은 이 틈새를 조밀하게 유지하는 효과가 있습니다.

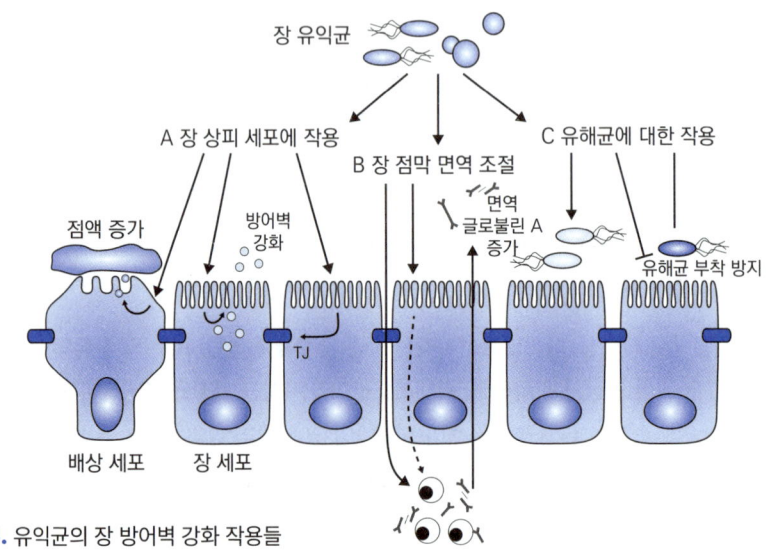

그림 4. 유익균의 장 방어벽 강화 작용들

장 세균은 또한 장 방어벽을 보호하고 강화하는 작용을 합니다. 그럼 구체적으로 어떤 일을 하는지 알아보겠습니다.

건강한 면역 기능 조절 작용

면역 기능을 건강하게 조절하는 것은 장 세균의 주요 임무입니다. 이 면역 활성 단계는 총 2단계로 나뉩니다.

장 점막에서의 면역 활성 1단계

외부에서 들어온 각종 독소, 알레르기 유발 물질, 병원균들로부터 우리 몸을 지키는 장의 1차 방어선 담당은 장 점막에 있는 장 상피 세포와 면역 세포입니다. 이들 방어 세포가 면역 세포를 활성화하는 방법은 3가지입니다.

1. 장 상피 세포는 독소 물질을 잡아채서 세포 내로 끌어당깁니다. 이때 유해 세균, 바이러스, 기생충 등의 병원체를 구성하고 있는 성분의 특유한 분자 패턴을 직접 인식하고 감지해 내는 톨 유사 수용체(Toll-like Receptor: TLR)라고 부르는 센서를 사용하기도 합니다. 장 상피 세포에 있는 이 센서에 각종 독소나 병원균들이 붙으면 면역 기능을 활성화할 각종 신호가 작동되며 그런 신호 중 대표적인 것이 인에프카파비(NF-kB)입니다. 이런 신호들이 장 상피 세포핵의 DNA에 도달하면 본격적으로 면역을 활성화할 무기인 사이토카인 같은 물질들이 만들어집니다.
2. 장 점막 림프 조직 주위에 있는 M 세포는 침입한 유해 물질을 빨아들입니다. 그 후엔 유해 물질을 점막 아래층의 점막 고유층에 있는 수지상 세포로 운반합니다. 이때부터 본격적으로 면역 기능을 활성화할 시스템이 작동합니다.
3. 점막 아래층의 점막 고유층에 있는 수지상 세포는 장 상피 세포 사이 틈으로 긴 돌기를 뻗어서 각종 유해 물질을 직접 감지하여 면역을 활성화할 준비를 하기도 합니다.

위 3가지 방법으로 감지된 외부 침입 물질들을 본격적으로 제거하는 일은 면역 세포인 T 세포가 담당합니다. 그런데 T 세포는 장 상피 세포나 M 세포, 수지상 세포가 끌고 온 외부 물질들을 감지하지 못하기 때문에 외부 물질들을 T 세포가 감지할 수 있도록 처리하는 과정이 필요합니다. 네 번째 과정은 바로 이런 항원 처리 과정 단계입니다.

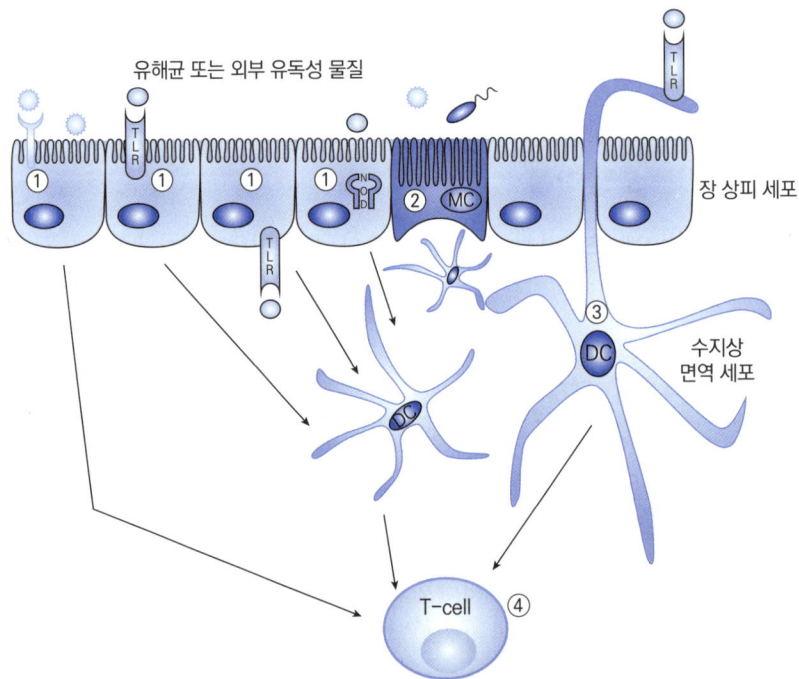

그림 5. 장 점막에서의 4가지 면역 활성 경로: ① 장 상피 세포의 TLR이라는 센서가 침입 물질 감지 ② 특수 장 세포인 M 세포가 침입 물질을 수지상 세포에 운반 ③ 장 세포 사이로 돌출된 수지상 세포가 직접 침입 물질 감지 ④ 면역 세포인 T 세포가 침입 물질 제거

장 점막에서의 면역 활성 2단계

1단계를 거쳐 면역 세포인 T 세포가 자극되면 본격적으로 T 세포가 침입자들을 제거할 무기들을 만들어 내기 위하여 변화합니다. 제거할 외부 독소나 세균의 양, 성격에 따라 T 세포는 도움 T 세포-1나 도움 T 세포-2로 바뀝니다. 도움 T 세포-1은 세포 반응을 유도하며 면역 활성 인자인 인터류킨-2, 12, 인터페론 감마, 조직 괴사 인자-베타 등의 물질을 분비합니다. 도움 T 세포-1이 활성화되면 병원균을 잡아먹는 식균 작용과 면역 세포인 자연 살해 세포(NK 세포)가 활성화됩니다. 도움 T 세포-2는 항체를 만들고 독소를 중화시키며 항균, 알레르기 반응을 유발하는 역할을 하며, 면역 활성 인자인 인터류킨-4, 5, 9, 10을 분비합니다.

이런 과정 중에 염증 반응이 자연스럽게 일어나게 됩니다. 감기 바이러스가 들어왔을 때 열이 나는 것도 이런 면역 반응의 결과와 같은 것입니다. 다만, 너무 과도하게 면역 반응이 일어나면 장 조직이 손상되는 등의 해로운 일이 생길 수 있습니다. 그래서 조절 T 세포를 활성화해서 항염 물질인 인터류킨 10과 TGF-베타라는 물질을 분비해 염증 반응을 억제하는 한편, 도움 T 세포-2가 과다하게 발생한 알레르기 반응을 억제합니다.

장 유익균과 효모는 면역 불균형을 바로 잡아 준다

몸을 지키기 위한 면역 반응과 과도한 면역 반응이 일어나지 않게 하는 면역 조절 작용에 도움을 주는 것이 바로 장내 세균 중 유익균인 유산간균과 비피두스균, 효모균들입니다. 이런 유익균들은 장 속의 면역 세포에 작용하여 인터류킨 10, TGF-베타 같은 항염 물질을 증가시키고 조절 T 세포를 자극하여 과다한 활동을 하는 도움 T 세포-2를 억제하고 도움 T 세포-1을 자극해 면역 균형 상태를 복구시켜 줍니다.

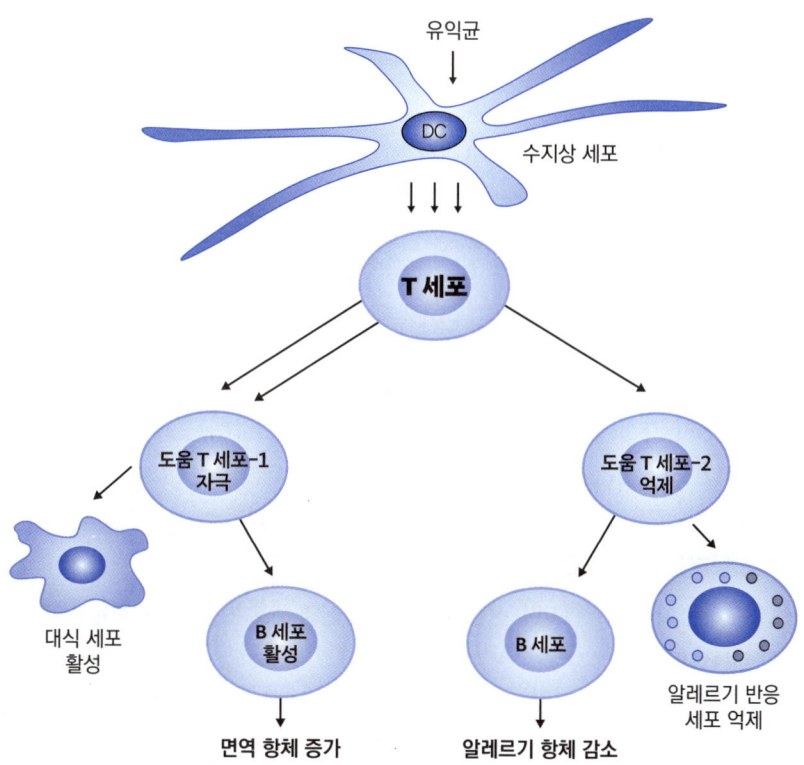

그림 6. 장내 유익균은 면역 세포의 작용을 균형 있게 조절한다.

따라서 장 속의 유해균과 유익균이 균형을 이루고 있는 사람의 면역 반응은 우리 몸에 이롭게 작용하도록 항상 균형을 이루게 됩니다. 하지만 장내 세균이 불균형한 사람은 장 속에 해로운 균이나 물질이 들어오면 정상 반응보다 과다하게 면역 반응이 발생하여 조절 T 세포의 작용이 억제되므로 장 조직에 손상이 생깁니다. 그 대표적인 예가 염증성 장 질환입니다. 마치 빈대 잡으려다가 초가집을 다 태운다는 속담과 같은 꼴이 되는 것입니다.

장 유익균은 항염 작용으로 면역 세포를 안정시킨다

DNA에 영향을 주어 만성 염증, 암, 면역 이상을 유발하는 대표적인 물질 중에 엔에프카파비(NF-kB)라는 물질이 있습니다. 장 세균이 담즙염을 분해해서 생긴 담즙산은 면역 세포인 대식 세포, NK 세포에 작용해서 NF-kB가 면역 세포의 DNA를 불필요하게 자극하는 신호를 억제합니다. 이런 효과로서 개선될 수 있는 질환은 비만, 비알콜성 지방간, 당뇨, 과민성 대장, 대장암, 바이러스 감염 등입니다.

장과 뇌는 양방향으로 소통한다

장은 뇌와 양방향으로 소통하면서 인체의 심신 건강을 적절히 조절합니다. 이를 전문 용어로 장-뇌 연결 축(Gut-Brain Axis)이라고 합니다. 장은 신경 회로, 내분비 호르몬 경로, 면역 세포 경로 등 여러 가지 경로를 통해 연락병 역할을 하는 신경 펩타이드라고 하는 물질을 써서 뇌와 소통하면서 인체 대사 기능의 균형을 잡고 정신 건강을 유지합니다. 즉, 장 기능이 좋아야 뇌 기능이 좋아지는 것이며, 장 기능이 좋아지려면 장 세균의 균형이 가장 중요합니다. 따라서 장 세균이 건강하냐 아니냐에 따라 뇌 기능이 달라질 수 있습니다.

장에서 뇌로 향하는 소통 경로

1. 장에 분포하는 자율 신경인 미주 신경과 척수 감각 신경 세포가 감지한 변화는 신경을 통해 뇌로 전달됩니다.
2. 장 면역 세포의 활동 변화는 사이토카인이라는 연락병 화학 물질을 통해 뇌로 전달됩니다.
3. 장의 내분비 기능 세포가 분비한 장 호르몬들은 혈류를 통해 뇌로 전달됩니다.
4. 장 세균의 활동 변화는 혈류와 신경을 통해 뇌로 전달됩니다.

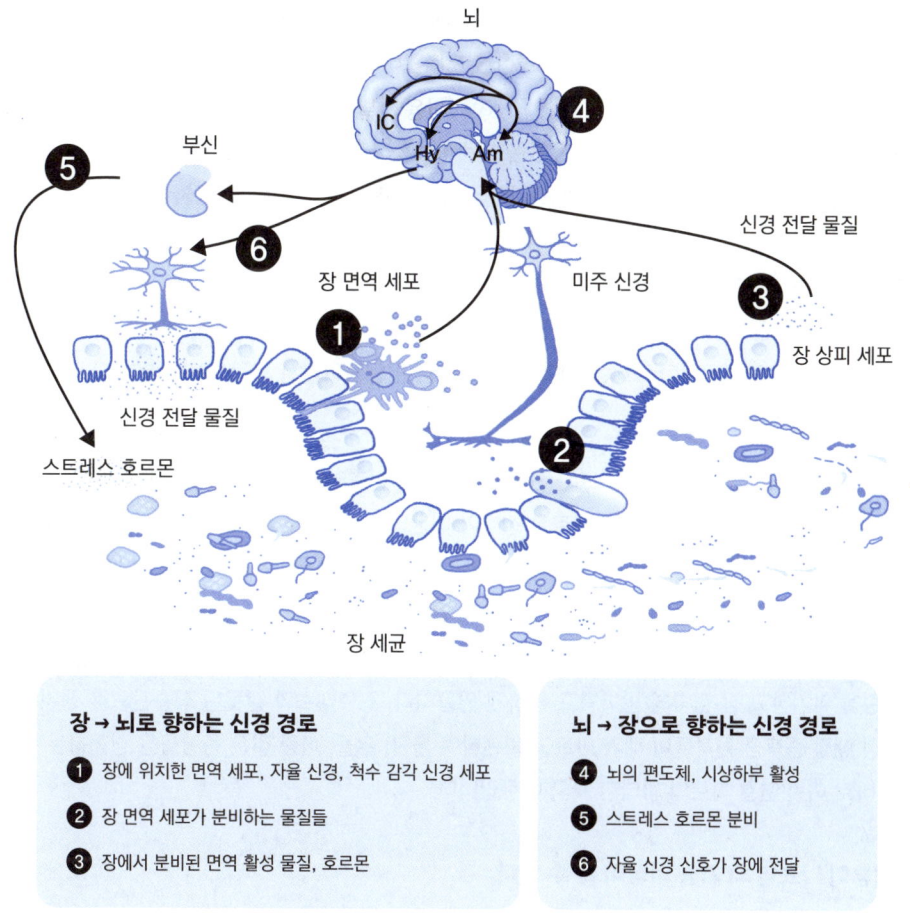

그림 7. 장과 뇌의 6가지 쌍방향 소통 방법

장과 뇌가 서로 소통하려면 우선 장에서 생긴 여러 가지 일을 뇌로 보고하는 장→뇌 통로가 있어야 하는데, 그 통로에 해당하는 것이 장에 분포하는 미주 신경, 척수 신경, 면역 세포가 분비한 여러 화학 물질, 장에서 분비된 호르몬 유사 물질들, 장 세균이 만들어 낸 여러 신호 물질입니다. 그림 7(472쪽)처럼 장벽을 구성하는 평활근의 변화, 장 면역 세포의 변화, 트립토판 수산화 효소를 사용하여 우리 몸 세로토닌 호르몬의 90%를 만들어 내는 장 크롬 친화 세포의 변화, 장 신경 세포에 감지된 각종 내부 내장 감각 변화 신호들은 전부 통합되어 뇌로 전달이 됩니다.

그런데 장내 세균도 장 → 뇌 소통에 깊은 관여를 하게 됩니다. 예를 들어 장의 면역 세포들은 장내 이상을 감지하면 사이토카인이라는 조절 물질을 분비합니다. 이는 뇌로 전달되어 내분비 기능을 적절하게 변화시킵니다. 이때 장 유익균은 건강에 도움이 되는 사이토카인을 분비하고, 유해균은 그 반대입니다. 20여 종이 넘는 장 호르몬을 분비하는 장 내분비 세포들은 장 점막에 자리 잡고 있는데, 장 세균 역시 장 점막에 살고 있으므로 장 호르몬 분비 세포에 큰 영향을 주게 됩니다.

뇌에서 장으로 향하는 소통 경로

장으로부터 발생한 각종 변화는 뇌의 내장 기능 조절 중추인 편도핵, 섬엽과 자율 신경 호르몬 중추인 시상하부로 전달됩니다. 그 후, 장에 내리는 명령이 만들어져서 뇌-장 축을 통해 다시 장으로 전달됩니다.

장에서 뇌로 향하는 통로를 통해 보고된 변화들이 건강한 신호라면, 의식적으로 느끼지 못합니다. 하지만 장 기능이 나빠져서 발생한 해로운 신호가 나온다면, 이 정보들이 의식을 관장하는 뇌 피질까지 전달되므로 통증, 구역질, 복부 불편감 같은 증상들을 의식 수준으로 느끼게 되고 기억력, 인지 기능, 판단 기능, 불안 우울 등 감정 조절에도 영향을 주게 됩니다. 이럴 때 뇌에서 장으로 향하는 통로를 통해 하달된 신호들은 매우 흥분된 상태라 더욱 장 기능의 이상을 일으키며 장 세균 불균형을 야기하고 장 점막의 방어벽도 약하게 만듭니다. 스트레스와 잘못된 식습관으로 생기는 과민성 대장 증후군 환자들이 배가 아프고 불편하며 불안, 우울, 짜증 같은 증상들을 경험하는 이유는 바로 이런 연결 회로의 과다한 자극 때문입니다.

장 기능이 나쁘면 뇌 기능 이상이 올 수 있다

장 세균은 장 점막에 부착해서 살아갑니다. 따라서 장 점막에 인접한 장 상피 세포, 면역 세포, 신경 세포에 영향을 주며 장과 멀리 떨어진 장기에도 영향을 미치는 물질들을 분비합니다. 실제 사람의 혈액을 분석해 보면 장 세균들이 만들어 낸 물질이 검출됩니다.

장 세균은 장, 척수, 뇌신경 세포에 영향을 주는 내독소를 만들어 냅니다. 장 유해균 증식 때문에 만들어진 내독소에 의해 장 점막의 면역 세포에서 분비된 사이토카인이라는 화학 물질은 장에 분포한 미주 신경과 척수 감각 신경을 자극할 뿐 아니라 뇌를 직접 자극하기도 합니다. 그뿐만 아니라 혈액 속에 늘어난 내독소가 혈류를 타고 뇌에 영향을 주기도 합니다. 장의 상피 세포, 장에 분포한 신경 세포, 뇌에 있는 여러 종류의 뇌신경 세포는 장내 독소와 반응하는 수용체를 가지고 있으며, 이 수용체에 내독소가 결합하면 신경 세포를 따라 염증 반응이 일어나 각종 신경계 이상이 올 수 있습니다. 우울증이나 만성 피로 증후군도 이런 장 세균의 불균형과 관련이 있습니다.

장 세균은 마음을 변화시키고 안정시키는 물질도 만들어 낸다

장 세균은 신경 세포 조절 작용을 하는 신경 전달 물질도 만들어 내는 기능이 있습니다. 예를 들어 장 세균에 의해 도파민이 장으로 분비되면 장 신경 세포에 영향을 주어 흡수 기능이 늘어납니다. 불면증이나 항불안, 진정 작용을 위해 가장 많이 처방되는 약물이 벤조다이아제핀 계열 약이며 바리움, 자낙스 같은 약이 있습니다. 장 세균이 만들어 낸 물질 중 피롤로벤조다이아제핀이란 물질은 마치 진정제 약물처럼 항불안, 진정 작용을 하기도 합니다. 다음은 신경을 조절하는 물질을 만드는 장 세균을 요약한 표입니다.

표 2. 장 세균에 의해 만들어지는 신경 조절 물질들

장구균, 칸디다, 대장균, 연쇄상구균	행복 호르몬인 세로토닌의 전구 물질인 5HT라는 물질을 합성하는 기능
효모, 대장균, 바실러스(간균)	주의력과 집중력을 증가시키고 흥분을 전달하는 도파민, 아드레날린 합성 기능
유산간균(락토바실루스)	부교감 신경을 활성화하고 근육은 수축시키는 아세틸콜린 합성 기능
유산간균(락토바실루스)과 비피두스균	신경 안정제 기능을 하는 가바(GABA) 합성

장과 뇌의 소통 수단 중에 신경 펩타이드 Y라는 중요한 물질이 있습니다. 이 물질은 장 점막 신경, 척수 신경, 교감 신경, 뇌간, 감정 뇌, 내분비 및 자율 신경 중추인 시상 하부, 뇌 피질에 광범위하게 작용하면서 장의 운동과 혈류, 면역 시스템을 조절합니다. 또한 통증 전달을 억제하고 항스트레스, 항불안, 항우울, 식욕 억제 기능을 합니다. 또한 장 세균은 신경 펩타이드 Y에 밀접한 영향을 줍니다.

식욕 조절로 비만을 개선하는 장과 뇌의 소통

장과 중추 신경계 간의 양방향 소통으로, 장에서 분비되는 다양한 호르몬 및 분자들은 식욕과 대사를 조절하는 중요한 역할을 합니다. 이번에는 그러한 호르몬들을 구체적으로 알아보겠습니다.

- **렙틴(Leptin)**   주로 지방 세포에서 분비되지만, 일부 소장에서도 분비됩니다. 뇌 시상하부에 식욕 억제 신호를 전달해서 에너지 소비 촉진 및 지방 축적을 억제하고 인슐린 감수성을 조절합니다. 장내 세균 중에서는 아커만시아Akkermansia muciniphila가 염증 감소를 통해 렙틴 저항성을 감소시키므로, 렙틴의 작용을 강하게 합니다.

- **펩타이드 YY(PYY)**   소장과 대장의 L 세포에서 분비된 후 시상하부에 작용해 식욕을 억제합니다. 음식이 위에서 천천히 배출되도록 하며 인슐린 분비 조절 및 지방 저장을 줄입니다. 장내 세균 중 비피두스균과 락토바실루스균이 분비를 촉진합니다.

- **글루카곤 유사 펩타이드-1(GLP-1)**   소장의 L 세포에서 분비되며 식욕 억제 및 포만감을 증가시키고 인슐린 분비 촉진 및 혈당을 조절합니다. 장내 세균 중 아커만시아와 로스부리아균이 분비를 촉진합니다. 짧은 사슬 지방산도 분비 증가에 이바지합니다. GLP-1 분비를 촉진하는 주사제는 2005년에 FDA에서 승인된 이래, 계속 신약들이 개발되어 2024년 기준 시장규모가 연간 수십조 이상으로 급성장하였습니다. 대표적인 주사제가 오젬픽 또는 위고비(Ozempic, Wgovy), 삭센다(Saxenda), 마운자로 또는 제프바운드(Mounjaro, Zepboumd), 먹는 약으로는 오젬픽, 위고비와 같은 성분인 레벨서스(Rybelsus)가 있습니다. GLP-1 약물들은 "혈당도 낮추고, 살도 빼주고, 심장도 보호하는" 3중 효과가 있어서 건강수명을 증가시키는 노화치료 후보 약이기도 합니다.

- **콜레시스토키닌(CCK)**   소장에서 분비되며, 담즙 및 췌장 효소 분비를 촉진해서 지방 및 단백질의 소화를 촉진합니다. 또 시상하부로 신호를 전달하여 포만감을 유발합니다. 장내 세균 중 클로스트리디움과 박테리오데스균은 지방산 대사 조절을 통해 분비를 촉진합니다.

- **세로토닌(5-HT)**   장의 크롬 친화 세포Enterochromaffin cells에서 분비되어 장-뇌 축 소통을 통해 식욕 및 기분을 조절하고, 포만감도 유발합니다. 장내 세균 중 비피두스균과 락토바실루스균이 트립토판을 대사하여 세로토닌 합성을 촉진합니다.

- **가바(GABA)**   장 신경계 및 미생물이 분비하며, 장-뇌 축을 통한 항스트레스, 신경 억제 작용 및 불안 감소 작용을 합니다. 일부 식욕 조절 및 장 운동 조절 작용도 있습니다. 비피두스균과 락토바실루스균이 가바 생성을 촉진합니다.

식이섬유를 많이 먹으면 장 세균의 먹이가 늘어나므로 장 세균의 활동이 활발해져서 위에 언급한 활성 물질들의 분비가 촉진됩니다. 이 때문에 비만과 당뇨의 식이요법 중 가장 중요한 것이 식이섬유 섭취를 늘리는 것입니다.

이제, 여러분은 장내 미생물이 우리 건강에 얼마나 크게 이바지하는지 잘 이해하셨을 것입니다. 하지만 이 모든 작용은 장내 미생물 생태계가 건강한 다양성을 유지하고 안정되었을 때만 가능합니다. 그렇지 않으면 수많은 건강 문제가 당연히 생길 수밖에 없습니다. 이제부터는 장내 미생물 불균형에 관해 말씀드리겠습니다.

장내 미생물 불균형Dysbiosis, 노화와 질병의 원인

장내 미생물 불균형이란 그저 유익균과 유해균 간의 균형이 깨진 것을 말하는 것이 아닙니다. 인간이 속한 생태계는 지구 환경인 것처럼, 장내 미생물이 사는 생태계는 장 속 환경입니다. 건강한 장내 미생물 환경은, 우선 미생물의 종류가 다양하면서 안정적이고 인체의 몸과 건강한 상호 작용이 이루어지는 상태입니다. 그러나 장내 미생물이 불균형 상태가 되면, 노화와 질병의 원인이 됩니다. 다시 한 번 정리를 해 보겠습니다.

- 첫째, 여러 종류의 장 세균들이 큰 변화 없이 안정적인 상태를 유지하다가, 유해균은 늘어나고 유익균은 감소하는 상태입니다. 이렇게 되면, 인체가 소화할 수 없는 음식 성분들을 흡수가 가능한 영양 활성 물질인 짧은 사슬 지방산으로 만들어 주던 유익균들이 감소하고, 유해균들이 만드는 병원성 세균의 독소는 증가하는 상태가 됩니다. 이 때문에 장내 염증 반응이 계속됩니다. 그리고 장내 염증이 지속되면, 장 점막 방어벽이 망가져 염증성, 유독성 물질들이 몸으로 흡수되므로 전신에 나쁜 영향을 미칩니다.
- 둘째, 장내 미생물 불균형으로 생기는 가장 큰 문제는 장내 미생물 다양성이 감소하는 것입니다. 장 세균 종류가 줄어들었다는 것은, 마치 지구 환경이 나빠지면서 생기는 일부 생명체가 멸종하는 것과 마찬가지입니다.

심한 독감으로 항생제를 일주일 먹은 사람은, 평상시처럼 음식을 편하게 먹을 수 있을 정도까지 회복되려면 2주 이상 걸립니다. 항생제 폭탄을 맞은 장내 미생물 다양성이 30~40%까지 줄어들었기 때문입니다. 과음하면 장내 미생물 다양성이 20~50%까지 줄어듭니다. 따라서 과음을 한 며칠은 소화가 잘되는 음식 외에는 먹기가 힘듭니다. 산삼을 먹으면 주요 성분인 진세노사이드가 장내 미생물에 발효 및 분해가 되어 컴파운드 K로 바뀌어야 흡수가 됩니다. 그러나 한국인의 약 25%는 장내 미생물의 다양성이 부족하여 진세노사이드를 컴파운드 K로 잘 전환하지 못하므로, 아무리 비싼 산삼을 먹어도 별 소용이 없습니다. 평상시 설사가 잦은 사람은 장내 미생물종이 30~50%까지 줄어들어 있습니다. 먹은 음식을 장 세균이 충분히 분해해 주지 못하므로 흡수가 안 되니 당연히 배출 속도가 빨라져서 무른 변이나 설사를 하게 됩니다. 뭘 먹어도 몸에 잘 받는다는 사람과 그렇지 못한 사람의 가장 큰 차이는 바로 장내 미생물 다양성의 차이입니다.

장내 미생물 불균형을 개선해 호전되는 질환들

장내 미생물 다양성이 줄어들면 소화 흡수의 문제에 그치지 않고, 다양한 질병을 앓게 됩니다. 또한 면역 체계의 70%를 담당하는 장 면역 기능이 약해져 감기나 감염이 자주 발생하고 회복 속도가 느려집니다. 포만감 조절 호르몬 분비가 잘되지 않아 비만 및 인슐린 저항성이 증가할 수 있습니다. 미생물 다양성이 줄어들면 염증 반응이 증가해 여드름, 습진, 건선 등의 피부 문제가 자주 생깁니다. 특히 아토피 피부염 및 지루성 피부염 증상이 악화할 수 있습니다. 장-뇌 축의 균형이 깨져 세로토닌, 도파민과 같은 신경 전달 물질 생성에 영향을 미쳐 우울증, 불안, 피로감이 늘어납니다. 장내 미생물 다양성 감소는 수면의 질 저하 및 스트레스 대처 능력 감소와도 연관이 됩니다. 특정 음식(유제품, 글루텐, 특정 과일) 민감도가 높아져 복통, 가스, 소화 불량이 생깁니다. 장 투과성 증가로 음식 알레르기 및 과민 반응도 늘어납니다.

임상 연구에서 확인된, 장내 미생물 불균형 개선 효과는 정말 놀랍습니다. 수십 가지 질병과 건강 문제가 장내 미생물 불균형 개선만으로도 좋아질 수 있습니다.

장내 미생물 불균형 개선 효과	
위, 대장	과민성 대장, 만성 변비, 만성 설사, 헬리코박터 감염, 염증성 장 질환, 위식도역류
간	알코올성 및 비알코올성 지방간, 간염, 간경화, 간암
대사 질환	비만, 당뇨병, 대사 증후군
심혈관	고지혈증, 고혈압, 동맥 경화, 심근경색
신경 정신계	항스트레스, 불안, 우울증, 치매, 인지 기능, 수면 장애
비뇨 생식계	만성 신장 질환, 질염, 다낭성 증후군
알레르기, 항암, 면역	비염, 결막염, 천식, 대장암, 자가 면역 질환 (류머티즘 관절염, 다발성 경화증, 강직 척추염)
호흡기	잦은 감기, 천식
피부	피부 노화, 습진, 아토피, 여드름, 지루 피부염, 건선

근골격계 질환과 장내 미생물의 관련성은 다른 질환에 비하면 아직은 초기 단계입니다. 하지만 최근 임상 연구를 포함하여 아주 많은 연구가 진행되었으며, 장내 미생물 불균형을 개선하면, 골다공증, 근감소증, 골관절염에도 효과가 있다는 연구 결과도 나오고 있습니다.

이외에도, 장내 미생물 불균형이 노화 관련 만성 질환과 밀접한 연관이 있다는 점이 점점 더 많은 연구에서 입증되고 있습니다. 이것은 장내 미생물군이 노화 과정의 주요 조절자로 작용함을 의미합니다. 최근 몇 년 동안 수많은 연구에서 건강한 노화를 촉진하기 위한 치료 대상으로 장 미생물이 주목받고 있습니다. 노화를 주제로 한 이번 책에서도 장내 미생물을 독립된 주제로 다루는 이유입니다.

장내 미생물 불균형Dysbiosis의 진단법

이번에는 장내 미생물 불균형을 알아볼 수 있는 진단법도 몇 가지 소개해 드리겠습니다.

마이크로바이옴 분석: 16S rRNA 시퀀싱(염기 서열 분석)

- **검사 샘플**　대변
- **검사 원리**　장내 미생물의 특정 유전자를 분석하여 어떤 종류의 미생물이 존재하는지 장내 미생물 구성을 개략적으로 분석 확인하는 방법입니다. 16S rRNA란 세균의 리보솜(단백질 합성을 담당하는 세포 소기관)의 일부를 구성하는 RNA입니다. 이 유전자는 모든 세균에 존재하며, 진화적으로 보존된(거의 변하지 않는) 부분과 종 특이적인(변화가 많은) 부분이 있어 세균의 종류를 구별하는 지표로 활용됩니다. 검사를 받는 사람이 수집 키트를 이용하여 자택에서 대변 샘플을 채취한 후 밀폐 용기에 담아 검사 기관으로 보내면, 대변 속에서 장내 미생물의 DNA를 분리합니다. 그리고 장 세균의 DNA 중 16S rRNA 유전자 부분만을 선택적으로 증폭하기 위해 PCR(중합 효소 연쇄 반응) 기술을 사용하고, 증폭된 DNA 조각들의 염기 서열을 차세대 시퀀싱(NGS) 기법을 이용해 분석하여 미생물의 종류를 식별합니다. 염기 서열을 분석한 기존의 미생물 빅 데이터 베이스와 비교하여 어떤 세균이 얼마나 존재하는지 분석합니다. 분석 결과는 다양한 미생물군의 상대적인 비율(예: 유익균 VS. 유해균)을 보여 줍니다.
- **장점**　집에서 간편하게 샘플을 채취할 수 있으며, 특정 박테리아의 비율을 분석하여 유익균과 유해균의 균형을 확인할 수 있습니다.
- **단점**　미생물의 기능적 분석은 어렵고, 단순히 구성 비율만 제공됩니다. 특정 균주 확인에 한계가 있지만, 세균의 큰 계통 분류가 가능합니다. 장내 미생물의 일시적인 변화가 결과에 영향을 미칠 수 있습니다.
- **검사 시간 및 비용**　약 2~4주 소요, 비용은 20만 원에서 50만 원 정도입니다.
- **실제 임상 사례**　만성적인 과민성 대장 증후군 환자의 마이크로바이옴 분석 결과, 락토바실루스 균주가 줄어들고 클로스트리디움균이 늘어났습니다. 이를 통해 맞춤형 프로바이오틱스 처방을 해 줍니다.

메타게놈 시퀀싱(Whole Genome Shotgun, WGS)

- **검사 샘플**　대변
- **검사 원리**　이는 단순한 특정 유전자의 분석이 아닌, 장내 미생물의 모든 DNA를 분해하고 해독

하여 어떤 미생물이 존재하는지, 어떤 유전자 기능을 가졌는지 확인할 수 있습니다. 검사 대상자가 키트를 이용해 대변 샘플을 받아서 냉장고 보관 후 검사실로 전달합니다. 받은 샘플에서 미생물 DNA를 추출한 후, 이를 무작위로 잘게 잘라 주면(이를 Shotgun 방식이라고 합니다), 다양한 길이의 DNA 조각이 생성됩니다. 차세대 염기 서열 분석 기술을 사용하여 잘린 DNA 조각의 염기 서열(A, T, G, C)을 읽어 들이고, 읽어 들인 조각들을 컴퓨터 알고리즘을 이용해 조립하여 미생물의 종류뿐만 아니라, 항생제 내성 유전자, 병원성 여부, 대사 기능 등을 확인하게 됩니다.

- **장점** 미생물의 정확한 종(species) 수준까지 식별이 가능하며, 유전자 기능(대사, 항생제 내성 등)도 파악할 수 있으며, 기존 빅 데이터 베이스에 없는 신종 장 미생물 존재를 발견하기도 합니다. 또 미생물이 생산하는 대사 산물도 예측이 가능합니다.
- **단점** 고비용으로 연구나 큰 의료 기관 중심으로 사용됩니다. 데이터 분석의 복잡성으로 대량의 데이터 처리가 필요하며, 전문 소프트웨어 및 고급 생물 정보학 기술이 요구됩니다.
- **검사 시간 및 비용** 50만 원 이상의 고비용이고 분석 과정이 복잡하여 결과 도출까지 시간이 비교적 오래 걸립니다(2~4주).
- **실제 임상 사례** 염증성 장 질환 환자의 장내 미생물 환경 분석, 항생제 내성 유전자 추적, 장내 마이크로바이옴의 유전자 기능을 분석해 맞춤형 식단 추천 등을 할 수 있습니다. 실제 환자 보고 예로는 미생물 분포가 박테로이데스 30%, 피르미쿠테스 50%, 프로테오박테리아 10% 등의 비율 보고서가 나갑니다. 또 짧은 사슬 지방산 생성, 염증 조절, 영양소 흡수 관련 대사 기능도 평가합니다.

비휘발성 유기산 분석법(Organic Acid Test, OAT)

- **검사 샘플** 소변 유기산, 대변 유기산
- **검사 원리** 유기산이란 대사 과정에서 생성되는 다양한 물질이며, 다양한 생리적 상태를 반영할 수 있습니다. 유기산의 농도를 측정하는 방법은 주로 소변 및 대변 샘플을 활용한 크로마토그래피를 통해 다양한 유기산을 분리합니다. 그 후 질량 분석기를 이용해 특정 물질의 농도를 정확하게 측정합니다. 장내 특정 박테리아나 곰팡이가 과도하게 증식하면 특정 대사 산물이 과잉으로 만들어지는데, 이 검사로 특정 장 세균과 곰팡이의 이상 증식을 평가할 수 있습니다.
- **장점** 신속한 진단이 가능하여 기능 의학에서 광범위하게 활용됩니다.
- **단점** 특정 미생물에 관한 직접적인 정보 제공이 제한적이고 식이 요인에 영향을 받을 수 있습니다.
- **검사 시간 및 비용** 7~10일이 걸리고, 30만 원 이상입니다.

- **임상 사례** 자폐 스펙트럼 장애 아동의 소변 분석에서 고농도의 클로스트리디움 대사 산물을 확인하여 식이 조절과 프로바이오틱스 치료에 활용합니다.

대변 미생물 이식(FMT) 전, 후 평가
- **검사 샘플** 대변
- **검사 원리** 건강한 기증자의 미생물 이식을 위한 적합 여부를 확인해야 할 때 혹은 대변 이식 후 변화를 평가할 때 사용하며 위의 3가지 기법인 16S rRNA 시퀀싱(염기 서열 분석), 메타게놈 시퀀싱, 대사체 분석으로 변화를 평가합니다.
- **실제 임상 사례** 클로스트리디움 디피실 감염증으로 고통받던 환자가 대변 이식 후에 증상이 현저히 개선되고 재발이 감소하였습니다. 메타게놈 시퀀싱, 대사체 분석에서도 장내 미생물 불균형이 개선된 결과가 나타났습니다.

장 투과성 검사(장 누수 증후 진단)
장 투과성 검사는 장벽이 손상되어 장내의 유독 성분들이 몸 안으로 흡수되는 장 누수 증후군을 검사하는 것입니다. 오래된 검사법이긴 하지만 현재까지도 기능 의학, 소화기 질환, 스포츠 의학 및 통합 의학 클리닉에서 여전히 중요한 평가 도구로 사용됩니다.

- **검사 샘플** 소변, 혈액
- **검사 원리** 소변 검사는 특정 당 성분을 포함한 음료를 마신 후 일정 시간 후 소변을 채취하여 분석합니다. 우선 두 가지 당 종류(락툴로스와 만니톨)가 들어 있는 용액을 마신 후, 소변에서 이 2가지 당이 얼마나 배설되는지를 검사합니다. 만니톨은 분자 크기가 작아서 정상적인 장 점막에서는 복용 후에는 잘 통과하여 흡수가 잘되는 당입니다. 만일 소변에 적은 양만 배설된다면 영양소 흡수 장애 가능성이 있는 것입니다. 반면에 락툴로스는 분자 크기가 커서, 건강한 장에서는 거의 흡수되지 않습니다. 하지만 장 점막이 손상되거나 새고 있으면 더 많이 흡수되므로 소변으로 배출되는 양이 많아지므로 장 점막이 손상된 장 누수(장 투과성 증가)가 있는 것입니다. 장 누수가 심할수록 만니톨 비율이 높고, 락툴로스 비율이 낮습니다. 혈액으로는 장벽 손상 시에 혈액 속에 증가하는 염증성 물질인 조눌린Zonulin과 장내 세균의 내독소 성분인 리포다당류(LPS)가 혈액 속에 있는지를 측정합니다. 조눌린은 장 투과성을 조절하는 단백질인데, 장 누수가 있으면 혈액 속에 수치가 높게 나옵니다. 장내 세균의 내독소 성분인 리포 다당류도 혈액에서 검출되면 장벽 누수가 있는 것입니다.
- **검사 시간 및 비용** 소변 분석은 3~5일, 혈액 검사는 5~7일 정도 걸리고 비용은 10만 원에서

20만 원 이상입니다.
- **임상 사례** 락툴로스와 만니톨 검사와 조눌린 수치를 사용하여 크론병 및 궤양성 대장염 환자의 장벽 손상 정도를 평가할 수 있습니다. 자폐 스펙트럼 장애가 있는 환아의 혈액 속 조눌린 수치가 높게 나오면 장-뇌 축의 기능 이상이 있다고 진단할 수 있습니다.

장 미생물 대사체 분석(Metabolomics)
장내 미생물이 생성하는 다양한 대사 산물을 분석하여 건강 상태를 평가하는 방법입니다. 이를 통해 장내 미생물의 기능적 역할을 이해하고, 특정 질환과의 연관성을 파악할 수 있습니다.

1) 기체 크로마토그래피 질량 분석법(GC-MS, Gas Chromatography-Mass Spectrometry)
- **검사 샘플** 대변, 혈액, 소변
- **검사 원리** 대사 산물을 휘발성이 높은 상태로 변환 후 가스 크로마토그래피(GC)로 분리하고, 질량 분석(MS)으로 대사체의 분자량을 측정하여 화학적 구성을 분석합니다.
- **장점** 발성 및 반 휘발성 대사 산물인 짧은 사슬 지방산, 담즙산 분석에 탁월하며, 민감도가 매우 높아 정밀한 분석이 가능합니다.
- **단점** 샘플 준비 과정이 복잡하며 시간이 소요되고 분석 기기 유지 비용이 많이 듭니다.
- **검사 시간 및 비용** 3~7일이고 비용도 50만 원 이상입니다.
- **임상 사례** 과민성 대장 증후군 환자의 대변 분석에서 아이소뷰티르산, 프로피온산 증가를 확인하고 치료 방향에 활용합니다.

2) 액체 크로마토그래피 질량 분석법(LC-MS, Liquid Chromatography-Mass Spectrometry)
- **검사 샘플** 혈액, 대변, 소변
- **검사 원리** 크로마토그래피Chromatography란 혼합물 속에서 특정 성분을 분리하고 분석하는 방법입니다. 이때 샘플을 기체화하여 분리하면 기체 크로마토그래피 분석, 샘플을 액체 상태에서 분석하면 액체 크로마토그래피 분석이라고 합니다. 액체 크로마토그래피 분석은 복합적인 화학적 특성을 가진 대사물 분석에 유리합니다.
- **장점** 넓은 범위의 수많은 대사 산물을 분석할 수 있으며, 검사 정확도가 높습니다.
- **단점** 분석 과정이 까다로우며, 전문적인 데이터 분석이 필요합니다.
- **검사 시간 및 비용** 5~10일 정도 걸리며, 70만 원 이상입니다.
- **임상 사례** 비만 환자의 혈액에서 지방산 및 아미노산 대사체 변화 분석을 통해 대사 증후군과의 연관성을 평가합니다.

일반 노인, 장수 노인, 쇠약한 노인의 장내 미생물 차이

연령 증가와 장내 미생물 변화

지구 생태계의 건강성을 결정하는 2가지 요인은 기후와 먹이입니다. 장 속의 미생물도 마찬가지입니다. 대부분의 장내 세균은 35~39°C에서 가장 활발하게 증식하고 대사 활동을 합니다. 특히 37°C 전후에서 가장 활발하게 활동하므로, 차가운 물이나 음식을 자주 먹는 습관, 배를 차게 하는 습관이 안 좋다고 하는 것입니다. 37도라는 온도는 인간의 정상 체온(36.5~37.5°C)과 일치하므로 장 속은 먹이만 풍부하다면, 정말 낙원 같은 곳입니다.

    인종이 다르고 사는 곳이 달라도 체온은 전부 비슷하므로, 사람마다 조금씩 다른 장 세균의 차이는 먹이가 가장 중요한 요인입니다. 가장 좋아하는 먹이는 식이섬유 및 올리고당이며 통칭하여 프리바이오틱스라고 합니다. 예를 들면, 이눌린(아스파라거스, 마늘 등에 풍부), 프락토올리고당(바나나, 양파, 마늘 등에 풍부), 갈락토올리고당(유제품, 콩류에 풍부), 녹말이 많은 음식입니다. 이런 것을 매일 먹어야 장 세균이 잘 성장합니다. 그래서 저는 바나나를 간식으로 거의 매일 먹습니다. 두 번째로 좋아하는 먹이는 채소와 과일에 풍부한 폴리페놀이며 장내 미생물로 대사되어 유익균의 성장을 도와줍니다. 식생활은 나라마다 상당히 차이가 있기 때문에 사람마다 장 세균의 차이는 대개 식생활 때문입니다. 식생활 말고, 또 다른 중요한 요인이 나이입니다.

• **생후 3~4일부터 비피두스균 출현**   생후 3~4일 후부터는 대표적인 유익균인 비피두스균이 출현하여 생후 5일경에는 장내 세균 중 최우세균이 됩니다. 이후 비피두스균의 우세는 유지되면서 대장균을 비롯한 여러 유해균은 감소하여 안정되고 균형된 세균총 상태를 형성하게 됩니다. 모유 수유아는 분유 수유아보다 유익균인 비피두스균과 유산간균이 장 속에 더 많습니다. 반대로 인공 영양아의 장 속에는 모유 영양아의 장보다 유익균이 아닌 호기성균(대장균, 장구균), 혐기성균(박테로이데스 등)이 더 많습니다.

표 3. 장내 세균총을 구성하는 대표적인 6가지 우세 균주들

피르미쿠테스(Firmicutes) 문에 속하는 균들	유산간균(*Lactobacilius*), 클로스트리움, 루미노코커스, 유박테리움, 페칼리박테리움
박테리오데테스(Bacteriodetes) 문에 속하는 균들	박테리오데스, 프레보텔라
액티노박테리아(Actinobacteria) 문에 속하는 균들	비피더스, 콜린셀라
프로테오박테리아(Proteobacteria) 문에 속하는 균들	대장균, 디설포비브리오
베르코마이크로비아(Verrucomicrobia) 문에 속하는 균들	아커만시아
아케아(Archaea) 문에 속하는 균들	메타노브레비박터

• **이유기가 가까운 시기** 태어나면서 엄마로부터 받은 장내 세균들은 이유기를 전환점으로 성인형으로 바뀝니다. 어른들이 먹는 음식과 비슷해지는 이유기가 되면 아이의 장 속에는 성인 장 속에 많이 사는 박테로이데스, 유박테리아, 혐기성 연쇄상구균이 출현합니다.

• **이유기가 지나면** 그러다가 이유기가 지나면 성인과 비슷한 구성으로 바뀌고 비피두스는 유아형 비피두스균에서 성인형 비피두스균으로 바뀌게 됩니다.

• **이유기 이후부터 성인** 성인의 장내 미생물을 구성하는 대표적인 6가지 우세균주들은 아래 표와 같습니다. 이 6가지 중에서 피르미쿠테스와 박테로이데테스가 가장 지배적이며, 전체의 90% 이상을 차지합니다. 그리고 액티노박테리아, 프로테오박테리아, 베루코미크로비아가 소수 포함됩니다. 성인기에는 이런 형태가 안정적으로 유지되다가, 노인이 되면 조금씩 변화가 생기기 시작합니다.

70세에서 90세의 일반 노인의 장내 미생물 변화는 나라마다 당연히 차이가 있습니다. 하지만 한국, 중국, 일본, 이스라엘, 네덜란드 등 다양한 인구 집단에서 대규모 조사 결과를 분석해 보면 나이 들어 생기는 공통적인 변화가 있으며 이 중에서 중요한 점은 다음과 같습니다.

- 첫째, 짧은 사슬 지방산을 생성하는 유익균 종류(비피두스균, 코프로코쿠스, 도리아, 블라우티아 등)의 다양성이 줄어듭니다.
- 둘째, 병원성 미생물(연쇄상구균, 클렙시엘라, 헤모필루스, 캄필로박터 등)의 다양성이 늘어납니다.

- 셋째, 박테로이데테스 문에 속하는 세균 중에서, 박테로이데스는 나이 증가와 함께 줄어들고 프레보텔라는 증가하는 경향을 보입니다.

추가로 일부 유산간균(락토바실루스)은 노인에게서 증가하기도 합니다. 이는 면역계를 보완하고 지속되는 염증 반응을 조절하기 위해 증가하는 경우입니다. 노인이 젊은 층과 비교해 이런 상태가 되는 이유는 아래와 같습니다.

1. 소화 기능이 떨어져 소화가 쉬운 발효 식품(요구르트, 김치, 치즈 등) 섭취가 늘어나는 경향이 있습니다.
2. 노화로 각종 처방약이 늘어납니다.
3. 항생제에 관한 저항성이 강한 일부 락토바실루스균이 상대적으로 증가합니다.
4. 노화로 위산 및 소화 효소 분비가 감소하면서 장내 pH가 상승하지만, 락토바실루스와 비피도박테리움은 비교적 높은 pH 환경에서도 성장할 수 있는 특성이 있습니다.
5. 특정 유익균 군 감소에 관한 보상적 증가가 나타납니다.

• **노화와 장내 진균(마이코바이옴) 및 바이러스(바이롬)의 변화**   장내 진균이 차지하는 비율은 1% 미만으로 아주 적습니다. 그러나 노화 과정에서 변화가 나타납니다. 예를 들어 100세 이상 장수한 사람들은 페니실룸 곰팡이, 아스페르질루스 곰팡이균이 늘어납니다. 하지만 아직은 장내 진균이 차지하는 비율이 1% 미만으로 적고, 노화 과정에서 곰팡이-박테리아 상호 작용의 중요성은 더 연구해야 합니다.

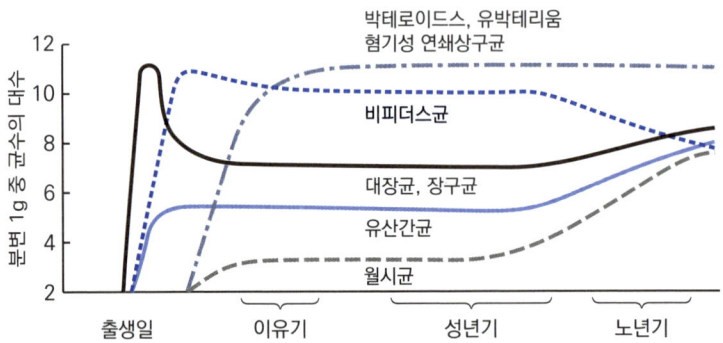

그림 8. 나이별 장내 미생물 변화

장수 노인의 장내 미생물 특징

100세 이상 장수한다는 말은, 노화 관련 질환을 극복하거나 늦추면서 인간 수명의 한계를 극복했다는 의미입니다. 따라서 이들의 독특한 장내 미생물군 특징을 규명하는 것은 아주 의미가 있습니다. 이탈리아와 중국에서 90세서 109세까지 장수자들의 장내 미생물 중에서 늘어난 대표적인 균들은 다음과 같습니다. 코프로코쿠스, 로스부리아, 페칼리박테리움, 오실로스피라, 오도리박터, 부티리시모나스, 아커만시아, 크리스텐세넬라시아, 클로스트리움 클러스터, 루미노코쿠스, 비피도박테리움입니다. 이들은 전부 짧은 사슬 지방산 생성, 장 점막 보호, 인슐린 감수성 향상, 장내 염증 억제 기능을 하는 이로운 균으로 분류되며, 장내 미생물 다양성을 높이고 장 점막을 보호하며 염증을 줄이는 데 중요한 역할을 합니다.

늘어난 균주의 특징을 요약하면 다음과 같습니다.

- 아커만시아와 비피도박테리움균 비율 상승
- 항염 효과를 발휘하는 페칼리박테리움이 풍부해짐
- 로즈부리아균처럼 많은 양의 짧은 사슬 지방산을 만드는 균들 증가

장수 노인들은 균의 종류 외에, 장 세균들이 만들어 내는 대사 산물에서도 일반 노인과 차이가 있습니다.

- 첫째, 일본 장수 노인들의 장에서 증가하는 오도리박터같은 균들은 병원균에 관해 강력한 항균 효과를 발휘하는 독특한 2차 담즙산을 만들어 냅니다.
- 둘째, 항염 및 면역 조절 효과가 있는 짧은 사슬 지방산인 아세트산, 프로피온산, 뷰티르산 등이 아주 높은 수준으로 생성됩니다.
- 셋째, 박테로이데스와 락토바실루스균이 세포 노화를 늦추고 자가 포식을 촉진하는 스퍼미딘을 생성합니다.

- 넷째, 육류, 달걀, 유제품, 견과류, 콩류, 바나나 등 다양한 식품에서 공급되는 트립토판을 장내 미생물이 분해하여 만드는 트립토판 대사물(트립타민, 인돌프로피온산)은 노화 방지 및 신경 퇴행 억제, 심혈관계 질환 및 제2형 당뇨병의 발생률을 줄이는 효과가 있습니다. 장수 노인의 장내 미생물은 일반 노인보다 트립토판 대사 관련 유전자가 늘어납니다.
- 다섯째, 장수 노인들은 장내 미생물 생태계의 균형을 유지하고, 점막 면역 시스템을 조절하는 2차 담즙산(리토콜산 등) 증가가 관찰되었습니다.

장수 노인은 70세에서 90세의 일반 노인들과는 달리, 유익한 균들이 증가하면서 더욱 건강해진 생태계를 유지하고 있음을 알 수 있습니다. 이것은 유익균들이 스스로 알아서 늘어난 것이 전혀 아니며, 장수 노인들이 생활 습관을 통해서 장 생태계 환경을 좋은 상태로 꾸준히 유지했기 때문일 것입니다.

노쇠한 노인의 장내 미생물 특징

노쇠는 많은 노인에게서 나타나는 종합적인 기능 저하 현상을 말합니다. 신체 기능과 스트레스 요인에 관한 저항력이 줄어들며, 낙상, 장애, 반복적 입원과 같은 삶을 살게 됩니다. 여러 연구에서 나타난 노쇠와 관련된 몇 가지 공통된 장내 미생물 특징은 다음과 같습니다.

- 첫째, 짧은 사슬 지방산 중에서 특히 항염 효과가 있는 뷰티르산$_{Butyrate}$을 생성하는 균들이 줄어들었습니다. 예를 들면 페칼리박테리움, 유박테리움, 로스부리아, 코프로코쿠스 같은 균들은 식이섬유와 전분을 분해하여 뷰티르산을 생산합니다. 뷰티르산은 염증성 사이토카인 생성을 억제하고, 항염증 사이토카인 생성은 촉진하여 장 상피 장벽을 손상에서 보호하는 중요한 역할을 합니다. 따라서 뷰티르산 생성 미생물의 감소는 장 투과성을 증가시키고, 세균 및 독소가 온몸으로 흡수되며 결과적으로 만성 저강도 염증 상태인 염증성 노화를 가속하게 됩니다.

- 둘째, 프레보텔라균의의 지속적인 감소입니다. 프레보텔라는 섬유질이 풍부한 식단을 섭취하는 인구에서 높게 나타나며, 섬유질 섭취에 따른 포도당 대사 개선에 관여하는 세균입니다. 동시에 프로테오박테리아, 특히 엔테로박터균들이 증가하여서 독소 물질들이 장 속에 늘어납니다.
- 셋째, 병원성 박테리아 중 류머티즘 관절염, 다발성 경화증, 염증성 장 질환과 관련된 에거텔라균이 늘어납니다. 당뇨병 및 코로나 바이러스 중증도, 심혈관계 질환의 발생 요인이 되는 클로스트리디움 하테와이이균도 늘어납니다. 클로스트리디움은 트립토판을 분해하여 쇠약과 관련이 있는 P-크레솔이라는 발효 산물도 만들어 냅니다. 그 외에도 유해균인 클렙시엘라도 늘어납니다.

노쇠한 노인의 장내 미생물 변화가 장수 노인과는 확실하게 다르다는 것은, 장내 미생물 조절을 통해 노쇠 예방과 치료를 할 수 있다는 것을 의미합니다.

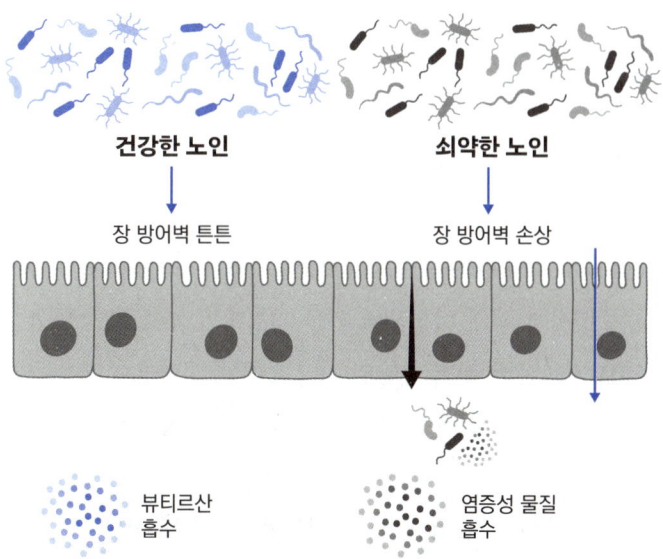

그림 9. 건강한 노인: 뷰티르산 생성균 증가, 프레보텔라 균주 증가, 장 점막 방어벽이 튼튼해짐, 항염성 물질 증가 / **쇠약한 노인:** 뷰티르산 생성균 감소, 프레보텔라 균주 감소, 병원성 세균 증가, 장 점막 방어벽 손상, 염증 유발 물질 전신 흡수. 염증성 물질 증가

노화 치료 알약들이
장내 미생물 불균형도 개선하는가?

장 세포가 노쇠하면 장내 미생물 불균형 촉진

장내 미생물이 거주하고 있는 곳은 장 점막 주변이므로, 장 점막 주위의 세포들이 노화하는 현상만으로도 장내 미생물 불균형이 촉진됩니다. 장내 미생물과 항상 소통하는 장 세포 5가지는 장 방어벽을 형성하는 장 점막 상피 세포, 점액을 만드는 배상 세포, 알파-디펜신이나 라이소자임 같은 항균성 펩타이드를 분비하여 세균 침입을 막는 파네트 세포, 장 줄기세포, 장 상피층 하부의 면역 세포입니다. 그런데 나이가 들면 이 5가지 세포가 전부 '세포 노화'를 겪게 됩니다.

노화된 세포들이 점점 축적되면, 좀비 세포처럼 염증성 물질을 분비하여 주변 세포들에 노화를 전파한다고 설명해 드린 바 있습니다. 장내 미생물과는 상관없이, 단지 장 세포들만 노화되어도 점막이 손상되고 장 점막 주변은 염증성 환경으로 바뀌게 됩니다. 염증성 환경에 노출된 장내 미생물들은 당연히 다양성이 감소하여 장내 미생물 불균형이 생기게 되며, 이것은 다시 노화된 장 세포들의 노화를 더욱 가속시킵니다. 최종적으로 '노화와 장내 미생물의 악순환'이 반복되어 전신의 노화와 질환으로 발전하게 됩니다.

이것은 노화 치료에서 아주 중요한 임상적 의미가 있습니다. 즉, 장내 미생물 불균형을 개선하는 방법에 장내 미생물에 관한 직접적인 개입 치료 말고도, 노쇠 세포를 치료하는 것도 포함해야 하기 때문입니다. 그리고 실제로도, 이전 장에서 언급되었던 다양한 노화 치료 알약들만 복용해도 장내 미생물 불균형이 개선되었습니다.

노쇠 세포 개선 알약들만 먹어도 장내 미생물 불균형 개선

이전 장들에서 소개해 드렸던 노화 치료 알약 중에, 지금 당장이라도 처방을 받거나 건강 보조제로 사 먹을 수 있는 알약들을 복용했을 때 장내 미생물 불균형에 어떤

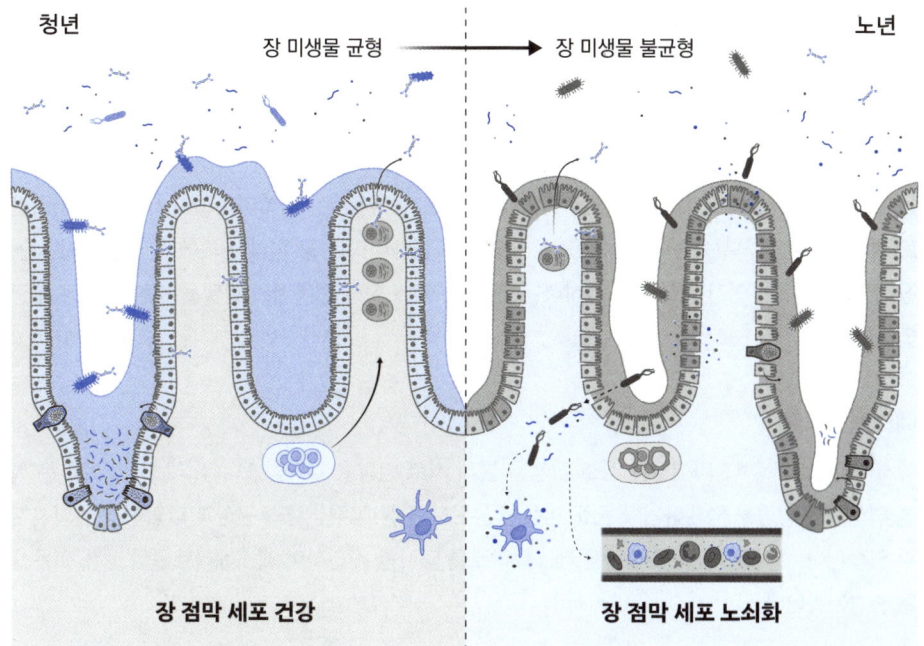

그림 10. 노화와 장내 미생물의 악순환: 장세포들의 노화 (장 점막 상피 세포, 점액을 만드는 배상 세포, 알파-디펜신이나 라이소자임 같은 항균성 펩타이드를 분비하여 세균 침입을 막는 파네트 세포, 장 줄기세포, 장 상피층 하부의 면역 세포)와 장 미생물 불균형은 서로 악영향을 주며 악순환된다.

변화가 오는지에 관해 알아보겠습니다. 만일 임상적으로도 신뢰할 만한 효과가 있다면, 이 알약들을 먹으면 좋을 이유가 한 가지 더 늘어나는 것입니다.

메트포르민과 장내 미생물

노화 치료제로 가장 먼저 처방될 약 후보인 메트포르민이 장내 미생물과의 상호 작용을 통해 부분적으로 치료 효과를 나타낸다는 연구들이 늘어나고 있습니다. 비만 생쥐뿐 아니라 당뇨병 환자의 장내 미생물 조성을 변화시켜서 장 장벽 기능을 유지했습니다. 당뇨병 환자는 대장암 발생률이 높으며, 이는 장내 미생물과 밀접한 관련이 있습니다. 그런데 메트포르민은 특정 장내 미생물의 증가 또는 억제를 통해 대장암 발생을 억제할 수 있습니다. 비만 생쥐실험에서는 장내 미생물을 조절하여 신경 세포 염증을 감소시켰습니다.

라파마이신과 장내 미생물

라파마이신은 노화 속도를 감소시키고 나이 관련 질환을 효과적으로 개선하는 알약입니다. 아직 임상 연구는 없지만, 동물 연구에서는 장내 미생물 조절 효과가 확인되었습니다. 쥐의 사료에 라파마이신을 추가하면 노화된 장에서의 미생물 과증식을 늦추고, 노화 및 건강 악화와 관련이 있는 장내 알파 프로테오 박테리아균을 줄입니다. 늙은 쥐에게서는 라파마이신이 세그먼트 필라멘트 박테리아를 증가시켰습니다. 세그먼트 필라멘트 박테리아는 장 점막 상피에 찰싹 붙어서 사는 장내 미생물이며, 인간 장에서도 서식하는 균인데, 장내 점막 면역계의 발달을 촉진하는 장 세균입니다.

레스베라트롤

레스베라트롤과 장내 미생물은 상호 작용을 통해 서로 영향을 주고받습니다. 레스베라트롤은 특정 미생물의 성장을 억제하거나 군집 이동을 유도하여 장내 미생물의 구성과 다양성을 변화시킬 수 있습니다. 반대로, 장내 미생물은 레스베라트롤 대사를 촉진하여 레스베라트롤의 생체 이용률을 증가시킵니다.

레스베라트롤은 피르미쿠테스와 박테로이데테스의 비율을 줄이고, 유해균 성장을 억제하며 락토바실루스와 비피도박테리움, 아커만시아균은 늘립니다. 이런 장내 미생물 불균형 조절 효과 때문에 비만 억제, 동맥 경화증 예방 효과나 염증성 장 질환 개선 작용으로도 주목받고 있습니다.

아카보스

올리고당 종류의 알약이면서 제2형 당뇨병 치료에 사용되는 약물입니다. 후성 유전적 조절 작용 및 세포 간 통신 신호 교정 효과로 노화 치료제로도 주목받는 약입니다. 아카보스는 장내 α-글루코시다아제 효소를 가역적으로 억제하는 올리고당입니다. 당뇨 환자가 4주 복용 후 비피두스, 락토바실루스균이 늘어나고 박테로이데스균은 줄어들었습니다. 짧은 사슬 지방산 중에서는 특히 프로피온산과 뷰티르산이 증가했습니다. 이러한 결과는 아카보스가 단순한 혈당 조절을 넘어, 장내 미생물군 조절을 통한 건강 증진 및 장수 효과를 나타낼 수 있음을 시사합니다.

스퍼미딘

천연 폴리아민으로, 건강 보조제로 섭취할 수 있습니다. 마이토콘드리아 활성, 줄기세포 자극, 세포 간 통신 교란 교정, 자가 포식 작용 강화, 후성 유전적 조절 작용이 있는 알약입니다. 그런데 이 물질은 장내 미생물도 만들어 냅니다. 비만 생쥐에게 투여하면 장내 미생물 조성과 기능이 이로운 쪽으로 변화되며, 특히 짧은 사슬 지방산을 생성하는 장 세균을 증가시킵니다.

아스피린

오랜 역사를 가진 해열제, 진통제, 항염증제이며, 실험 모델에서 건강 증진 및 수명 연장 효과를 보이는 것이 보고되었습니다. 동물 실험에서는 아스피린 투여 후 비피두스균과 락토바실루스균의 증가가 확인되었습니다.

장내 미생물 불균형 개선은 항노화 치료인가?

무척추 동물 모델과 설치류 모델에서는 노화 방지 효과를 가진 다수의 프로바이오틱스가 입증되었습니다. 2007년 선충에게 한 종류의 락토바실루스균을 투여한 것만으로도 수명이 연장되었으며, 그 기전은 인간에게서도 노화를 개선하는 데 중요한 인슐린 작용 경로, AMPK 경로, 엠토르 경로, 산화 스트레스 방어 경로를 통한 작용이었습니다.

18개월 된 노화 생쥐에게 락토바실루스 브레비스를 8주간 투여하자, 인간에게도 존재하는 노화 관련 유전자 활동이 억제되었습니다. 락토바실루스를 투여한 또 다른 쥐는 항산화 효소 유전자, 마이토콘드리아 기능이 좋아지고 신경 성장 인자가 증가하였으며, 텔로미어 단축까지 줄였습니다. 또 다른 연구에서도, 인간에게도 있는 여러 장수 유전자 경로를 활성화했는데, 심지어 라파마이신보다도 더 강력한 효과를 나타냈습니다.

늙은 쥐에게 장내 미생물 투여를 하지 않고, 짧은 사슬 지방산을 투여한 것만으르도 비피두스균의 감소가 방지되고 아커만시아 균주가 증가했습니다. 장내 미생물 불균형으로 생기는 염증성 노화도 아커만시아 균주를 복원시켜 주는 것만으로도 개선되었습니다.

인간에게 특정 장내 미생물 균을 투여하면 노화가 지연되고 건강 수명이 증가하는지에 관한 연구는 아직 제한적입니다. 동물보다 훨씬 수명이 길어서 10년 이상 장기간 관찰하기가 어렵기 때문입니다. 이런 이유로 대부분의 노화 관련 임상 연구는 몇 주나 몇 달 안에 결과를 평가할 수 있는 질병 개선, 염증, 면역 조절, 대사, 인지 기능, 장내 미생물 변화와 관련된 유익한 효과를 관찰하는 데 초점을 맞추고 있습니다. 그리고 대부분의 이런 임상 연구에서 특정 장 세균을 4주 이상 섭취할 때 면역 기능, 인지 기능, 대사 기능, 운동 능력 개선 효과는 입증되었습니다. 이들 중 65세 이상을 대상으로, 장내 미생물 조성의 변화, 대사 및 염증 노화 지표 변화를 연구한 25편의 대조군 임상 연구에서도 대부분 긍정적 결과가 보고되었습니다.

이 모든 결과는 노화와 장내 미생물 불균형 간에 밀접한 관계가 있다는 증거이며, 건강한 장내 미생물 생태계를 복원하는 것이 건강 수명과 장수에 도움이 될 수 있음을 시사합니다.

프로바이오틱스, 프리바이오틱스, 신바이오틱스, 폴리페놀, 포스트바이오틱스

장내 미생물 불균형 개선과 인간의 건강을 위한 가장 효율적인 해결책으로 꼽는 것이 프로바이오틱스, 프리바이오틱스, 신바이오틱스입니다. 국제 프로바이오틱스 및 프리바이오틱스 과학 협회에 따르면, 프로바이오틱스$_{probiotics}$는 '적절한 양으로 투여되면 숙주에게 건강상의 이점을 제공하는 살아 있는 미생물', 프리바이오틱스$_{prebiotics}$는 '숙주의 미생물에게 선택적으로 이용되어 건강상의 이점을 제공하는 기질', 신바이오틱스$_{synbiotics}$는 '숙주의 미생물이 선택적으로 이용하는 살아 있는 미생물과 기질의 혼합물로, 건강상의 이점을 제공하는 것'으로 정의합니다.

프로바이오틱스의 건강 효과

가장 흔히 사용되는 프로바이오틱스균은 락토바실루스와 비피도박테리움입니다. 일반적으로 유산균은 섭취 중단 후 1~2주가 지나면 제 역할을 하고 대변으로 배출됩니다. 계속 섭취하지 않고 중단하면 더 이상 장 속에서 남아 있지 않지만, 염증을 유발하는 유해균을 줄이고 다른 유익 균주를 늘려 장내 미생물의 건강한 다양성을 확보해 줍니다. 여러 임상 시험에서도 프로바이오틱스가 노인의 염증성 노화 지표를 낮추고 장내 미생물의 다양성을 늘렸습니다.

건강한 노인이 3주 동안 비피도박테리움 비피덤, 비피도박테리움 롱굼, 락토바실루스 가세리 혼합 프로바이오틱스를 섭취한 결과, 항염증 사이토카인인 인터류킨-10 수치가 늘어나고 유익한 공생 박테리아인 칼리박테리움 프라우스니치아이의 풍부도가 증가했습니다. 투여한 프로바이오틱스에 포함되지 않은 유익균도 늘려 다양성을 증가시켜 준 것입니다. 또 다른 혼합 프로바이오틱스(비피도박테리움 롱굼, 락토바실루스 헬베티쿠스, 클로스트리디움 부티리쿰)를 1~3달 섭취하자 면역 기능이 개선되고, 염증 유발과 관련된 균주는 줄었으며, 장내 유익균인 아커만시아와 알리스타이페스 푸트레디니스는 늘어났습니다. 다른 효과로 노인의 기억력 향상, 골다공증 예방이 확인되었습니다.

프리바이오틱스의 효과

장내 미생물의 건강한 다양성을 유지하기 위한 가장 기본은 식이섬유를 많이 먹는 식습관입니다. 이 섬유질은 인체가 가진 효소로는 분해가 되지 않기에 위나 소장에서는 소화 흡수가 되지 않고 대장 속에 남습니다. 이때 대장 속의 장 세균으로 발효되고 분해되어 인체에 유익한 물질을 만들어 냄과 동시에 유해균은 억제하고 유익균인 유산간균과 비피두스균의 먹이가 되므로 균의 성장을 도와주게 됩니다. 이 중 올리고당은 장내 다른 세균들은 먹이로 잘 사용하지 않고 유산균들이 주로 먹이로 활용합니다.

대장은 위나 소장과 달리 음식물이 천천히 통과하고 산도가 높지 않아 세균들이 자라기 좋은 환경입니다. 그 결과 대장 속에는 많게는 1,000종에 이르는 세균들이 살고 있는데, 이들 중 유산간균과 비피두스균은 단백질을 분해하는 능력은 없고 주로 당류를 분해하고 먹이로 하여 살아가는데 그 먹이가 바로 프리바이오틱 식이섬유입니다. 발효 분해된 프리바이오틱 식이섬유 100g당 대략 약 30g의 유익균이 증가할 수 있습니다.

- **올리고당(이눌린, 프락토올리고당, 갈락토올리고당)** 이눌린은 우엉, 치커리 뿌리, 돼지감자, 마늘, 양파 등에 풍부하며 프락토올리고당은 바나나, 양파, 마늘 등에 포함되며 장내 비피도박테리아를 증가시키는 역할을 합니다. 갈락토올리고당은 우유 및 유제품에서 발견되며, 유아의 장 건강 증진에 도움을 줍니다.

- **섬유질(비전분성 다당류: 셀룰로스, 펙틴, 베타글루칸)** 셀룰로스는 식물의 세포벽을 구성하는 성분으로, 채소, 곡물, 견과류에 많이 들어 있으며 변비 예방에 도움을 줍니다. 펙틴은 과일의 껍질과 과육에 풍부하며, 사과, 감귤류, 복숭아 등에 많으며 장내 건강을 증진하고 혈당 조절에 도움을 줍니다. 베타글루칸은 귀리, 보리, 버섯류 등에 많이 함유되어 있으며, 면역력 증진 및 콜레스테롤 감소 효과가 있습니다.

- **저항성 전분(포도당이 축합된 구조)** 소장에서 소화되지 않고 대장으로 전달되어 장내 미생물에 의해 발효되는 탄수화물입니다. 혈당 상승을 억제하고 장 건강을 증진하며 포만감을 유발하는 효과가 있습니다. 바나나, 감자, 고구마, 콩류 및 통곡물과 같은 식품에 많이 함유되어 있습니다.

- **폴리올(자일리톨, 소르비톨, 만니톨)** 폴리올은 당알코올 종류이며 설탕과 유사한 단맛을 내면서도 열량이 낮고 혈당 상승을 최소화하는 성분입니다. 천연적으로 과일, 채소와 일부 곡물에 존재하며, 식품 첨가물로도 널리 사용됩니다. 그러나 인간의 소화 효소로는 완전히 분해되지 않으며, 일부는 대장에서 발효되어 가스를 생성할 수 있습니다. 이들은 저혈당 지수를 가지며, 충치 예방 효과가 있어 껌, 사탕 및 다이어트 식품에 자주 포함됩니다.

고지방, 설탕 같은 단당류 식사를 하면 유해 세균이 증가하지만, 섬유질이 많은 프리바이오틱스는 유익균을 늘립니다. 평균 나이 30살인 30명의 성인에게 4주간 하루 4g의 식이섬유를 먹게 한 후에 대변의 장 세균 변화를 조사한 연구에 따르면, 유산간균은 4배 증가, 비피두스균은 3배 늘어나고 해로운 박테로이데스균은 1/3~1/2로 줄어들었습니다.

유익균이 프리바이오틱스를 분해하여 만들어 낸 생성물 중 짧은 사슬 지방산은 장 상피 세포가 성장하는 데 필요한 에너지원이 되어 주며 각종 장 질환을 예방하기도 합니다. 짧은 사슬 지방산이 많이 생성될수록 대장 속의 산도(pH)가 더 많이 낮아지며 유해균의 증식이 더 억제됩니다. 또 산도(pH)가 낮아지면 아미노산들의 결합물인 펩타이드의 분해가 억제되어 인체에 해로운 암모니아나 아민류 같은 발암성 물질의 생성도 줄어듭니다. 또 짧은 사슬 지방산은 혈류로 흡수되어 뇌, 근육, 간 등 몸 곳곳으로 이동하여 하루에 필요한 인체 에너지 공급량의 7~8% 정도를 담당하기도 하며, 간에서는 콜레스테롤의 생성을 억제하기도 합니다.

신바이오틱스의 효과

신바이오틱스는 프로바이오틱스와 프리바이오틱스를 조합하여 장내에서 시너지 효과를 발휘할 수 있습니다. 예를 들어, 락토바실루스 3종과 이눌린 및 프락토올리고당이 포함된 신바이오틱스를 대사 증후군을 앓는 노인들이 2개월 동안 섭취한 결과, 허리둘레, 총콜레스테롤 및 중성 지방 수치가 유의미하게 감소하였으며, 혈청 염증 지표인 CRP 단백질 및 종양 괴사 인자-알파 수치도 감소하였습니다. 그러나 현재까지 신바이오틱스의 노화 방지 효과에 관한 연구는 상대적으로 적으며, 임상적 유효성이 확립되지 않은 경우가 많습니다.

프리바이오틱스의 효과 + 다양한 약리 작용, 폴리페놀

폴리페놀은 엄밀히 말하면 전통적인 프리바이오틱스의 정의(장내 유익균의 성장과 활동을 촉진하는 비소화성 식이 성분)에 완전히 부합하지는 않지만, 최근 연구에서는 폴리페놀이 프리바이오틱스 역할을 할 수 있다는 주장이 점점 강화되고 있습니다.

폴리페놀은 일반적으로 항산화 작용 및 항염 효과로 잘 알려졌지만, 소장에서 완전히 흡수되지 않고 대부분이 대장까지 도달하여 장내 미생물에 의해 저분자로 대사 및 발효되는 과정에서 특정 유익균(예: 락토바실루스, 비피도박테리움, 페칼리박테리움 프라우스니치아이)의 성장을 촉진합니다. 대표적인 폴리페놀은 플라보노이드(녹차, 감귤류, 딸기류), 폴리페놀산(커피), 탄닌(홍차, 석류), 안토시아닌(블루베리, 포도 등)입니다. 그리고 미생물이 폴리페놀을 발효해 생성하는 물질에는 약리 작용이 뛰어난 활성 물질들이 많습니다. 예를 들어, 석류에 든 유로리틴 A는 장 미생물이 석류를 발효해야만 생성됩니다.

프리바이오틱스의 효과는 물론이고, 장 미생물에 의해 셀 수 없을 만큼 많은 약리 활성 물질이 만들어지는 폴리페놀! 가장 높은 함량으로 들어 있는 것은 산나물, 들나물, 약용 식물들이므로 약초를 많이 드시는 게 최고입니다.

폴리페놀이 풍부한 식사를 8주간 한 노인에게서는 장 투과성 지표인 조눌린 수치 감소가 확인되었습니다. 이는 장 방어벽이 강화되었기 때문입니다. 또 짧은 사슬 지방산 중 가장 중요한 뷰티르산을 생성하는 장 세균이 증식되었습니다.

포스트바이오틱스

포스트바이오틱스는 살아 있는 장 세균이 아니라, 살균된 장 세균의 성분 또는 장내 미생물이 만들어 내는 다양한 기능성 생리 활성 화합물인 짧은 사슬 지방산, 트립토판 유도체, 폴리아민, 박테리오신 등을 말합니다. 프로바이오틱스와 달리, 열과 산에 강해서 투여 후 장 속에 안정적으로 오래 남아 작용하고 효과가 즉각적이며 보관하기도 쉽습니다. 그래서 끓이지 않은 발효 식품을 먹으면, 프로바이오틱스와 포스트바이오틱스를 같이 섭취할 수 있습니다. 그리고 끓이면 미생물은 죽지만, 열에 강한 대사 산물은 남아 포스트바이오틱스가 됩니다.

포스트바이오틱스만 투여해도 신경 퇴행성 질환, 면역 기능, 알레르기 반응, 장내 미생물 환경 개선 효과가 확인되었습니다. 예를 들어, 쥐나 돼지에게 포스트바이오틱스만 투여해도 면역 반응이 개선되며, 장과 대변에서 짧은 사슬 지방산이 증가했습니다. 장 상피 장벽 손상을 완화하는 효과가 있는 것으로도 나타났습니다. 임상 연구도 2000년 이후부터 급증하고 있습니다.

장 미생물 이식(대변 미생물 이식)과 노화 치료

장 미생물 이식의 정식 명칭은 대변 미생물 이식(Fecal Microbiota Transplantation, FMT)입니다. 검사를 거쳐 '대변 은행'에 기증된 건강한 사람의 대변을 식염수와 혼합하여 분쇄 및 여과 과정을 거쳐 액상 형태로 만든 후에 대장 내시경 등을 통해 환자의 장내에 주입하는 치료법입니다. 주입된 건강한 미생물 균주들은 항균 물질을 방출하면서 환자의 유해성 병원균들을 몰아내고, 짧은 사슬 지방산 대사의 회복과 장내 미생물 다양성을 건강하게 복원합니다.

고대 중국에서는 심한 설사 치료를 위해 건강한 사람의 대변을 복용하는 치료법을 썼습니다. '황금 수프yellow soup'라고 불렀으며, 기원전 4세기에 최초의 기록이 있습니다. 현대 의학에서는 1958년 미국의 의사 벤 아이젠만이 클로스트리디움 디피실 감염 치료를 위해 처음 시행하여 좋은 결과를 거두었습니다. 그리고 만성적인 항생제 내성 감염에 관한 효과적인 대안으로 주목받았습니다. 2008년 이후 클로스트리디움 디피실 감염이 증가하면서 장 미생물 이식을 본격적으로 치료에 적용했는데, 지난 10년 동안 75~100%라는 높은 치료율을 보였습니다. 그 결과, 클로스트리디움 디피실 감염 치료법으로 자리를 잡았습니다. 2016년부터는 국내에서도 새로운 의료 기술로 인정받았으며, 현재 몇몇 대학병원에서 클로스트리디움 디피실 감염 치료를 하고 있습니다.

대변 이식술의 치료 범위도 확대되고 있습니다. 염증성 장 질환, 항생제 다제내성 장염, 항생제 유발 장염 등의 소화기 질환 외에도 비만 및 당뇨병 등의 대사 질환과 치매, 자폐증, 우울증 등 정신 질환, 아토피와 탈모 등으로 치료 범위가 넓어지고 있습니다. 이에 따라, 장내 미생물 불균형과 관련된 다양한 질환을 치료하기 위한 시도가 이어지고 있습니다. 현재까지 위장관 질환, 심혈관 대사 질환, 신경 정신 질환, 면역 질환 등 장내 미생물 이상과 관련된 다양한 질환에서 그 효과를 검증하고 있습니다.

그렇다면, 앞으로 장 미생물 이식은 노화 치료법도 될 수 있을까요? 이제까지의 동물 연구들은 장내 미생물 이식 후에 노화가 역전되고 노화 관련 질환들 지표가 개선되는 것을 입증했습니다. 이것은 장내 미생물 불균형이 노화의 중요한 원인이라는 과학적 근거인 셈입니다.

2022년, 젊은 쥐의 대변 미생물을 노화된 쥐에게 이식하여 그 효과를 조사했습니다. 결과는 놀랍게도 노화된 쥐의 뇌, 눈, 장에서 노화로 나타난 변화가 역전되었으며, 특히 뇌의 염증 감소와 시력 개선이 관찰되었습니다. 이는 장내 미생물이 노화 과정에 중요한 역할을 한다는 것을 시사합니다. 또, 젊은 쥐의 대변을 이식받은 늙은 쥐는 건강 수명과 수명이 연장되었으며, 줄어든 2차 담즙산을 비롯한 여러 장 대사 산물들이 건강한 대사 산물 상태로 복구되었습니다. 아커만시아 같은 유익균을 이식하는 것만으로도 동일한 효과를 얻을 수 있었습니다.

반대로 늙은 쥐의 장 미생물을 젊은 쥐에게 이식하면, 장내 염증에서 사이토카인이 증가하였고, 장 대사 산물들도 해롭게 변화되었습니다. 장수 유전자인 시르투인-6 유전자 결핍 쥐는 조기 노화 연구를 위한 대표적인 모델입니다. 연구자들은 시르투인-6 결핍 쥐의 대변 미생물을 정상 쥐에 이식한 결과, 정상 쥐에게서도 시르투인-6 결핍 쥐와 유사한 장내 미생물 불균형 및 조기 노화 현상이 나타남을 관찰했습니다. 반대로, 정상 쥐의 대변 미생물을 시르투인-6 결핍 쥐에 이식하자, 수명이 연장되고 장내 미생물 불균형이 개선되는 효과가 나타났습니다.

2020년에 늙은 쥐의 대변을 젊은 쥐에게 이식하여 중추 신경계에 미치는 영향을 평가했습니다. 실험 결과, 젊은 쥐의 공간 학습 능력과 기억력이 저하되었습니다. 이는 해마의 시냅스 및 신경 전달 관련 단백질 발현 변화와 관련이 있었습니다. 반대로 젊은 쥐의 대변 미생물을 이식받은 늙은 쥐는 인지 행동 저하가 개선되었습니다. 장 면역계 노화와 관련해서, 늙은 쥐의 장 면역계 노화 변화는 젊은 쥐의 대변 이식 후 복구되었습니다. 이 외에도, 젊은 쥐의 대변을 이식받은 늙은 쥐는 난소 기능과 생식 능력이 향상되었습니다.

현재 대변 미생물 이식이 인간의 노화 및 노화 관련 질환에 미치는 영향을 직접적으로 조사한 연구는 매우 제한적입니다. 하지만 추가적인 연구를 통하여, 대변 미생물 이식이 노화 관련 질환의 새로운 치료법으로 부상할 가능성이 매우 큽니다.

새롭게 주목받는 먹는 생균 치료제

생균 치료제를 이용한 다양한 질환의 치료

생균 치료제Live Biotherapeutics Products는 살아 있는 미생물을 기반으로 하여 질병을 예방하거나 치료하는 목적으로 개발된 생물학적 제제입니다. 특정 인간 조직에 정착하고 환경에 적응하여 치료 효과를 계속 발휘하도록 선택된 균주로 개발되었지요. 전통적인 프로바이오틱스도 질병 치료 및 예방을 위한 과학적 근거와 임상 시험을 통해 엄격하게 검증된 약제라는 점이 프로바이오틱스와 다릅니다.

표 3. 프로바이오틱스와 바이오테라퓨틱스(생균 치료제)의 차이점

	프로바이오틱스	바이오 테라퓨틱스
목적	건강 유지나 장 건강 증진	특정 질병의 예방 및 치료 목적
규제	건강 보조 식품으로 분류	의약품으로 분류
임상 시험 요구 수준	상대적으로 낮음	고도의 임상 시험 및 안전성 평가 필요
투여 방식	일반적으로 음식 또는 보충제 형태	캡슐, 정제, 주사 등 의약품 형태

앞에서 언급한 대변 미생물 이식의 단점을 보완한 여러 먹는 생균 치료제가 임상 연구 중이며, 2023년에는 클로스트리디움 디피실 감염증 재발 방지를 위한 최초의 경구용 대변 미생물 생균 치료제가 FDA의 승인을 받고 사용 중입니다. 하지만 생균 치료제의 가치와 활용도는 훨씬 더 높습니다. 현재 승인되었거나 임상 연구 중인 생균 치료제들은 다양한 특정 질병을 표적으로 삼도록 설계된 병원 성종과 미생물 균형 및 면역계 항상성을 촉진하는 미생물종이 포함되며, 이는 국소 투여 또는 장-신체축gut-body axes을 통해 효과를 발휘할 수 있습니다. 이제부터 다양한 생균 치료제의 활용에 관해 설명해 드리겠습니다.

강력한 면역 반응을 유도하는 병원성 세균으로 만든 생균 치료제

• **방광암 치료제 마이코박테리움 보비스(BCG)** 암 치료 결핵 백신으로 개발된 BCG는 비침습성 방광암 치료를 위한 생균 치료제로 미국 FDA 승인을 받았습니다. 특히 면역 반응이 강화되도록 유전자 조작한 BCG를 초기 방광암 환자에게 투여한 결과, 재발율이 절반이나 떨어졌습니다. 이 외에도 다양한 면역 반응 활성화 등의 기전을 통해 강력한 항종양 효과를 나타내도록 하여 살모넬라 엔테리카 티피뮤리움균, 슈도모나스 에루지노사, 마이코플라스마 뉴모니에, 예르시니아 엔테로콜리티카 생균제가 폐암, 유방암, 흑색종, 난소암, 전립선암, 소화기암의 치료에 활용되고 있거나 임상 연구 중입니다.

피부 마이크로바이옴 조절로 피부 질환을 치료하는 생균 치료제

피부에 존재하는 유익한 미생물들은 외부 침입자로부터 우리 몸을 보호하는 물리적 장벽 역할을 합니다. 락토바실루스균, 건강한 사람의 피부에서 분리한 로제오모나스 뮤코사, 그외 다양한 유익 균주를 이용한 피부 마이크로바이옴의 조절을 통해 당뇨병성 궤양, 아토피 피부염, 여드름 등 다양한 피부 질환 및 암 치료에서 새로운 치료법을 제시하고 있습니다.

호흡기 감염과 알레르기를 개선하는 생균 치료제

폐는 원래 무균 환경으로 여겨졌으나, 최근 연구에서는 상부 및 하부 호흡기계에서 미생물이 큰 영향을 미친다는 사실이 밝혀졌습니다. 특히 락토바실루스균 부족이 다양한 질환과 연관이 있다는 사실도 드러났습니다. 락토바실루스 균주로 만든 생균 치료제를 스프레이 형태로 투여했을 때 코로나 바이러스, 인플루엔자 바이러스 감염 정도를 줄이는 효과를 보였습니다. 또한, 락토바실루스와 비피두스균 11종으로 구성된 생균 치료제는 노인의 상부 호흡기 감염 급성 단계를 줄이는 것으로 보고되었습니다. 이 외에도 호흡기 알레르기, 폐암에서 생균 치료제가 임상 시험 중입니다.

질염과 여성 불임을 위한 생균 치료제

질 미생물군은 일반적으로 락토바실루스 크리스퍼투스와 같은 락토바실루스 균종이 우세하며, 다양성이 낮은 특징이 있습니다. 세균성 질염은 질 내 정상 세균 불균형으로 발생하며, 락토바실루스 아시도필루스 및 람노수스를 락토페린과 함께 투여 시, 질 감염 증상이 유의미하게 개선되었습니다. 병원균을 억제하고 상피 세포 부착을 통해 배아 착상을 촉진해 유산율을 낮추는 효과가 확인되어 여성 불임 치료에도 연구되고 있습니다.

다양한 장 질환을 개선하는 생약 치료제들

Bio-Kult®라는 14종의 박테리아로 구성된 생균 치료제가 염증성 장 질환 환자의 복통 및 증상을 완화하는 것으로 보고되었으며, 이외에도 장 유익 균주로 만든 생균 치료제가 임상 시험 중입니다. FDA 승인을 받은 RBX 2660(Rebiotix®)을 직장에 투여받은 클로스트리디움 디피실 감염증 환자의 80%가 8주 후 감염 증상이 사라졌고, 90%는 장기간 재발하지 않았습니다. 그뿐만 아니라, 건강한 기증자의 대변에서 추출한 장내 미생물군을 정제하여 제조된 경구용 생균 치료제도 FDA 의 승인을 받아 현재 사용 중입니다.

장-몸 연결 축 Gut-Body Axis을 조절하는 생균 치료제

앞서 장 미생물이 하는 일에서 장-뇌 축에 관해 설명해 드렸습니다만 장내 미생물의 활동은 뇌에만 영향을 주는 것이 아니며, 온몸의 장기들과 양방향으로 서로 영향을 주고받습니다. 왜냐하면 위장관은 장과 연관된 림프 조직(GALT, Gut-Associated Lymphoid Tissue)을 형성하는 림프관 및 림프 기관으로 둘러싸여 있으며, 이를 통해 장내 미생물과 그 대사 산물이 전신으로 이동할 수 있기 때문입니다. 장 미생물로 만들어진 생균 치료제가 이러한 장-몸 축을 통해 신체에 영향을 미치는 치료법은 광범위하게 연구되고 있으며, 동물 및 임상 시험을 통해 그 가능성이 확인되고 있습니다.

장-뇌 축(Gut-Brain Axis)

최근 연구에서는 장내 미생물이 가바(GABA), 세로토닌, 도파민, 노르에피네프린, 아세틸콜린, 히스타민과 같은 신경 활성 분자를 생성하여 장-뇌 축 네트워크를 조절하는 것이 입증되었습니다.

- **주의력 결핍 과잉 행동 장애(ADHD) 및 자폐 스펙트럼 장애** 유아기에 락토바실루스 람모서스나 락토바실루스 플란타룸을 보충하면 발병 위험을 감소시키고 환자의 삶의 질을 향상할 수 있음이 2020년에 보고되었습니다. 또한, 비피두스균은 장내 미생물 불균형을 해결하는 기전을 통해 주의력 결핍 과잉 행동 장애 증상의 개선에도 도움을 주는 것으로 나타났습니다. 현재 가바를 생성하는 락토바실루스의 안전성과 효과를 간질 환자에게 평가하는 임상 시험이 진행 중이며, 또한 조현병 및 간질 치료를 위해 4가지 유산균주를 혼합한 생약 치료제가 임상 시험 중입니다.

- **알츠하이머병, 파킨슨병** 신경 퇴행성 질환에서 특정 장 유익균 생균 조합의 신경 염증 조절 및 신경 보호 효과와 안정성에 관한 결과가 임상 시험을 통해 지속적으로 검증되고 있습니다. 파킨슨병을 앓는 동물에게 락토바실루스 플란타룸과 비피두스 어도레스센티스를 투여하자, 가바가 생성되어 떨림을 완화할 수 있음이 시사되었습니다. 현재 3종(비피두스, 락토바실루스, 엔테로코쿠스) 조합 생균의 운동 증상 개선을 평가하는 임상 시험이 진행 중입니다. 알츠하이머병의 경우에 장내 미생물 불균형은 장 투과성을 높이고 신경 염증을 유발합니다. 동물 연구에서는 뷰티르산 생성 유익균에 신경 보호 효과가 있음이 밝혀졌고, 현재 프로바이오틱스 혼합 제제가 신경 염증을 줄이는 데 미치는 영향을 조사하는 임상 시험이 진행 중입니다.

장-폐 축(Gut-lung axis)

여러 연구에서 장내 미생물군과 폐의 면역 상태 사이의 연결이 확인되었습니다. 기관지 알레르기, 만성 염증성 폐 질환 환자가 비피두스균과 락토바실루스균을 복용하자, 폐 상피 세포에서 알레르기 및 자가 면역 반응을 억제했으며, 항염 작용도 했습니다. 엔테로코쿠스 갈리나룸균은 면역 치료 중인 폐암 환자의 면역 체계를 활성화했습니다.

장-간 축(Gut-liver axis)

장과 간은 해부학적으로도 문맥(portal vein)을 통해 연결되어 있으므로, 서로 분자들이 교환됩니다. 따라서 비알코올성 지방간 질환, 알코올성 간 질환, 간경변, 간세포 암과 같은 간 질환은 장내 미생물 불균형도 같이 동반되어 있습니다.

알코올은 장내 미생물군 불균형의 흔한 원인이며 늘어난 유해균이 간으로 이동하면 지방간 염증이 생깁니다. 락토바실루스 루테리를 투여하면 유해 박테리아가 간으로 이동하는 것을 방지하여 지방간이 감소하였습니다. 실제 장 미생물 이식이 알코올성 간 질환 치료에도 포함됩니다.

장-유방 축(Gut-breast axis)
장내 미생물군 중 클로스트리아와 퓨조박테리움은 독소, 에스트로겐 유사 분자, 염증성 물질을 생성하여 유방암 발병의 원인이 됩니다. 비피두스 인판티스가 함유된 우유를 유방암 이식 쥐에게 경구 투여했을 때, 항암 요법의 상승 효과가 강력하게 나타났으며, 종양 부피가 크게 줄어들었습니다. 비피두스 생균 치료제를 투여한 또 다른 연구에서도 종양 억제 효과와 생존율 연장 효과가 나타났습니다.

장-유방 축은 수유 중 공생 미생물 및 면역 분자를 전달하여 신생아의 초기 미생물군 및 면역 체계를 형성하는 데 중요한 역할을 합니다. 모유를 섭취한 유아의 장 속에는 항염증 물질과 비피두스균 종수가 다양하고 천식 발생률이 낮습니다. 현재 모유 수유 중인 어머니를 대상으로 락토바실루스, 스트렙토코쿠스, 비피두스가 포함된 프로바이오틱 보충제가 유아에 미치는 영향에 관해 임상 연구가 진행 중입니다.

장-비뇨 생식기 축(Gut-genitourinary tract axis)
면역 체계, 호르몬 및 신경 경로를 포함한 상호 작용이 작동되는 축입니다. 재발성 요로 감염 환자는 대조군보다 장내 미생물군의 다양성이 낮고, 뷰티레이트 생성 박테리아의 수가 적었습니다. 재발성 요로 감염을 앓는 폐경 후 여성 252명을 대상으로 락토바실루스 람노수스와 락토바실루스 루테리를 투여하자, 요로 감염의 발생률이 감소했습니다. 다낭성 난소 증후군은 호르몬 불균형과 난소 낭종이 특징인 질환으로, 장내 미생물 불균형과 관련이 깊습니다. 현재 유산균 4종 생균 치료제와 이눌린을 병용한 임상 연구가 진행 중입니다. 일부 세균 종은 에스트로겐, 안드로겐, 또는 그 전구체를 대사하여 체내 호르몬 수치에 영향을 미칩니다. 예를 들어, 클로스트리디움은 장내 글루코코르티코이드를 안드로겐으로 변환시켜 전립선암 진행을 늦출 수 있습니다. 현재 항암제와 대변 미생물 이식을 병용한 전립선암 치료 효과에 관한 임상 연구가 진행 중입니다.

장-심혈관 축(Gut-cardiovascular axis)
장내 미생물 불균형은 심혈관계 질환을 유발하는 아주 중요한 핵심 요소입니다. 특히, 달걀, 고기,

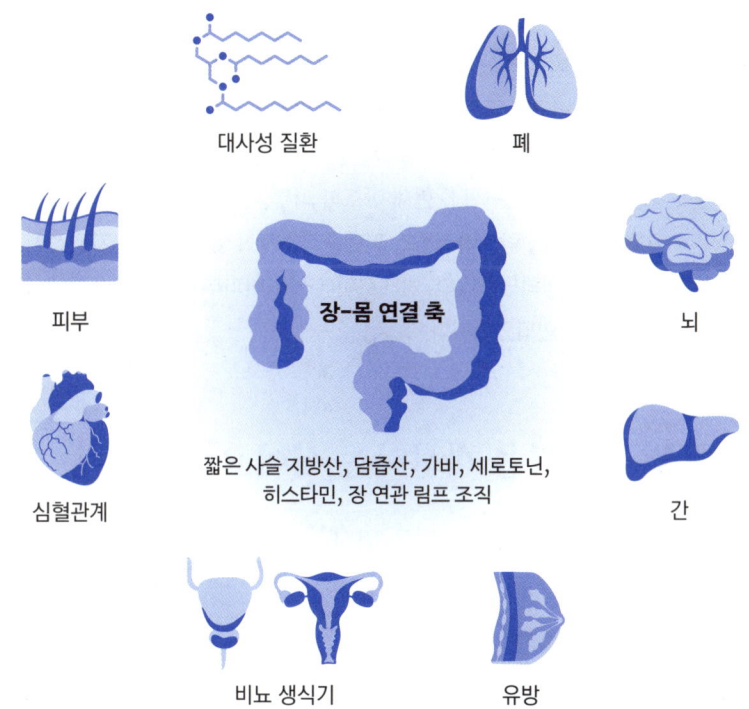

그림 11. 장-몸 연결 축: 중앙(장): 짧은 사슬 지방산, 답즙산, 가바, 세로토닌, 히스타민, 장 연관 림프 조직 **뇌:** 주의력 결핍 과잉 행동 장애, 알츠하이머병, 파킨슨병 **폐:** 기관지 알레르기, 만성 폐쇄성 폐 질환 **간:** 비알코올성 지방간 질환, 알코올성 간 질환, 간경변 **유방:** 유방암, 신생아 면역 체계 및 장내 미생물 다양성, 소아 천식 **비뇨생식기:** 재발성 요로 감염, 전립선암 **심혈관:** 고혈압, 동맥 경화, 관상 동맥 질환, 뇌졸중 **피부:** 여드름, 습진, 아토피, 건선, 장미증, 탈모, 피부암

해산물 같은 음식에 들어 있는 콜린, 포스파티딜콜린, 카르니틴이라는 영양소가 장내 세균에 의해 분해되면서 생기는 대사물인 트라이메틸아민 N-옥사이드(TMAO)는 동맥 경화, 관상 동맥 질환, 고혈압, 뇌졸중의 위험을 크게 높일 수 있습니다. 현재 경구 생균 치료제의 고혈압에 관한 임상 연구가 진행 중입니다. 여러 종의 유산균으로 만든 생균 치료제인 Ecologic® Barrier는 폐경 후 비만 여성의 TMAO 감소, 비만으로 인한 만성 염증 반응 억제, 항산화 상태 개선을 통해 동맥 경화 예방 효과를 입증했습니다.

장-피부 축(Gut-skin axis)

최근 피부과 영역에서는 장-피부 축에 기반한 장내 미생물 불균형이 여드름, 습진, 건선, 장미증과 같은 피부 상태에 미치는 연구가 급증하고 있습니다. 아토피 피부염 치료에서 비피두스 어도렌티스를 장내 투여하면 짧은 사슬 지방산 중 프로피온산을 생성하는 락토바실루스 비율이 늘어나고 과활성된 면역 체계가 안정되었습니다. 현재 아토피 피부염, 탈모증, 건선 관절염 환자를 대상으로 임상 연구가 진행 중입니다. 락토바실루스 퍼멘툼과 NMN 병용 투여가 자외선에 관한 피부 방어력을 증가시키는 것이 확인되었습니다. 박테로이데스와 비피두스균이 흑색종에서 면역 요법의 효과를 높인다는 사실도 확인되었습니다.

장내 미생물 불균형을 개선하는 식이요법과 운동

장내 미생물 불균형을 개선하는 치료법은 역시 운동과 식이요법입니다. 모든 것의 근본인 생활 습관부터 개선해 보시는 것이 어떨까요?

열량 제한 또는 간헐적 단식

열량 제한 식이는 약물이나 유전적 개입 없이 수명을 연장하고 나이 관련 질환을 예방하는 가장 효과적인 식이요법 중 하나로 인정받아 왔습니다. 또한, 장내 미생물군 및 대사체 변화를 유도합니다. 락토바실루스군과 비피두스균 및 다른 유익균들을 늘리고 장내 미생물 다양성을 회복해 노화와 관련된 장내 미생물 변화를 역전시킬 수 있습니다. 간헐적 단식도 유사한 효과를 나타냅니다. 또한, 간헐적 단식 시에 장내 미생물이 생성하는 사르코신과 다이메틸 글리신이라는 물질은 신경 보호 작용이 있어서 알츠하이머병 증상을 완화합니다.

지중해식 식단

지중해식 식단이란 정제된 곡물, 채소, 콩류, 과일, 견과류, 올리브유, 적색육, 적당한 와인 섭취를 하는 식사 패턴입니다. 유럽 5개국의 고령자를 대상으로 1년간 지중해식 식단을 적용한 결과, 6종의 유익균이 늘어나고 4종의 유해균이 줄어들었습니다.

케톤 식이요법 또는 주기적 케톤 식이요법

케톤 식이요법은 탄수화물 섭취를 극도로 제한하고 지방을 주요 에너지원으로 활용하는 식이 요법입니다. 이 식단에서는 일반적으로 지방의 비율을 총열량의 70%에서 80%까지 높이고, 단백질은 15~20% 정도로 유지합니다. 케톤 식이요법의 주요 목적은 체내에서 케톤체(β-하이드록시부티르산, 아세토아세트산 등)의 생성을 촉진하여, 뇌와 근육의 주요 에너지원으로 사용하도록 하는 것입니다. 이 과정은 신체의 지방 연소를 촉진하고 혈당 수치를 안정화하는 데 도움을 줄 수 있습니다.

케톤 식이요법은 체중 감량, 인슐린 저항성 개선, 뇌 건강 증진(알츠하이머병, 파킨슨병 예방), 제2형 당뇨병 관리 등에 긍정적인 영향을 미칠 수 있습니다. 유익균인 아커만시아균의 증가가 보고되었지만, 장기적으로 시행하면 장내 미생물 다양성이 줄어들고, 유익균 감소 및 병원성 균 증가, 장내 대사 변화 및 장벽 손상 우려도 있습니다. 이를 해결하기 위해 주기적 케톤 식이요법이 제안되었으며, 생쥐 연구에서 건강 수명 연장 효과가 나타났습니다.

규칙적인 저강도~중강도 운동은 장 건강을 유지하는 데 도움을 주지만, 고강도·장시간 운동이 장내 미생물 불균형을 유발할 수 있다는 보고도 있습니다. 따라서 운동의 유형, 강도 및 지속 시간에 따라 장내 미생물군에 미치는 영향은 아직은 더 연구가 필요하지만, 운동이 장내 미생물 다양성을 높여 주고, 짧은 사슬 지방산 생성을 늘리는 효과가 있는 것은 분명해 보입니다. 반대로 장내 미생물 불균형으로 장벽 기능이 손상되면 관절 염증이 늘어나고 신체 운동 능력이 저하될 수 있습니다. 그러므로 건강한 장내 미생물군 유지와 운동은 양방향으로 서로 영향을 줍니다.

주요 알약들의 권장량, 복용법, 부작용 및 주의 사항

장내 미생물 불균형 개선을 통한 노화 치료 전략은 다음 3가지로 요약할 수 있습니다.

- 장내 미생물 주변의 노쇠 세포 축적 개선
- 노화 시 감소하는 대표적인 유익균의 증가를 포함한 장내 미생물 다양성의 회복
- 줄어든 장내 미생물 대사 산물 증가

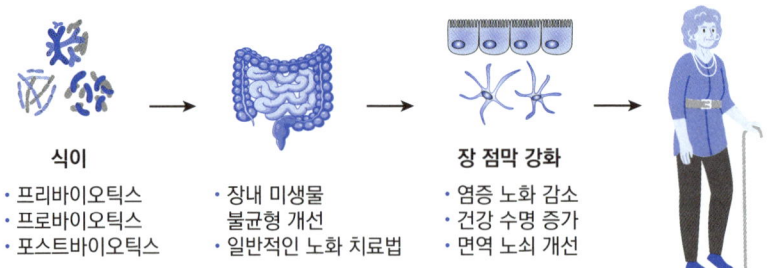

그림 12. 노화 치료의 장내 미생물 불균형 접근법: 식이, 프리바이오틱스, 프로바이오틱스, 포스트바이오틱스 투여와 일반 노화 치료법 병행으로 장내 미생물 불균형 회복과 장 노쇠 세포 축적 개선의 병행

장 노쇠 세포 개선 알약들

장내 미생물 불균형이 없더라도, 장내 미생물 주변의 노쇠 세포가 축적되면 장내 미생물 불균형을 유발할 수 있습니다. 이전 장들에서 다루었던 노화 치료 알약 중 장내 미생물 불균형 개선 작용이 같이 있는 약은 메트포르민, 아카보스, 스퍼미딘, 레스베라트롤, 베타인입니다. 베타인을 제외한 나머지 알약들은 앞에서 이미 구체적으로 다루었으니 이번 장에서는 베타인, 아카보스에 관해서만 설명해 드립니다.

베타인(Betaine) 보충제

마이토콘드리아 활성, 염증 노화 개선, DNA 손상 보호 및 텔로미어 보존, 자가 포식 촉진, 후성 유전적 DNA 메틸화 조절 및 대사 조절 등, 다양한 노화 지표 개선 작용이 있으면서 유익균 중 아커만시아, 비피두스균, 락토바실루스균 증식, 유해균 중 클로스트리디움, 헬리코박터 억제 작용이 있습니다.

• **하루 권장량과 복용법** 일반적인 항노화 및 장 건강 개선이 목적이라면, 권장량은 2,500mg에서 6,000mg입니다. 식사 후 섭취하면 흡수율이 증가할 수 있습니다. 베타인은 삼투압을 증가시킬 수 있으므로 물을 충분히 섭취해야 위장관 불편을 방지할 수 있습니다. 하루 권장량을 2~3회 나누어 섭취하면 위장 부작용을 최소화하고, 체내에서 지속적인 효과를 발휘할 수 있습니다. 근육 회복 및 대사 촉진을 위해 운동 전 30~60분 전에 섭취할 수 있습니다.

- **부작용 및 주의점**　일반적으로 안전한 보충제로 간주하지만, 과다 복용하면 일부 부작용이 발생할 수 있습니다. 고용량 섭취 시 복부 팽만, 설사, 메스꺼움 발생이 가능하고, 삼투압 작용으로 탈수를 유발할 수 있으니 충분한 수분 섭취가 필요합니다. 베타인은 메틸기 제공자 역할을 하므로 대사 시에 체취 및 땀 냄새가 심해질 수 있습니다. 일부 연구에서 높은 용량이 혈압에 영향을 준다는 결과가 나왔으니, 고혈압 환자는 주의가 필요합니다. 또 신장, 심혈관계 질환자는 의사와 상담 후 복용해야 합니다. 심혈관계 질환자는 호모시스테인 수치 증가 가능성 때문에 엽산, B6, B12 보충과 병행을 추천합니다. 임산부나 수유부는 안전성에 관한 충분한 연구가 부족합니다.

- **대표 제품**
  - 종근당건강 베타인 HCl 1,000mg, 식후 1~2정 복용
  - 뉴트리 코어 베타인 플러스: 프리바이오틱스와 결합한 베타인, 하루 2정 복용

아카보스

- **하루 권장량과 복용법**　후성 유전적 조절, 영양소 감지 신호 교정, 만성 염증 감소, 마이토콘드리아 활성, 장내 미생물 불균형 개선 등 종합적인 항노화 효과가 있습니다. 하루 25~50mg이 일반적인 권장량입니다. 최대 용량으로 하루 100mg까지 가능하나, 초기에는 저용량(25mg)으로 시작하여 위장 부작용이 없으면 점진적으로 늘리는 것이 좋습니다. 탄수화물 섭취가 많은 식사를 하는 경우일수록 효과적이며, 식사 직전에 복용합니다.

- **부작용 및 주의점**　일반적으로 소화기 증상인 복부 팽만감, 가스(방귀 증가), 복통, 설사가 가장 흔합니다. 특히 탄수화물 섭취량이 많을수록 가스 생성이 증가할 수 있습니다. 단독 사용 시 저혈당 위험은 거의 없으나, 인슐린, 다른 당뇨 처방약과 병용 시 저혈당 위험이 늘어납니다. 장기간 고용량(100mg 이상) 복용하면, 간 효소 상승이 가능하므로, 간 기능이 약한 사람은 정기적인 검사가 필요합니다. 알레르기 반응이 있으면 즉각 중단하고 심하면 병원에 방문합니다. 간 기능 저하자는 정기적인 간 기능 모니터링이 필요하고, 임신·수유 중이면 임상 데이터 부족으로 복용이 권장되지 않습니다.

- **대표 제품**
  - 아카보스(Acarbose): 종근당바이오에서 생산하는 제품
  - 글루코바이(Glucobay): 바이엘(Bayer)에서 제조한 제품으로, 국내에서는 한독이 유통하고 있습니다.

프로바이오틱스 제품들

개인별 장내 미생물의 분석 검사를 통한 맞춤형 프로바이오틱스를 섭취하는 게 가장 좋지만, 현실적으로 그렇게 하기는 힘듭니다. 따라서 효능, 안전성, 임상 연구, 충분한 양(10억에서 100억 CFU 이상), 장까지 도달 시의 생존율, 코팅 기술력 등을 고려해서 자신에게 맞는 제품을 선택하도록 합니다. 아래에 이러한 기준을 충족하는 것으로 알려진 5가지 프로바이오틱스 제품을 소개합니다. 일단 2주에서 4주 이상은 복용해야 하며, 효과는 균주의 특이성, 투여량, 섭취 기간 및 개인별 차이가 큽니다.

제품 선택 시에 고려할 개인적인 의견을 추가하면, 최근에 염증성 노화 개선, 후성 유전적 DNA 메틸화 조절, 마이토콘드리아 기능 장애 회복과 같은 노화의 주요 특징들에 관한 락토바실루스 플란타룸의 잠재적 효과가 주목받고 있으므로, 제품의 균주 종류 중에 락토바실루스 플란타룸균이 포함되는 제품이면 좋겠습니다.

- **대표 제품**
  - Bio-Kult®: 임상 연구에 기반한 다양한 생균제를 제공하는 브랜드로, 소화 건강, 면역 지원, 정신 건강 등 여러 분야를 목표로 한 제품들을 보유하고 있습니다. 소화 건강용 Bio-Kult® Everyday, 면역 건강용 Bio-Kult® Boosted, 정신 건강용 Bio-Kult® Min가 있어서 개인의 필요와 건강 목표에 맞게 선택할 수 있습니다.
  - Ecologic® Barrier: 임상 연구에 기반하여 장-뇌 축을 통해 우울증 개선 및 항스트레스용 프로바이오틱스입니다.
  - 프로바이오틱스 컴플리트 프리미엄(GC 녹십자웰빙): 캡슐 하나당 1,300억 마리의 생유산균이 투입되며, 유통 기한 끝까지 최소 100억 마리의 유산균 수를 보장합니다. 젤 형태의 보호막 코팅을 통해 유산균이 위산과 담즙산에 견디며 소장까지 살아서 도달할 수 있도록 설계되었습니다. 또, 신바이오틱스 기술이 적용되어 프리바이오틱스(이눌린, 프락토올리고당, L-로이신 등)를 함유하여 장내 유익균의 증식을 촉진하고 유해균을 줄이는 효과를 제공합니다. 면역 세포 활성 작용이 있는 트립토판 유도체를 만드는 락토바실루스, 루테리도 포함되어 있습니다.
  - 듀오락(Duolac): 셀바이오텍의 듀얼 코팅 기술을 적용하여 프로바이오틱스가 위산과 담즙산에 견디며 장까지 도달할 수 있도록 설계되었습니다. 임상 시험 결과, 비코팅 대비 듀얼 코팅 유산균의 장내 생존율이 100배 이상 증가하였습니다.

- 브이에스엘#3(VSL#3): 국내 최대인 4,500억 보장 균수를 제공하는 프로바이오틱스로, 많은 균이 장까지 살아서 도달할 수 있도록 설계되었습니다.
- 락토패드(Lactopad): 여드름 환자를 대상으로 한 임상을 통해 안전성과 효능 검증을 마친 후, 핀란드 및 폴란드 등에서 제품으로 시판 중입니다. 임상 시험을 통해 안전성과 효능이 검증되었습니다.
- BB-12®: 광범위하게 연구되고 많은 학술지에 발표되었으며, 1986년부터 전 세계적으로 안전 문제 없이 사용되어 왔습니다. 다양한 임상 연구에서 효능과 안전성이 입증되었습니다.
- 에피바이옴(Epibiome): 천연물 중심 바이오 기업인 제이비케이랩이 장 건강에 도움을 줄 수 있는 활성형 프로바이오틱스 제품으로 출시하였습니다. 임상 연구를 통해 효능과 안전성이 검증되었습니다.

프리바이오틱스 제품들

프리바이오틱스 효과는 프리바이오틱스의 구성 및 구조, 섭취 이전의 장내 미생물 구성에 따라 달라집니다.

- **대표 제품**
  - 셀티바 프로바이오틱 다이어트 토탈 케어: 체지방 감소와 장 건강을 동시에 케어하는 제품으로, 유익균 증식과 유해균 억제에 도움을 줄 수 있습니다. 특히 체지방 감소에 효과적이라는 소비자 후기가 있습니다.
  - 오한진 프리바이오틱스: 프락토올리고당을 주성분으로 하여 장내 유익균 증식에 도움을 줄 수 있는 제품입니다. 달콤한 맛으로 섭취가 쉬우며, 장 건강 개선에 효과적이라는 후기가 있습니다.
  - 닥터에스더 프리바이오틱스 프리미엄: 프락토올리고당과 아연을 함유하여 장내 유익균 증식과 정상적인 면역 기능에 도움을 줄 수 있는 제품입니다. 하루 한 포로 간편하게 섭취할 수 있습니다.

포스트바이오틱스 제품들

포스트바이오틱스에 관한 임상 연구는 최근 5년 전부터 늘어나고 있습니다. 100여 편의 대조군 임상 연구 대부분이 2022년 이후에 발표되었으며, 특히 2024년부터 급증하였습니다. 다음은 2024년에 발표된 대표적인 대조군 임상 연구 결과입니다. 프로바이오틱스와는 달리, 멸균 처리한 유익균이나 용해액을 복용한 결과는 놀랍게도 프로바이오틱스를 투여한 경우와 마찬가지로 장내 미생물의 다양성을 증가시켰으며 각종 질환을 개선했습니다.

현재 국내외의 포스트바이오틱스 제품들은 살균 처리한 유익균 세포벽 성분이나 다당류, 뷰티르산, 아세트산, 프로피온산 같은 짧은 사슬 지방산, 박테리오신, 장 세균 생성 비타민 K2 등, 포스트바이오틱스 성분별로 다양하게 구성되어 있습니다. 하지만 프로바이오틱스와 복합된 제품이거나 또는 포스트바이오틱스 성분의 종류와 함량 표시가 불명확해서 개인적으로는 권하지 않습니다. 만일 독자분들 중 포스트바이오틱스 제품 복용을 원하신다면, 다음 소개해 드리는 임상 연구와 그 연구에 사용된 포스트바이오틱스 균주를 참고하시어 제품을 골랐으면 합니다.

- **장내 미생물 다양성 증가** 열처리한 락토바실루스 플란타룸 발효 복합물을 12주간 고령자를 대상으로 복용하게 한 후, 장내 미생물의 다양성이 증가했습니다.

- **만성 설사 개선** 만성 설사를 앓는 환자 69명을 대상으로 열 처리한 락티카세이바실루스 파라카세이, 락티플란티바실루스 플란타룸, 비피도박테리움 애니말리스를 3주간 복용하게 하자, 설사가 개선되고, 유익균이 증가했으며, 병원균은 줄어들었습니다. 또한 설사 유발 대사 산물인 캡사이신과 페닐알라닌이 감소했으며, 설사 유발 담즙산인 케노디옥시콜산이 매우 의미 있게 줄어들었습니다. 그리고 뷰티르산 농도도 유의하게 증가함이 확인되었습니다.

- **설사형 과민성 대장 개선** 열 처리한 비피도박테리움 롱굼 캡슐을 200명이 하루 1번 2캡슐을 3달 복용하자, 대조군보다 관련 증상 모두 개선되었습니다. 80명의 과민성 대장 환자에게 6주간 투여한 다른 연구에서도 증상 개선과 함께 뷰티르산 생성 장 세균이 증가하였습니다.

- **근력과 신체 기능 향상, 운동 능력 향상** 열처리한 락토바실루스 플란타룸을 20~40세의 건강한 남성 30명에게 6주간 섭취시키자, 운동 지구력, 근육량 및 근력, 피로도가 개선되었습니다. 멸균 처리한 아커만시아를 60세 이상의 성인 100명을 대상으로 12주간 복용케 한 연구에서는 근육 성장 촉진 단백질이 증가하고, 근력이 향상되었습니다.

- **당뇨 개선**   갈락토올리고당과 비피두스 박테리아 브레베의 다당류 성분을 53명의 당뇨 전 단계 환자들이 하루 1번 12주 복용하자, 당화혈 색소와 공복 혈당이 정상 수준으로 줄어들고 뷰티르산 생성 장 세균은 증가했습니다.

- **위·식도 역류 개선**   열 처리 유산균 락토바실루스 존소니를 하루 1번씩 6주간 21세에서 63세 사이의 건강한 일본인 남녀 120명에게 투여한 후 위 식도 역류 질환 증상이 의미 있게 개선되었습니다.

- **구취증 개선**   열 처리한 락토바실루스 파라카제이를 하루 3회, 4주 섭취 ― 68명의 구취 환자의 구취 관련 유기 화합물이 줄어들고 타액 병원균도 감소하였습니다.

- **면역 세포 활성**   열 처리한 락토바실루스 파라카제이를 건강한 성인 100명에게 4주간 복용하게 하자, 수지상세, 호중구, 자연 살해(NK) 세포 활성이 증가하였습니다. 열 처리한 락토바실루스 플란타룸 캡슐을 하루 1회, 8주간 섭취한 때도 자연 살해(NK) 세포 활성이 늘어났습니다.

- **변비와 우울, 무기력 개선**   열 처리한 락토바실루스 헬베티쿠스 발효유 100ml를 4주간 변비 경향이 있는 20~59세의 건강한 일본인 성인에게 섭취하도록 한 결과, 장내에서 황산염을 환원하여 황화수소를 생성하는 황산염 환원균들이 줄어들었습니다. 변비 증상도 개선되었으며, 우울감과 무기력도 의미 있게 향상되었습니다. 이와 같이 정신 건강 증상을 개선하는 작용을 하는 프로바이오틱 균주들을 사이코바이오틱psychobiotic이라고 합니다.

- **대사 증후군 개선**   뷰티르산 500mg이 포함된 정제를 하루 1알, 4주간 지방간과 대사 증후군을 앓는 50명의 건강한 백인 성인에게 섭취시킨 결과, 혈장 지질 및 간 기능이 개선되었습니다.

- **안구 건조증 개선**   락토바실루스 사케이 용해액으로 만든 활성 점안액을 40명의 안구 건조증 환자의 눈에 점안하자, 눈물 내 염증성 사이토카인이 유의하게 줄어들었습니다.

- **여드름 개선**   3가지 균주로 발효시킨 콜라겐 젤을 20명 환자에게 4주 사용 후, 여드름 유발균인 프로피오니박테리움 아크네 성장이 억제되고 염증 지표가 감소했으며, 여드름 증상은 개선되었습니다.

경구 또는 국소 투여 생균 치료제

• **RBX2660(Rebiotix®)** 클로스트리디오이데스 디피실 감염의 재발을 줄이기 위해 관장용으로 직장으로 투여하는 처방약입니다. 미국 식품의약청(FDA)으로부터 희귀 의약품 및 혁신 치료제 지정을 받았으며, 현재 클로스트리디오이데스 디피실 감염 치료를 위한 최초의 미생물 기반 생균 치료제로 승인되었습니다.

• **Vowst™ (SER-109)** 건강한 기증자의 대변에서 추출한 건조 포자 혼합물로 구성된 경구용 생균 치료제이며, 2023년에 클로스트리디오이데스 디피실 감염 치료제로 FDA 승인이 되었습니다. 대변에서 추출한 장 세균을 캡슐로 먹는 시대의 선두 주자 약입니다.

해결 과제와 전망

100세 이상 장수 노인의 장내 미생물 다양성이 일반 노인과 다르다는 사실은 이제까지 '나이를 먹을수록 장내 미생물 다양성이 줄어든다'라는 일반적 인식을 바꾸어야 함을 의미합니다. 즉, 노화 관리를 잘하면 장내 미생물 다양성을 통해 건강 수명을 연장할 가능성이 있는 것입니다.

현재의 연구들은 장내 미생물군 조절이 건강한 노화를 촉진할 가능성을 보여 주지만, 향후 연구에서는 노쇠와 특정 노화 관련 질환의 예방 및 치료를 위한 맞춤형 장내 미생물 개입 전략을 더욱 체계적으로 평가할 필요가 있습니다. 따라서 미생물 유전체 및 대사 기능에 관한 심층 분석을 통해 보다 정밀한 장 건강 관리 전략이 개발되어야 하며, 장내 미생물 기반의 개인 맞춤형 영양 접근이 중요한 연구 방향이 될 것입니다.

노인을 대상으로 한 프로바이오틱스, 프리바이오틱스, 신바이오틱스, 포스트바이오틱스 개입 연구는 여전히 제한적입니다. 기존 연구들은 이러한 개입이 노인의 건강을 개선할 수 있음을 보여 주었으나, 각종 노화 지표상에서 노화 과정을 늦추고 건강 수명을 연장하는 균주의 확인, 최적의 용량, 투여 기간 및 개인별 반응 예측 방법을 규명하기 위한 추가 연구가 필요합니다. 그리고 유전체 공학 기술, CRISPR-Cas 시스템과 같은 분자 생물학 기술, 머신 러닝과 같은 첨단 기술을 접목하여 개인화된 건강 관리 전략을 제공하는 방향으로 나아가야 합니다.

    대변 미생물 이식과 경구용 생균 치료제는 노화로 인한 신체 기능 저하를 개선할 잠재력을 보여 주고 있습니다. 그러나 이러한 효과를 인간에게 적용하기 위해서는 추가적인 연구와 임상 시험이 필요합니다. 미래에는 장내 미생물 조절을 통한 노화 방지 및 치료법 개발이 기대되며, 이는 노화 관련 질환의 예방과 치료에 새로운 접근법이 될 것입니다.

13장
컨트롤 타워, 뇌의 긍정적 가소성 확장

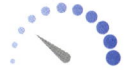

건강하게 오래 살아야 할 나만의 이유가 있는가?

이제 이번 장을 끝으로, '노화를 치료하는 시대의 서막'이라는 주제에 관한 얘기를 마무리하려고 합니다. 아마도 이 책의 모든 독자분께서는 한 가지 공통점이 있을 것입니다. 그것은 '나이 들어도 건강한 삶'을 살기를 원하는 희망입니다. 지난 장까지의 내용들도 그러한 독자분들의 희망에 부응하고자 최근 20여 년간 인간의 노화와 관련된 수많은 과학자, 의학자들의 최신 연구 성과들과 저의 임상 경험을 제 능력이 되는 한도에서 최선을 다하여 엮어서 소개해 드렸습니다. 그런데 이번 마지막 장에서는 노화에 관해 조금 다른 각도로 접근을 해 보려고 합니다.

대학병원에서 뇌졸중, 심장병, 당뇨 합병증, 퇴행성 척추 관절 질환 등 다양한 질환으로 입원한 노년층 입원 환자들을 진료하던 시기에 한 가지 깨우친 점이 있었습니다. 그것은 같은 나이에 비슷한 병증 정도를 가진 분들의 회복력 차이를 결정하는 것에 관해서입니다. 평소의 건강 상태, 면역력, 노화 정도 등등 수없이 많은 의학적 원인보다도 더 중요한 것은 '내가 빨리 병을 이겨내고 회복해야 할 이유'가 있느냐 없느냐 하는 것이었습니다.

'내가 건강하게 오래 살아야 하는 이유'란 바로 삶의 목표이며, 살아야 하는 목표가 있는 분들은 그 목표를 위해서 더 건강해지려는 노력을 게을리하지 않습니다. 이전 장까지 구체적으로 설명해 드린 노화 치료 방법만 해도 수없이 많습니다. 그중에서 자신에게 맞는 것을 몇 가지 선택하여 실천에 옮기는 것이 가장 중요합니다. 단순히 오래 건강하게 살아야 한다는 바람도 새로운 장수법을 실천하는 이유가 되겠지만, 더 중요한 것은 노화에 관해서 새로운 것들을 공부하고 배운 것들을 새롭게 실천해야 할 근원적인 이유인 '삶의 목표'를 갖는 것입니다. 그리고 삶의 목표를 만들어 주는 곳이 바로 뇌입니다.

뇌는 자극을 먹고 사는 조직입니다. 따라서 좋은 자극을 받으면 좋게 변화하고 나쁜 자극을 받으면 나쁘게 발전합니다. 자극이 없으면 바로 노화가 되며 노화가 된 뇌에서는 내가 살아야 하는 나만의 목표를 만들 수가 없습니다. 좋은 자극 중에서도 가장 뇌가 좋아하는 자극은 지속적이면서 끊임없이 새로운 자극이며, 그중에 으뜸이 목표를 갖는 것입니다. 뇌가 좋아하는 목표는 거창하거나 막연한 목표가 아닙니다. 그저 현재의 내 상태에서 조금이라도 더 발전하고 새로워질 작은 목표면 충분합니다.

이런 목표가 있는 뇌에서는 신경 세포와 신경 세포 간의 연결이 끊임없이 재조직되는데, 이런 뇌의 특성을 뇌 가소성이라고 합니다. 목표가 있는 뇌는 시간이 지나고 아무리 나이가 들어도 노화하지 않습니다. 오히려 더 강인하고 안정적으로 긍정적 뇌 가소성을 유지하면서 컨트롤 타워의 임무를 수행하게 됩니다. 따라서 이제부터는 뇌의 여러 노화 현상 중 뇌 가소성 노화 방지를 중점으로 설명해 드리겠습니다.

뇌 가소성이란 무엇인가?

뇌 가소성(Neuroplasticity)이란 뇌가 새로운 자극에 적응하여 구조적, 기능적으로 변화하는 능력을 의미합니다. 과거에는 뇌 발달이 어린 시기에만 활발하고, 성인 이후에는 고정된다고 생각했지만, 많은 연구 결과로 뇌 가소성은 평생 지속되는 것이 입증되었습니다. Plasticity는 그리스어 plastikos로 '변화가 가능한 성질'을 의미합니다. 유년기에는 뇌가 가장 높은 가소성을 보이며, 새로운 언어 학습, 운동 능력 습득이 빨라서 신경 회로가 급격히 변화합니다. 이런 이유로 어렸을 때 어떤 환경에서 어떤 자극을 주로 받으며 자랐느냐가 매우 중요합니다. 20~60대의 성인기에도 스트레스, 수면 부족, 만성 염증 등으로 뇌 가소성이 감소할 수 있지만, 여전히 새로운 자극을 통해 뇌세포에서는 새로운 연결이 생성되고 신경망이 재구성됩니다. 따라서 중장년기 이후에도 새로운 것을 자꾸 경험하고 배우면 뇌는 계속 풍성하게 신경망을 변화시키므로 포용력과 유연성이 좋은 큰 그릇이 됩니다. 그러나 새로운 것을 받아들이지 않고 학습하지 않은 뇌는 더 이상 새로운 신경망이 생기지 않으므로 자기 생각만 옳다고 고집하는 포용력이 모자란 뇌가 됩니다.

60대 이후 노년기 이후에도 새로운 신경 연결의 형성 속도는 느려지지만, 새로운 자극을 적절히 받으면 지속적으로 신경망이 변화됩니다. 뇌는 죽을 때까지도 변화하며 성장할 수 있는 뇌 가소성이라는 특징을 가진 유일한 장기이기 때문입니다. 치매나 파킨슨병, 뇌졸중 같은 퇴행성 뇌 질환이 있어도, 계속 새로운 자극을 주고 운동을 하면 뇌가 새로운 신경망을 만들어서 병의 진행 속도가 매우 느려지는 것도 바로 뇌 가소성 덕분입니다.

뇌에는 2가지 종류의 뇌세포가 있습니다. 하나는 전기적 신호를 전달하여 새로운 신경망을 만들 수 있는 뇌신경 세포입니다. 또 하나는 신경 전달에 직접 관여하지는 않지만, 뇌신경 세포 주위에서 간접적으로 신경 전달을 지원하고 조절하는 신경교 세포입니다. 이 2가지 세포의 숫자는 비슷하며, 신경 가소성의 원천인 뇌신경 세포의 숫자는 약 860억 개로 추정됩니다. 각 뇌신경 세포는 다른 신경 세포와 소통하기 위한 주된 전깃줄 역할을 하는 1개의 축삭(Axon)을 가지고 있으며, 이 축삭은 새로운 자극이 들어오면 여러 분지를 만들어 수천 개의 다른 뉴런과 연결될 수 있습니다. 또 각 뇌신경 세포는 1개의 축삭 외에도 평균적으로 약 1,000~10,000개의 작은 전깃줄인 가지 돌기가 있습니다. 가지 돌기도 자극 신호를 전달하는 역할을 하며 가소성 특성이 있어서 다른 뇌신경 세포와 새롭게 연결될 수 있습니다.

우리의 뇌에 누구나 가지고 있는 약 860억 개의 뇌신경 세포 각각은 다른 뇌신경 세포와 10,000개 이상의 새로운 연결을 형성할 수 있습니다. 이것을 뇌 전체로 추산하면 약 100조 개 이상의 신경망이 형성될 수 있으며 이 연결을 시냅스라고 합니다.

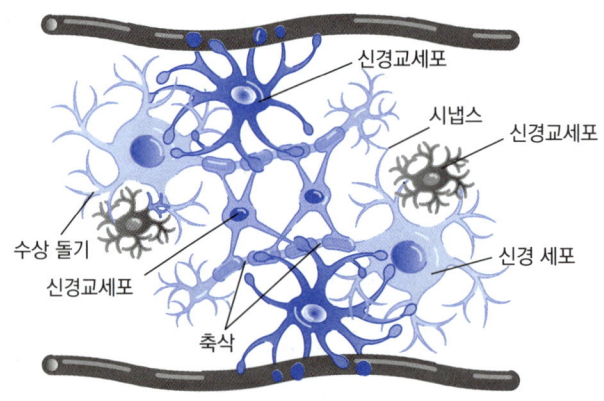

그림 1. 뇌신경 세포, 축삭, 신경교세포, 시냅스 연결

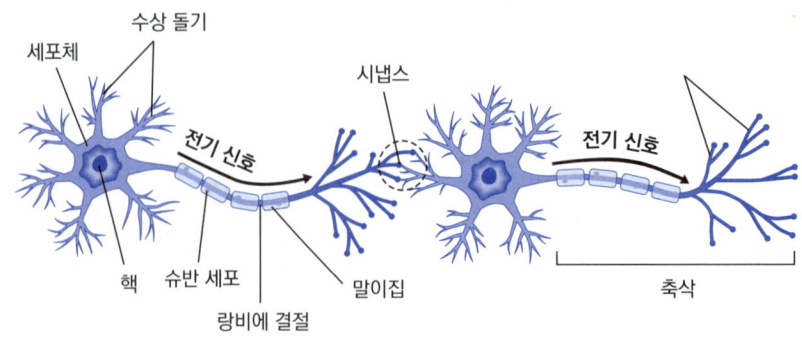

그림 2. 축삭-축삭 연결, 축삭-가지 돌기 연결, 축삭-신경 세포체 연결

뇌 가소성이란 뇌가 경험, 학습, 환경 변화에 따라 신경 연결과 구조를 변경할 수 있는 능력을 말합니다. 간단히 말해, 뇌는 고정된 기관이 아니라 변화할 수 있는 기관이라는 뜻입니다.

신경 연결 가소성synaptic plasticity과 구조적 가소성structural plasticity

뇌 가소성에는 2가지 종류가 있습니다. 그중 신경 구조는 바뀌지 않으면서 연결 기능이 강해지거나 약해지는 변화를 신경 연결의 가소성이라고 합니다. 새로운 것을 배울 때에 수 시간에서 수 주 이상 계속하다 보면 반복 자극이 생깁니다. 이를 처리하기 위해서 신경 전달 물질을 계속 분비해 신경 세포끼리의 연결이 강해지는 것을 말합니다. 그 결과, 새로운 기억이 생기는 것을 장기 강화라고 합니다. 반대로, 계속하지 않아 자극을 받지 못한 탓에 기억이 제거되는 것을 장기 억제라고 합니다. 이것이 학습과 기억의 기본 메커니즘입니다.

만일 목표가 생기고 의지가 발동하여 새로운 것을 적어도 수 주 이상 수개월까지 반복하면 뇌는 신경 세포의 구조까지 변하는 놀라운 변화가 생깁니다. 구조까지 변했으므로, MRI로 뇌 촬영을 해도 뇌가 달라진 점이 나타날 정도가 되는 것을 구조적 가소성이라고 합니다.

구조적 가소성은 새로운 신경 세포가 생기는 것이 아니라(물론 일부 해마 같은 곳에서는 새 신경 세포가 생기기도 합니다), 원래 있던 신경 세포끼리의 연결망이 1개이던 것이 수백 개, 수천 개로 새로운 길이 생기는 것입니다. 수 주에서 수개월 이상 자극이 계속 들어오면 뇌세포는 이것을 처리하기 위해 활동량이 늘어납니다. 그러면 세포마다 가지고 있던 한 개의 축삭은 신경 성장 물질을 분비해 수없이 많은 돌기를 새싹처럼 뻗어 다른 신경 세포와 연결됩니다. 다른 신경 세포에 연결되는 가지 돌기들도 늘어납니다. 이렇게 되면 이전과 다른 새로운 뇌신경 망을 가진 뇌가 되었으므로 예전과는 다른 능력이 생깁니다. 흔히 '몸이 기억한다'라고 하는 것은 몸에서 기억하는 것이 아니라 사실은 뇌 가소성으로 새로운 신경망이 생겨 있었기 때문입니다.

긍정적 vs. 부정적 뇌 가소성의 차이
좋은 습관, 내가 몰랐던 새로운 좋은 경험 자극으로 새롭게 생긴 신경망이 긍정적 뇌 가소성입니다. 반면 나쁜 습관, 반복적 스트레스 자극, 중독으로 새롭게 생긴 신경망이 부정적 가소성을 만듭니다.

사람마다 갖고 있는 장점은 대부분 긍정적 가소성의 결과이고 단점은 부정적 가소성의 결과입니다. 부정적 가소성으로 생긴 새로운 뇌 신경망도 쉽지는 않지만, 노력하면 없어질 수 있습니다. 왜냐하면 뇌는 항상 변하는 가소성이라는 특성이 있기 때문입니다. 물론 쉽지는 않습니다. 자꾸 고

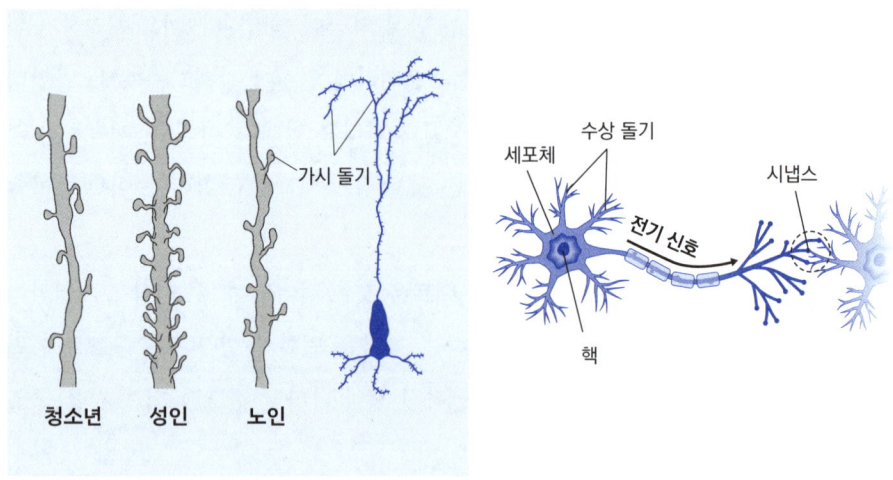

그림 3. 자극이 반복되면 축삭에서 새로운 가지 돌기들이 솟아나고, 자극이 줄어들면 돌기들이 도로 없어진다. 가지 돌기들도 반복된 자극으로 다른 신경 세포와 연결이 늘어난다.

치라고 지적한다고 해서 단점을 없애기 힘든 것과 같습니다.

부정적 가소성을 없애는 가장 좋은 방법은 긍정적 가소성 변화를 확장하는 것입니다. 단점을 없애려고 하지 않고, 가지고 있는 장점 부분을 더욱 확장하면 단점을 만들었던 부정적 신경망이 서서히 약해지다가 사라집니다. 따라서 정말 좋은 충고는 솔직하게 단점을 지적하는 것이 아니라, 장점을 눈여겨 살펴보고 확장하도록 격려해 주는 것입니다.

나쁜 자세, 반복적으로 무리한 사용으로 생긴 부정적 가소성의 대표적인 예가 만성 통증입니다. 만성 통증을 느끼게 하는 부정적 가소성 변화가 뇌에 생긴 사람은 실제 척추에 생긴 디스크나 협착증 또는 무릎에 생긴 연골의 퇴행 정도로 생기는 통증 신호가 100만큼 존재한다고 할 때 뇌에서는 1000, 10000으로 통증을 느낍니다. 그러니 이런저런 시술을 척추나 무릎에 한다고 해서 상태가 좋아지지 않습니다. 뇌에 생긴 부정적 신경망이 없어져야만 치료가 되기 때문입니다. 이런 경우는 뇌에 생긴 부정적 신경망 활동을 약물로 억제 조절해 주면서 좋은 자세, 무리하지 않은 운동 같은 좋은 자극을 계속 주어야 합니다. 그 과정을 통해 긍정적 가소성이 확장되고, 부정적 신경망이 약해지면 어느 날부터 만성 통증이 스르륵 사라집니다.

노화로 나타난 신경 가소성의 변화

신경 세포 감소보다 중요한 것은 신경 연결 감소

인간은 출생 이후 새로운 신경 세포를 거의 만들지 못하며, 노화될수록 그 수가 지속적으로 줄어든다고 알려졌습니다. 그러나 측뇌실과 해마의 특정 부위에는 성체 줄기세포가 존재하고 새로운 신경 세포를 만들어 낼 수 있습니다. 어쨌든, 건강한 노화에서는 뇌 전체 신경 세포의 수가 약 5~10% 줄어든다고 추정됩니다. 특히 전두엽, 소뇌, 해마에서 뇌신경 세포 손실이 더 두드러지지만, 이 정도의 신경 세포 손실로는 뇌 기능의 저하가 나타나지 않습니다.

최근 연구에 따르면 신경 세포 자체의 손실보다는 시냅스 연결 감소가 뇌 기능을 떨어뜨리는 더 중요한 노화 현상으로 밝혀지고 있습니다. 가소성은 신경계의 독특한 특징입니다. 자극에 따라 연결을 변화시키는 능력을 죽을 때까지 유지하지만, 노화와 함께 뇌는 변화하거나 새로운 환경에 물리적, 기능적으로 적응하는 능력이 점진적으로 줄어듭니다.

새로운 자극을 판단하고 해석하여 행동에 옮길 실행 계획을 만들어 내는 전두엽의 신경 세포는 노화와 함께 감소하지만, 실제 기능을 떨어뜨리는 요소는 기존 신경 세포 간의 연결성 약화입니다. 기억을 생성하는 해마에서도 마찬가지입니다. 노화 시 신경 세포 간 시냅스 연결은 20~40%까지도 줄어들며 신경망의 밀도가 엉성해져서 MRI로도 변화가 나타납니다.

노화된 신경 가소성 변화의 특징

새로운 자극이 뇌로 들어와서 다른 신경 세포로 전달되면서 새로운 신경망이 만들어지는 것이 뇌 가소성입니다. 자극이 전달되려면 흥분성 신호를 발생시켜야 하는데, 이때 칼슘 이온이 신경 세포 안으로 유입되는 것이 중요합니다. 칼슘이 세포 안으로 들어오도록 조절하는 입구 중에는 NMDA 수용체 통로와 칼슘 채널 통로가 중요한

데요, 노화되지 않은 뇌에서는 이 2가지 통로 중에서 더 효율적으로 일을 잘하는 NMDA 수용체 통로를 주로 사용합니다. 하지만 노화된 뇌에서는 NMDA 수용체의 기능이 점진적으로 줄어들어, 대안으로 좀 비효율적이지만 칼슘 채널 통로를 사용하게 됩니다.

NMDA 수용체 통로는 신경 전달이 필요할 때 만들어지는 글루탐산이 결합했을 때만 문을 열어서 칼슘 이온이 세포 안으로 들어오도록 허락합니다. 그래서 과도한 칼슘 이온이 들어오지 않도록 조절됩니다. 하지만 칼슘 채널 통로는 문을 열었다 닫았다 조절하기보다는 전기 신호가 존재하면 그냥 문을 계속 열어서 많은 칼슘 이온을 흘려보내는 통로입니다. 신경 세포 안으로 한꺼번에 많은 칼슘 이온이 들어오면 신경 세포 안의 마이토콘드리아가 손상되고, 손상된 마이토콘드리아에서 엄청난 양의 활성 산소가 방출되므로 신경 세포가 손상되는 신경 독성 현상이 일어납니다. 이것이 노화된 뇌 가소성 변화의 큰 특징입니다. 그리고 이것은 가소성의 감소는 물론이고 퇴행성 신경 질환(알츠하이머병, 파킨슨병 등) 발생과도 밀접한 관련이 있습니다.

긍정적 뇌 가소성 확장 효과가 증명된 방법들

다양한 최신 노화 치료 전략 활용

11장에서 잠깐 소개해 드렸던 내용을 다시 떠올려 보겠습니다. 나이 든 쥐에게 젊은 쥐의 혈장을 주입한 결과, 나이 든 쥐의 평균 수명이 약 22.7% 증가하였습니다. 비슷한 다른 실험에서는 노화된 쥐의 근육 위성 세포(근육 재생에 중요한 세포) 활성도가 증가하여, 근육 손상 후 재생 능력이 향상되었습니다. 노화된 쥐의 간세포 증식률도 증가하여, 간 조직의 재생 능력이 개선되었습니다. 그런데 뇌 기능에서도 마찬가지 결과가 나타났습니다. 즉, 젊은 쥐와 늙은 쥐의 혈액 교환 실험에서 노화된 해마의 기억 생성 능력이 늘어나고 가지 돌기의 연결이 증가했습니다. 이런 실험 결과는 전신 요인이 노화된 뇌 기능을 조절할 수 있음을 보여 주는 근거입니다.

따라서 이전 각 장에서 설명해 드린 전신 세포의 노화 치료 방법들은 전부 뇌세포에도 적용됩니다. 특히 뇌에 중요한 것은 마이토콘드리아 활성, 노쇠 세포의 제거와 자가 포식 능력 증강, 염증성 노화 방지 전략들입니다. 이 중에서 알약 외의 비약물적 방법으로 뇌 가소성 감소를 회복시키는 효과가 증명된 방법들을 말씀드리겠습니다.

운동과 시냅스 가소성

운동은 해마 기능을 유지하고, 노화와 관련된 기억력 저하를 예방할 수 있습니다. 임상 연구에서 유산소 운동은 기억력을 향상하고 해마 위축을 줄여 주었으며, 시냅스 연결의 효율성이 개선되었습니다. 이런 효과는 염증 감소, BDNF라고 부르는 뇌 유래 신경 영양 인자의 분비 증가 때문입니다. BDNF는 신경 세포의 성장, 분화, 생존을 촉진하는 핵심적인 신경 영양 인자입니다. 신경 세포 간의 연결을 강화하고, 새로운 신경 회로를 형성하며, 노화로 감소하는 NMDA 수용체를 활성화하여 새로운 신경망 확장 효과를 발휘합니다. 염증성 노화를 억제하여 신경 세포를 보호하고 신경근 연결 강화로 노화로 인한 근력 감소도 예방합니다.

유산소 운동은 직접적으로 뇌의 BDNF 생성을 늘리지만, 간접 경로로도 늘립니다. 유산소 운동 같은 전신 운동을 하는 동안에는 근육에서 분비되는 단백질의 일종인 카텝신 B와 젖산이 혈액을 타고 뇌로 가서 BDNF 생성을 촉진합니다. 마이토콘드리아 합성을 촉진하는 단백질도 운동 중에 늘어납니다. 혈액 내에도 BDNF가 존재하는데, 이 중 80%는 혈소판에 저장되어 있습니다. 운동으로 혈류가 증가하면 혈소판에서 더 많은 BDNF를 방출합니다. 또 간과 근육에서 운동 중에 방출되는 인슐린 유사 성장 인자(IGF-1)는 혈액을 통해 뇌로 이동하여 BDNF 발현을 촉진합니다.

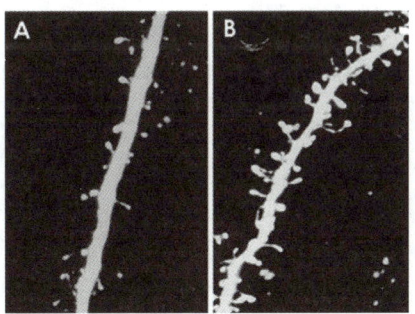

그림 4. 운동 후 실제 축삭에 돌기들이 형성되는 모습(A: 운동 전, B: 운동 후)

충분한 수면에 의한 놀라운 뇌의 변화

충분한 수면은 시냅스의 신호 전달 효율을 강화합니다. 깊은 잠을 자는 동안에는 불필요한 시냅스는 가지치기로 제거되고 중요한 시냅스는 강화되어 최적의 신경망이 유지됩니다. 시냅스 연결에 핵심 역할을 하는 NMDA 수용체 활성이 노화로 줄어들지만, 깊은 수면 중에는 NMDA 수용체의 역할이 극대화되어서 새로운 기억 형성과 신경망 재조직을 촉진합니다. 이뿐만이 아닙니다. 깊은 수면 동안에는 해마에서 BDNF가 분비되어 성체 신경 줄기세포를 자극하여 새로운 신경 세포 생성을 촉진합니다. 이 덕분에 새로운 기억을 저장하고, 손상된 신경망을 복구할 수 있습니다. 또한 해마와 대뇌 피질 간의 신호 교환이 활발하게 이루어지며, 단기 기억이 장기 기억으로 변환됩니다.

연구에 따르면 깊은 수면 동안에는 신경 세포 부피가 약 60% 정도까지 수축하므로, 공간이 확보된 틈으로 뇌척수액이 뇌 조직 깊숙이 침투하여 흐르게 됩니다. 이때 뇌혈관 주위에서 동맥의 맥박 활동이 강해지므로 뇌척수액의 흐름을 증가시켜 베타 아밀로이드, 타우 단백질 같은 노폐물을 씻어 냅니다. 매일 일정한 시간에 잠자리에 들고 깊은 수면을 확보하는 것이 나이가 들수록 너무나 중요합니다.

스트레스와 뇌의 노화

적당한 스트레스는 생존 회로를 깨워서 장수 유전자를 활성화해 주고 긍정적인 뇌 가소성을 촉진하지만, 만성 스트레스는 노화를 가속하고, 부정적 뇌 가소성을 형성하는 중요한 요인입니다. 그러니 스트레스는 자신이 스스로 대처하고 관리하는 대상임을 인식해야 합니다. 가장 적극적인 관리법은 '삶의 목표를 갖는 것'입니다. 같은 스트레스를 받아도 자신만의 목표가 있어서 무언가 꾸준히 하고 있는 사람은 힘들어하지 않아서 스트레스가 쌓이지 않습니다. 게다가 목표를 향해 계속 새로운 것을 배우고 경험해야 하므로 긍정적 뇌 가소성이 계속 확장됩니다.

삶의 목표가 뇌 가소성 확장을 만드는 가장 강력한 자극

목표가 뇌 가소성에 미치는 과학적 효과

뇌 과학적으로 볼 때, 목표는 뇌의 구조를 긍정적으로 변화시키는 가장 강력한 도구입니다. 왜냐하면 '자극으로 죽을 때까지 끊임없이 변하는 독특한 특성'이라는 뇌 가소성'의 정의만 봐도 반복적이고 지속적인 긍정적 자극을 뇌에 전달한다는 면에서 목표를 능가할 만한 것이 없기 때문입니다.

미국 컬럼비아대학교의 연구에 따르면, 목표 지향적인 사고를 하는 사람들의 뇌는 특정 영역에서 더욱 강한 신경 연결을 보입니다. 특히 전전두엽과 해마의 신경 연결이 증가하면서 점점 더 빠른 의사 결정과 효율적인 학습이 가능해집니다.

한 그룹에는 명확한 목표를 설정하도록 했고, 다른 그룹에는 무작위적인 일들을 하도록 한 연구의 결과는 놀라웠습니다. 목표를 가진 그룹은 학습 능력과 기억력이 평균 30% 이상 향상되었고, 심지어 스트레스 저항력까지 증가했습니다. 나 자신이 원하는 목표를 설정해서 꾸준히 하는 사람들은 목표와는 상관없이 해야만 하는 일들이 산더미처럼 많고 힘들어도 덜 힘들게 느끼므로 스트레스에 대처하는 힘이 당연히 늘어납니다.

한 심리학 연구에 따르면, 삶의 의미를 계속 찾고 목표를 향해 행동하는 사람들은 뇌의 긍정적 회로가 더 활성화되어 있었습니다. 또한, 도파민과 세로토닌 같은 신경 전달 물질이 증가하면서 우울증 예방, 스트레스 감소, 뇌의 염증 수치 감소에 좋은 영향을 주었습니다.

목표를 설정하면 신경 가소성이 강화되어 치매나 인지 저하를 예방하는 효과도 있습니다. 일본국립노화연구소의 연구에 따르면, 은퇴 후 명확한 목표 없이 생활하는 사람들보다 적극적으로 일상 목표를 세우고 도전하는 사람들이 알츠하이머병에 걸릴 위험이 2배 낮다는 사실이 밝혀졌습니다. 결국, 목표를 갖는다는 것은 단순한 심리적 동기부여가 아니라 뇌의 물리적 구조와 기능을 바꾸는 과학적 과정입니다.

뇌 가소성을 위한 목표 설정은 일상의 작은 것부터 시작

목표를 설정할 때 가장 중요한 것은 '작은 것부터 시작하기'입니다. MIT의 연구에 따르면, 작은 목표라도 꾸준히 달성하면 도파민 보상 시스템이 활성화되면서 '성취의 연쇄 효과'가 일어납니다. 예를 들어, '매일 집에서 10분간 운동하기' 같은 간단한 목표도 뇌에는 강력한 신호가 됩니다. 작은 성공을 반복하면, 뇌는 이를 보상 경험으로 저장하고, 더 큰 목표를 달성할 수 있도록 신경망을 강화합니다.

『마인드셋Mindset: 성공의 새로운 심리학』의 저자인 스탠퍼드대학교 심리학과 교수 캐럴 드웩의 연구에 따르면, 반복된 성취 경험은 뇌의 보상 시스템을 강화하고, 새로운 도전을 즐기는 태도를 만들어 냅니다. 즉, 목표를 달성할 때마다 뇌는 '나는 해낼 수 있다'라는 신경 회로를 강화합니다. 반대로, 목표 없이 무작위적인 행동을 하면 이러한 신경 회로가 약해지고, 쉽게 포기하는 패턴이 형성됩니다.

목표를 세우고 꾸준히 실행할 때는, 꼭 목표 달성만이 중요한 것이 아닙니다. 목표 달성에 상관없이 꾸준히 노력하는 과정에서 뇌가 가소성을 확장하며 성장하기 때문입니다. 또 한 가지 중요한 것은 목표를 달성하는 과정에서 생기는 시행착오가 오히려 뇌를 더 강화한다는 점입니다. 스탠퍼드대학교의 연구에서는 실패 경험이 오히려 뇌의 신경 연결을 더 탄탄하게 하며, 같은 실수를 반복하지 않도록 해마와 전두엽이 더 강력하게 활성화된다는 사실을 밝혀냈습니다. 즉, 실패는 뇌에게 '더 똑똑해질 기회'를 주는 것입니다. 실패 후에 포기하지만 않는다면, 뇌에 전달되는 자극 중에서 실패만큼 강력한 자극은 없기 때문입니다. 뇌 가소성 특성상 자극이 강할수록 더 강력한 새로운 신경망을 만들어 냅니다.

흔히 성공한 사람들은 실패를 많이 경험했다고 말합니다. 실제로 뇌 과학적으로도 실패를 겪은 뒤 긍정적인 피드백을 받으면, 신경망이 더 빠르게 재구성됩니다. 따라서 목표를 세울 때, 실패를 두려워하지 않는 것이 핵심입니다. 오히려 실패를 성장의 일부로 받아들이는 사고방식을 가지면, 뇌는 이를 기반으로 더 효율적으로 학습하고 변화하며 새로운 신경망을 만들어 냅니다. 이렇게 긍정적 뇌 가소성이 확장되는 사람은 지속적으로 새로운 능력을 갖추게 됨과 동시에 타인에 관한 이해와 포용력도 향상되어 지도자의 뇌가 됩니다. 그렇지 않은 사람은 좋은 지도자가 될 수 없습니다. 일반인들은 상상하기 힘든 고난과 실패를 겪으면서 포기하지 않고 계속 정진하는 사람이 있다면, 그런 사람의 뇌는 위대한 지도자의 뇌가 됩니다.

목표 설정이 만들어 내는 장기적 뇌의 변화

한 번 설정한 목표가 뇌에 지속적인 영향을 미치려면 계속해서 새로운 작은 도전을 추가해야 합니다. 연구에 따르면, 이렇게 새로운 목표를 계속 유지하는 사람들은 해마의 부피가 늘어나고, 전전두엽의 뇌 연결성이 높아져서 뇌 가소성이 계속 확장됩니다. 이런 사람의 뇌는 비록 젊은 사람들보다 뇌신경 세포 수는 적더라도, 뇌세포 연결망이 끝없이 계속 만들어지는 상태이므로 젊은 사람들이 절대 따라올 수 없습니다. 다시 말해, 목표를 유지하는 것은 단순한 행동 변화가 아니라, 뇌 구조 자체를 성장시키는 과정입니다.

본 책의 주제인 노화 면에서도, 뇌 가소성을 유지하는 것은 노화를 늦추는 핵심 요소입니다. UC 샌프란시스코의과대학 연구에서는, 목표를 가지고 사는 사람들은 뇌 위축 속도가 느리며 80세 이후에도 새로운 신경 세포 생성이 활발하다는 사실을 밝혀냈습니다. 즉, 목표를 가지고 도전하는 것이야말로 치매 예방, 인지 능력 유지, 심리적 안정감 향상에 가장 효과적인 방법입니다.

우리 몸의 장기 중에서 뇌는 너무나 고마운 장기입니다. 나이가 들어서 뇌신경 세포 숫자가 줄어도 가소성이라는 특별한 특성 때문에 신경 연결망을 젊었을 때보다도 더 풍부하게 늘어나기 때문입니다. 뇌는 자극을 먹고 성장하는 장기입니다. 뇌를 좋게 변화시키는 자극은 시각, 청각, 체감각 신경 경로를 따라 뇌로 들어오며 뇌는 이것을 처리하며 죽을 때까지 변화하는 힘을 가지고 있습니다. 그리고 이런 능력은 모든 사람이 평등하게 가지고 있는 능력입니다. 내가 건강한 뇌를 갖고 사느냐 아니냐 하는 것을 결정하는 것은 학벌이나 경제력 같은 조건이 아니라, 내가 나만의 목표를 가지고 사느냐에 달렸습니다.

본 책에서 소개해 드린 다양한 노화 치료법 몇 개를 실천에 옮겨 보는 것은 너무나 좋은 목표입니다. 더 좋은 것은, 노화 치료법을 실천에 옮겨서 더 건강해져야 할 이유에 해당하는 목표가 있다면 더할 나위 없습니다.

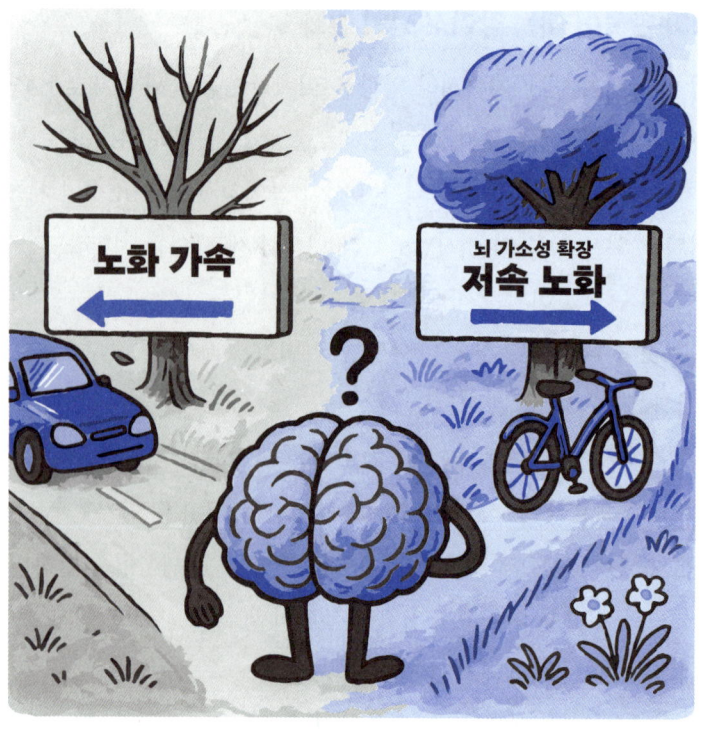

그림 5. 목표 없이 편안한 삶을 추구하면 뇌는 빠르게 노화한다. 반면, 목표를 갖고 꾸준히 노력하면 풍성하게 뇌 가소성이 확장되고 노화 속도가 느려진다.

맺음말

이 순간에도, 노화에 관한 최신 정보들이 매일 쏟아지듯 대중에게 전해지고 있습니다. 하지만 우리는 여전히 노화의 근본 원인과 그 치료법에 관한 전체적이고 입체적인 이해에는 이르지 못한 상태입니다. 따라서 단편적인 정보에 과도하게 반응하거나, 특정 유행에 휘둘리는 일은 피해야 합니다.

수많은 노화 이론과 이론별 치료 전략들은 서로 대립하는 대안이 아니라, 매우 긴밀하게 연결되어 있으며 유기적으로 영향을 주고받습니다. 그렇기에 단순히 몇 가지 노화 생리 지표만을 골라 '칵테일'처럼 치료법을 조합하는 방식은 오히려 바람직하지 않을 수 있습니다. 상승 효과를 기대하기보다는 오히려 효과가 상쇄되거나 때로는 예기치 못한 부작용을 초래할 가능성이 크기 때문입니다.

노화 치료에서 중요한 것은 '무엇을 하느냐'보다 '어떻게 조화롭게 접근하느냐'입니다. 개인마다 다르게 나타나는 노화 생리 현상의 복잡한 상호 작용을 이해하고, 그 안에 깃든 신체 고유의 항상성 메커니즘을 회복하고 강화하는 접근이야말로 가장 이상적인 노화 치료이자 장수 전략이라고 할 수 있습니다.

그럼에도 본 책에서 다룬 12가지 노화 이론과 치료법은 이 순간에도 임상적·생물학적으로 매우 중요한 통찰을 제공합니다. 이들 각각은 '회복 가능한 노화'에 도달하기 위한 좌표들이며, 현대 생명과학과 전통 의학의 지혜를 잇는 다리 역할을 해 줄 것입니다.

우선, 건강하게 오래 살아야 할 '나만의 이유'를 떠올려 보십시오. 만약 떠오르지 않는다면, 지금부터라도 남은 인생에서 실천할 작고 소박한 목표 하나라도 만들어 보시기 바랍니다. 그 동기 위에 수면, 운동, 스트레스 관리, 균형 잡힌 식사라는 기반을 세우고, 전문가의 지도 아래 본 책에서 소개된 장수법 중 자신에게 맞는 것부터 하나씩 단계적으로, 천천히 그러나 꾸준히 실천해 보시기 바랍니다.

이 책은 '불가피한 노화'를 넘어, '회복 가능한 노화'로 향하는 여정의 시작점입니다. 그 여정의 동반자로서 이 책이 작게나마 이바지할 수 있기를 바랍니다.

건강 수명의 연장, 그것은 결국 삶의 질과 존엄성을 지키는 가장 지혜로운 선택이며, 삶의 마지막까지 내 삶을 나답게 이끌 수 있는 유일한 힘입니다.

추신: 독자 여러분께 드리는 안내

본 책에서 소개된 장수 실천법은 신뢰도 높은 임상 연구 결과를 기반으로 하였으며, 이를 참고하여 실천에 옮긴다면 건강에 긍정적인 변화가 있을 가능성이 큽니다. 그러나 모든 건강 정보는 개인의 유전적 배경, 질병 상태, 생활 환경 등에 따라 그 효과가 다르게 나타날 수 있으므로, 반드시 자기 몸 상태를 충분히 고려해 적용하기를 바랍니다.

또한, 각 장 끝에 소개된 건강 보조제나 기능성 제품들은 광고나 후원과 무관하며, 소비자들의 평판과 연구 자료를 바탕으로 저자가 개인적으로 추천한 사례일 뿐입니다. 이 외에도 실제로 더 우수한 제품이 존재할 수 있으며, 해당 제품들의 사용은 전문가의 상담과 판단을 병행하시길 권장합니다.

본서는 최신 생명과학 및 항노화 의학 연구를 바탕으로 집필된 만큼 다소 생소하거나 전문적인 용어가 포함되어 있을 수 있습니다. 가능한 한 쉽게 설명하려고 노력했지만, 이해에 어려움을 느끼는 독자도 계실 수 있습니다.

이러한 분들을 위해 본 책의 내용을 보다 간결하고 쉽게 전달하는 건강 강좌 및 약초 강좌 영상을 유튜브 채널 '닥터심마니 TV(Dr. AntiAging & Herbal medicine TV)'를 통해 2025년 3월부터 순차적으로 제공하고 있으니 함께 참고하시기를 바랍니다.

주요 참고 문헌

이 책의 모든 페이지는 수많은 과학자의 오랜 연구와 헌신의 결실 위에 세워졌습니다. 그들의 노고 없이는 이 책도 존재할 수 없었을 것입니다.

한 편 한 편의 논문을 읽을 때마다 생명의 정교함과 경이로움을 느꼈고, 그 순간 순간마다 새로운 통찰을 얻게 되었습니다. 그 논문들은 마치 생명의 비밀을 한 겹씩 벗겨 낸 작은 등불 같았으며, 저는 그 빛을 따라 한 걸음 한 걸음, 임상 경험을 더해 가며 이 책의 문장을 독창적으로 재구성해 나갈 수 있었습니다. 이 자리를 빌려, 노화와 생명과학의 최전선을 밝혀 온 모든 연구자에게 깊은 감사와 존경을 바칩니다.

본문에 다 담지 못한 약 1,500편의 참고 문헌 중 대표적인 자료들을 각 장의 주제에 따라 발췌 수록하였으며, 독자 여러분께서도 이 소중한 원천들을 통해 더 깊고 넓은 지적 여정을 이어 가시길 바랍니다.

1장

만성 염증과 노화의 연결 고리   Baechle JJ, Chen N, Makhijani P, Winer S, Furman D, Winer DA. Chronic inflammation and the hallmarks of aging. Mol Metab. 2023;74:101755.

최신 노화 기전과 그 확장된 모델   López-Otín C, Blasco MA, Partridge L, Serrano M, Kroemer G. Hallmarks of aging: An expanding universe. Cell. 2023;186(2):243-278.

항노화 치료 전략 – 기전별 정리   Mishra SK, Balendra V, Esposto J, Obaid AA, Maccioni RB, Jha NK, et al. Therapeutic Antiaging Strategies. Biomedicines. 2022;10(10):2515.

노화 분자 기전의 최근 리뷰　Li Y, Tian X, Luo J, Bao T, Wang S, Wu X. Molecular mechanisms of aging and anti-aging strategies. Cell Commun Signal. 2024;22:285.

대표적 항노화 약물과 작용기전　Du N, Yang R, Jiang S, Niu Z, Zhou W, Liu C, et al. Anti-Aging Drugs and the Related Signal Pathways. Biomedicines. 2024;12(1):127.

2장

세포 노화와 DNA 손상 반응　Shreeya T, Ansari MS, Kumar P, Saifi M, Shati AA, Alfaifi MY, Elbehairi SEI. Senescence: A DNA damage response and its role in aging and neurodegenerative diseases. *Front Aging*. 2024;4:1292053.

DNA 손상 기전과 복구 시스템　Jackson SP, Bartek J. The DNA-damage response in human biology and disease. *Nature*. 2009;461(7267):1071–1078.

내인성 및 외인성 DNA 손상 기전, 다양한 복구 경로　Chatterjee N, Walker GC. Mechanisms of DNA damage, repair and mutagenesis. *Environ Mol Mutagen*. 2017;58(5):235–263.

유전체 불안정성과 후성학적 변화　López-Gil L, Pascual-Ahuir A, Proft M. Genomic Instability and Epigenetic Changes during Aging. *Int J Mol Sci*. 2023;24(18):14279.

3장

운동과 텔로미어 – 생활 습관 개입의 과학적 근거　Werner CM, Hecksteden A, Morsch A, Zundler J, Wegmann M, Kratzsch J, et al. Differential effects of endurance, interval, and resistance training on telomerase activity and telomere length in a randomized, controlled study. *Eur Heart J*. 2019;40(1):34–46.

리튬의 항노화 효과 – 정신 약물의 새로운 가능성　Salarda EM, Zhao NO, Lima CNNC, Fries GR. The anti-aging effects of lithium. *Neurosci Lett*. 2021;759:136051.

만성 질환과 텔로머라아제 – 새로운 치료 타겟　Wang X, Deng H, Lin J, Zhang K, Ni J, Li L, et al. Distinct roles of telomerase activity in age-related chronic diseases: An update literature review. *Biomed Pharmacother*. 2023;167:115553.

텔로미어 측정법 – 노화 연구의 정량 도구　Yu HJ, Byun YH, Park CK. Techniques for assessing telomere length: A methodological review. *Comput Struct Biotechnol J*. 2024;23:1489–1498.

여성 생식 세포 노화 평가에 유용한 텔로미어 길이 및 텔로머라아제 활성도   Fragkiadaki P, Kouvidi E, Angelaki A, Nikolopoulou D, Vakonaki E, Tsatsakis A. Evaluation of telomere length and telomerase activity on predicting in vitro fertilization treatment outcomes. *J Assist Reprod Genet*. 2024;41:1463–1473.

미래 전망 – 텔로미어와 노화의 연결   Eppard M, Passos JF, Victorelli S. Telomeres, cellular senescence, and aging: past and future. *Biogerontology*. 2024;25(2):329–339.

4장

세포 노화와 세놀리틱 치료의 현재와 미래   Zhang L, Pitcher LE, Prahalad V, Niedernhofer LJ, Robbins PD. Targeting cellular senescence with senotherapeutics: senolytics and senomorphics. *FEBS J*. 2023;290(5):1362–1383.

Senoreversal 개념, 세놀리틱 분류 및 작용 기전 정리   Rad AN, Grillari J. Current senolytics: Mode of action, efficacy and limitations, and their future. *Mech Ageing Dev*. 2024;217:111888.

생활 습관 기반 세포 노화 지연 전략   Martel J, Ojcius DM, Young JD. Lifestyle interventions to delay senescence. *Biomed J*. 2024;47:100676.

라파마이신 – 임상 시험과 비허가 사용의 최신 데이터   Lee DJW, Kuerec AH, Maier AB. Targeting ageing with rapamycin and its derivatives in humans: a systematic review. *Lancet Healthy Longev*. 2024;5:e152–e162

일반인 대상 라파마이신 비허가 사용 사례 분석   Kaeberlein TL, Green AS, Haddad G, et al. Evaluation of off-label rapamycin use to promote healthspan in 333 adults. *GeroScience*. 2023;45:2757–2768.

천연물 기반 세놀리틱스의 가능성과 임상 적용   Tavenier J, Nehlin JO, Houlind MB, et al. Fisetin as a senotherapeutic agent: Evidence and perspectives for age-related diseases. *Mech Ageing Dev*. 2024;222:111995

세놀리틱스 개발 경로, 타겟 메커니즘   Yoon JH, Han HJ. Senotherapeutics: Different approaches of discovery and development. *Molecules and Cells*. 2024.

병풀 추출물의 노화 세포 제거 능력 평가   Haryanti S, et al. The palm oil-based chlorophyll removal and the evaluation of antiaging properties on Centella asiatica ethanolic extract. *IOP Conf Ser: Earth Environ Sci*. 2024;1312:012041.

일당귀 유래 리구스틸라이드의 선택적 노쇠 세포 사멸 작용 및 피부 항노화 효과　Takaya K, Kishi K. Ligustilide, A Novel Senolytic Compound Isolated from the Roots of *Angelica Acutiloba*. *Adv Biol*. 2024.

5장

노화 관련 자가 포식 감소 기전 및 회복 방안 정리　Lim SHY, Hansen M, Kumsta C. Molecular Mechanisms of Autophagy Decline during Aging. *Cells*. 2024;13(16):1364.

자가 포식의 세 가지 형태(거대·미세·샤페론)의 분자 기전 비교　Yamamoto H, Matsui T. Molecular Mechanisms of Macroautophagy, Microautophagy, and Chaperone-Mediated Autophagy. *Journal of Nippon Medical School*. 2024;91(1):2–9.

한약 유래 성분의 자가 포식 유도 작용과 알코올성 간 질환 개선 가능성　Han W, Li H, Jiang H, et al. Progress in the mechanism of autophagy and traditional Chinese medicine herb involved in alcohol-related liver disease. *PeerJ*. 2023;11:e15977.

메트포르민의 AMPK-mTOR 경로를 통한 자가 포식 활성화와 수명 연장 가능성　Sirtori CR, Castiglione S, Pavanello C. Metformin: From diabetes to cancer to prolongation of life. *Pharmacological Research*. 2024;208:107367

자가 포식이 주요 질환(암, 신경퇴행 등)의 병태 생리와 치료 타겟으로 작용함을 종합 정리　Klionsky DJ, Petroni G, Amaravadi RK, et al. Autophagy in major human diseases. *EMBO Journal*. 2021;40(1):e108863.

천연물 기반 자가 포식 유도제들의 작용 메커니즘과 활용 가능성　Pavlova JA, Guseva EA, Dontsova OA, Sergiev PV. Natural Activators of Autophagy. *Biochemistry* (Moscow). 2024;89(1):1–26.

자가 포식의 결함이 다양한 장기 질환 발생과 관련된 최신 병태생리 정리　Wang H, Li X, Zhang Q, et al. Autophagy in Disease Onset and Progression. *Aging and Disease*. 2024;15(4):1646–1671.

선택적 자가 포식(미토파지, 리포파지 등)의 타겟 치료제 개발 가능성 정리　Ma W, Lu Y, Jin X, et al. Targeting selective autophagy and beyond: From underlying mechanisms to potential therapies. *Journal of Advanced Research*. 2024;65:297–327.

스퍼미딘의 TFEB 및 Atg 유전자 조절을 통한 자가 포식 유도 및 항노화 기전 정리　Ni YQ, Liu YS. New Insights into the Roles and Mechanisms of Spermidine in Aging and

Age-Related Diseases. *Aging and Disease*. 2021;12(8):1948–1963.

자가 포식의 양면성: 노화를 늦추는 기전과 세포 노화 지속에 기여하는 기전 모두 설명
Tabibzadeh S. Role of autophagy in aging: The good, the bad, and the ugly. *Aging Cell*. 2023;22:e13753.

6장

폴리다틴의 항염증·항산화·SIRT1 유도 작용을 통한 다중 질환 예방 가능성 제시 Karami A, Fakhri S, Kooshki L, Khan H. Polydatin: Pharmacological Mechanisms, Therapeutic Targets, Biological Activities, and Health Benefits. *Molecules*. 2022;27(19):6474.

에피제네틱 시계(메틸화 기반)를 활용한 생물학적 나이 예측 및 노화 메커니즘 모델 제시
Li A, Koch Z, Ideker T. Epigenetic aging: Biological age prediction and informing a mechanistic theory of aging. *J Intern Med*. 2022;292(6):733–744.

레스베라트롤이 SIRT1을 활성화하여 수명 연장과 칼로리 제한 유사 효과를 유도함을 정리
Rogina B, Tissenbaum HA. SIRT1, resveratrol and aging. *Front Genet*. 2024;15:1393181.

SIRT1 선택적 활성제 SRT2104의 항노화 작용과 임상 적용 가능성 종합 Chang N, Li J, Lin S, et al. Emerging roles of SIRT1 activator, SRT2104, in disease treatment. *Sci Rep*. 2024;14:5521.

TCM 기반 항노화 약용 식물과 기전별 작용 성분 정리(SIRT, mTOR, AMPK 등 포함) Shen CY, Jiang JG, Yang L, Wang DW, Zhu W. Anti-ageing active ingredients from herbs and nutraceuticals used in traditional Chinese medicine: pharmacological mechanisms and implications for drug discovery. *Br J Pharmacol*. 2017;174(11):1395–1425.

노화에 따른 DNA 메틸화 변화와 그 예측적 가치 및 개입 가능성 분석 Unnikrishnan A, Freeman WM, Jackson J, et al. The role of DNA methylation in epigenetics of aging. *Pharmacol Ther*. 2019;195:172–185.

비타민 C가 TET과 JHDM의 활성을 높여 후성 유전 재프로그래밍을 유도하는 기전 정리
Lee Chong T, Ahearn EL, Cimmino L. Reprogramming the Epigenome With Vitamin C. *Front Cell Dev Biol*. 2019;7:128.

OSKM 유도에 의한 부분 후성 유전적 세포 재프로그래밍의 가능성과 제한점 제시 Singh PB, Zhakupova A. Age reprogramming: cell rejuvenation by partial reprogramming. *Development*. 2022;149:dev200293.

노화와 노화 관련 질환에서 DNA/히스톤 변형의 역할과 표적 가능성 정리　la Torre A, Lo Vecchio F, Greco A. Epigenetic Mechanisms of Aging and Aging-Associated Diseases. *Cells*. 2023;12(8):1163

생식 세포 계통에서 TET 단백질의 DNA 메틸화 제거 기능과 imprinting 재설정 역할 강조 Caldwell BA, Bartolomei MS. DNA methylation reprogramming of genomic imprints in the mammalian germline: A TET-centric view. *Andrology*. 2023;11(5):884–890.

7장

마이토콘드리아 기능 이상이 노화 및 다양한 질환 발생의 중심 메커니즘으로 작용함을 종합적으로 제시　Harrington JS, Ryter SW, Plataki M, Price DR, Choi AMK. Mitochondria in health, disease, and aging. *Physiol Rev*. 2023;103(4):2349–2422.

외상성 뇌 손상(TBI) 후 2차 손상의 핵심 병태생리로 미토콘드리아 산화적 스트레스 및 에너지 실패 강조　Modi HR, Musyaju S, Ratcliffe M, Shear DA, Scultetus AH, Pandya JD. Mitochondria-targeted antioxidant therapeutics for traumatic brain injury. *Antioxidants*. 2024;13(3):303.

미토콘드리아 기능 복원을 통한 항노화 전략(Mitotherapy)과 미토콘드리아 이식의 가능성 조명 Phua QH, Ng SY, Soh BS. Mitochondria: A potential rejuvenation tool against aging. *Aging Dis*. 2024;15(2):503–516

노화 및 신경 퇴행성 질환에서 미토콘드리아 기능 변화와 미토파지 유도, 호흡 사슬 보완, 유전자 교정 및 미토콘드리아 이식 가능성 제시　Pahal S, Mainali N, Balasubramaniam M, Shmookler Reis RJ, Ayyadevara S. *Mitochondria in aging and age-associated diseases*. Mitochondrion. 2025;82:102022.

미토콘드리아 유전자 편집 및 인공 미토콘드리아 이식 가능성 제시　Li M, Wu L, Si H, et al. *Engineered mitochondria in diseases: mechanisms, strategies, and applications*. Signal Transduct Target Ther. 2025;10:71.

ROS 생성, mtDNA 손상, 미토파지 불균형, 미토콘드리아 역학 이상이 산화 스트레스, 염증, 노화 간의 중심 허브　Xu X, Pang Y, Fan X. *Mitochondria in oxidative stress, inflammation and aging: from mechanisms to therapeutic advances*. Signal Transduct Target Ther. 2025;10:190.

8장

NR 인체 보충 임상 연구 25건에 대한 비판적 분석 및 실제 효과 평가   Damgaard MV, Treebak JT. What is really known about the effects of nicotinamide riboside supplementation in humans. *Sci Adv*. 2023;9:eadi4862.

NAD+ 대사의 노화 및 세포 노화 조절 역할을 생물학적 노화 특징과 연계하여 고찰   Silva Chini CC, Cordeiro HS, Tran NLK, Chini EN. NAD metabolism: Role in senescence regulation and aging. *Aging Cell*. 2024;23:e13920.

NAD+ 항상성 결핍이 유전적 질환 및 후천성 대사 질환을 유발할 수 있음을 종합 정리   Zapata-Pérez R, Wanders RJA, van Karnebeek CDM, Houtkooper RH. NAD+ homeostasis in human health and disease. *EMBO Mol Med*. 2021;13:e13943.

NMN과 NR의 생리적 작용과 노화 관련 질환에 대한 치료 가능성을 집중 조명   Yoshino J, Baur JA, Imai S. NAD+ intermediates: The biology and therapeutic potential of NMN and NR. *Cell Metab*. 2018;27(3):513–528.

식품 속 NMN과 NR의 함량 및 장내 미생물과의 상호 작용에 따른 항노화 기전 검토   Alegre GFS, Pastore GM. NAD+ precursors nicotinamide mononucleotide (NMN) and nicotinamide riboside (NR): potential dietary contribution to health. *Curr Nutr Rep*. 2023.

NMN의 항노화 작용과 안전성을 다룬 인체 임상 시험 최신 리뷰   Song Q, Zhou X, Xu K, et al. The safety and antiaging effects of nicotinamide mononucleotide in human clinical trials: An update. *Adv Nutr*. 2023;14(6):1416–1435.

NAD+ 감소가 다양한 조직에서 나타나며 노화와 질병의 주요 요인일 수 있음을 정리   Chini EN, Chini CCS, et al. NAD+ and the aging process: Decline, dysfunction and therapeutic opportunities. *Cell Metab Rev*. 2024;32(1):26–42.

NMN/NR 보충이 에너지 대사, 염증, 인지 기능, 텔로미어 보호 등 다방면에 긍정적 영향을 미칠 수 있음   Alegre GFS, Pastore GM. *Curr Nutr Rep*. 2023.

9장

중간엽 줄기세포의 노화 저항성 회복 전략으로 '비세포 치료' 개념 제시 (ERISSC)   Fraile M, Eiro N, Costa LA, Martín A, Vizoso FJ. Aging and Mesenchymal Stem Cells: Basic

Concepts, Challenges and Strategies. *Biology*. 2022;11(11):1678.

지방 줄기세포 기반 재생치료의 장점, 적용 분야, 한계점 및 전략적 해결책 제시　Qin Y, Ge G, Yang P, et al. An update on adipose-derived stem cells for regenerative medicine: where challenge meets opportunity. *Adv Sci*. 2023;10:2207334.

노화 방지 목적의 정맥 내 중간엽 줄기세포 치료 임상 연구 동향 정리 (Lomecel-B 등)　Garay RP. Recent clinical trials with stem cells to slow or reverse normal aging processes. *Front Aging*. 2023;4:1148926.

배아 줄기세포(hESCs)의 다양한 임상 응용 및 윤리적/법적 문제점 정리　Park SJ, Kim YY, Han JY, et al. Advancements in human embryonic stem cell research: clinical applications and ethical issues. *Tissue Eng Regen Med*. 2024;21(3):379–394.

유도 만능 줄기세포(iPSCs)의 유도 메커니즘, 오가노이드 모델, 치료 응용까지 종합 기술 리뷰　Cerneckis J, Cai H, Shi Y. Induced pluripotent stem cells (iPSCs): molecular mechanisms of induction and applications. *Signal Transduct Target Ther*. 2024;9:112.

줄기세포 기반 항노화 치료의 분류, 기전, 주요 임상 타겟 정리한 범위 리뷰　El Assaad N, Chebly A, Salame R, et al. Anti-aging based on stem cell therapy: a scoping review. *World J Exp Med*. 2024;14(3):97233.

단일 세포 전사체 분석 기반으로 지방 줄기세포 임상적 다양성과 품질 관리 필요성 강조　Kostecka A, Kalamon N, Skoniecka A, et al. Adipose-derived mesenchymal stromal cells in clinical trials: insights from single-cell studies. *Life Sci*. 2024;351:122761.

피부 노화에서 세포 노화 타겟 치료 전략으로 세놀리틱·세노모픽스 접근법 제안　Thau H, Gerjol BP, Hahn K, et al. Senescence as a molecular target in skin aging and disease. *Ageing Res Rev*. 2025;105:102686.

모발 노화 변화에 대한 복합적 통합 치료 접근법의 과학적 근거 정리　Westgate GE, Grohmann D, Sáez Moya M. Hair longevity—evidence for a multifactorial holistic approach to managing hair aging changes. *J Clin Med*. 2025;14:1894.

줄기세포 노화에 대한 메커니즘과 개입 전략을 조직 특이적 특성과 함께 종합 정리　Liu B, Qu J, Zhang W, Izpisua Belmonte JC, Liu GH. A stem cell aging framework, from mechanisms to interventions. *Cell Rep*. 2022;41(3):111451

10장

염증 노화의 개념과 면역 노화 연관 기전 정리   Fulop T, Larbi A, Pawelec G, Khalil A, Cohen AA, Hirokawa K, Witkowski JM, Franceschi C. *Immunology of Aging: the Birth of Inflammaging*. Clinical Reviews in Allergy & Immunology. 2023;64:109–122.

염증 노화 및 면역 노화의 기전과 치료 개입 전략 종합   Kumar SJ, Shukla S, Kumar S, Mishra P. *Immunosenescence and Inflamm-Aging: Clinical Interventions and the Potential for Reversal of Aging*. Cureus. 2024;16(1):e53297

세포 노화가 염증 노화 및 면역 노화에 미치는 영향 정리   Teissier T, Boulanger E, Cox LS. *Interconnections between Inflammageing and Immunosenescence during Ageing*. Cells. 2022;11(3):359

암 면역 치료의 최근 발전과 한계   Rui R, Zhou L, He S. *Cancer immunotherapies: advances and bottlenecks. Frontiers in Immunology*. 2023;14:1212476

면역 노화를 타겟으로 한 암 면역 치료 전략 정리   Liu Z, Zuo L, Zhou Z, Liu S, et al. *Targeting immunosenescence for improved tumor immunotherapy*. MedComm. 2024; e777.

세포 노화를 제거하는 세노세라퓨틱스와 면역 치료 요법의 항노화 전략적 활용   Calabrò A, Accardi G, Aiello A, Caruso C, Galimberti D, Candore G. *Senotherapeutics to Counteract Senescent Cells Are Prominent Topics in the Context of Anti-Ageing Strategies*. Int J Mol Sci. 2024;25(3):1792.

면역 노화와 성공적 노화의 관계에 대한 포괄적 리뷰   Wang Y, Dong C, Han Y, Gu Z, Sun C. *Immunosenescence, aging and successful aging*. Front Immunol. 2022;13:942796.

면역 노화의 분자 기전 및 관련 질환들과의 연계성 고찰   Liu Z, Liang Q, Ren Y, Guo C, et al. *Immunosenescence: molecular mechanisms and diseases*. Signal Transduct Target Ther. 2023;8(1):200.

11장

노쇠와 세포 간 신호 전달 변화에 따른 노화 기전 정리 세놀리틱/세노모픽 전략 가능성 제시
Fafián-Labora JA, O'Loghlen A. *Classical and Nonclassical Intercellular Communication in Senescence and Ageing*. Trends Cell Biol. 2020;30(8):628–639.

세포외기질(ECM)의 변화가 노화와 수명에 미치는 영향 고찰 노화 관련 질환과의 연계 및 새로운 항노화 전략 가능성 제시   Statzer C, Park JY, Ewald CY. *Extracellular Matrix Dynamics as an Emerging yet Understudied Hallmark of Aging and Longevity*. Aging Dis. 2023;14(3):670–693.

엑소좀을 통한 세포간 신호 전달이 건강한 노화 유지에 필수적이라는 관점 제시   Sun H, Xia T, Ma S, Lv T, Li Y. *Intercellular communication is crucial in the regulation of healthy aging via exosomes*. Pharmacol Res. 2025;212:107591.

세포외기질(ECM) 재형성이 노화 및 질환과 어떻게 상호 작용하는지 분자적 수준에서 정리   Vidović T, Ewald CY. *Longevity-Promoting Pathways and Transcription Factors Respond to and Control Extracellular Matrix Dynamics During Aging and Disease*. Front Aging. 2022;3:935220.

치료적 혈장 교환술(TPE)이 생물학적 나이를 되돌리는 분자적 기전 규명   Fuentealba M, Kiprov D, Schneider K, et al. *Multi-Omics Analysis Reveals Biomarkers That Contribute to Biological Age Rejuvenation in Response to Single-Blinded Randomized Placebo-Controlled Therapeutic Plasma Exchange*. Aging Cell. 2025; e70103.

12장

생균 치료제(LBP)의 최신 연구 동향과 면역·노화 질환에의 응용 가능성 정리   Frutos-Grilo E, Ana Y, Gonzalez-de Miguel J, et al. *Bacterial live therapeutics for human diseases*. Mol Syst Biol. 2024;20(12):1261–1281.

장내 미생물 조절 식이요법을 통한 건강한 노화 전략 종합. 새로운 바이오마커와 식이 중재의 연관성도 기술   Xiao Y, Feng Y, Zhao J, et al. *Achieving healthy aging through gut microbiota-directed dietary intervention: Focusing on microbial biomarkers and host mechanisms*. J Adv Res. 2025;68:179–200.

항노화를 위한 프로바이오틱스(Gerobiotics)의 개념 정립과 후보 균주 정리   Tsai YC, Cheng LH, Liu YW, et al. *Gerobiotics: probiotics targeting fundamental aging processes*. Biosci Microbiota Food Health. 2021;40(1):1–11.

장-노쇠(Gut Frailty)의 개념 정립 및 병태생리 고찰   Naito Y. *Gut Frailty: Its Concept and Pathogenesis*. Digestion. 2023;105(1):49–57.

대변 이식(FMT)의 임상 적용 및 기전 정리　　Cheng YW, Fischer M. *Fecal Microbiota Transplantation*. Clin Colon Rectal Surg. 2023;36(3):151–156.

장내 미생물 다양성과 노쇠(Frailty)의 상관관계 및 건강 노화 전략 제시　　Lim MY, Nam YD. *Gut microbiome in healthy aging versus those associated with frailty*. Gut Microbes. 2023;15(2):2278225.

차세대 대변 이식(FMT)의 방향성과 박테리아/바이롬 이식 전략 소개　　Yu Y, Wang W, Zhang F. *The Next Generation Fecal Microbiota Transplantation: To Transplant Bacteria or Virome*. Adv Sci. 2023;10:2301097.

세포 노화와 장내 미생물 변화의 상호 작용　　Jang DH, Shin JW, Shim E, et al. *The connection between aging, cellular senescence and gut microbiome alterations: A comprehensive review*. Aging Cell. 2024;23(7):e14315.

운동과 장내 미생물의 양방향적 관계 강조　　Varghese S, Rao S, Khattak A, et al. *Physical Exercise and the Gut Microbiome: A Bidirectional Relationship Influencing Health and Performance*. Nutrients. 2024;16(21):3663

13장

미토콘드리아의 구조적·기능적 가소성이 기억 형성과 뇌가소성에 미치는 영향　　Comyn T, Preat T, Pavlowsky A, Plaçais P-Y. *Mitochondrial plasticity: An emergent concept in neuronal plasticity and memory*. Neurobiol Dis. 2024;203:106740.

대뇌 회로의 안정성을 위한 시냅스 및 흥분-억제 균형의 항상성적 조절 기전　　Wen W, Turrigiano GG. *Keeping Your Brain in Balance: Homeostatic Regulation of Network Function*. Annu Rev Neurosci. 2024;47:41–61.

목표 지향 행동을 위한 대뇌 피질-소뇌 상호 작용 기전　　Li N, Mrsic-Flogel T. *Cortico-cerebellar interactions during goal-directed behavior*. Curr Opin Neurobiol. 2020;65:27–37.

노화에 따른 운동 피질 기능 저하와 시냅스 가소성 변화 고찰　　Inoue R, Nishimune H. *Neuronal Plasticity and Age-Related Functional Decline in the Motor Cortex*. Cells. 2023;12(17):2142.

건강한 장수와 뇌가소성을 위한 신경적 적응 메커니즘 정리　　Navakkode S, Kennedy BK. *Neural ageing and synaptic plasticity: prioritizing brain health in healthy longevity*. Front Aging Neurosci. 2024;16:1428244.

노화 치료의 시대

DNA부터 뇌까지—
최신 트렌드로 보는 12가지 건강수명 전략

초판 1쇄	2025년 10월 1일
초판 2쇄	2025년 12월 15일

지은이	이영진
발행인	유성권
편집장	이재선
책임편집	윤희영

디자인	김선예(아작)
마케팅	김호철, 최성규, 정명한, 김진형, 김모란,
	노예련, 한태수, 임예설, 김지현, 윤정아
판형	170 * 225 mm

펴낸곳	범문에듀케이션
	서울시 양천구 목동서로 211 범문빌딩 (우 07995)
전화	(02) 2654-5131 팩스 (02) 2652-1500
홈페이지	www.medicalplus.co.kr
출판등록	2011년 1월 3일 제2011-000001호
ISBN	979-11-5943-528-7 (93510)

Copyright © 이영진 2025

---

* 잘못되거나 파손된 책은 구입처에서 교환해드립니다.
* 책값은 뒤표지에 있습니다.
* 이 책은 저작권법에 의해 보호를 받는 저작물이므로 무단 전재와 복제를 금합니다.

아침사과는 (주)범문에듀케이션의 건강 도서 브랜드입니다.